普通高等教育案例版系列教材

供预防医学类、卫生管理类、临床医学类、护理、基础、口腔等专业使用

案例版™

卫生事业管理学

第2版

主　　编　赵新华　丁国武

副 主 编　郑建中　李跃平　周　令　刘茂玲

编　　委　（以姓氏拼音排序）

陈曼莉（湖北中医药大学）　丁国武（兰州大学）

高　磊（包头医学院）　韩雪梅（兰州大学）

揭建旺（广东药科大学）　李跃平（福建医科大学）

刘茂玲（广东药科大学）　罗桢妮（广州医科大学）

马　莉（兰州大学）　任丽平（吉林医药学院）

阮世颖（南昌大学）　陶　然（包头医学院）

万建成（广州中医药大学）　吴妮娜（首都医科大学）

徐文英（海南医学院）　张　秋（广东药科大学）

赵新华（广东药科大学）　郑建中（长治医学院）

周　令（大连医科大学）

秘书（兼）　揭建旺

科学出版社

北　京

郑 重 声 明

为顺应教学改革潮流和改进现有的教学模式，适应目前高等医学院校的教育现状，提高医学教育质量，培养具有创新精神和创新能力的医学人才，科学出版社在充分调研的基础上，首创案例与教学内容相结合的编写形式，组织编写了案例版系列教材。案例教学在医学教育中，是培养高素质、创新型和实用型医学人才的有效途径。

图书在版编目（CIP）数据

卫生事业管理学 / 赵新华，丁国武主编. —2 版. —北京：科学出版社，2017.1

ISBN 978-7-03-050817-1

Ⅰ. ①卫… Ⅱ. ①赵… ②丁… Ⅲ. ①卫生管理学–医学院校–教材 Ⅳ. ①R19

中国版本图书馆 CIP 数据核字（2016）第 285218 号

责任编辑：赵炜炜 胡治国 / 责任校对：张怡君
责任印制：赵 博 / 封面设计：陈 敬

科学出版社出版
北京东黄城根北街 16 号
邮政编码：100717
http://www.sciencep.com
三河市骏杰印刷有限公司印刷
科学出版社发行 各地新华书店经销
*
2008 年 6 月第 一 版 开本：787×1092 1/16
2017 年 1 月第 二 版 印张：27 1/2
2024 年 7 月第十一次印刷 字数：798 000

定价：98.00 元

（如有印装质量问题，我社负责调换）

前　言

卫生事业管理学是研究卫生事业发展规律和宏观卫生发展规划，寻求最佳卫生服务，科学合理地配置和使用卫生资源，最大限度地满足人们对医疗卫生服务需求的一门学科。卫生事业管理学具有理论性、政策性、应用性和实效性等特点，是预防医学专业的一门重要课程。

一直以来，我国高等教育培养模式都是以传统的知识传授为主，培养的学生基础理论知识扎实，但工作实践能力欠佳，卫生事业管理教育中同样存在着理论与实践脱节这一薄弱环节。案例教学可以说是目前一种切实可行的方法，也是教学改革的一种趋势。将案例教学引入卫生管理教育，作为理论联系实际的桥梁，有利于学生的创新能力，可以为卫生管理理论与实践的整合提供有效的路径；有利于改革传统的教学方式，培养学生正确处理问题的思维方式；有利于促使学生学会如何思考、学习，培养学生的团队意识与合作能力。

为注重实践和师生在课堂的互动，激发教师和学生的创新能力，提高医学教学质量，培养具有创新精神和创新能力的医学人才，在科学出版社的精心组织下，本教材是在《卫生事业管理学》(案例版)基础上进行的第2版的修订版，采用以案例为引导，案例与教学内容相结合的编写模式，突出“三基”内容。密切结合我国卫生体制改革和发展的实际，以“案例和问题”为中心，通过案例引导教学，丰富教学内容，力求知识点明确，学生易学，教师易教，提高学习效率，达到理论联系实际，使学生能提高分析问题和解决问题的能力，掌握今后上岗最需要的知识和技能。

本书共19章，主要为卫生管理的基本理论，卫生管理常用调查研究方法，卫生政策研究，卫生组织体系，卫生计划的制定及其评价，卫生法规与卫生监督，卫生系统绩效评价，卫生资源管理，健康管理，疾病预防与控制管理，医政管理，药品政策和管理，妇幼卫生保健管理，基层卫生管理，中医药管理，医疗保障制度，突发公共卫生事件应急管理以及国外部分国家的卫生管理等内容。

本书主要作为预防医学、卫生管理等专业本科教材，亦可作为医药院校其他专业本科以及研究生教学用书，还可供医药卫生专业人员和卫生管理干部参考。

由于编写时间极短，任务繁重，难免有不妥之处，恳请有关专家和读者批评指正。

本书在编写过程中得到科学出版社及广东药科大学领导高度重视和大力支持，全体编委付出了巨大努力，在此表示衷心的感谢。

赵新华　丁国武

2016年6月

目　录

第一章 绪 论

第一节 卫生事业

一、基本概念

(一)事业

事业(cause)是人们所从事的具有一定的目标、规模和系统的,并且对社会发展产生影响的经常性活动。

(二)卫生事业

卫生事业不是一个自然发展的产物,它是由于社会经济的发展对劳动力保障的需要不断提高,国家的社会管理职能不断扩大、干预经济和社会发展,进而将国家对社会的管理职能应用于医疗卫生服务领域的结果。

卫生事业(health service)是国家为维护人民生命健康权利,保障经济发展,履行其社会事务管理职能,通过政府组织、政府投入及社会筹资等手段,动员各种社会力量建立起来的包括基本医疗卫生服务供给、基本医疗保险、医疗卫生服务政策等多方面内容在内的一项综合性的社会保障工作。

卫生事业是一项公益事业,也是一项福利事业,其本质是一项政府职能,基本特征是其由政府投入和社会筹资而形成的社会福利性,基本要素包括有效的基本医疗卫生服务供给和福利性的卫生经济政策。

(三)医疗卫生服务

医疗卫生服务(medical health service)与卫生事业是两个不同的概念,卫生事业属于政府职能范畴,医疗卫生服务属于自然科学范畴(现代医学模式包含了社会科学的因素),两者有着本质上的区别。卫生事业可以说是政府为公民健康权的实现所提供的一项保障措施,其基本目标是保证公民对基本医疗卫生服务的可及性,内容不仅包括对医疗卫生服务供给的组织和提供,而且还包括各项医疗卫生政策的制订、贯彻和实施以及医疗保障制度的建立和运行,是一项包含了政治、经济、伦理、医学科学技术和行政措施等多种要素在内的复杂的社会活动。而医疗卫生服务则是一项相对单纯的技术服务活动,既是卫生事业发展的基本对象,也是实现卫生事业目标所依托的必然载体。卫生事业的终极目标是人类整体的生存和发展权利的实现与社会、经济的稳定发展,发展的手段主要是政府和社会投入及政策支持。医疗卫生服务的终极目标则是人类个体的身心健康,其发展主要靠医学技术的进步和管理科学的应用与发展。两者不仅在内涵和外延上有着极大的差别,而且在主体上也有所不同,卫生事业的主体是政府和社会,而医疗卫生服务的主体则是医疗卫生服务机构及其医务人员。

基本医疗卫生服务(basic medical health service)指的是与我国社会主义初级阶段经济社会发展水平相适应的,国家、社会、个人能够负担得起的,投入低、效果好的医疗卫生服务。

基本医疗卫生服务包括基本医疗服务和公共卫生服务,即既包括疾病预防控制、计划免疫、健康教育、卫生监督、妇幼保健、精神卫生、卫生应急、急救、采供血服务以及食品安全、职业病防治、地方病防治和安全饮用水等公共卫生服务，也包括采用基本药物，使用适宜技术，按照规范诊疗程序提供的急慢性疾病的诊断、治疗和康复等医疗服务。

二、中国卫生事业的性质和特点

（一）中国卫生事业的性质

卫生事业是政府实行一定福利政策的公益性事业，而福利水平的高低取决于社会制度及社会经济发展的水平。健康是全社会的共同利益和共同需要，卫生事业的服务对象和受益对象是全体公民，卫生事业主要的责任是维护和增进全民健康，促进人的全面发展，不是通过治疗患者而获取经济收益。

1997 年《中共中央、国务院关于卫生改革与发展的决定》中就明确指出："我国卫生事业是政府实行一定福利政策的社会公益事业。"这句话概括了我国卫生事业的根本性质。明确了卫生事业具有公益性，政府要实行一定的福利政策，卫生事业不能以营利为目的。由于受社会生产力发展水平的制约，政府对卫生投入的经济承受力有限，因此做到完全满足全体公民多层次的卫生需求是未来的愿望，当前主要是保证基本医疗服务和公共卫生服务。在不同的经济发展阶段，不同地区的居民享受不同的卫生福利。因此，必须从我国长期处于社会主义初级阶段的国情出发，按照卫生事业的内在规律办事，坚持政府主导、社会及个人积极参与，共同建设、共同享有，努力实现公平、效率的有机统一。要研究财政补助政策和价格政策之间的有效协同和配合，在增加财政投入的同时，相应降低医疗卫生服务价格，让人民群众切实受益。要科学制定和严格执行诊疗服务规范，优先采用基本药物和适宜技术，严格控制服务成本。此外，还要通过完善医疗卫生机构的管理体制和治理框架，不断提高服务水平和效率，实现公益性。

（二）中国卫生事业的特点

1. 以增进国民健康、促进人的全面发展为目的 各项社会事业因不同的社会目的而划分，卫生事业是造福人民的事业，是我国社会主义事业的重要组成部分，承担着保证卫生安全，预防控制疾病，促进人民身体健康的使命，目的是维护和增进全民健康，促进人的全面发展，不是以获取经济收益为目的，而保障和促进人民的健康是社会发展的必要条件，因此也是社会发展的根本目的。

2. 服务对象是整个人群 卫生事业的服务对象包括健康人、病人和介于二者之间的人。既包括具有支付能力的人，也包括具有卫生服务需要但没有支付能力的人。对卫生事业的理解不能单纯地看成治病救人，它的服务对象绝大部分是没有临床症状的健康人，而且随着社会的发展，这部分人的需求内容会愈来愈多，尤其是预防保健机构和妇幼保健机构、社区卫生服务机构贯彻预防为主的工作方针，主要是针对健康人的预防保健服务。在以医疗服务为主的医疗机构，预防保健、康复、健康教育、公共卫生咨询等服务内容将会不断扩大。

3. 卫生政策体现社会和政府的责任 健康是基本人权，不能完全由市场调节，社会、政府有责任保证人们的基本需要，当人们无力去满足这个基本需要时，国家应进行干预，保证居民的基本医疗卫生保健，国家干预主要体现在有关卫生政策方面，如城镇职工医疗保险制度和新型农村合作医疗制度就是为了保证居民有同样的机会和可能享受到基本医疗保健，还有以农村为重点的卫生工作方针，也是为了资源分配的合理性，使农村居民享受到基本的医疗保健服务。

4. 医疗卫生服务具有垄断性 医疗卫生服务业是科学技术密集型和人才密集型服务行业，其产品提供必须建立在专业理论技术之上。因此，只有受过专门的医学专业教育且获得执业资格的人，才能从事医疗卫生服务。其他行业的任何人，均不能取而代之从事医疗卫生服务。这就使得医疗卫生服务业具有垄断性。

在医疗服务的过程中，由于接受服务的人群对医疗卫生服务缺乏知识，所以，接受服务者一旦进入医疗卫生系统，医疗服务的提供者（如医生）将决定诊断治疗的种类以及进一步服务的内容，而接受服务者对于提供的服务不能够选择，由于行业垄断性使得医疗卫生服务的提供者具有一定的特权，利用这种垄断来提供对自己有利的服务，因此，市场机制对医疗卫生服务业会失灵，这是卫生事业一个特有的特点。

三、影响卫生事业发展的因素

卫生事业不仅受卫生事业内部各种因素的影响，而且还会受卫生事业系统以外的诸多因素的制约。这些制约因素具体有以下几方面：

（一）社会制度

社会制度（social system）不同，国家体制就存在差异，卫生事业发展的重点、方针政策及管理体制也会不同。我国是社会主义国家，社会主义制度为卫生事业发展提供了条件，也规范了发展卫生事业的目的和方向。这决定了我国卫生事业的宗旨是为人民健康服务，是政府实行一定福利政策、保护人民健康的社会公益事业，盈利不是目的。新中国成立以来，在国家卫生工作方针的正确指导下，各项卫生工作取得了巨大的成就，我国人群健康水平有了较大提高，目前已经达到了发展中国家的较高水平。

（二）经济基础

与其他事业一样，经济发展水平也是制约卫生发展的最根本的因素，卫生事业的发展不能离开经济发展所提供的各种条件。

1. 经济发展水平决定了卫生事业发展的水平　治病救人、满足社会的基本卫生需求、促进全民健康水平提高是卫生事业发展的三个层次目标。经济发展水平决定了卫生发展这三个层次目标的实现程度。首先，经济发展水平的提高可以保证医疗技术和水平的可持续发展，更好地为每一个人解除身心痛苦，达到治病救人的目的；第二，只有随着经济发展水平的提高，政府和社会才可能在预防保健、医疗服务等领域投入更多的社会资源，才能更好地满足社会的基本卫生需求；第三，经济发展促进健康状况快速改善，并从根本上提高整个社会的文明程度，从而实现全民健康水平提高的目标。综观世界各国卫生事业的发展，不难发现经济发展水平越高的国家，卫生事业发展的水平就越高，实现卫生事业发展三个层次的目标也就更明显。因此，经济发展水平与卫生发展是正相关的关系。

一些发达国家用于卫生事业的经费比较多，一般占国民生产总值（gross national products，GNP）的6%～10%，有的甚至超过10%。因此，这些国家的人均卫生资源拥有量充足。而在经济落后的发展中国家，特别是不发达国家，由于经济水平的限制，难以将更多的资金用于卫生事业，其卫生事业的发展速度和规模就必然受到影响，广大人民得不到较好的，甚至是最基本的卫生服务。在卫生资源分配上，存在着不公平现象。由于经济水平不同，各国卫生资源的分配有明显的差别。卫生事业费占国内生产总值（gross domestic product，GDP）的百分比常被用于比较不同国家和地区间的卫生投入。

2. 卫生事业的发展能促进经济发展水平的提高　根据世界卫生组织和世界银行最新的研究成果，卫生事业的发展本身也可以促进经济的快速增长，即卫生投入与GDP增长有一定比例正相关的关系。

卫生对经济增长的推动作用又可以分为直接和间接推动两个方面：直接推动主要是通过产业化的方式来实现。卫生的很多领域本身就是一种产业，这些领域的投资和增长可以直接促进经济发展，如制药、生物制品、医疗器械、特需医疗等等。间接推动主要通过两方面来实现，一是良好的卫生发展可以提供全面的、高质量的卫生保障体系，保证社会环境的稳定；二是卫生发展可以提高全社会人力资源质量，优化人力资本，降低因卫生问题而导致的资源损失和浪费，从而实现卫生对经济发展的推动。

（三）文化背景

一个国家民族的文化素质水平直接影响着卫生事业的发展，文化水平几乎与卫生工作、健康水平呈正相关关系。这主要表现在以下三方面。

1. 健康教育（health education） 人们能否接受健康教育宣传和健康促进干预，形成健康意识和良好健康行为，建立卫生生活习惯均与文化背景有关。

2. 卫生保健接受性（health care receiving degree） 即卫生保健措施在人群中能被接受的程度。文化素质水平高的国家和地区，人群对卫生保健知识易于理解，保健措施易于接受。反之，则接受程度低。

WHO 据此把成人识字率（adult literacy rate）尤其是妇女的识字率（female literacy rate）作为衡量卫生保健服务接受程度的一个指标。美国斯坦福大学莫克尔斯教授提出的现代化国家的九条标准中，就有许多直接或间接地涉及文化素质、水平。这九条标准是：①人均国民生产总值 3000 美元；②第三产业在国民生产总值中占 45%以上；③非农业就业人口中在总就业人口中占七成以上；④受过文化基础教育人口在总人口中占八成以上；⑤适龄青年受高等教育的人数占 15%以上；⑥城市人口占总人口的 50%以上；⑦平均每个医生每月为病人服务的人次在 100 以下；⑧平均人口预期寿命 80 岁；⑨人口自然增长率在 10%以下。

3. 卫生人力资源（health human resources） 主要指培养卫生技术人员和管理人员的质和量。

（四）人口状况

人口状况（demographic situation）包括人口数量、质量和构成。

（1）人口迅速增长对卫生事业发展产生负面影响，人口增长过快，会加大卫生事业发展的压力，以致造成基本的卫生保健条件的丧失，导致人均卫生资源的拥有量相对减少，可能出现看病难，住院难等资源不足现象。

（2）人口质量是一个民族健康素质的体现，人口质量的高低既影响着卫生事业的发展，又反过来受卫生事业发展的影响。因此要加强妇幼卫生管理，减少出生缺陷，提高人口质量。

（3）人口年龄结构改变会给卫生事业带来新问题，不同年龄人口的生理特点、心理变化、健康状况各不相同，对卫生服务的需求也不一样。社会经济发展快，卫生事业发展则促使传染病控制和消灭，人口出生率增高，死亡率下降，人的寿命延长。

人口老龄化（aging of population）指社会人口结构呈现老年状态，进入老龄化社会。国际上通常看法是，当一个国家或地区 60 岁以上老年人口占人口总数的 10%，或 65 岁以上老年人口占人口总数的 7%，即意味着这个国家或地区的人口处于老龄化社会。老龄化社会的到来，会使疾病谱改变，肿瘤、心血管疾病患病率上升，医疗费用负担也会随年龄增加而迅速加重，老有所医问题就会变得突出起来，会成为老年人乃至全社会最普遍关心的问题。因此，不同的人口构成，所反映出来的卫生服务需要和需求不一样，卫生事业发展的重点也不同。

（五）科技发展水平

科技发展水平促进了卫生事业的发展，尤其是医学科学技术的发展，使得基础医学、预防医学、临床医学、康复医学和祖国医学事业得到了发展。此外，高科技使许多新技术如 CT、内窥镜、电子计算机、分子生物学技术、激光技术、核磁共振技术等在卫生领域中得以应用，将加速卫生事业的发展，同时也对卫生事业管理提出了更高的要求。

（六）管理水平

管理的目的是要在有限的资源条件下创造出最大的效益。同样的资源条件，管理水平的高低、管理质量的好坏，直接影响到预期结果。卫生事业的发展很大程度上取决于卫生管理水平。卫生管理体制改革的目的就是通过科学管理，改革卫生事业发展过程中不适应的问题，更好地改善人群健康状况。

四、发展卫生事业的重要意义

卫生事业是造福于人民的事业，直接关系经济发展和社会稳定的全局，在国民经济和社会发展中具有独特的地位，发挥着不可缺少、不可替代的作用，发展卫生事业是贯彻落实科学发展观，实现经济与社会协调发展，构建社会主义和谐社会的重要内容之一。发展卫生事业具有下列意义：

（一）卫生工作直接关系到广大人民群众的切身利益

健康是人全面发展的基础，关系千家万户幸福。卫生工作事关人民群众的身体健康和生命安全，与广大人民群众的切身利益密切相关。卫生工作做得好，可以有效维护人民的健康权益，反之，就会影响甚至损害群众的利益。

党和政府把提高全民族的健康素质作为全面建设小康社会的奋斗目标之一，提出要坚持公共医疗卫生的公益性质，坚持预防为主、以农村为重点、中西医并重，要强化政府责任和投入，完善国民健康政策，鼓励社会参与，为群众提供安全、有效、方便、价廉的医疗卫生服务。要完善重大疾病防控体系，提高突发公共卫生事件应急处置能力。加强农村三级卫生服务网络和城市社区卫生服务体系建设，建立基本医疗卫生制度，提高全民健康水平。

（二）卫生事业与社会经济发展密切相关

人才资源是国家第一资源，良好的国民健康素质是国民经济和社会发展的基本条件之一。国民健康素质从微观上讲是个人体力、智力和心理的社会适应能力，从宏观上讲是一个国家经济社会发展水平的综合反映，这已经成为国际社会的共识。20 世纪 90 年代，联合国开发计划署提出了以健康为首要内容的“人类发展指数”，并发表了《人类发展报告》。2000 年 9 月，联合国召开千年峰会，189 个国家联合签署了《联合国千年宣言》，提出了八项千年发展目标。其中，有三项是卫生指标（即降低儿童死亡率、改善妇幼卫生状况和抗击艾滋病、疟疾及其他疾病），还有三项与卫生有着密切联系。国民健康素质是生产力发展的基础，也是人的智力、体力和科研开发能力的基础，是社会经济可持续发展的重要保证。世界银行曾经测算，在过去 40 年的世界经济增长中，约 8%～10%来自于人们健康水平的提高。哈佛大学研究指出，亚洲经济发展的奇迹大约 30%～40%来源于本地区人群健康的改善。因此，发展卫生事业，不断提高全民族健康素质，不仅关系人民群众的健康，也是保护和发展生产力，推动经济和社会发展的重要基础。

推进社会主义现代化建设的基本目的，是不断提高人民的物质、文化和健康水平。中央提出坚持以人为本，始终把最广大人民的根本利益放在第一位，把实现好、维护好、发展好最广大人民的根本利益作为推进改革开放和现代化建设的出发点和落脚点，其中一个重要内容是维护群众的健康权益。坚持以人为本，就是要以实现人的全面发展为目标，从人民群众的根本利益出发谋发展、促发展，不断满足人民群众日益增长的物质文化需要，切实保障人民群众的经济、政治和文化权益。让发展的成果惠及全体人民，其中一项重要内容就是使人民通过医疗卫生服务享受经济发展的成果。没有健康，就没有小康；没有健康，将会失去一切。健康是群众的基本权益，是保持正常生活和工作的前提，维护人民健康是政府的一项重要职责。随着社会经济的发展，人们对健康的需求不断提高，“奔小康，要健康”的观念被越来越多的人所接受。居民健康已成为经济社会发展的重要目标，国民健康素质已成为物质文明建设和精神文明建设的具体体现。

（三）发展卫生事业是构建社会主义和谐社会的重要内容

构建社会主义和谐社会的总体目标是社会的民主法制应该比较健全，公平正义得到充分体现，社会群体和社会组织充满活力，不同利益关系有效协调，社会管理和组织方式有条不紊，社会秩序稳定有序，人民群众关注的突出问题能够妥善解决。卫生医疗是社会高度关注的热点问题之一，也是人民群众反映强烈的突出问题之一。经过抗击非典型肺炎（即严重急性呼吸器官综合征 Severe Acute Respiratory Syndrome SARS）的斗争，党和政府对卫生工作的重视程度空前提高，各部门和社会各界对卫生工作支持力度空前加大，人民群众期盼发展卫生医疗事业的热度也空前增强，卫生事业发展面临空前良好的机遇。必须抓住机遇，加快发展，建立健全突发公共卫生事件应急处置机制，有效应对重大突发传染病疫情、重大食物中毒事件，以及严重自然灾害、安全事故等引发的公共卫生事件；加强艾滋病、结核病、血吸虫病、肝炎等严重威胁群众健康的重大传染病的防治力度，加强对恶性肿瘤、高血压、心脑血管病、糖尿病、地方病等严重威胁人民生命的重大疾病的预防控制；采取积极有效措施，解决群众“看病难”、“看病贵”的问题，缓解城乡之间、地区之间、不同收入人群之间获得医疗卫生服务的差距，为构建社会主义和谐社会创造良好的社会环境。如果这些问题长期得不到解决，群众有病无处医、没钱治，损害健康，危及生命，就必然影响社会的公平、和谐、安定、有序。

（四）保证群众健康权益是政府的重要职责

提高人民群众健康水平，不仅是居民和社会的责任，也是政府的责任。各级政府应该把保障群众卫生健康权益放在构建社会主义和谐社会、保障经济发展、维护社会稳定、提高国民素质的大局之中，统筹谋划、安排、部署。把逐步缩小城乡之间、地区之间、不同收入人群之间获得医疗卫生服务的差距，作为必须认真解决的问题。在任何社会中，社会成员之间存在一定的医疗服务差距是难以避免的，但如果差距过大，长期得不到解决，必然会影响国民健康素质，影响社会安定团结，影响群众对经济社会发展的信心。加快医疗卫生事业发展，逐步缩小医疗卫生服务差距，使广大群众普遍享受到改革开放和现代化建设成果，感受到政府的温暖，是政府的期望，也是广大人民群众的要求。

五、卫生事业发展中政府的主导作用

（一）政府主导卫生事业的必要性

卫生事业的福利性和公益性以及卫生事业中的产品的特殊性，决定了政府必须承担卫生事业主要责任。其原因主要是：

1. 健康是公民的一项重要人权，保护人民的健康是政府的首要职责 世界卫生组织强调，健康是基本人权，政府应该为其人民的健康负责。维护和保障公民的生命健康权益是最基本和最重要的职责，也是现代政府尊重和保障人权的重要体现。

2. 市场失灵需要政府干预 市场发展有两种力量来推动，一种是来自于市场本身的力量，即市场机制；另一种就是政府的宏观调控和监管作用。在完全竞争市场中，政府的调控作用可以很弱，甚至可以退出，市场机制可以独立发挥作用，起到优化资源配置和调整供求关系的作用。但是医疗卫生服务不同于其他服务，它的产品和服务关系到人的生命安全。卫生服务市场是一个自身发育不完全的市场，在这个市场中存在着供方主导、供需双方信息不对称、竞争机制发挥作用十分有限、利益驱动法则失效等特点。市场机制在卫生领域的作用是十分有限的，单纯地依靠市场机制在卫生领域发挥作用是不能实现资源配置的帕累托最优的，不能解决卫生服务总供给与总需求之间的平衡，卫生服务市场的这些特点和性质决定了单纯依靠市场机制进行调节，必然导致卫生服务市场的畸形发展。因此，卫生服务市场中的政府调控是完全必要的，不可或缺的。

3. 消除贫困，维护医疗服务的公平性是政府的社会职责 市场机制条件下，医生及医疗机构以营利为目的，不同社会成员医疗卫生需求的实际被满足程度，会因收入差距的扩大而两极分化。穷人往往难以支付医疗费用，而依靠救助所能得到的卫生保健服务又十分有限，且多是低质量的，由于卫生服务公平性差，不能避免因病致贫、因病返贫，不能消除贫困和维护社会公平以保持社会稳定，所以必须由政府用行政的、法律的手段进行宏观调控，通过实施政策手段、社会制度安排以及财政转移支付来改善低收入人群的卫生医疗条件，解决他们卫生服务的公平分配，满足他们最基本的健康需求。因此使社会全体成员公平的享受基本的医疗服务，也是政府必须承担的重要社会职责。

（二）政府的主导作用

卫生事业发展中的政府责任并不意味着卫生事业的各项工作都必须由政府来办，由政府包办一切。政府主导卫生事业发展的核心是坚持以人为本，始终把维护人民健康和生命安全放在一切工作的首位；讲大局，努力为经济社会发展服务；立足中国国情，遵循卫生发展规律；统筹兼顾，促进卫生事业全面协调可持续发展；坚持政府主导与引入市场机制相结合，促进公平与效率的统一；坚持改革创新，实现卫生事业科学发展。

1. 政府主导的目标

（1）保持公共卫生和基本医疗服务的供给与需求的基本平衡。一是要保持总量平衡，即城乡居民对公共卫生服务和基本医疗的总需求与总供给没有大的缺口。二是要保持供需结构平衡，即在公共卫生和基本医疗服务的各个重要方面的供给和需求是基本平衡的。

（2）从国民经济和社会发展的总体战略布局出发，合理安排卫生事业的发展速度，使卫生事业发展要与经济和社会发展相协调。卫生事业发展过慢或过快，都会产生这样或那样的问题。政府主导卫生事业发展的一个重要方面是通过必要的宏观调控政策措施，引导卫生事业逐步走上以提高科技水平和医务工作者素质、规范卫生机构管理集约化发展的道路。

（3）保持医疗服务价格的基本稳定，尤其是基本卫生服务价格水平的基本稳定，使之与人民群众的经济负担能力相适应，是政府主导的基本目标之一。政府对于非基本医疗服务价格的管理，要妥善处理好医务服务价格既与医疗服务成本、群众的承受能力、医疗服务比价和差价等几个方面的关系，既使市场机制在这部分医疗服务价格的形成中发挥基础性作用，又不放任市场的自发性和事后性调节，既真实反映医务人员的劳务价值，又不导致价格的轮番上涨。

（4）通过制定和实施全国性的和区域性的卫生规划，运用规范的财政转移支付等宏观调控手段，逐步实现卫生资源在区域之间和城乡之间的合理配置，促进地域间的基本卫生服务利用的均等化。

2. 政府发挥主导作用的手段

（1）计划手段：计划具有方向性、指令性和指导性。政府可以通过制定并施行卫生发展规划，区域卫生规划，卫生事业的财政预算，医疗机构设置规划等，选择适当政策措施，组织和引导社会资源规范有序地进入或退出卫生领域，优化卫生资源配置，保持卫生服务供需的基本平衡，提高资源利用效率，并促进卫生事业的健康快速协调发展。计划手段包括计划编制、计划实施和计划评价等阶段。

（2）经济手段：是指政府通过经济机制对卫生机构的运行进行调节和控制的手段。经济手段具有间接性、灵活性、灵敏性和自觉性的特点，经济手段包括财政手段、价格手段、税收和收费手段等。如政府通过增加投入和实现规范的财政转移支付制度，保证政府投入的规模、结构和支付方式以满足卫生事业发展的需要，即做到政府投入到位。政府投入到位，是指以政府财政投入为主导，以农村和城市的社区卫生服务为载体，以全体城乡居民为对象，以适宜的技术和基本药物为手段，免费为群众提供预防保健等公共卫生服务和按成本收费为群众提供基本医疗服务。随着我国市场经济体制的发展，政府对卫生机构管理的经济手段会越来越多样化，越来越讲求科学化、合理化，越来越注重成本/效果评价。

（3）法律手段：是指政府通过法律、法规来调整各社会主体之间的关系。法律手段具有约束性、强制性和稳定性。政府要加快卫生立法速度，尽快建立健全卫生法律制度。各种法律、法规依靠一定的强制性，使政府的卫生监管和卫生机构的各项行为有法可依，保证卫生事业沿着法制化的轨道稳定运行。同时，完备的卫生法律制度体系，也是实现政府主导下更多更好地利用市场机制的必要前提。

（4）行政手段：政府运用行政手段管理卫生事业的主要表现是政策和行政命令，政府通过行政手段规范各社会主体的行为，规范卫生机构的行为，使之提供符合人民群众所需要的服务。首要的是切实做好政府监管。政府监管医疗机构的大致方向：健全技术准入、职业规范、质量考核、日常监管、信息发布和患者权益保障等基本的监管制度；严格医疗机构技术准入和人员资格的管理；改革公立医院的运行机制，逐步取消以药补医的政策，规范医务人员的收入分配，严禁医务人员的收入与医药收入挂钩，坚决取缔科室承包，药品回扣等违法行为等。

（5）项目手段：项目手段是近年来兴起的政府管理卫生事业的手段，即将一项重要的卫生工作，事先明确目标、资源投入、项目主体和负责人、起止时间，按照计划、实施、评估等环节进行管理的方式，项目手段的优点是能够及时地总结经验和教训，避免在工作中走弯路。

3. 政府主导的实现机制 巩固政府主导地位和发挥政府主导作用，要求解决好政府职能转变、公立卫生机构公益性强化、政府投入到位以及正确运用市场机制的调节作用等几个方面的关系。

（1）转变政府职能，实现管理创新。按照“宽职能、大部制”的原则，整合卫生相关部门的行政管理职能，实现目标一致、责权一致、综合执法、依法行政、降低行政成本、提高行政效率。坚持公卫、医疗、医保、医药体系相互协调、共同发展。

（2）强化公立卫生机构公益性和社会责任，构造实现政府主导的微观主体。加强医疗卫生机构的公益性属性的建设，强化公立医疗机构的社会责任和公益性，使之成为实现政府宏观调控目标的有效载体。

（3）处理好政府主导和市场调节的关系。不论是发达国家还是在发展中国家，政府在卫生领域都负有重要的职责，在卫生发展中要合理划分政府与市场关系，要厘清政府和市场的责任边界，要明确哪些事该政府做，哪些该交给市场，政府管多少以及应该怎么管，这样才能保证政府集中使用有限的资源去管好最应该管好的事情，以最大限度地实现政府主导的主要目标。

1）凡是市场可以做好的，政府要放给市场来做：卫生改革与发展要符合政府职能转变的基本要求。凡是市场可以做好的、可以承担的职能，政府要主动放给市场来做。在合理确定政府卫生职责的基础上，积极引入市场机制和市场要素来促进我国卫生事业的发展，在保证卫生公平性的前提下，提高卫生服务的效率。

2）市场失灵的部分，要强化政府职能：在引入市场机制的同时，也必须强调政府的干预和管理，凡是市场失灵、社会又有需求的，要强化政府职能，加强政府的监督和管理。特别是由于医疗卫生领域不完全是纯粹的竞争性领域，例如基本医疗服务、预防保健等领域就存在着一定程度的市场失灵，这就需要通过强化政府职能来克服医疗卫生领域的某些市场失灵现象。

3）政府在履行职能的过程中要充分借用市场机制：政府尽管可以弥补市场失灵，但政府也会失灵。这就提示我们，在政府职能转变过程中，一方面要强化政府的职能，克服市场失灵的问题；同时，要强调政府在履行自己职能时更多借用市场机制，防范和克服政府失灵。政府在发展卫生事业的过程中，如基本医疗、公共卫生领域，也要积极引入市场机制，运用市场的手段来提高卫生事业的效率。

4）政府要加强法制和规制建设：市场是“看不见的手”，可以有效地调节社会资源的配置，但是在效率提高的同时也往往会产生无序的现象。为防止市场的无序，克服市场主体的无序竞争，这就要求市场主体的运行必须遵循法制和规制，只有这样才能保证市场经济的高效运转。因此，在市场经济体制改革中，政府还要加强法制和规制建设，通过法制和规制的方式为各种市场主体提供一个公平、公正、公开的竞争环境，在保证公平的前提下，提高效率。

第二节 卫生事业管理学

卫生事业管理学在我国现行的学科分类中归属于管理门类的公共管理学科，虽然它引进了政治学、经济学、社会学、伦理学、医学科学研究方法学的理论和方法，有自己独立的知识体系和特殊的研究对象，但是它也引进了管理学的基本理论和方法，因此卫生事业管理学与管理学有着密切联系。

一、基本概念

（一）管理

管理（management）的历史源远流长。有共同劳动，就有管理。它是从人类社会生产活动中出现分工和协作之时开始的，马克思说过“一切规模较大的直接社会劳动或共同劳动，都较多较少地需要指挥，以协调各人的活动，一个单独的提琴手是自己指挥自己，一个乐队就需要一个指挥”这就是说只要有多数人在一起劳动为着共同的目标和利益就需要人来组织和指挥，亦就是从事管理。

管理是指一定组织中的管理者，通过实施计划、组织、人员配备、指导与领导、控制等职能来协调他人的活动，使别人同自己一起实现既定目标的活动过程。

（二）管理学

随着社会协作的不断扩大，分工的日益细化，复杂化，系统化，组织管理也相应地按“层次”规律从简到繁，由低级到高级发展，管理理论逐渐形成了一门独立的科学体系，即管理学。管理学是系统研究管理活动的基本规律和一般方法的科学。管理学是适应现代社会化大生产的需要产生的，它的目的是：研究在现有的条件下，如何通过合理的组织和配置人、财、物等因素，提高生产力的水平。

（三）卫生事业管理

卫生事业管理（health care management）是指政府、卫生行政部门及有关行政部门根据卫生事业的规律和特点，将卫生资源进行优化配置，及时合理地提供给全体人民，并对维护和增进人民健康的组织体系、系统活动和社会措施进行管理。

卫生事业管理目的和卫生事业的目的基本上是一致的，都是为了最大限度地提高人群的健康水平。除此之外，卫生事业管理的目的就是要在有限的医疗卫生资源条件下创造出最大的健康效益，通过科学管理，在有限的医疗卫生资源条件下探索最适宜的卫生服务方式，合理配置卫生资源和技术，最大限度地保障和提高人群健康水平。

卫生事业管理与其他事业管理一样，都有其客观规律可循。不同的社会制度及相同社会制度下由于国情的不同，卫生事业管理的客观规律既有其特殊性，但同时又都具有共同的规律。

（四）卫生事业管理学

卫生事业管理学是一门处于成长和发展中的学科，是研究卫生事业发展规律和宏观卫生发展规划，寻求最佳卫生服务，科学合理地配置和使用卫生资源，最大限度满足人们对医疗预防保健需求的一门学科。卫生事业管理学具有理论性、政策性、应用性和时效性等特点。是预防医学专业的一门重要课程。

卫生事业管理学的任务是研究卫生事业管理的理论和方法；研究与国情相适应的卫生政策；研究与正确的政策相适应的组织管理和工作方法，研究我国及世界各国卫生事业管理的经验。卫生事业管理学是保证和推动卫生事业健康发展的学科。

二、卫生事业管理的内容

卫生事业管理的主要内容有：

（一）优化卫生政策

卫生政策是指政府为保障人民健康而制定的方针、措施和行为规范。卫生政策对卫生事业发展的影响是巨大的，一个国家或地区卫生事业发展的成败得失，很大程度上取决于这个国家或地区卫生政策的优劣正误。因此卫生事业管理首先是对卫生政策的管理，卫生政策管理包括卫生政策的研究制定、实施和政策分析评价。

（二）合理配置卫生资源

卫生事业的运行和发展需要运用大量的卫生资源，这些资源包括人、财、物、技术、信息等，卫生事业管理就是要科学地管理这些资源，合理地配置这些资源，实现卫生资源的优化配置，提高资源利用效率，提升卫生服务的质量。

（三）科学地编制和实施卫生计划

计划是卫生工作的首要职能，也是卫生事业管理的主要内容，卫生事业管理通过正确的卫生计划明确发展目标，选择适当的行为规范和措施，规定合理的卫生资源投入，保证卫生工作沿着正确的轨道前进。

（四）提升卫生系统功能

卫生事业管理所针对的上述机构和人员，组成了复杂的系统建立基本医疗卫生制度，包括完善和加强公共卫生服务体系、医疗服务体系、医疗保障体系和药品供应保障体系。这些体系共同组成了卫生系统。卫生事业管理追求的是这些体系的良性互动和有机配合，是系统功能的整体优化和系统产出的最大化。

三、卫生事业管理学研究的主要内容

（一）卫生事业管理的理论

（1）研究和建立具有中国特色的社会主义卫生事业管理理论和思想体系，研究我国卫生事业的性质、奋斗目标和方针政策，促进人群享受基本卫生服务的公平性。

（2）研究适应社会主义市场经济体制的卫生事业的全面、协调、可持续发展战略。

（3）研究政府在卫生事业发展中的职责与作用。

（4）研究、借鉴国外卫生管理理论、方法与改革的先进经验。

（二）卫生组织体系

（1）研究我国卫生组织设置、管理体制。

（2）研究和建立基本医疗卫生制度的建立。

（3）研究建设和完善“四大体系”，即覆盖城乡居民的公共卫生服务体系、医疗服务体系、医疗保障体系和药品供应保障体系。

（三）卫生政策

（1）研究人、财、物、技术等卫生资源的筹集、准入和配置政策。

（2）研究医疗保障政策和医疗救助政策。

（3）研究针对各类卫生机构的管理政策，包括相应的财政政策、价格政策、税收政策等。

（4）研究卫生机构的产权制度与运行机制。

（5）研究医疗服务市场的形势和适宜的产业和监督管理政策。

（四）研究政府在公共卫生事务中的管理职能、卫生资源的优化配置与合理使用、城乡基层卫生服务的模式

（五）卫生事业管理的方法

（1）编制卫生发展计划和区域卫生规划的方法。

（2）卫生政策分析方法。

（3）卫生事业管理中的调查研究方法。

（4）卫生系统绩效评价、卫生机构绩效评价的方法。

（5）卫生项目管理的方法。

（6）服务管理与工作方法。

第三节 中国卫生事业取得的成就及面临的挑战

一、中国卫生事业的成就

医疗卫生事业关系到人民群众的身体健康和生老病死，与人民群众切身利益密切相关，是造福于人民的事业，是社会高度关注的热点，也是实现经济与社会协调发展，构建社会主义和谐社会的重要内容之一。我国党和政府历来高度重视卫生事业的发展，强调把保护人民健康和生命安全放在重要位置。早在革命战争年代就遵循“救死扶伤，实行革命的人道主义”的原则，努力解决根据地军民的医疗卫生问题，为赢得战争胜利提供了有力保障。新中国建立不久就制定了“面向工农兵、预防为主、团结中西医、卫生工作与群众运动相结合”四大卫生工作方针。1997 年和 2002 年，中共中央、国务院分别作出了《关于卫生改革与发展的决定》和《关于进一步加强农村卫生工作的决定》，推动了卫生事业的改革与发展。新一届党和国家领导人强调把保护人民健康和生命安全放在第一位，坚持以人为本，努力实现卫生事业与经济社会的协调发展。强调加强公共卫生体系建设、大力推进农村合作医疗、加强艾滋病等重大疾病防治工作，努力解决群众看病难、看病贵等突出问题，并制订了一系列方针、政策和措施。

卫生事业关系到经济发展和社会稳定的全局，在国民经济和社会发展中具有独特的地位，发挥着不可缺少、不可替代的作用。在历届中央领导同志的关怀和支持下，我国卫生事业面貌发生了深刻变化，取得了举世瞩目的成就。主要表现在以下九个方面。

（一）城乡居民整体健康水平持续改善

按照世界卫生组织确定的标准，衡量一个国家人民健康水平主要有三大指标：一是人均期望

寿命，二是婴儿死亡率，三是孕产妇死亡率。

人均预期寿命显著提高，我国的人均预期寿命在我国 60 多年的发展历程里延长了 39.5 岁，这在全世界都是比较罕见的。

我国婴儿死亡率已经从新中国成立前的 200‰下降到 2013 年的 9.5‰，已明显低于世界平均水平。

我国孕产妇死亡率从 2005 年的 47.7/10 万下降到 2013 年的 23.2/10 万，低于中、高收入国家平均水平，但与经济发达国家还有差距。

这三大指标的变化，标志着我国国民的健康水平已经达到了发展中国家的较高水平。

（二）卫生资源总量持续增加，政府卫生财政投入逐年递增

卫生总费用增加，政府卫生支出比重稳步上升，2013 年全国卫生总费用达 31 868.95 亿元，卫生总费用占 GDP 比重达 5.57%，与 2009 年比较，增长 81.7%；

在 2013 年卫生总费用中，政府、社会和个人卫生支出分别占到 30.1%、36.0%和 33.9%，与 2009 年比较，2013 年政府卫生支出比重上升 2.6 个百分点。

（三）医疗卫生服务提供体系不断完善，卫生服务可及性增加

2013 年统计，全国共有医院 24 709 家，社区卫生服务中心（站）33 965 个，乡镇卫生院 37 015 家，专业公共卫生机构 31 155 家。医疗卫生服务提供体系基本健全，极大地提高了城乡卫生服务可及性。

（四）医疗卫生人力资源总量持续增加

到 2013 年年底，全国卫生人员总数达 979.1 万人，我国每千人口执业（助理）医师数由 2009 年 1.75 人增加到 2013 年 2.06 人，每千人口注册护士数由 2009 年 1.39 人增加到 2013 年 2.05 人。

（五）基本建立了职工医保制度和新农合医疗制度

我国基本建立了适应社会主义市场经济要求的基本医疗保险（basic medical insurance）、补充医疗保险（supplement medical insurance）、公费医疗（free medical care）和商业医疗保险（commerce medical insurance）等多种形式的城镇职工医疗保障体系。

目前，一个符合国情，具有中国特色的农村基本医疗保障制度已经初步建立起来，新型农村合作医疗制度符合农村经济发展水平，与农民经济承受能力和医疗服务需求基本适应，在减轻农民医疗负担、缓解因病致贫和返贫状况、保障农民健康方面发挥了重要作用，是我国农村卫生改革发展的重大制度创新和现阶段农民基本医疗保障的重要实现形式。

（六）重大疾病防治取得明显进展

2003 年以来，我国大力加强公共卫生服务体系建设，中央财政支持和地方各级配套筹资 105 亿元，2448 个疾病预防控制中心国债建设项目已经基本建成并投入使用。医疗救治体系建设项目总计投入 163.72 亿元，建设项目 2668 个，已完成传染病院区与紧急救援中心建设任务，建立健全了艾滋病、结核病、血吸虫病、乙型肝炎、心脑血管疾病、肿瘤、糖尿病、精神疾病等严重疾病的预防控制和医疗救治体系。同时，通过建立国家传染病与突发公共卫生事件报告管理信息系统，实现了突发公共卫生事件和 37 种传染病疫情网络直报，日、周、月、季、年的疫情分析和定期信息发布已形成制度，我国传染病与突发公共卫生事件信息报告管理工作处于世界领先水平。疾病预防控制机构基本信息管理、儿童预防接种个案管理信息报告和重点传染病流行病学调查个案管理等信息系统的建立，以及 23 种重点传染病监测方案的颁布、实施，显著提高了预测预警能力和控制能力。

案例 1-1

我国慢性病预防控制进展

随着工业化、城镇化、人口老龄化进程加快以及受不健康生活方式等因素影响，近年来中国慢性病发病呈快速上升趋势，心脑血管病、恶性肿瘤等慢性病已成为主要死因，慢性病导致的死亡人数已占到全国总死亡的86.6%，导致的疾病负担占总疾病负担的近70%。针对疾病谱的变化，中国政府不断加大慢性病防治的投入和支持力度，防治工作取得积极进展。

初步建立慢性病防治体系。设立中国疾控中心慢病中心、国家癌症中心、国家心血管病中心，协同指导全国慢性病防治工作。约50%的省份建有肿瘤、心脑血管病、口腔疾病等慢性病防治办公室。上下联动、防治结合、中西医并重的慢性病防治工作格局正在形成。

着力构筑慢性病与营养监测网络。在2002年开展中国居民营养与健康状况调查基础上，逐步整合、扩展监测内容与范围，初步形成覆盖居民死因、慢性病及其危险因素、肿瘤随访登记、居民营养状况等领域的综合监测系统，基本掌握了重点慢性病与营养现况及变化趋势。

不断完善慢性病防治策略措施。由多部门发布实施《中国慢性病防治工作规划（2012—2015年）》，广泛开展全民健康生活方式行动，已覆盖全国77.4%的县区。积极推进重点癌症早诊早治、脑卒中等心脑血管疾病筛查、儿童口腔疾病综合干预和重点人群营养干预等工作。将重点慢性病管理纳入国家基本公共卫生服务项目，由基层医疗卫生机构免费向城乡居民提供高血压、糖尿病患者管理服务，截至2014年年底，全国管理患者人数分别达到8500万和2500万名。

积极探索慢性病防治新机制、新举措。建立了“政府主导、部门协作、动员社会、全民参与”的慢性病防治新的工作机制。开展了国家慢性病综合防控示范区建设，截至2014年，已建成265个国家级示范区，542个省级示范区。在山东省开展减盐防控高血压工作，在淮河流域开展癌症综合防治工作。将慢性病防治作为各地开展卫生城市创建、健康城市建设活动的重要内容。

思考：

（1）你认为我国慢性病预防控制取得了哪些进展？

（2）你认为我国慢性病预防控制取得成就的主要原因是什么？

（3）你认为我国未来慢性病预防控制的艰巨任务包括哪些方面？

（七）卫生法制化建设逐步深入，健康权益得到保障。

近几十年来，全国人大及其常委会已经颁布了《中华人民共和国药品管理法》、《中华人民共和国传染病防治法》、《中华人民共和国母婴保健法》、《中华人民共和国献血法》、《中华人民共和国执业医师法》、《中华人民共和国职业病防治法》等十几部法律。

（八）中医药工作得到重视和发展，传统医药惠及更多民众。

2013年全国中医医院诊疗人次达43 726.3万人次，较2009年（30 145.8万人次）增加了45.1%。

（九）卫生信息化得到快速推进。

卫生信息化是医药卫生体制改革的一项重要内容，同时也是新医改的突破口。卫生信息技术支撑将大力促进新医改政策的落地，推动卫生和人口事业健康可持续发展，将重组人口和卫生服务要素，重塑卫生服务业态，改变全民健康面貌。根据 CHIMA《2013～2014 年度中国医院信息化状况调查报告》，受访的590家医院中，应用住院医生工作站、门急诊医生工作站和电子病历的医院达到 75.08%，72.88%，69.32%。该比例较之 2012～2013 年度有明显提升，说明我国医院信息化和电子病历的实施情况良好，发展迅速；我们预测，未来我国医疗卫生市场对卫生信息化人才的年需求量将不少于 25 万人。

卫生事业的发展不仅为提高我国国民健康水平做出了贡献，也为经济的持续增长和社会全面进步提供了充足的人力资源和智力支持，对于拉动内需，扩大居民消费，促进相关产业的发展也发挥了积极作用。

二、中国卫生事业面临的挑战

我国卫生事业取得的成就是举世公认的。世界卫生组织曾经赞誉我国用最低廉的成本保护了世界上最多人口的健康。但是，用“以人为本”和科学发展观重新审视我国的卫生事业，认真进行反思，就会发现我国卫生事业发展滞后于经济和其他社会事业发展，卫生医疗服务体系与人民日益增长的健康需求不适应的矛盾还相当突出，卫生事业发展存在着不全面、不协调的问题。概括起来，主要有以下四个方面。

（一）城乡居民对医疗卫生服务需求不断增加

如 2003 年我国调查地区居民两周患病率是 14.3‰，慢性病患病率为 151.1‰，2013 年我国调查地区居民两周患病率是 24.1‰，慢性病患病率为 330.7‰。

不同地区居民之间的健康水平仍存在明显差异，如东部城市和经济社会发展较快的地区人均预期寿命在 2010 年均超过 78 岁；而西部一些经济相对落后的省份（如云南、西藏、青海等）人均预期寿命在 2010 年还不足 70 岁，2013 年我国城市地区婴儿死亡率为 5.2‰，农村地区为 11.3‰，农村地区是城市地区的 2.2 倍。

（二）医疗卫生资源分布不合理

2013 年中央财政卫生投入增长 26.4%，地方财政卫生投入仅增长 9.5%，地方财力不足将导致基层财政保障风险加剧。

东中西部地区间财政投入差距明显，东部由于较强的地方经济支撑，西部地区有较高的中央财政转移支付比例，而中部地区两者均未沾，而形成新的“中部塌陷”。2013 年人均卫生财政补贴东：中：西部分别为 312：213：331（元）差距明显，这种投入上的差距不利于地区间卫生资源的平衡和卫生服务能力的均等化，影响人人享有基本卫生服务目标的实现，影响卫生筹资的公平性。

（三）总体医疗费用上涨过快，但是医院医疗费用上涨速度下降

近三年卫生总费用平均增长速度达到 13.20%，为同期 GDP 增长速度的 1.62 倍，如果不能控制当前医疗费用过快增长势必会给政府财政、实体经济背上沉重的负担；特别是考虑到我国“转方式，调结构”，中高速增长的“新常态”，财政收入的增长速度必然回落；医疗费用的增长使中国财政背上沉重的包袱，或许是中国社会经济危机的重要因素。

（四）分级诊疗机制和服务体系尚未形成

分级诊疗制度急慢分治实施困境：一是患者传统的诊疗观念影响，二是基层医疗机构的专业技术水平相对较低，难以“取信于民”，省市大医院的急剧扩张也吸收了许多基层医疗机构的优秀人才；三是信息化管理机制滞后，无法形成有效的分级诊疗管理的信息平台，四是基本医疗保险制度没有从政策层面更好地引导分级诊疗，五是分级诊疗的监督机制尚未建立。

（五）我国各省、区域及城乡间存在公共卫生服务的非均等化

（1）我国公共卫生服务的筹资不均衡。主要表现为东部地区的公共卫生支出无论是支出总量

还是人均卫生支出上都高于西部地区。另一方面，公共卫生支出的城乡差异较大，

（2）公共卫生服务水平差异明显，如孕产妇系统管理率较低的省份主要集中于中西部地区。

（六）重大疾病预防控制任务艰巨

我国卫生工作的基本方针是坚持预防为主，预防控制疾病的发生是卫生工作的首要任务。近几年，疾病预防控制体系建设取得了显著进展，但在我们这样一个人口众多、经济不发达、地区间经济发展水平存在较大差距的国家，要解决多年来影响和困扰疾病预防控制体系建设与发展的诸多问题，需要进一步完善体系建设，仍然任重道远，在疾病预防控制机构运行机制上需要解决下列问题：

（1）财政保障机制不健全，缺乏稳定长效的投入机制。为了维持日常工作，疾病预防控制机构仍需要大量开展有偿技术服务。“投入不足导致公共卫生职能偏废”依旧是影响疾病预防控制工作开展的关键问题；

（2）疾病预防控制机构缺乏健全合理的进人机制，人员能力达不到工作要求，特别是基层机构人员素质不高，缺乏高水平的人才；乡村两级缺乏稳定的疾病预防控制专业人员；由于用人机制和准入制度的不规范、不完善，一些疾病预防控制机构存在员满才缺的状况，即低素质或非专业技术人员占尽编制，而高素质的人员及预防医学专业本科毕业生却进不了疾病预防控制机构。

（3）疾病预防控制设备简陋、数量不足，检验能力有待提高。在政府投入不足的状况下，检验监测项目的设置存在偏重有偿服务的倾向；

（4）公共卫生服务职能达不到政府和社会的期望。目前我国传染病患病人数仍居高位，结核病、肝炎等传统型传染病仍在威胁人民的健康。我国是世界上22个结核病高负担国家之一，患者人数仅次于印度居全球第二位。世界卫生组织2004年召开的第二届全球遏制结核病伙伴论坛大会上，将我国列在需要特别引起警示的国家和地区的首位，具体表现为六“多”：一是感染人数多，全国有多达5.5亿的人口感染过结核菌，约占全国人口的45%，明显高出全球平均感染水平；二是患病人数多，全国活动性肺结核、传染性肺结核患病率分别为367／10万和122／10万，有活动性肺结核患者约450万，其中传染性肺结核患者约150万；三是新发患者多，全国每年新发生活动性肺结核患者约145万，其中传染性肺结核病人65万例；四是死亡人数多，全国每年约有13万人死于结核病；五是农村患者多，全国约80%的结核病患者集中在农村，而且主要发生在经济不发达的中西部地区；六是耐药患者多，全国结核病耐药率高达28%。乙型肝炎病毒携带者估计占全世界三分之一。血吸虫病患者约有85万人。在不少农村地区，肠道传染病、微量营养素缺乏病、妇女孕产期疾病，地方病和寄生虫病等仍未得到有效遏制。艾滋病、非典、人间禽流感等新发传染病的出现，也加重了我国疾病预防控制工作的难度。

与此同时，由于居民生活环境的污染，工作环境和生活习惯的变化，恶性肿瘤、高血压、心脑血管病、糖尿病等严重疾病的患病人数也在不断增加，已成为威胁人民健康的主要病种。根据调查，我国18岁以上居民高血压患病率为18.8%，糖尿病患病率为2.6%。因患恶性肿瘤和心脑血管病死亡的人数已经列在我国人口死因的第一位和第二位。精神卫生问题已经成为我国的重大公共卫生问题和社会问题，全国现有精神障碍者约1600万人，患病率达13.47‰。我国出现了急性传染病和慢性严重疾病同时并存的多重疾病负担的状况。

（七）应对突发公共卫生事件的机制需进一步完善

突发公共卫生事件的显著特点，一是突然发生，猝不及防；二是涉及面广，影响巨大，极易引起社会恐慌，对经济发展、社会稳定和人民生活产生严重影响。建立健全突发公共卫生事件应急处置机制，对于维护国家安全和社会稳定有着重要的战略意义。突发公共卫生事件的发生，除了重大传染病传播蔓延以外，还有突发自然灾害、重大生产安全事故如火灾、车祸、矿难，以及重大刑事案件、重大食物中毒、职业中毒等带来的人员伤害。生物武器、有毒化学武器以及恐怖

活动等也存在着潜在的公共卫生安全威胁。这些都需要我们建立健全突发公共卫生事件处置机制，提高应对公共安全危机的能力，尽最大可能减少突发事件发生时的人员伤亡损失。2003 年非典疫情的蔓延，就暴露了我国公共卫生事业发展滞后，公共卫生体系存在缺陷，应对突发公共卫生事件机制不健全，重大疫情信息监测报告网络不完善，卫生部门敏感性不强，应急救治能力不足等问题。非典过后，党中央、国务院高度重视突发事件应急机制建设，从中央到地方各级政府、各有关部门都制订了应急预案，在应对机制、人员队伍、技术力量、物质准备等方面做了大量工作，在有效应对局部突发公共卫生事件中发挥了很大作用。但有效应对更大范围的突发事件，还需要不断完善。建立健全突发公共卫生事件应急机制，是政府履行公共服务和社会管理的基本职责，也是一项长期任务。

（八）我国民营医疗机构发展的问题与困境

我国民营医疗机构发展的问题与困难主要在于以下几个方面：

（1）政策设计层面，如卫生人力资源流动受到束缚、在机构审批、技术准入、不同省份之间部分诊疗服务执业资质不能互认、与社会办医关系密切的商业健康保险发展政策仍不明朗。

（2）政策执行层面，营利性与非营利性之间的变更程序不规范、审批权与监管权不匹配、民政部门与卫生部门之间缺乏协同监管机制。

（3）我国民营医疗机构自身存在的问题。

上述问题有些是长期存在而未能解决的问题，有些是现阶段难以避免的问题，也有些是发展中新出现的问题。存在上述问题的原因是多方面的，有体制性、机制性和结构性、历史性问题，有群众卫生保健需求和食品药品安全意识快速提高，但医疗卫生服务、医疗保障制度和食品药品行业发展水平相对滞后的矛盾，也有政府部门在监管理念、管理方式和工作手段等方面不适应社会主义市场经济新要求的问题。从总体上看，人民群众对看病就医和食品药品安全的反映比较强烈，是我国医药卫生、食品药品行业改革发展滞后的集中反映，是医药卫生事业发展与人民群众需求不适应的综合表现。这些问题影响了人民群众的利益，影响了社会和谐，要坚持以人为本，贯彻落实科学发展观，通过深化体制机制改革，努力实现医药卫生事业又好又快发展。

三、中国卫生事业的改革与发展

在过去的卫生改革发展过程中，我国还存在资源配置不合理，城乡服务水平差距加大，医疗卫生机构公益性质淡化，不适应群众基本医疗卫生需求等问题。我国卫生事业是政府实行一定福利政策的社会公益事业，人民健康保障水平、医疗卫生发展水平必须与经济发展水平相适应，既不能太超前，也不能太滞后，更不能把维护人民健康的责任推向市场，推给社会和居民。在任何情况下，卫生事业都必须坚持为人民服务的宗旨，不能把医疗服务变成牟利的工具。应立足中国国情，坚持科学发展，积极探索，开拓创新，以维护广大人民群众的健康需求为出发点和落脚点，坚持构建和谐社会和建设小康社会服务的方向，建立起适应社会主义市场经济体制、适应我国经济发展水平、适应人民健康需求和承受能力的比较完善的医疗卫生服务体系。

（一）奋斗目标

鉴于健康在促进经济社会和人的全面发展中的基础性作用，维护国民的健康公平已成为一个国家实现社会公平正义的重要标志。我国政府一向重视人民的健康公平问题，并把获得医疗卫生服务作为人民的基本权利。十七大报告提出的“人人享有基本医疗卫生服务”的奋斗目标，深刻揭示了医疗卫生工作与经济社会发展的内在关系，也体现了政府坚持以人为本，全心全意为人民服务的根本宗旨，与我国宪法的有关规定相一致，与国际发展趋势完全吻合，也是从我国国情出发，对健康与经济社会发展内在关系的深刻认识和高度概括。

要促进人人享有基本医疗卫生服务，深化改革和发展卫生事业就必须建设覆盖城乡居民的基本医疗卫生制度，包括建立比较完善的覆盖城乡的公共卫生和医疗服务体系，比较健全的覆盖城乡居民的医疗保障制度体系，比较规范的药品供应保障体系，比较科学的医疗卫生机构管理体制和运行机制，形成多元办医格局，适应人民群众多层次的医疗卫生需求，为群众提供安全、有效、方便、价廉的公共卫生和基本医疗服务，进一步提高全民健康水平。

（二）指导思想

深化医药卫生体制改革的指导思想是：深入贯彻落实科学发展观，按照积极推进社会主义和谐社会建设的要求，从国情出发，借鉴国际有益经验，坚持公共医疗卫生的公益性质和为人民服务的宗旨，坚持预防为主、以农村为重点、中西医并重的方针，实行政事分开、管办分开、医药分开、营利性与非营利性分开，着眼于实现人人享有基本医疗卫生服务的目标，强化政府责任和投入，完善国民健康政策，健全制度体系，加强监督管理，创新体制机制，鼓励社会参与，建设覆盖城乡居民的基本医疗卫生制度，不断提高全民健康水平。具体体现在以下五个方面。

1. 必须坚持以人为本 必须充分认识提高国民健康素质在促进经济社会全面发展中的基础性地位，坚持卫生工作为人民健康服务的方向和公共医疗卫生的公益性质，把实现好、维护好、发展好人民健康权益，维护和增进人民健康，作为卫生改革发展的根本出发点和落脚点；必须坚持社会公平正义原则，把人人公平享有基本医疗卫生服务作为衡量改革发展成效的基本标准，努力缩小城乡、区域和人群之间的医疗卫生服务差距，促进公共医疗卫生服务的均等化，实现卫生事业发展成果由全体人民共享。

2. 必须坚持改革创新 改革开放以来，我国医疗卫生事业发展取得了巨大成就，国民的健康水平显著提高，但也出现了一些突出的矛盾和问题。这些矛盾和问题的产生与我们对于卫生事业的发展存在一些模糊认识有着密切的联系。比如：对医疗卫生事业的基础性地位认识不足，忽视了政府对于保障人人享有基本医疗卫生服务的主导作用，责任和投入不到位；认为在社会主义市场经济条件下应该建立以市场为导向的医疗卫生体制，靠市场解决群众的看病就医问题，把经济体制改革的经验照搬到卫生领域，实行“承包”、“分成”，淡化了医疗卫生事业的公益性质，强化了追求经济利益的倾向，加重了群众的负担；强调经济效益，忽视社会效益和公平原则，导致优质卫生资源过多流向大城市和大医院，造成资源配置严重失衡，影响了卫生事业的健康发展。要解决这些问题，必须以科学发展观为指导，坚持解放思想，改革创新，从我国国情和卫生发展规律出发，统一认识，理清思路，深化医药卫生体制改革，促进卫生事业科学发展。

3. 必须立足中国国情 深化医药卫生体制改革，加快卫生事业发展，绝不能脱离中国有 13 亿人口、人均经济水平低、长期处于社会主义初级阶段这一基本国情，不能照搬西方发达国家的模式。必须与经济社会发展水平和人民群众的承受能力相适应，夯实公共卫生和基本医疗服务的基础，不能盲目追求高端服务；必须坚持医疗服务与医疗保障的协调发展，既要加快建立覆盖城乡居民、多种形式的医疗保障制度，又要通过增加政府投入，转变卫生体制机制，加强卫生监管，为群众提供安全、有效、方便、价廉的公共卫生和基本医疗服务；必须坚持保基本、广覆盖、低投入、高产出的原则，以有限的资源争取最大的健康效益和健康公平。

4. 必须坚持政府主导 政府对维护和促进国民健康负有重要的责任。以市场为导向的卫生体制不仅难以实现国民健康的公平，也容易造成医疗资源的浪费。在深化医药卫生体制改革工作中，政府应该在规划、调控、准入、监管、筹资、基本服务提供等方面发挥主导作用，努力增加政府投入，引导和监督医疗卫生机构坚持公益性质和为人民服务的方向，逐步减轻群众医药费用的负担。

5. 必须坚持卫生事业全面协调可持续发展 卫生事业发展必须从维护全体人民健康的全局出发，统筹公共卫生、医疗服务、医疗保障、药品供应、卫生监督体系的协调发展，统筹城乡发展，统筹区域发展，实现卫生事业与经济社会的协调发展。要科学界定政府、社会和个人在基本医疗卫生服务中的权利与义务，统筹兼顾各方面的利益关系，维护人民群众的健康权益，维护医疗卫生人员的合法利益，充分调动广大人民群众和卫生人员参与卫生改革与发展的主动性和创造性。

（三）现阶段中国特色社会主义卫生道路

中国特色社会主义卫生发展道路是有关人民健康和医疗卫生事业的具体发展道路，它既是中国特色社会主义道路的重要组成部分，也体现了医疗卫生事业的特点和规律。

现阶段中国特色社会主义卫生道路的核心内容概括起来是：立足国情，从实际出发，从我国经济社会发展水平和人民健康需求出发，不能照搬外国发展模式，也不能照搬经济领域的改革模式；坚持社会主义基本卫生制度，坚持为人民健康服务的方向。

中国特色社会主义卫生发展道路的主要内容如下：

（1）方向，即坚持为人民健康服务，为人的全面发展服务，为经济社会发展服务。

（2）本质，即坚持公共医疗卫生的公益性质，这是社会主义卫生事业的本质要求。

（3）方针，即坚持预防为主、以农村为重点、中西医并重，这是中国国情和卫生事业规律所决定的。我国人口多，经济发展水平低，城乡和区域发展差距大，农村是我国卫生发展最薄弱的环节。中医药是最具中国特色的诊疗手段和服务体系。

（4）体制，即实行政事分开、管办分开、医药分开和营利性与非营利性分开。这是在社会主义市场经济条件下，强化医疗卫生机构的公共服务职能和责任，强化政府的属地化、全行业管理，改革以药补医机制，维护公益性质，对不同类型的医疗卫生机构实行不同管理的有效措施。

（5）保障，即强化政府责任和投入，完善国民健康政策。政府对医疗卫生发展的主要责任即加大投入和加强监管。要求医疗卫生机构承担公共服务职能，坚持公益性质，政府必须提供公共财政保障，不能“又叫马儿跑，又叫马儿不吃草”。改革医疗卫生机构创收机制，减轻群众医药负担，政府也必须提供经费保障，这是政府应尽之责。

（6）重点，即建立基本医疗卫生制度，包括建设覆盖城乡居民的公共卫生服务体系、医疗服务体系、医疗保障体系和药品供应保障体系。这是中国特色社会主义卫生事业四位一体的总体布局，必须统筹协调，同步推进。

（7）目标，即为群众提供安全、有效、方便、价廉的医疗卫生服务，实现人人享有基本医疗卫生服务。这是卫生工作的基本职责，是卫生工作必须完成的任务，是社会主义卫生制度最重要、最本质的体现。衡量卫生工作的绩效，最关键的要看这一条。

（四）建立覆盖全民的基本医疗卫生制度

实现人人享有基本医疗卫生服务目标的基础和前提是建立覆盖全民的基本医疗卫生制度。

1. 建设覆盖城乡居民的公共卫生服务体系 公共卫生服务的根本目标是以维护居民健康为中心，坚持预防为主，减少疾病发生，提高居民健康水平。建设覆盖城乡居民的公共卫生服务体系，促进城乡居民享有均等化的公共卫生服务，必须继续完善疾病预防控制、应急医疗救治、妇幼保健、采供血、卫生监督等体系建设，健全职能，落实责任，转换机制，保障经费，增强能力，改善服务，不断提高全民健康水平。深入开展爱国卫生运动，改善城乡卫生环境，加强全民健康教育，倡导健康文明的生活方式。

2. 建设覆盖城乡居民的医疗服务体系

（1）认真组织实施《农村卫生服务体系建设与发展规划》，健全农村三级医疗卫生服务网络，加强农村医疗卫生人才培养，提高农村医疗卫生服务能力，为农民提供质优价廉的预防保健和基本医疗服务。

（2）大力发展社区卫生服务，构建以社区卫生服务为基础的新型城市卫生服务体系，形成“预防保健在社区，疑难重症到医院”的医疗服务格局，最大限度地优化医疗卫生服务结构，提高医疗卫生资源的利用效率。

（3）以深化公立医院改革为突破口，改革医疗卫生的管理体制、运行机制、投入机制和药品价格形成机制，建立公益目标明确、功能完善、布局合理、规模适当的公立医院服务体系。强化公立医院的公共服务职能和责任，实施属地化和全行业管理，探索建立职责明确、权责一致、治理规范、监管有力的医院管理制度。加大政府投入，规范财务收支管理，改革以药补医政策和人事分配制度，建立有责任、有保障、有激励、有约束、有竞争、有活力的公立医院运行机制。加强监督管理，改善医疗质量，提高工作效率，控制医药费用，忠实为群众服务。

（4）积极引导社会力量发展医疗卫生服务，在严格技术准入的基础上，鼓励国内外社会资金依法创办医疗机构，支持有执业资格的医务人员依法开业，满足群众多样化的医疗保健需求。

（5）大力扶持中医药和民族医药发展。坚持“中西医并重”的方针，加大对中医药发展的扶持力度，充分发挥中医药在医疗卫生服务中的作用。强化中医药的继承与创新，加强中医药临床研究基地建设，组织开展中医药治疗重大疑难病症的联合攻关。发展现代中药产业，推动中医药走向世界。

3. 建设覆盖城乡居民的医疗保障体系 建立健全医疗保障制度，是确保城乡居民人人享有基本医疗卫生服务、减轻疾病风险的重要措施。从我国国情出发，建设医疗保障制度要以基本医疗保险为主体，全面推进城镇职工基本医疗保险、城镇居民基本医疗保险、新型农村合作医疗制度和医疗救助制度建设，形成覆盖城乡居民、多种形式的医疗保障体系。随着经济发展，逐步提高筹资水平和保障水平，逐步缩小不同人群之间的医疗保障差距。同时，发展商业健康保险，满足群众多层次、多样化的健康需求。

新型农村合作医疗制度要不断巩固、完善和发展，逐步提高筹资水平和报销比例，减轻个人负担，提高农民医疗保障水平。

（1）坚定不移地完成新农合制度全面覆盖的目标。

（2）完善政策措施，确保各级财政补助及时足额到位。

（3）在把握新农合基本性质的基础上，合理使用新增资金。要以解决大多数农民的基本医疗需求为主要目标，设计统筹补偿方案，重点提高补偿水平，适当增加门诊补偿，扩大受益面。

（4）不断建立健全各项制度，完善运行机制。逐步把新农合纳入规范化、法制化的发展轨道。

（5）采取切实有效措施，强化基金监管工作。要重视运用现代信息化手段，提高监管水平和效率。

（6）加强对定点医疗机构的监管。定点医疗机构也要加强内部管理，建立健全疾病检查、治疗、用药的规范、制度和自律机制。

（7）结合实际做好五项试点工作。即要做好关于新农合以地市为统筹层次的试点工作；做好关于开展大病统筹与门诊统筹相结合的试点工作；做好开展新农合与城镇居民基本医疗保险相衔接的试点；做好开展新农合与医药卫生体制改革相衔接的试点；在加快推进农村卫生服务体系建设的同时，组织开展老少边穷地区巡回医疗、远程医疗试点。

（8）继续加强协作，共同推进新农合建设工作。做好新农合工作是卫生部门的重要职责，但也离不开财政、民政、农业、发展改革、编制等部门的积极支持和通力协作。各相关部门要通力合作，积极推进农村卫生服务体系建设，做好医疗救助工作，积极发挥财政职能，加强协作，做好衔接，共同做好新农合工作。

4. 建设药品供应保障体系 药品是维护人民健康的特殊产品，保障基本药物供应是国家药品政策的核心。要以建立基本药物制度为重点，确定基本药物的目录和品种，实行定点生产、政府定价、集中采购、统一配送、规范使用等办法，保障群众享有安全、有效、必需、价廉的基本药物。改革药品生产流通体制，促进药品生产流通的规模化、集约化和现代化。严格新药审批和药品生产、经营企业的准入，加强质量监管，确保药品安全。改革药品价格管理，提高药品定价的科学性，纠正虚高定价，减轻群众负担。

5. 建设卫生监督执法体系 完善卫生法律、法规和技术规范，健全技术准入、执业规范、质量考核、日常监管、信息发布、患者权益保障等监管制度。重点加强医疗服务监管，保证其安全、有效；加强食品和公共场所卫生监管，保障人民群众健康安全；加强职业卫生监管，严肃查处损害职工健康的不法行为，保护职工健康权益。

6. 转变政府职能，强化政府责任 转变政府卫生管理职能，重点加强公共医疗卫生服务、基本医疗保障和卫生监管。按照权责一致、分工合理、决策科学、执行顺畅、监督有力的原则，加大机构整合力度，探索实行职能有机统一的大部门卫生行政管理体制。调整财政支出结构，加大政府卫生投入，为保障全体居民公平享有基本卫生保健，逐步实现基本医疗卫生服务均等化创造条件。鼓励公民有序参与卫生事业管理，推进卫生政策决策的民主化、科学化，使卫生政策更加符合群众利益，使医疗卫生服务接受群众的有效监督。

（五）实施"健康中国 2020"战略

"健康中国 2020"战略是从现在起到 2020 年的卫生发展中长期规划，是提高全民族的健康素质、实现以"健康促小康"、以"小康保健康"的重要战略，是实现人人享有基本医疗卫生服务奋斗目标的重要内容。这一战略应该分三步走：第一步到 2010 年，初步建立覆盖城乡居民的基本医疗卫生制度框架，实现《卫生事业发展"十一五"规划纲要》规定的各项目标，使我国进入实施全民基本卫生保健的国家行列；第二步到 2015 年，使我国医疗卫生服务和保健水平位于发展中国家的前列；第三步到 2020 年，建立起比较完善、覆盖城乡居民的基本医疗卫生制度，全民健康水平接近中等发达国家。每个阶段都要有具体的指标和措施，包括：人均期望寿命、婴儿死亡率和孕产妇死亡率的指标，重大传染病和重大慢性疾病控制指标，卫生服务可及性指标和生物药械产业发展水平，卫生服务规模和卫生投入指标等，以实现卫生制度建设与健康促进目标的有机统一。

实施"健康中国 2020"战略，需要根据我国经济社会发展、居民健康需求和主要健康危害控制等因素，从流行病学、卫生经济学、卫生政策、医药科技等多学科组织专家进行研究，确定每个阶段卫生发展的优先领域。在此基础上，制定并实施一批切实可行的行动计划。

实施"健康中国 2020"战略，必须建立体制、投入、科技、人才、文化和国际合作等六大支撑体系。一是深化医药卫生体制改革，建立中国特色的医药卫生管理和运行体制，并将国民健康列为经济社会发展的一项重要指标。二是建立稳定的经费保障机制、投入增长机制和转移支付机制。三是坚持"科技兴卫"，建立健全医学科技创新体系、医学科研协作体系、卫生适宜技术推广体系、卫生科普宣传体系。四是立足"人才强卫"，建立健全卫生人才教育、培养、配置和评价体系，培育和造就一批又一批医德高尚、医术高超的优秀卫生人才。五是加强卫生职业道德和文化建设，坚持为人民健康服务的根本方向。六是加强国际交流合作，充分利用国际资源发展我国卫生事业，帮助不发达国家改善人民健康状况。

只要坚持解放思想、实事求是、与时俱进、勇于变革、勇于创新、永不僵化、永不停滞，中国卫生事业的改革与发展的道路就会越走越宽广。

第四节 卫生事业管理学与其他学科的关系

卫生事业管理学作为一门新兴学科，它综合运用多学科的理论与方法研究卫生事业发展规律，具有特定的研究对象与内容，在公共管理学和公共卫生学的课程体系中占有重要的地位。它作为一门具有综合性、交叉性和应用性特点的管理学科，又与许多学科有着紧密的联系，主要相关学科如下。

（一）管理学

管理学是系统研究管理过程的普遍规律、基本原理和一般方法的科学。卫生事业管理是其分支学科，卫生事业管理的原理、原则和方法，主要来自于管理学。管理学的系统原理、整分合原理、能级原理、弹性原理、反馈原理等管理学原理在卫生事业管理中同样适应，管理学的基本职能即计划、组织、指挥、协调、控制是卫生事业管理的重要组成部分。在系统掌握了管理学的基本原理、基本职能和方法的基础上，结合中国卫生国情，会更有利于理解卫生事业管理的基本规律。

（二）公共管理学

公共管理学是系统研究公共组织运用公共权力，有效实现公共利益，对社会公共事务进行管理的科学。公共管理的目的是促使公共组织尤其是政府组织更有效地提供公共产品和公共服务。卫生事业管理是公共管理学的分支学科。公共管理学中强调的公共利益、社会公平、政府责任、服务意识等理念也是卫生事业管理的基本准则。

（三）流行病学

流行病学是从群体的角度，研究疾病与健康状况的分布及其影响因素，并研究防治疾病及促进健康的策略和措施的科学。流行病学既是预防医学的一门基本课程，也是现代医学中的一门具有应用性的方法学科。卫生管理学经常运用流行病学方法评价、分析卫生事业领域中某些问题和现象，广泛应用于卫生政策分析、卫生措施评价、卫生服务调查等领域。

（四）卫生统计学

卫生统计学是研究居民健康状况以及卫生服务领域中数据收集、整理和分析的一门工具性学科，是一项从不确定性的现象中做出概率判断的技术。如应用于研究社会因素、环境因素和生物因素对人群健康的影响，应用于医疗服务医疗质量和效果评价，应用于管理部门措施的评价等。卫生事业管理中的许多问题或现象是通过大量的数据表现的，通过对大量繁杂的数据，合理的统计分析，可以从中发现事物的规律和特征，提高管理的效率和效果。此外，计算机技术的发展，使得各种信息的贮存和分析自动化，为资料收集、保存、整理和分析提供了有利条件。因此掌握统计学技术和统计软件的应用，是卫生事业管理最基本的知识基础。

（五）社会学

社会学是从社会整体功能出发，通过社会关系和社会行为来研究社会的结构、功能、发生、发展规律的学科。它的研究领域涉及社会生活的各个方面，也包括社会组织、社会功能、社会变迁等研究。社会学发展了一套比较严格的经验研究方法，强调社会调查和经验证明，重视数量分析。卫生事业作为社会的一个子系统，其发展同样受各种社会因素的影响，如人口问题、居住问题、社会组织及制度等等。了解社会学的基本理论可以解释社会因素如何影响卫生事业发展，从而更好地控制和利用社会因素，促进卫生事业的发展。另外，社会学发展了一套比较严格的社会研究方法，强调社会调查和经验证明，重视数量分析等，这些研究方法也是卫生管理人员从事卫生管理研究工作常用的方法。

（六）社会医学

社会医学与卫生事业管理原本是一门学科，随着研究的深度不断增加，研究范围的不断扩大，以后才分为两个学科，社会医学与卫生事业管理的学科关系密切，基本任务相同，即根据人群的健康需求，合理配置和利用卫生资源，组织卫生服务，提高卫生事业的社会效益与经济效益。社会医学主要从社会的角度研究医学和卫生问题，研究社会因素与个体及群体健康和疾病之间的相互作用及其规律，以制定相应的社会卫生策略和措施的科学。而卫生事业管理则是主要研究卫生管理活动的方针政策、组织结构、保障制度、运行机制及发展规律。这两门学科的研究内容相互联系、互为补充，如果将社会卫生与人群健康视为诊疗过程，那么社会医学的主要任务是作出诊断、开出处方，卫生管理学的主要职责则是实施治疗、评价疗效。

（七）卫生经济学

卫生经济学是经济学的一门分支学科，是应用经济学的基本理论与方法，研究卫生领域中的经济现象和经济活动，揭示经济主体之间的经济关系和经济活动中的经济规律，以解决卫生领域中的经济问题的学科，达到最优地筹集、开发、分配和使用卫生资源，提高卫生服务的社会效益和经济效益。卫生事业管理中的政策制定、卫生计划、资源配置、卫生评价、卫生保健制度以及卫生人力资源管理等内容都会涉及卫生领域中的经济学问题，而且卫生事业管理的最终目的是使有限的卫生资源满足人群日益增长的卫生服务需求，如何以最小的资源投入产生最大的效益，这些都要运用卫生经济学的原理与方法进行深入的研究。可见，运用经济学的理论进行卫生事业的管理就更显重要。

（八）领导科学

领导学有两个分支学科，即领导科学和领导艺术。领导科学更偏重于理性和定量管理，对卫生事业管理至关重要。计划、目标确定之后，领导实施就是关键；而计划、目标的确定本身，又直接与领导者的素质、领导工作方法十分相关。领导科学需要研究政治路线、组织路线和思想路线之间的关系；挑选、识别、考察干部；研究改进领导方法等。领导行为、领导作风，对卫生事业管理的成败有时具有决定性。卫生事业机构有二三十万个，每个单位都有大大小小的领导者，领导科学对他们十分重要。卫生事业管理学与领导科学的关系十分密切。

（九）卫生法学

卫生法学是研究卫生法律现象及其发展规律的一个新的部门法学，是医学、药学、卫生学等学科和法学相结合的一门边缘学科，其主要任务是将医药卫生与法学的基本理论结合起来，解决医学实践中的法律问题，改进防治疾病措施，促进卫生事业发展。卫生法是与医疗卫生保健直接相关的一般民事法、行政法及刑法等法律的总称。卫生法在健康促进、改善生活和工作环境、提高生命质量、提供高质量的医疗卫生服务等方面都具有重要作用。社会主义市场经济是法制经济，法制管理是卫生事业管理的手段之一，卫生法律、法规是卫生事业管理工作的活动准则，是实施卫生事业管理工作的依据。卫生立法、卫生执法、卫生执法监督，是卫生法制管理的主要过程。可见，卫生法学与卫生管理学的出发点都是为了加强管理，更好地保护人民健康。卫生管理者必须研究和掌握卫生法律、法规，提高依法管理水平，运用法律的手段，为卫生事业管理服务。

此外，与卫生事业管理和研究工作相关的还有公共政策学、组织行为学、公共关系学、社会保障学、医学伦理学等学科。

（赵新华）

第二章　公共管理基础

第一节　管理概念与管理理论

案例 2-1

升任公司总裁后的思考

郭宁最近被一家生产机电产品的公司聘为总裁。在他准备去接任此职位的前一天晚上，他浮想联翩，回忆起他在该公司工作 20 多年的情况。

他在大学时学的是工业管理，大学毕业获得学位后就到该公司工作，最初担任液压装配单位的助理监督。他当时感到真不知道如何工作，因为他对液压装配所知甚少，在管理工作上也没有实际经验，他感到几乎每天都手忙脚乱。可是他非常认真好学，他一方面仔细参阅该单位所订的工作手册，并努力学习有关的技术书刊；另一方面监督长也对他主动指点使他渐渐摆脱了困境，胜任了工作。经过半年多时间的努力，他已有能力独担液压装配的监督长工作。可是，当时公司没有提升他为监督长，而是直接提升他为装配部经理，负责包括液压装配在内的四个装配单位的领导工作。

在他当助理监督时，他主要关心的是每日的作业管理，技术性很强。而当他担任装配部经理时，他发现自己不能只关心当天的装配工作状况，他还得做出此后数周乃至数月的规划，还要完成许多报告和参加许多会议，他没有多少时间去从事他过去喜欢的技术工作。当上装配部经理不久，他就发现原有的装配工作手册已基本过时，因为公司已安装了许多新的设备、吸收了一些新的技术，这令他花了整整一年时间去修订工作手册，使之切合实际。在修订手册过程中，他发现要让装配工作与整个公司的生产作业协调起来是有很多讲究的。他还主动到几个工厂去访问，学到了许多新的工作方法，他也把这些吸收到修订的工作手册中去。由于该公司的生产工艺频繁发生变化，工作手册也不得不经常修订，郭宁对此都完成得很出色。他工作了几年后，不但自己学会了这些工作，而且还学会如何把这些工作交给助手去做，教他们如何做好，这样，他可以腾出更多时间用于规划工作和帮助他的下属工作得更好，以及花更多的时间去参加会议、批阅报告和完成自己向上级的工作汇报。

当他担任装配部经理 6 年之后，正好该公司负责规划工作的副总裁辞职应聘于其他公司，郭宁便主动申请担任此职务。在同另外 5 名竞争者较量之后，郭宁被正式提升为规划工作副总裁。他自信拥有担任此新职位的能力，但由于此高级职务工作的复杂性，仍使他在刚接任时碰到了不少麻烦。例如，他感到很难预测 1 年之后的产品需求情况。可是一个新工厂的开工，乃至一个新产品的投入生产，一般都需要在数年前做出准备。而且，在新的岗位上他还要不断处理市场营销、财务、人事、生产等部门之间的协调，这些他过去都不熟悉。他在新岗位上越来越感到：越是职位上升，越难以仅仅按标准的工作程序去进行工作。但是，他还是渐渐适应了，做出了成绩，以后又被提升为负责生产工作的副总裁，而这一职位通常是由该公司资历最深、辈分最高的副总裁担任的。到了现在，郭宁又被提升为总裁。他知道，一个人当上公司最高主管职位之时，他应该自信自己有处理可能出现的任何情况的才能，但他也明白自己尚未达到这样的水平。因此，他不禁想到自己明天就要上任了，今后数月的情况会怎么样？他不免为此而担忧！

思考：

（1）你认为郭宁当上公司总裁后，他的管理责任与过去相比有了哪些变化？应当如何去适应这些变化？

（2）你认为郭宁要成功地胜任公司总裁的工作，哪些管理技能是最重要的？你觉得他具备这些技能吗？试加以分析。

（3）如果你是郭宁，你认为当上公司总裁后自己应该补上哪些欠缺才能使公司取得更好的绩效？

一、管理的含义

不同管理学家对管理下的定义不尽相同，他们对管理的理解是随着社会经济条件的变化而变化，随着学派的不同而不同。据考证，仅管理大师们所下的定义就有上百种。如：

（1）科学管理之父雷德里克·泰罗（Frederick Taylor）认为：管理就是确切地知道你要别人去干什么，并使他用最好的方法去干。

（2）法国著名管理学家亨利·法约尔（Henri Fayol）认为：管理就是计划、组织、指挥、协调和控制。

（3）现代管理学之父彼得·德鲁克（Peter F. Drucker）认为：管理是把一群乌合之众变成一个有效率、有目的、有生产力的特殊过程。

（4）美国洛杉矶加州大学教授哈罗德·孔茨（Harold Koonts）认为：管理是设计和维持一种良好的环境，使人在群体里高效率地完成既定目标。

（5）1978 年诺贝尔经济学奖获得者亨利·西蒙（Herbert Simon）认为：决定贯穿于管理的全过程，管理就是决策。

（6）美国管理学家斯蒂芬·罗宾斯（Stephen P. Robbins）认为：管理是指同别人一起，通过别人使活动更有效地完成的过程。

中国的管理学者们在编著《管理学》教材以及研究时，也从各自的理解提出很多管理的定义。如：

在周三多主编的教材中，管理是指组织中的如下活动或过程：通过信息获取、决策、计划、组织、领导、控制和创新等职能的发挥来分配和协调包括人力资源在内的一切可以调用的资源，以实现单独个人无法实现的目标。

在芮明杰主编的教材中，管理被解释为：管理是对组织的资源进行有效整合以达成组织既定目标与责任的动态创造性活动。

张兆响主编的管理学书中认为：管理是以协调为基础，通过实施决策、计划、组织、领导、控制和创新等职能，有效地获取、分配、利用人力资源和物力资源，以实现预期目标的活动过程。

以上这些关于管理的定义，一方面显示出管理这门学科的宽泛性，另一方面也反映出管理科学的不成熟性。总而言之，管理（management）是管理者在一定的环境和条件下，为了实现组织目标，动员和运用有效资源而进行的计划、组织、领导和控制等社会活动。

为了更好地理解什么是管理，我们从以下六个方面进一步明确管理的内涵：

（一）管理的主体是管理者

管理者是在管理过程中组织、指挥、领导和控制其他社会成员活动和行为的人们，管理是管理者进行的活动。管理者，简单地说，是指挥别人工作的人；操作者，则是被别人指挥的人，二者缺一不可。由于管理者分为不同的层次，即高层管理者、中层管理者和基层管理者，因此管理者也并不是只指挥别人，也可能被别人指挥。三个层次的管理者的职责和权利以及他在管理中所承担的角色是不同的。高层管理者是指一个组织的首席执行官，承担组织战略决策的职责，负责全面领导，具有组织人、财、物等资源合理配置的决策权，具有组织长期经营发展战略规划的总体设计权，为组织的运行制定各种政策，并且引导组织适应环境的变化。高层领导者的领导能力和综合素质在一定程度上决定着组织的生存和发展，他对一个组织起着至关重要的作用。中层管理者是在高层管理者和基层管理者中间的桥梁，是传统意义上的一个战术管理者。高层管理者的决策是通过中层管理者的创造性管理活动传达给基层管理者及其成员。中层管理者是组织的管理活动得以有效运行的中流砥柱。基层管理者又称为执行管理者，或运作管理者。基层管理者的主要职责是落实组织的各项方针、政策、规划、计划，他们负责组织和监督组织的成员如何按照上层管理者制定的具体计划和目标进行有效的工作，并使工作达到预期的效果。

（二）管理是在一定的环境和条件下进行的

管理作为人类生存的基本活动，是在一定的环境和条件下进行的。所谓的环境和条件主要是指管理者面临的内外部环境和条件。外部环境和条件主要是指管理者所掌握的组织、成员所面对的自然环境和社会环境。其中，自然环境主要由经济发展水平、自然资源状况、地理和气候状况等要素构成；社会环境主要由特定的社会文化、法律、制度、政策以及心理等要素构成。内部环境和条件是指管理组织内部的状况，包括组织的性质、组织的制度、组织的人员状况、组织的技术水平和组织文化等。管理的组织可以是生产产品，提供信息、技术以及物流服务的营利企业，也可以是政府、军队、学校等非营利企业。管理活动往往体现的就是管理一个组织，管理组织中的人和事。

（三）管理必须具有明确的目标

管理的目标是管理活动的出发点和归宿，管理活动应该围绕着管理的目标来进行和展开。首先，作为一项具体的管理活动或管理工作一定有一个欲达成的具体目标。例如，招聘人才这一管理活动其具体欲达成的目标就是要为组织招聘到优秀的人才。显然，管理活动或管理工作的具体目标是非常重要、不可或缺的。其次，管理目标是管理活动的行进方向，但管理活动只是为实现组织目标而展开。因此管理的目标不过是实现组织目标过程中的阶段性目标之一，它必须与组织目标保持方向上的一致。总而言之，没有明确目的的管理是盲目的管理，为了组织整体和个人的利益，为组织制定出明确的、共同认可的发展目标或共同愿景，不仅是有效的、必需的，而且是激励员工的重要管理手段。

（四）管理是通过决策、计划、组织、领导、控制、协调和创新等职能对组织进行管理

管理活动或管理工作的过程是由一系列相互关联、连续进行的活动所构成的。尽管这些活动在其性质、组织环境和条件、管理的有效资源、管理层次和目标等方面千差万别，但是它们共同具有决策、计划、组织、领导、控制、协调与创新等基本职能。由此可见，管理者工作的实质是相同的。在管理实践中，管理会有各种各样具体而又复杂的职能，但这些职能也不过是管理的基本职能的进一步具体化。

（五）管理的对象是组织中的人、财、物和信息等各种各样的资源

尽管各个层次的管理者有着不同的职责，但管理的主要对象是人力、财力、物力和信息等。管理工作是通过综合运用组织中的各种资源来实现组织目标，将投入转化为产出。管理着重强调管好人，即通过有效的沟通，协调好人际关系，从而充分调动员工的积极性，使人力资源的作用和潜能得以充分发挥。

（六）管理是任何组织集体劳动所必需的活动

管理是人类的基本社会行为，它渗透在经济、政治、社会、军事、技术、文化和生活的各个方面。管理是一种社会实践活动，一方面，管理是人们事先拟定计划和目标并且经过组织和活动实施的自觉行为。因此，管理是管理者有意义的和有目的的活动，是主观作用于客观的活动。另一方面，管理需要通过被管理者的活动来有效的实现管理目标，因此，管理的主要对象是被管理者，管理者要对被管理者的工作后果负责。

二、管理的性质

关于管理性质的争论已延续了几个世纪。

（一）管理的二重性

管理的二重性是由生产过程的二重性决定的。生产过程是由生产力和生产关系组成的统一体，决定着管理也具有组织生产力和协调生产关系两重功能，使管理具有二重性。一方面，管理具有与生产力、社会化大生产相联系的自然属性；同时，管理又具有与生产关系、社会制度相联系的社会属性。

1. 自然属性 管理的自然属性也称管理的生产力属性或一般性。管理是在许多人进行协作劳动的过程中产生，其作用是为了组织共同劳动，这点与社会制度没有直接的关系，不管在资本主义制度下，还是在社会主义制度下都要进行生产劳动。管理是通过管理人员来执行的一种职能，是由生产力引起的，反映了人与自然的关系，故称为管理的自然属性。

2. 社会属性 管理的社会属性也称管理的生产关系属性或特殊性。在管理过程中，为了维护生产资料所有者的利益，需要调整人们之间的利益分配，协调人与人之间的关系，这是一种调整生产关系的管理工作，它反映的是生产关系与社会制度的性质，故称为管理的社会属性。

管理的社会属性是由管理所处的生产关系和社会制度的性质所决定的。在历史发展的过程中，不同社会形态下的管理体现着各自的统治阶级的意志，带有明显的政治性。社会主义企业管理与资本主义企业管理的重要区别主要反映在管理的社会属性上。资本主义企业管理是为了维护资本主义的生产关系，是资本家压榨工人创造的剩余价值的一种手段，而社会主义企业管理则是在维护社会主义生产关系的条件下，充分发挥职工的积极性、主动性和创造性，搞活经营，提高生产效益，实现社会主义生产目的。两者有本质的区别。尽管如此，一些资本主义企业用来调节生产关系的技术与方法，只要具有科学实用性，也可以应用于社会主义企业管理中。

（二）管理的科学性和艺术性

管理是一门科学还是一种艺术?由于知识的不全面，有人过分强调它是艺术，有人过分强调它是科学。管理的艺术性主要是指它的创造性的方式和方法，正是管理者有声有色的管理创造和创新，才能推动社会的发展和进步。同时，管理作为一项实践活动，需要有一定的直觉、经验和诀窍。在管理活动中，为了取得一个令人满意的结果，管理者要在各种因素之间进行协调和权衡，这也正是管理艺术性的体现。管理的科学性是指管理必须遵循客观的规律，按照科学规范的要求运用科学的方法进行。管理学是一门科学，它具有科学的特点，如客观性、实践性、理论系统性、真理性和发展性等。管理学作为一门独立的科学存在，在实践中起着不可替代的作用，已经得到广泛的认可。

我们认为管理既是艺术又是科学。任何事物当我们对它不甚了解的时候，就表现为艺术；如果我们对其规律和推理有所知时，就表现为科学。如果我们对某种事物完全了解并掌握了它们的规律，那么它就变成一种技术或工程，例如，当今的火箭，发射几千公里误差不超过两米，而且次次灵验。明白了这个道理后，我们就不会片面地强调它的科学面或艺术面了。当某件事物不能科学的时候，就只能艺术；反之，当一件事物能科学的时候不去科学，就是愚昧、落后的表现。因此，管理既是一门科学又是一门艺术。

三、管理的职能

管理的职能是指管理者实施管理的功能或程序，是管理者在管理过程中的各种基本活动及功能。在管理学研究发展的不同阶段，人们对管理职能有不同的看法。20世纪初，法国工业家亨利·法约尔第一次提出五种管理职能：计划、组织、指挥、协调和控制。到了20世纪50年代中期，哈罗德孔茨和西里尔·奥唐奈采用计划、组织、人事、领导和控制五种职能作为管理教科书的框架。现在，这五种职能已经精简为四种公认的基本职能：计划、组织、领导和控制。

（一）决策

决策虽不是管理职能，但与管理职能的关系非常密切，管理者在履行管理职能的过程中要做各种各样的决策，它渗透于计划、组织、领导和控制四个职能中。。因此，决策对于管理者来说是非常重要的，它是所有管理者的基本工作。所以，我们在介绍管理职能之前，首先介绍有关决策的内容。决策（decision making），是指组织或者个人为了实现某种目标对未来一定时期内有关活动的方向、内容及方式的选择或调整过程，具体表现为从若干可供选择的方案中选定一个合理的、令人满意的方案的过程。

1. 决策的类型 按决策问题的重复程度可分为程序性决策和非程序性决策；按所解决问题在企业经营中所处的地位可分为战略决策、战术决策和业务决策；按决策的可靠程度可分为确定型决策、风险型决策和非确定型决策；按照决策主体的人数可以分为群体决策和个人决策；按照决策目标的数量可以分为单目标决策和多目标决策；按照决策的影响时间的长短可以分为长期决策与短期决策。

2. 决策的特点

（1）目标性：任何决策都是为了实现一定的目标，目标是决策的起点。制定决策时首先要确定经营目标，如果没有目标，人们就难以拟定未来的活动方案，评价和比较这些方案也就没有标准，从而失去了对未来经营活动效果检查的依据。

（2）预测性：决策具有明显的预测性，它是在事件发生之前的预先分析和决策。预测是决策的前提，决策只有建立在正确的预测基础之上，才有可靠性。

（3）可行性：决策的目的是为了指导组织未来的实践活动。组织的任何活动都需要利用一定的资源，依靠必要的人力、物力、财力和技术条件。否则，即使理论上非常完美的方案，如不付诸实践，那也只能是空中楼阁。因此，决策方案的拟订和选择不仅要注意实施条件的限制，也要考察采取行动的必要性。

（4）选择性：决策的基本含义是选择。从本质上来说，决策目标与决策方案两者都是经由选择而确定的。可选择性要求管理人员善于调查、集思广益，收集尽可能多的备选方案，这样才有可能找到最佳方案。

（5）满意性：选择活动方案的原则，而不是最优准则。最优原则往往只是理论上的幻想，因为它要求：①决策者了解与组织活动有关的全部信息。②决策者能正确地辨识全部信息的有用性，了解其价值，并能据此制定出没有疏漏的行动方案。③决策者能够准确地计算每个方案在未来的执行结果。

可是上述条件在现实中难以具备。首先，决策是面向未来的，而未来不可避免地包含着不确定性。其次，人们也很难识别出所有可能实现目标的备选方案。此外，由于信息、决策者利用能力的有限性，决定了企业只能制定有限数量的行动方案。因此，管理者只能根据已知的全部条件，加上自身的主观判断，作出相对满意的选择。

（6）过程性：决策是一个过程，并非瞬间行动。这一特点可以从以下两个方面理解：①组织决策是一系列决策的综合，并非是一项决策。组织不仅要选择业务活动的方向和内容，还要决定如何具体开展组织的业务活动以及决定资源如何筹措、结构如何调整、人事如何安排等。②这一系列决策中的每一项决策本身就是过程。从决策目标的确定，决策方案的拟订、评价、选择，到决策方案的实施、控制，这些步骤构成了一项完整的决策。

（7）动态性：决策的动态性与过程性相联系，作为过程，决策是动态的，而且循环往复，无始无终。决策的主要目的之一是使组织活动适应外部环境的变化，决策者必须及时了解并研究外部环境的变化，从中找到可以利用的机会，据此调整组织的活动，实现组织与环境的动态平衡。

3. 决策制定的过程 为了使得企业的决策更为有效，必须按科学的程序来进行。决策的步骤主要包括：提出决策问题、确定决策目标、拟订备选方案、评价备选方案、选出最优方案、执行方案、评价决策效果。

（1）提出决策问题：进行决策首先必须找出需要决策的关键问题，这是决策被提出的根据，也是决策的起点。作为组织的决策者应该积极地进行调查研究，准确、系统、全面、及时地收集整理有关的情报和信息，预测事态的发展变化趋势，及时、准确地发现和提出问题，掌握决策的主动权。

（2）确定决策目标：决策是为了实现某项预期目标，因此，必须明确决策要达到什么目的，它是决策的依据。组织在同一时期的决策目标往往不止一个，经常需要同时实现几个方面的目标，这些目标之间的关系既可能相互联系，也可能相互排斥。这就需要处理好多重目标之间的关系。此外，确定哪些因素作为决策的标准，还要受到管理者的经验、价值观及个人的偏好等方面的影响。

（3）拟订备选方案：这一步骤就是要设计有价值的备选方案，寻找达到目标的途径。通常是在充分研究有关信息数据的基础上，使用智囊技术制订多种可供选择的、具有可行性的行动方案。拟订方案需要创造力和想象力，在提出备选方案时，管理者必须把其试图达到的目标牢记在心，提出尽可能多的方案。此外，在拟定备选方案时，应鼓励创新，尽可能设想出一些新颖的决策方案。

（4）评价备选方案：评价备选方案即以价值准则为尺度对上述备选方案可能产生的结果进行评价以确定最优的方案。在评价过程中，要注意考虑客观环境的变化、确定决策方案的评价标准、评估方案的原则等因素。

（5）选出最优方案：在评价方案的基础上，权衡利弊，作出判断，从中选出一个最优的方案。值得注意的是，选择出的最好方案也并非尽善尽美，往往难免有某些不足之处，在实际决策中还需要对最优方案进一步修订与完善，博采众长、合而为一，形成一个新的综合性方案。

（6）执行方案：方案执行是指将决策方案交给有关人员付诸实施。一个决策者既要有能力作出决策，又要有能力使决策方案变为有效的行动。在实施过程中，为了保证决策方案能取得令人满意的效果，应做好方案实施的宣传教育工作、制定符合实际的实施计划、建立合适的组织机构、建立信息反馈和控制系统等工作。

（7）评价决策效果：决策的最后一个程序是对决策执行的效果进行评估，以确认方案实施后是否真正解决了问题。在实施方案的过程中诸多因素的不确定性引起的变化使得实施结果和计划目标之间产生一定的偏差，这就需要在方案实施的过程中，准确地进行信息反馈，找出产生偏差的原因，及时采取调整措施，以便于目标的实现。

（二）计划职能

计划（planning）是指为了实现组织的目标，制定和执行决策，对组织内的各种资源进行优化配置的行动方案与规划。计划一直都被认为是管理的首要职能，它涉及管理者所做的任何事情。

计划是制定目标并确定为达成这些目标所必需的行动，它为组织指明了发展方向，也为管理者提供了使组织适应环境变化的措施和手段。

计划的含义有广义和狭义之分。狭义的计划是指制定计划，指对未来行动的安排，是为实现组织目标提供的有关未来行动案的说明和建议。其内容包括六个方面，即做什么（what）、为什么要做（why）、什么时候做（when）、在什么地方做（where）、谁来做（who）以及怎样做（how），一般简记为 5W1H，称之为计划的 6 要素。广义的计划相当于计划工作的内容，具体包括计划的制定、贯彻、修正和实现的全过程。

1. 计划的类型　计划的种类很多，可以按不同的标准进行分类。

（1）按计划的重要性分：从计划的重要性程度上来看，可以将计划分为战略计划和作业计划。应用于整体组织并为组织设立总体目标、寻求组织在环境中的地位的计划称为战略计划。作业计划是指规定总体目标如何实现的细节的计划。战略计划与作业计划在时间框架、范围和是否包含已知的一套组织目标方面是不同的。

（2）按计划的时间分：短期计划是指 1 年以内的计划；长期计划是指 5 年以上的计划；中期计划则介于两者之间。管理人员也采用长期、中期和短期来描述计划。

（3）按计划的明确性分：根据计划内容的明确性指标，可以将计划分为具体性计划和指导性计划。具体性计划具有明确规定的目标，不存在模棱两可。整个计划包含着一套明确的步骤、阶段性的目标以及达到该目标所需活动的进度表。指导性计划只规定某些一般的方针和行动原则，给予行动者较大的自由处置权。相对于指导性计划而言，具体性计划虽然更易于执行、考核及控制。但缺少灵活性，它要求的明确性和可预见性条件往往很难满足。

（4）按计划由抽象到具体的层次分：哈罗德・孔茨和海因・韦里克从抽象到具体，把计划划分为目的、使命（目标）、战略、政策、程序、规则、方案、规划和预算。

2. 计划工作的特点

（1）目的性：组织都是通过精心安排的合作完成群体的目标而得以生存和发展。在日常工作中，计划往往是将组织目标具体化，通过制定计划指出实现目标的途径，没有计划和目标的行动是盲目的行动。计划是实现目标的保障，制定明确的目标是计划工作的第一步，以后的工作都是围绕这个目标与计划展开。

（2）主导性：管理者进行组织工作、领导工作、人员配备、控制工作等，目的在于促使计划的实现。因此，计划工作在管理中处于主导地位。图 2-1 表明了计划工作是如何居于主导地位的。

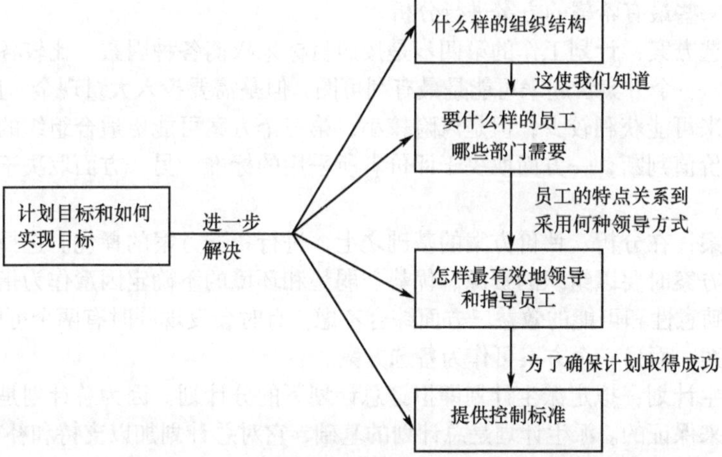

图 2-1　计划职能领先于其他管理职能示意图

（3）普遍性：虽然各级管理人员的职责和权限各有不同，但是他们工作中始终有决策存在，也就是说，计划工作在各级管理人员的工作中是普遍存在的。区别在于，高层管理人员一般只负责制订战略性计划，中低层管理人员负责制订战术性计划或生产作业计划。具体的计划由下级完成，授予下级某些制订计划的权力，有助于调动下级的积极性，挖掘下级的潜能，这对于顺利完成计划，实现组织目标是大有益处的。

（4）效率性：计划工作要讲究效率，计划的效率是指从对组织目标所作的贡献中扣除制订和执行计划所需要的费用和其他预计不到的损失之后的总额。简单地说，是指投入与产出之间的比例。例如，某个计划虽然会使既定目标得以实现，但是在计划实施过程中付出太高或不必要的代价，那么这个计划的效率就是低的。

（5）创造性：计划工作面对的大多是组织管理中面临的新的问题和机会，组织内部和外部环境是在不断变化的，因此计划工作过程是一个创造性的管理过程。计划是对管理活动的设计，就像一种新产品的成功在于创新一样，成功的计划也需要创新。

3. 编制计划的步骤 编制计划的步骤包括从寻找机会到通过预算量化计划等共八个步骤，具体见图 2-2。

（1）寻找机会：在实际开展计划工作之前，对机会进行估量。主要内容包括：在大量调查研究获取信息的基础上，初步考察未来可能出现的机会，计划者具备清楚而又全面地了解这些机会的能力，根据组织本身的优势及局限性确定组织所处的地位，明白希望去解决什么问题，为什么要解决这些问题，期望得到什么。

（2）确定目标：目标是行动的出发点和归宿。计划工作自身的第一步就是在明确计划前提条件的基础上为整个组织确定计划工作的目标，然后再确定每个下属工作单位的目标。这些目标又分为长期的目标和短期的目标，目标规定预期结果，并标明要完成工作的具体结果、哪里是需要强调的重点、通过战略、政策、程序、规则、预算和规划这个系列网络要完成的最终目标。

（3）制定计划的前提条件：制定计划的第二步是确定前提条件，并加以宣传。前提条件是关于计划实施环境的假设条件，即执行计划时的预期环境。预期环境是靠预测得来的，预测的范围应尽量广泛，确定计划前提条件时，应该选择那些对计划工作而言关键性的、具有战略意义的、并对计划执行最具影响的因素。

（4）确定备选方案：通过“头脑风暴法”等集体决策的方法，提出可供选择的方案或措施，这是计划工作的第三步。一个计划往往同时有几个可供选择的方案，要将可供选择的方案数量逐步缩减，从而对一些最有希望的方案进行分析。

（5）评估备选方案：计划工作的第四步是按照目标来权衡各种因素，比较各个方案的利弊，对方案进行评估。一个方案看起来可能是最有利可图，但是需要投入大量现金，且回收资金很慢；另一个方案看起来可能获利较少，但是风险较小；第三个方案可能更适合组织的长远目标。评价在实质上是一种价值判断，一方面取决于评价者所采用的标准，另一方面取决于评价者对各个标准所赋予的权数。

（6）选择方案：在分析、评价方案的基础之上，进行备选方案的择优。选择方案就是择优行为的过程，选择方案时要以组织的资源、优势、弱势和环境的不确定因素作为指南，并兼顾备选方案的可行性、满意性和可能的效益三方面综合考虑。有时会发现同时有两个可取的方案，此时，必须选取一个方案，而另一个方案可作为备选方案。

（7）拟定派生计划：拟定派生计划即拟订总计划下的分计划。因为总计划是需要一系列派生的细部配套计划来保证的。派生计划是总计划的基础，它对总计划加以支持和补充，以便于实施。

（8）通过预算量化计划：在完成以上几步工作之后，最后一项就是把决策和计划转化为预算，使之数字化。企业的总预算体现为收入和支出的总额，包括所获得的利润或盈余以及资产负债表上大款项的预算，如现金支出和资本支出的预算。

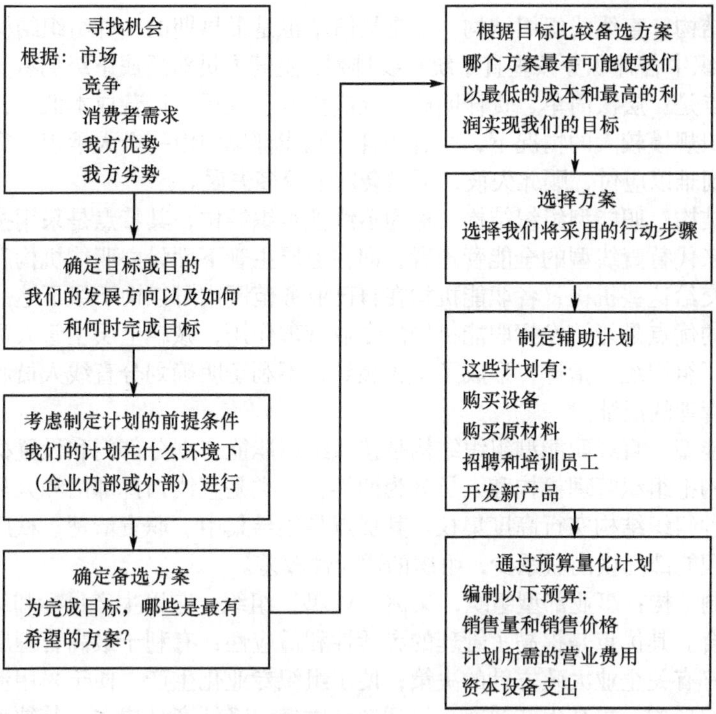

图 2-2　编制计划的步骤

（三）组织职能

管理学中组织的定义也是多种多样的，其中最有影响的、应用最广泛的是西方现代管理理论社会系统学派的创始人切斯特·巴纳德对组织（organizing）的定义：有意识地加以协调的两个或两个以上的人的活动或力量的协作系统。

总结归纳管理学中组织的定义包括两方面含义：从动态的视角看，组织是一个管理过程，它是指人们为了达到特定的目标而创造组织，维持组织，依据环境的变化变革组织，并使组织持续发挥作用的过程；从静态的视角看，组织是一个实体单位，是为了达到自身的目标而结合在一起的具有正式关系的一群人。

我们认为，组织（organizing）主要是通过设计和维持组织内部的结构和部门之间的关系，使人们为实现组织的目标而有效地协调工作。

1. 组织的类型

（1）按组织的性质分类：按组织的性质可以分为经济组织、政治组织、文化组织、群众组织、宗教组织。

（2）按组织的形成方式分类：按组织的形成方式可以分为正式组织和非正式组织

（3）按社会功能分类：以组织的社会功能为标准可以将组织分为以经济生产为导向的组织、以政治为导向的组织、整合组织、模型维持组合组织。

（4）按人员顺从度分类：以人员的顺从程度为标准对组织进行分类，可将组织分为强制型组织、功利型组织、正规组织。

（5）按利益受惠分类：如果以组织内部人员受惠程度为标准对组织进行分类，可以将组织分为互利组织、服务组织、实惠组织和公益组织。

（6）按企业组织分类：根据组织合成“要素”的性质不同，可以将企业组织划分为三大类：作业组织、管理组织、财产组织。

2. 组织结构　组织结构的基本类型有如下几种：

（1）直线型结构：直线式组织结构，这是最简单也是最早期的一种组织结构形式。所谓“直线”，是指这种组织中各种职务按垂直系统直线排列，主管人员对所属下级拥有直接指挥的一切职权。它的最大优点是：层次简单、责任明确、反应快速、灵活、运营成本低。其缺点是只适用于小型组织。在组织规模较大的情况下，所有的管理职能都集中由一个人承担，往往由于个人的知识及能力有限感到难以应付，顾此失彼，可能会发生较多失误。

（2）职能型结构：职能型组织结构又称为多线性组织结构，其特点是采用按职能分工实行专业化的管理办法来代替直线型的全能管理者，即在上层主管下面设立职能机构和人员，把相应的管理职责和权力交给这些机构，各职能机构在自己业务范围内可以向下级下达命令和指示好，直接指挥下属。它的优点是能够发挥职能机构的专业管理作用，减轻上层主管人员的负担。但缺点也很明显，妨碍了组织统一指挥，形成了多头领导，不利于明确划分直线人员和职能部门的职责权限，容易造成管理的混乱。

（3）直线职能型：直线职能型组织结构是按照组织职能来划分部门和设置机构，实行专业分工。这种组织结构把组织管理机构和人员分为两类，一类是直线指挥部门和人员，另一类是参谋部门和人员。这种组织结构实行高度集权。其优点是领导集中、职责清楚、秩序井然、工作效率较高。缺点是各职能部门横向联系少，组织的适应性较差。

（4）事业部制结构：事业部型组织，又称“M 型”组织。它以生产目标和结果为基准来进行部门的划分和组合。其优点是提高了管理的灵活性和适应性；有利于最高管理层摆脱日常行政事务，集中精力做好有关企业大政方针的决策；便于组织专业化生产，便于采用流水作业和自动线等先进的生产组织形式，提高生产效率，保证产品质量，降低产品成本。其缺点是增加了管理层次，造成机构重叠，增加了管理费用；由于各部独立经营，各事业部之间人员相互支援较差。

（5）矩阵结构：矩阵结构是在组织结构上，既有职能划分的垂直领导系统，又有按项目划分的横向领导系统的结构。它的优点是：加强了各职能部门的横向联系，增加了管理的灵活性；节约资源，利于发挥专业人员的潜力，实行了集权与分权较好的结合。缺点是：双重领导容易激化组织内的权力斗争与冲突；组织关系较复杂，需要更多的协调，对项目负责人的要求较高。

（6）多维立体组织结构：这种组织结构是直线职能制、矩阵制、事业部制以及地区、时间结合为一体的复杂机构形态。它主要包括三类管理机构：一是按产品划分的事业部，是产品利润中心；二是按职能划分的专业参谋机构，是专业成本中心；三是按地区划分的管理机构，是地区利润中心。

（四）领导职能

关于领导（leadership）的概念，人们有多种解释，如“领导是解决问题的初始行为”、“领导是指挥部下的过程”、“领导是在机械地服从组织的常规指令以外所增加的影响力“、“领导是一个动态过程，该过程是领导者个人品质、追随者个人品质和某种特定环境的函数”等等。管理中的领导工作，是指对组织内每个成员和群体的行为进行引导和施加影响的活动过程，其目的在于使个体和群体能够自觉自愿而有信心地为实现组织的既定目标而努力。领导工作包括三个必不可少的要素：领导者、被领导者和作用对象（即客观环境）。

1. 领导的构成要素

（1）权力：权力是构成领导的第一要素，是领导者对他人行使影响，使被领导者的行为和态度发生变化，以达成组织目标的重要手段。领导权力是职位权力和非职位权力的综合。

（2）能力：能力是构成领导的核心要素，是领导者有效执行领导职能的内在要求，一般包括：获取信息能力，战略思维能力，综合分析能力，科学决策能力，指挥、组织和协调能力，人际交往能力和沟通能力，承受压力能力和自制能力。

（3）魅力：从词源上看，魅力一词源于希腊语，原意是神圣天赋，如健全、智慧和预见力，魅力即天赋、特质。魅力是领导者非职位权力的重要来源，有魅力的领导者才是真正优秀的领导。

个人魅力和领袖气质最大的优点是它们能提高领导者影响别人的能力。

2. 领导的职能内容 领导作为一种人际间相互交往和作用的过程，是由以下几方面的工作构成的。

（1）权力和影响力的形成和运用：在一个组织内，一个人可能会利用职权的合法性而采用强制性指挥，去命令他人做事情，这里他所依仗的只是自己所处的地位、职位和职权的权威性，这样的人尚且称不上是一个优秀的领导者。在某些情况下，某个人可能根本就没有合法的地位所赋予他的权利，但是他却能形成和发挥影响力，能以个人的能力、魄力和威望来影响和促进他人努力工作。由此可见，领导者所影响他人的权力有多方面的来源，有效的领导者必须设法拓宽自己的权力来源。

（2）激励：是指管理者越是能够了解下属的需求和愿望，并给予满足，他就越是能够调动下属的积极性，使之能为实现组织的目标作出更大的贡献。激励和领导是密切相关的。领导者要取得被领导者的追随和服从，首先必须了解被领导者的愿望并帮助他们实现各自的愿望，可以说，管理者越是懂得什么东西在激励员工以及这些激励如何发挥作用，并把它们在各项管理工作中反映出来，那么他们就越有可能成为有效的领导者。

（3）沟通：没有人与人之间的沟通就不可能实行领导。领导者只有通过向下属传达感受、意见和决定才能对其施加影响；下属也只有通过沟通才能使领导正确地评估他自己的领导活动，并使领导者关注下属的感受和问题。

（4）营造组织文化：组织文化蕴含着巨大的能量，它具有导向功能、约束功能、凝聚功能、激励功能和辐射功能。领导者不仅要对各种各样的激励因素作出反应，而且需要利用所创造的组织气氛和组织文化去激发或抑制某些激励因素，使员工保持高昂的士气和良好的工作意愿。组织气氛和组织文化的形成与沟通渠道、领导风格和激励措施等有密切的关系。

（五）控制职能

控制（control）是管理的基本职能之一，是监督、检查工作是否按既定的计划、标准和方法进行，发现偏差，分析原因，进行纠正，以保证组织目标实现的过程，这个概念至少包含三方面的含义，其一，控制的目的是保证组织中的各项活动按既定的计划或标准进行，控制具有很强的目的性，控制与计划密不可分。其二，控制通过“监督”、“纠偏”来实现，这就要求控制系统具有良好的信息系统，既能预警，又可以发现“偏差”产生的原因。其三，控制是一个过程。控制与计划的关系相当紧密，计划为控制提供依据，控制是计划实现的保证。

1. 控制的类型 从不同的角度可以划分出不同的控制类型。我们在此仅介绍最常用的一种分类。按照控制过程中控制措施的作用环节来划分，可以分为前馈控制、同期控制和反馈控制三类。三者的关系如图 2-3。

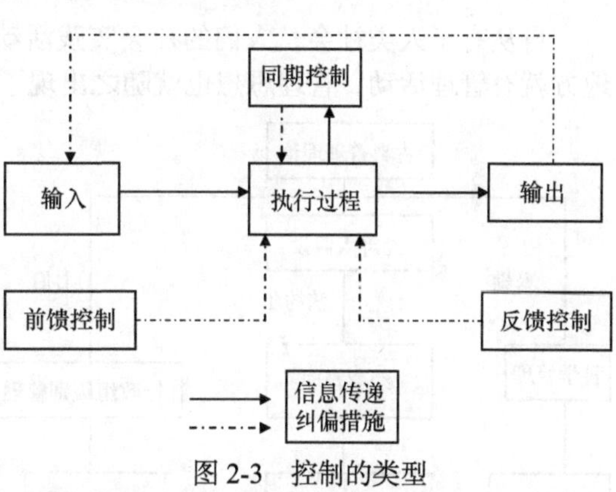

图 2-3 控制的类型

（1）前馈控制：也称为事前控制或基础控制，就是观察那些作用于系统的各种可以测量的输入量和扰动量，分析它们对系统输出的影响关系，在这些可测量的输入量和主要扰动量的不利影响产生以前，通过及时采取纠正措施来消除它们的不利影响。前馈控制的目的是防止问题的发生，而不是等出现问题时再补救，所以需要及时和准确的信息进行预测。但这往往是不太容易做到的。

（2）同期控制：又称为过程控制，它是发生在活动过程中进行的控制，在活动进行之中予以控制，管理者可以在发生重大偏差前及时发现并解决问题。最常见的现场控制方式是直接观察，管理者通过直接观察下属的工作，可以指导和监督下属的工作，并且在问题发生时及时纠正。基层管理人员的大部分控制活动都是现场控制。现场控制的效果如何与管理人员的指导方式有很大关系。现场控制做得好，可以减轻反馈控制的压力，也节约了资源。

（3）反馈控制：又称为事后控制或结果控制。它的控制作用发生在行动作用之后，其特点是把注意力集中在行动的结果之上，并以此作为下次行动的依据。与前馈控制和现场控制相比，反馈控制也有它的优点。一方面，它为管理者提供了反映计划效果的真实信息，便于管理者制订后续的计划；另一方面通过反馈也可以提供给员工有关他们个人绩效的评价信息，有利于提高员工的工作积极性。

2. 控制过程 控制的对象有很多种，控制的目标和手段也千差万别，但控制过程基本上是一致的，一般可以分为如下四个步骤。

（1）确定控制标准：所谓标准，就是评定成效的尺度和准绳。标准来自于组织计划，在计划中确定的目标是明确的和可测量的，这些目标就可以作为控制的标准。标准可以是定量和定性的，包括数量、质量、时间、成本等方面的标准。

（2）衡量实际绩效：要衡量绩效，首先必须收集信息。收集信息的方式包括：个人观察与讨论、统计报告、口头报告、书面报告。个人观察为管理者提供了最直接、深刻和具体的信息，避免了接受二手信息在加工、整理和传递过程中的信息耗散。统计报告不仅要求管理者具有一定的统计知识，而且对于原始数据的精确性提出了很高的要求，大大提高了控制成本。口头汇报包括各种会议、谈话和电话交谈等形式，是一种快捷的双向沟通，缺点是不便于保存。书面报告比统计报告花费时间要多一些，但比口头汇报要正式和全面一些，而且便于存档和查找。这几种方式各有优缺点，可以综合使用，以提高信息的可靠性。

（3）分析偏差原因：如果我们在衡量阶段发现实际工作的绩效与设定的标准存在差距，那么我们就必须找到症结之所在。可以接受的偏差范围是非常重要的，如果差异显著地超出可接受的范围，就应该引起管理者的重视，分析产生的原因。

（4）采取行动，纠正偏差：控制过程的最后一项工作就是采取管理行动，纠正偏差。造成偏差的原因可能是绩效太差、计划执行的不当或标准制订的不合理，要根据不同的原因采取不同的纠正行动。如调整行动计划、管理策略、工作方式、培训计划、人事安排等不同的方式。

四、管理理论概述

自从有了人类社会，人们的社会实践活动就表现为集体协作劳动形式，而有集体协作劳动的地方就有管理活动，管理思想也就随之出现了。管理理论最早在19世纪末20世纪初出现，以泰罗科学管理理论的出现作为标志。

管理学的形成与发展大致可以分为三个阶段，即：

（一）古典管理理论

以泰勒、法约尔和韦伯为代表的古典管理理论，产生于19世纪末到20世纪30年代之间，作为科学管理理论诞生的代表，他们的理论具有经典的划时代意义。泰勒、法约尔及韦伯分别从三个不同的角度建立起古典管理的理论大厦（图2-4）。

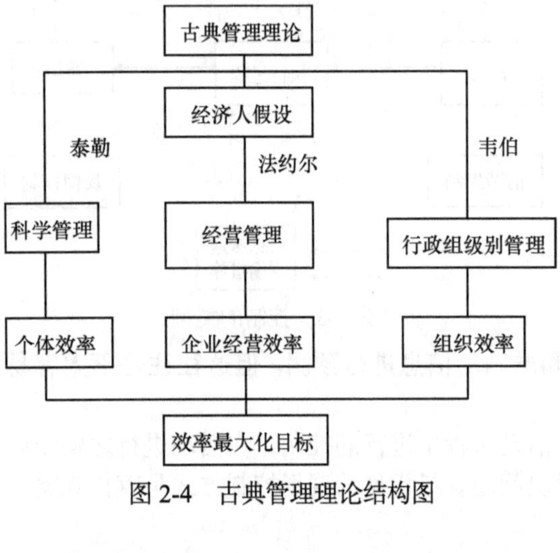

图2-4 古典管理理论结构图

1. 泰勒的科学管理理论 科学管理理论最具代表性的人物就是弗雷德里克·泰勒（Frederic Winslow Talor，1856～1915年）他也被人们称为科学管理之父。泰勒的《科学管理原理》（1911 年）奠定了科学管理的基础。他认为科学管理的中心问题是提高劳动生产率。科学管理理论的基本要点如下：

（1）工作定额，要制定出有科学依据的工人的合理的日工作量。

（2）标准化，要使工人掌握标准化的操作方法，使用标准化的工具、机器和材料，并使作业环境标准化。

（3）为工作配备“第一流的工人”：挑选和培训工人是管理当局的责任。

（4）差别计件工资制，通过时间和动作研究来制定有科学依据的工作定额；实行差别计件工资制来鼓励工人完成或超额完成工作定额。

（5）计划职能和执行职能分开：以科学的工作方法代替经验的工作方法。

（6）实行职能工长制

（7）劳资双方的“心理革命”：变互相怀疑、对抗为相互信任、协作。

（8）在管理控制上实行例外原则。

2. 法约尔的组织管理理论　亨利·法约尔（Henri Fayol，1841～1925 年）是法国古典组织理论学家，被后人称为“一般管理理论之父”。法约尔和泰勒是同时代的，但由于经历不同，其管理研究的角度也不同。泰勒注重车间层面的管理研究，而法约尔则关注于一般经理人层面的管理研究，因为他本人就是一家大型矿业公司的高级经理人。通过对多年管理实践的总结归纳，法约尔 1916 年出版了《工业管理和一般管理》，书中从企业职能不同于管理职能、管理教育的必要性和可能性、管理的十四原则以及管理要素四个方面阐述了管理理论。

法约尔的管理过程理论确定了企业的职能和管理的职能，并对如何履行这些职能提出了 14 条管理原则，法约尔指出，管理是一种普遍存在于各种组织的活动，这些活动包括计划、组织、指挥、协调及控制。14 条管理原则具体内容如下：①分工；②职权与职责；③纪律；④统一指挥；⑤统一领导；⑥个人利益服从整体利益；⑦报酬；⑧集中化；⑨等级链；⑩秩序；⑪公平；⑫人员稳定；⑬首创精神；⑭团结精神。法约尔强调这些原则在管理工作中不是死板和绝对的，应当注意各种可变因素的影响，灵活地运用这些原则。

3. 韦伯的行政组织理论　马克斯·韦伯（M.Weber，1864～1920 年）是德国社会学家，被称为“组织理论之父”。他在管理理论上的重要贡献是提出了理想的行政组织机构模式，这集中反映在《社会组织与经济组织》一书中。

韦伯的行政组织理论具有以下特点：

（1）明确的分工。组织内存在明确分工，对每个职位的权力和责任都应有明确的规定。

（2）自上而下的等级系统。在组织中，按照地位的高低规定成员间命令与服从的关系。

（3）人员的考评和教育。人员的任用完全根据职务的要求，通过正式的考评和教育训练来实行。

（4）职业管理人员。管理人员有固定的薪金和明文规定的升迁制度，是一种职业管理人员。

（5）遵守规则和纪律。管理人员必须严格遵守组织中规定的规则和纪律。

（6）组织中人员之间的关系。组织中人员之间的关系完全以理性准则为指导，不受个人情感的影响。

（二）人际关系学说和行为科学理论

1. 梅奥及霍桑试验　20 世纪 20 年代末，美国哈佛大学心理学教授乔治·埃尔顿·梅奥（George Elton Mayo）通过著名的“霍桑试验”创立了人际关系理论。

1924～1932 年间，美国国家研究员会和西方电气公司合作进行了一项研究。由于研究是在西方电气公司的霍桑工厂进行的，因此称之为霍桑试验。他们的研究共分四个阶段：①工场照明试验；②继电器装配室试验；③大规模的访问与普查；④电话线圈装配工试验。

2. 霍桑试验的结论　梅奥等人对霍桑试验的材料总结后得出的结论主要有四点：

（1）职工是“社会人”：以前的管理把工人看成是单纯追求金钱收入的“经济人”。霍桑试验证明，工人是“社会人”，是复杂的社会系统成员，除物质需求外，还有社会、心理的需求。

（2）企业中存在着非正式组织：霍桑试验说明，除正式团体外，企业中还存在非正式的小团体，小团体通过不成文的规范左右着小团体成员的感情倾向和行为。

（3）新型的领导能力在于提高职工的满意度：管理可以通过激励“士气”来提高生产率。管理的风格需要从独裁方式转变为民主方式；应该鼓励工人参与决策以取代官僚式的规则和指令；管理者需要营造信任和诚实的工作环境。

（4）存在着霍桑效应：对于新环境的好奇与兴趣，导致了较佳的成绩，至少在最初阶段如此。如何保持霍桑效应，也是管理学应重视和研究的问题。

3. 有关行为科学的理论 梅奥等人创建的人际关系学说，经过三十年的大量研究工作，1947年在美国芝加哥召开的一次跨学科的会议上，首先提出了行为科学这一名称，从而进一步形成和完善了行为科学理论。20 世纪 60 年代，为了避免同广义的行为科学相混淆，出现了组织行为学这一名称，专指管理学中的行为科学。目前，组织行为学从它研究的对象和所涉及的范围来看，可分为三个层次：个体行为、团体行为和组织行为。

（三）现代管理理论

第二次世界大战以后，所出现的长期和平环境，促使现代科学技术迅速发展，生产力迅速增长，生产的国际化进程加速，引起了人们对管理活动的普遍重视。出现了各种各样的管理理论学派，美国管理学家孔茨（Harold Koonz）形象地称之为“管理理论的丛林”。

1. 管理过程学派 这个学派的基本观点是：①管理是一个过程。②管理过程有五个职能，即计划工作、组织工作、人员配备、指挥和控制。③管理职能具有普遍性。④管理应具有灵活性，要因地制宜灵活应用。

2. 社会合作学派 该学派是从社会学的角度来分析各类组织的。其创始人是美国的巴纳德，他认为组织是一个社会系统，这个系统要求人们之间的协作。任何组织都包括协作意愿、共同目标、信息沟通三个基本要素，组织的成功取决于人们协作的效果（组织实现协作目标的程度）和协作的效率（在达到协作目标的过程中，成员个人满足的程度），以及与环境的适应状态。

3. 经验或案例学派 这个学派主张通过分析经验来研究管理学问题。这个学派的主张实质上是传授管理学知识的一种方法，成为“案例教学”，这是培养学生分析和解决问题的一种有效途径。

4. 人际关系行为学派 这个学派主张以人与人之间的关系为中心来研究管理问题。例如马斯洛的“需要层次理论”、赫兹伯格的“双因素理论”、布莱克和穆顿的“管理方格理论”等。

5. 群体行为学派 这个学派以社会学、人类文化学、社会心理学为基础，而不是以个人心理学为基础。它着重研究各种群体的行为方式，从小群体的文化和行为方式到大群体的行为特点，均在研究之列。

6. 社会技术系统学派 这是一个较新出现的学派，通常把这一学派的创立归功于英国塔维斯托克研究所的特里斯特。这个学派的大多数著作都集中于研究科学技术对个人、群体行为方式、组织方式和管理方法等的影响。

7. 决策理论学派 赫伯特·西蒙是该学派的主要代表人物。他认为，管理就是决策。管理是一个不断决策的过程。因为决策是管理者的主要任务，所以应该集中研究决策问题。

8. 信息中心学派 这一学派同决策理论学派关系密切，它主张把管理人员看成一个信息中心，并围绕这一概念来形成管理理论。它认为管理人员的作用就是接收信息、贮存信息和传播信息。代表人物有李维特、纽曼等。

9. 管理科学学派 管理科学学派又称为定量科学学派，是科学管理学派的继续和发展。主张用逻辑步骤构造问题，收集数据信息，建立数学模型，寻求尝试性的解决方法并将其用于实践。

主要采用的定量方法有排队论、线性规划、计划评审技术（PERT）、博弈论、模拟法等。

10. 权变理论学派 权变管理学派是 20 世纪 70 年代在美国形成的一种管理理论。它强调管理者的实际工作取决于所处的环境条件，强调管理的适应性和灵活性。权变理论认为，不存在普遍适用的、最好的管理理论或方法，管理实践应该"随机制宜"，在变化的环境中灵活运用管理的理论和方法。

第二节 公共管理概述

案例 2-2

北京限字当头解决拥堵是否可行

北京的街头每天都要上演无数场免费的"汽车展示会"。尤其是上下班的高峰期，一辆辆汽车像生了病的乌龟趴在一条条马路上，步履蹒跚，动弹不得。北京市代市长王岐山在 SARS 危机后公开表示：最头痛的是交通问题。的确，再没有比堵车问题更能够触痛北京人烦恼的神经了。所以，当市政府有关部门提出要限制发展私家车和对黄标车（尾气排放量达不到排放标准的车）采取限行举措时，舆论的焦躁海洋就像被扔进一块石头，叫好叫坏之声皆不绝于耳。数据显示：1996 年北京市机动车只有 100 万辆，到 2003 年已增加 1 倍，达到 200 万辆。其中私家车就有 120 多万辆。2002 年全市新增机动车 27.6 万辆；而 2003 年前 8 个月，全市又新增机动车 24.6 万辆，已经逼近 2002 年的总数。面对汹涌而来的汽车潮流，北京在很长时间里一直手足无措。多年来的堵车状况没有什么改善。据了解，20 世纪 80 年代初期，有权威部门对 2000 年北京汽车发展数量的预测仅仅是 70 万～80 万辆，而事实上，在新世纪钟声敲响之前，北京市汽车总量就足足比这一预期数字多出近 100 万辆。在 2000 年，北京市有关部门又曾预测，到 2010 年北京机动车保有量才会突破 200 万辆，没曾想，这个数字提早 7 年就实现了。为此，所有在北京生活的人们都付出了拥堵的代价。为何出现这么大差距？一些官员的习惯性解释是，经济发展那么快，以致许多公共场合（如首都机场）都提前达到目标容量。通过提高牌照费、养路费、燃油费、停车费等做法来限制私家车，是东京、纽约等国际大都市的共同做法。但限车的前提是通过引导，实现城市道路和交通资源的最优化配路。而北京市道路交通资源管理方面存在的问题该如何解决是摆在北京市政府面前的一大难题。在出租车和私家车大幅增长的同时，北京市地铁和公共车加起来对城市交通的分担率却不足 30%，离 80%的期望值相距甚远。公共交通的吸引力在下降。许多去过欧美国家考察的人士均认为，与东京、纽约、巴黎等国际城市相比，北京的马路并不比人家窄，停车场不比人家少，车辆也不比人家多。但交通拥堵现象却日趋严重，难以缓解，以致严重影响城市运转效率，成为经济发展的重要瓶颈。一家大型出租公司老总对中国《新闻周刊》说，抛开别的不谈，单单十字路口的管理、出口和路标设置的混乱，就使得现有交通资源的使用效率大打折扣。除了提出要限制发展私家车外，北京市有关部门还针对一些车辆采取限行举措。北京市公安局和环保局联合宣布，从 2003 年 9 月 1 日开始，在部分路段对黄标车限行。北京市环保局有关负责人对媒体解释说，限制黄标车是为了改善交通状况，提出大气环境质量。他们从今年 3 月就开始研究、认证这项规定的可行性，所以这项规定"绝不是仓促出台的"。但黄标车主们却普遍有遭遇突袭的感觉。因为，限制黄标车出行的措施，从发出通知到开始执行，只有一个来月的时间。他们的质疑是：这项措施涉及 30 万辆车，事关数十万人的利益，为何事前不搞听证？从 3 月份就开始研究、论证，为什么外界一点不知道？据了解，黄标车改造的费用动辄三五千元，有的多达数万元，一些进口车根本就没办法改。但两部门对其新政策带给这部分人的损失，没有考虑做出任何补偿的规定。一位车主在互联网上质问：按北京市的规定，一部汽车使用寿命私家车为 10～20 年，我们在 1995 年买的汽车，符合当时的所有法规。为什么突然要让旧车实行新标准，这符合法律吗？（资料来源：中国《新闻周刊》，根据作者胡奎的文章改编）

思考：

你如何评价北京市政府的限制措施？试从公共管理的角度加以评析。

公共管理（public management）作为一种理论和研究领域，20 世纪 70 年代在公共行政之后以一种独具特色的形式凸显于世。随着社会形态的发展与变革，无论是理论界还是实践部门，深感建构在韦伯（Weberian）官僚体系下的公共行政出现合法性危机（crisis of legitimacy），传统的、僵化的、等级制的公共行政模式在理论和实践上受到了质疑，出现知识无法指引行动，理论缺乏解释力，无法满足人民对政府与公共部门提出的新要求等问题。为了解决这些问题与困境，公共管理应运而生。自此作为政府管理研究领域的行政学经历了三次研究范式的转换，即从传统的公共行政学到新公共行政学，再到公共管理学的三次重大突破。

一、公共管理的定义

（一）什么是公共管理

公共管理是公共管理主体为了更有效地提供公共物品和公共服务，保障和增进社会公共利益的公平分配，促进社会整体协调发展，正确运用公共权力和各种行之有效的科学方法，依法对社会公共事务进行有效治理的管理活动。公共管理由“公共”和“管理”两个词构成。就“公共”而言，虽然在公共管理学的研究范畴内屡次被提及，如公共组织、公共事务、公共物品、公共利益、公共权力等，然而人们却往往对“公共”的基本意义疏于考察，仅仅将其看作是“私域”的对立面。当然，“公共”与“私域”在某种意义上存在着对立的一面，但在公共管理中强调“公共”的目的却不是突出其与“私域”的关系，而是指出公共管理之所以区别于一般的管理活动就在于它坚持“公共”利益的价值取向，忽视了这种价值取向，也就从根本上否定了公共管理这种活动的合法性。

（二）公共管理的含义

公共管理译自英语 public administration，后来也称 public management。对于公共管理的定义，学术界有不同的描述与论断。

英国著名公共管理学家胡德（C.Hood）教授将公共管理的特质归纳为：第一，在公共部门中实施专业化管理，让公共管理者自己管理并且承担责任。第二，确立明确的目标，设定绩效测量标准并且进行严格的绩效测量。第三，特别强调产出控制，对实际成果的重视甚于对过程或程序的关注。第四，打破公共部门中的本位主义，对部门进行撤分与重组，破除单位与单位之间的藩篱。第五，在公共部门中引入竞争机制!降低管理成本!提高服务质量。第六，强调对私营部门管理方法和风格的吸收和运用。第七，强调对资源的有效利用和开发。

美国行政学界著名学者公共行政思想史专家梅戈特（Astrid Merget）则从公共行政和公共管理两个概念的对比中来理解公共管理的内涵。她认为，公共行政在历史上与官僚机构和官僚联系密切，而公共管理则是新术语。公共管理与政策活动紧密联系在一起。那些致力于政策形成、政策执行和政策评估的过程都可以理解为公共管理。

在国内，对公共管理也没有形成一致的看法。主要有几种情况：其一，认为公共管理有广义和狭义之分。狭义是指政府组织及其管理活动；广义是指政府以及非政府公共组织机构中具有行政管理性质的社会组织及其工作。从发展趋势上看，非政府公共管理活动越来越受到重视。

从局限于政府管理研究到研究非政府的公共管理，是行政管理符合规律的发展。其二，认为公共管理是公共组织尤其是政府组织的管理活动。其三，认为公共管理是指那些不以营利为目的，旨在有效地增进与公平地分配社会公共利益的调控活动。厦门大学陈振明教授认为，公共管理是公共组织有效地提供公共物品和服务的活动。北京大学陈庆云教授认为，公共管理是指那些不以营利，不以追求利润最大化为目的，旨在有效地增进与公平地分配社会公共利益的调控活动。中山大学王乐夫教授认为，公共管理是公共管理主体为了解决公共问题，实现公共利益，运用公共权力对公共事物施加管理的社会活动。国家行政学院刘熙瑞教授认为，公共管理是以政府为核心的多元社会行为主体及其组成的网络结构，为了最大限度地实现和增进公共利益，广泛运用公私领域提供的各种方法和方式，在公众参与、参加及制约下对社会公共事物所实施的管理活动。

"公共管理"由"公共"（public）和"管理"（management）两个词组织。"公共"与"私人"相对。在与"私人"的比较中，"公共"具有以下三个方面的含义：表示国家、政府及其他们公共组织的职能和活动范围；它与多数人的利益相关，有较多的社会公众参与；它表示一个众人的事务领域。根据"公共"这几方面的含义，我们认为：

公共管理是公共管理者以公共组织为依托，运用公共权力，为有效实现公共利益而进行的管理活动，或者更简洁地说，公共管理是公共组织提供公共物品和服务的活动。私人管理是私人是管理者以企业组织（或私人组织）为依托，以盈利为目的而进行的管理活动。

公共管理学是一个研究公共管理活动或公共管理实践的学科。或者界定为是一门综合运用各学科知识和方法来研究公共管理组织和公共管理过程及其规律的学科。它的目标是促使公共组织，尤其是政府组织更有效地提供物品和公共服务；因此，也可以说，公共管理学是一门研究公共组织如何有效地提供公共物品的学问。

二、公共管理特征

公共管理不是对传统公共行政的简单否定，而是对公共行政的积极发展。这种发展反映在政府为了适应社会经济技术的发展，适应公共部门所处环境的变化，对履行公共职能的理念、方式及管理过程等所做出的新选择。公共管理特征主要体现在以下几个方面：

（一）公共性

公共性是公共管理的首要特点和最基本特性，否则即无公共管理。在公共管理研究范式中，所谓公共性，是指一种公有性而非私有性，一种共享性而非排他性，一种共同性而非差异性。如在社会公共性领域内活动的主体不是纯粹的私人主体，而是公共主体；使用的权力不是纯粹的私人权力，而是公共权力；所作的决策不是纯粹的私人决策，而是公共决策；生产的物品不是纯粹的私人物品，而是公共物品。公共性表现、实现于公共管理，首先是管理主体的多元性。公共管理由多元化管理主体共同实施，坚决破除政府对公共管理的垄断性。其次是由多元化主体构建的管理体制与结构的网络（网状）性。公共管理体制呈现多元化管理主体共治的网络结构，表达了社会（对内部公共事务的）自治性。第三，民意表达渠道的多元化与畅通。此点在以现代（电子）技术支持的信息化时代尤为突出。技术进步也是催生公共管理时代的重要因素之一。第四，由主体多元化、网状治理体制和民意的顺畅表达，决定了对公共事务的处置、管理，以人民的意愿为基础，以人民的利益为转移，以人民的需求为原则，以人民的权力为依据。这是基于民意的管理，是为了人民的管理，是以人民为主体的管理，是公共权力的行使与真正实现。第五，其管理对象必是公共事务（问题），它尊重个人隐私，不涉及私人事务，不侵入私人空间，与行政管理有诸多不同，不是行政性社会（行政权力无处不在，行政权力无事不管）的延续与再造。

（二）服务性

公共管理的根本目的是最优化处理公共事务，稳妥解决公共问题，以造福于社会，增进人民福利。因此，公共管理根本上具有为社会、为公众的服务性。管理就是服务，这一宗旨、理念根植于公共管理。公共管理的服务性必须体现公共组织的公利性、管理目标的公利性、公共政策的公利性和管理行为的公利性。管理不是抽象的，是由具体的人去从事、进行的，因此，服务性还必须体现在管理者的态度上。以人为本的原则及态度体现了服务性。相反，官僚主义作风，漠视民众疾苦，则背弃了服务性这一公共管理要义。

（三）协调性

此特点由多元化主体共治—社会自治所派生。其含义有二。首先是政府在多元化主体中的基础性、协调性地位。政府是国家的代表，是社会最集中、最强大的有组织力量，享有宪法和法律所赋予的一系列管理权力，行政管理仍然是公共管理的内容之一、手段之一。所以，唯有政府能对多元化主体进行协调，使之形成指向预期目标的公共管理整体力量。否则，各主体各行其是，目标涣散（多元），行为矛盾，实际上是解构了公共管理。由此，政府在公共管理中的基础性地位确凿不移，必须得到明确、强化。其次是必须保持多元化主体的协调性，包括目标的一致性、决策的相容性、行为的配合性，等等。相互尊重、平等相待固然重要，但若因此各行其是，分散混乱，则无管理可言。多元化的目的是制约、均衡，而不是离散和解构。

（四）法制性

法制性包括主体的法制性与行为的法制性。所谓主体的法制性即公共管理各主体均依法创设，依法建立，绝非任一自发性群体均可自命为公共管理主体。所谓行为的法制性包括各主体均享有宪法与法律的相应授权，均须依法进行管理。如此，公共管理才具有公共权威性，才享有社会权威性，管理刚性由此产生。否则管理失却刚性，而纯粹的弹性也就取消了管理。法制性内含了依法的严格性和执法的公正性，管理的权威性和刚性由此产生。

（五）整体性

公共管理系统是一个整体；其每个环节、每一局部作为一个小系统又是一个整体；每个环节与局部均处于整体中，与整体有多方面、多因素的联系与关系；其所处理的问题往往由众多因素导致，与公共管理体系存在多方面关系；公共管理不可避免地与社会环境存在相互影响、相互作用。由此，公共管理必须尽可能统筹兼顾，周到协调，不能顾此失彼，以致前功尽弃，如民谚所言“按下葫芦浮起瓢”。但也不能因此追求四平八稳，乃至无所作为。把握全面周到和有所作为的度，是由此特点而产生的公共管理原则之一。

（六）动态性

社会不断发展变化，公共事务层出不穷，同一公共事务也会不断演变，在不同时空条件下呈现不同特点。公共问题亦然。因此，公共管理必须具有动态性即因变性，包括管理行为不断改进、公共政策因变调整、管理体制相应改革。以变应变，达到公共管理的优化，高效实现管理目标。

三、公共管理与私人管理的区别

公共管理与私人管理同作为管理活动，本身就意味着两者在基本的管理方式上是共通的。自公共管理兴起以来，西方学者就注重将私营部门成熟的管理方式和经验引入到公共管理的研究中去。产生于私人管理的科学管理方法如目标管理、成本核算、绩效评估等，正在公共部门的管理活动中被广泛采用，如现在政府管理中盛行的合同招标形式也源自于私人管理领域。如此看来，管理学家沙雷（Wallace Sayre）称两者在“所有其他不重要的方面是相似”的说法是中肯的。但是，在一些重要方面，公共管理与私人管理有着明显的差别，这些差别体现在如下 7 个方面。

（一）权威来源

公共管理行使的是公权力，这种权力来源于公民的“授权”，形式上表现为法律的授权，即公共管理是基于公众的信任来代表主权运作。强制性和排他性是公共管理重要的特征。私人管理行使的是私权力，或称为协议权力，它来源于企业与员工或其他组织签订的协议，协议虽然也受法律的规范，但其背后是市场规律在起作用，即私人管理的主要影响力量来源于市场机制而非法律，私人管理的行政运作也与主权无关。平等性与竞争性是私人管理的重要特征。公权力的强制性和排他性决定了其在社会政治经济生活领域中的重要性，影响范围也远比私权力广泛，因此，社会注重对公权力的制约与分割，强调其运行的规范性与程序性，以防止公权力蜕变为私人专制权力。

（二）管理领域与对象

公共管理的管理领域和研究对象主要围绕着公共部门的公共事务和公共问题，以实现公共物品和公共服务的有效、公平的供给为目标。一般而言，按照公共性的程度，可以将社会大致分为三大部门。最具公共性的是以政府为代表的第一部门，又称纯粹的公共部门；与纯粹的公共部门相对的是盈利性强的私人部门；而介于两者之间的是在社会中广泛存在的第三部门，又称准公共部门，包括各种社会团体、事业单位和社会中介组织等。作为准公共部门的第三部门也包括在公共部门的范畴内，与第一部门一起进入公共管理的管理和研究视野。与公共管理相对，私人管理的管理领域和研究对象是围绕着盈利性强的私人部门展开的，其管理活动以获取利润为宗旨，具有很强的竞争性。

（三）资源基础

在公共管理中，公共管理的主体实施公共管理活动的必备前提和手段是公共权力，作为公共管理核心主体的政府部门所掌握、运用和消耗的物质资源和自然资源都是公共的，所需要的经费预算也主要是来自政府的财政收入，其财源基础是公共财政。即使在非政府公共部门所拥有的资源和经费中，有一定比例虽然是来自社会各界的捐款或非营利性收入，但政府资助仍是其所需资源和经费的最主要来源。在私人管理中，它的权力基础是来自私人部门作为一个组织所具有的力量—私权利，其赖以生存的物质基础是其在市场竞争中所获取的利润。

（四）提供的物品

公共管理服务于社会，处理社会公共事务，提供公共产品和公共服务，承担的是公共责任。社会中的每位公民都有权合法享受这种服务，提出建议或意见，并进行监督。这种公共服务体现的是均等性和非排他性。私人管理尽管道义上也要承担公共责任，但主要是依法经营，照章纳税，实际职责主要限于本企业的生产经营并提供特殊产品或服务，这种产品或服务是通过销售而与消费者发生联系，也因此对消费者负责。这种特殊产品或服务体现的是非均等性和竞争性。

（五）追求的价值

公共管理的目标是实现公共利益，即社会公平与正义的至高无上性，它不以营利为目的。尽管在某些方面，公共管理的主体在提供公共物品或公共服务的时候也会收取一定的费用，但这并不改变公共管理的非营利的社会属性以及实现社会的公平与正义的目标。私人企业和组织谋求的是本企业的利益，追求最大的市场份额和利润，实现本企业的利益最大化。虽然成功的企业也比较注重企业文化建议、参与社会公益，但其背后最根本的目的还是为盈利或再盈利。

（六）法的效力

从管理与法的角度看，法律是人民意志的体现，具体执法的内容就是公共利益的实现，因此，为实现政府的任务，达成政府的目的，政府部门可依据具体情况，采取不同的行政活动，但是这些活动必须在法律允许的范围内，受到法律的支配。所以，对于政府而言，“凡是法律未允许的，都是禁止的”。这一原则的目的是为了更多地保护私领域的权益，从而减少暴政的侵害。

对于私领域而言，更多的是遵循契约自由和意思自治，其表现为：民事主体依法享有在法定范围内的广泛的行为自由，并可以根据自己的意志产生、变更、消灭民事法律关系，它具体体现为结社自由、所有权行使自由、合同自由、婚姻自由，家庭自治、遗嘱自由以及过错责任等民法的基本理念。对于私领域来说，凡是法律未禁止的，都是允许的。

（七）运行的环境

一方面，公共管理在整个活动过程中，来自外部和内部的法律、规定和条文自成体系，公共管理行为必须在此框架内运行。而私人管理则只受外部相关法律的制约，管理形式较公共管理要灵活得多。在私人管理中解聘工作人员就比公共部门工作人员的解雇容易得多；另一方面，公共管理直接受到政治环境的左右，多在政治框架下进行活动，公共管理主体进入经济领域不是常态，而私人管理主要在经济领域中活动，与政治联系较松散。除此之外，公共管理的上层管理者负有较多的政治责任，而私人管理中的高层则无须承担政治责任。

上述七个方面不完全的概述了公共管理与私人部门管理区别，但是作为管理活动，公共管理与私人管理存在诸多相似之处。如两者都需要政策管理，包括制定目标规划、实施方案、执行与评估问题，都要涉及内部资源的整合与管理问题，如人力资源、财政资源、信息资源、组织资源等。认识两者之间的区别对于我们了解公共管理的性质，明确公共管理的责任和义务，有效从事公共管理活动有重要的指导。

四、公共管理与卫生事业管理的关系

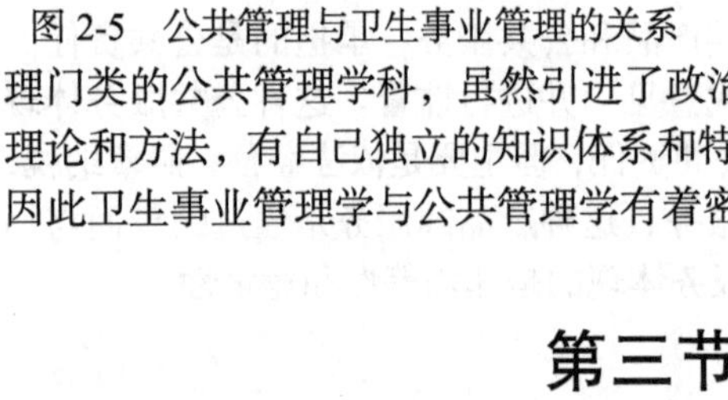

图 2-5 公共管理与卫生事业管理的关系

公共管理学是系统研究公共组织运用公共权力，有效实现公共利益，对社会公共事务进行管理的科学。公共管理的目的是促使公共组织尤其是政府组织更有效地提供公共产品和公共服务。卫生事业管理是公共管理学的分支学科。公共管理学中强调的公共利益、社会公平、政府责任、服务意识等理念也是卫生事业管理的基本准则。卫生事业管理学在我国现行的学科分类中归属于管理门类的公共管理学科，虽然引进了政治学、经济学、社会学、伦理学、医学科学研究方法学的理论和方法，有自己独立的知识体系和特殊的研究对象，同时也引进了管理学的基本理论和方法，因此卫生事业管理学与公共管理学有着密切联系（见图 2-5）。

第三节 公共组织概述

案例 2-3

推行“大处制”撤销后勤中心 深圳政改全面启动

继深圳市政府及其下属 21 个相关职能部门迁入深圳市中心办公，拉开效能政府、开放政府和服务政府改革序幕后，6月11日，深圳市政府正式出台了一个以“大处制”为核心内容的《深圳市深化行政管理体制改革试点方案实施意见》，这标志着深圳建市以来的第七次改革正式启动。根据该《意见》，在行政管理体制上，新的深圳市政府机构由35个部门组成，其中，深圳市政府办公厅和组成部门21个，民族宗教事务局不计机构个数，直属特设机构1个，直属机构12个，地方税务局、知识产权局不计机构个数。发展和改革局、贸易工业局等12个机构为新组建和新设立，人口和计划生育局等9个机构为调整和更名的部门，而教育、文化、体育、卫生等剩余部门则保留不变。

在管理层次和级别上，局级机构的内设机构按正处级建制，副局级机构的内设及下设机构按副处级建制，处以下原则上不设科，推行“大处制”。编制不足5名的不设内设机构，现有编制4名及以下的内设机构原则上应予以撤并。部门领导职数的确定为：部门领导一般配1正2副，个别综合部门可配1正3副，情况特殊的可配1正4副。在行政编制上，行政编制及行政事务编制总量基本保持不变，不实行离岗退养政策。公务员从机关（含行政事务机构）调整到事业单位的，在过渡期内原有待遇保留不变，待事业单位岗位津贴政策出台后再予调整。现有局、处领导在机构设置调整后，凡未能安排领导岗位的，全部改任为相应级别的非领导职务，不受非领导职数配备标准限制。同时，该《意见》还提出，现有机关后勤服务中心一律撤销，推进机关后勤社会化。全面推进政府公共事务的社会化和市场化，将能通过市场解决的公共服务以适当形式推向市场，政府尽可能地退出；将一些专业性、技术性、事务性工作，从政府职能中分离出来，交给行业协会和其他中介组织承担；将部分社会公共服务职能交由区、街道办事处或委托社区承担，完善社区的综合服务职能。现有各类执法队伍除城市管理综合执法职能仍由城市管理局承担外，其他执法队伍归并到政府相关部门，不再另设执法队伍，也不另搞综合执法。

[观察员] 作为中编办确立的全国地方政府行政管理体制改革的五个试点城市之一，深圳此次行政体制改革有四大亮点值得关注。一是弱化了经济部门的微观管理功能，加强了职能部门对市场秩序管理与中长期规划职能；二是强化了政府的社会安全、公共服务功能；三是实现了政府决策与执行，政府投资项目的制定与实施适度分离；四是建立健全了行政决策咨询机制和部门协调机制。

思考：

（1）深圳“大处制”改革改变的是什么？

（2）深圳“大处制”改革的意义是什么？

现代社会是一个高度组织化的社会，组织在国家和社会中所起的作用越来越明显，公共管理活动离不开组织，而公共组织正是公共事务的管理者和公共服务的提供者。正如马克思所说：“行政是国家的组织活动”。由此可见，公共组织是公共管理的前提和基础。

一、公共组织含义

公共组织是一种具有特殊性质的组织，它作为组织的一种形式，必然表现出一般组织的个性，因此，研究公共组织就有必要了解组织的概念。

（一）组织的含义

组织是人类社会中最普遍的一种现象，在人类文明发展进程中具有不可替代的地位，人类社会的进步依赖于组织的发展。组织是人类活动合作、协调的形式，其目的在于克服人类个体智能和体能的限制，达成某些群体的共同目标。在一定意义上可以说，如果没有组织，就没有社会。

彼得·德鲁克曾说："社会已经成为一个组织的社会，在这个社会里，不是全部也是大多数社会任务是在一个组织里和由一个组织完成的。"

组织是人类生存的基本方式。人类懂得组织的作用，掌握组织的本领，享受组织的好处，其历史由来已久。在远古时代，人类与豺狼虎豹相比，显得弱小可欺，完全处于劣势，甚至在一些自然灾害面前也缺少防御的本领，更谈不上征服的能力。然而，人类最终能存活下来，繁衍后代，并成为万物之灵和世界的主宰，一方面是因为人类具有理性思维，另一方面就是合群，而合群正是群体力量的最初始的表现和从事组织活动最原始的象征。中国古代著名思想家荀况曾说："人，力不若牛，走不若马，而牛马为用，何也？曰：人能群，彼不能群也。"古代埃及的大金字塔，动用几十万人，开凿几百万块巨石，花了几十年的时间才完成；中国的万里长城，耗费三十余万劳力，花了近十年时间才基本连接起来，这些世界奇迹、历史奇观，假如没有严密的组织，很难想象我们的前辈能完成如此巨大的工程。

人类组织产生于人类社会的生产斗争和社会斗争中。这是因为在人类社会的发展过程中，由于个人有所期望而又无力实现这些期望，于是就需要和他人相互依存、相互合作、联合起来，共同行动以创造群体合力。长期的实践使人们产生发展这种合作、增进相互依存关系，并使这种关系科学化、合理化，以不断提高群体效能的要求。组织就是人们对于这种要求的认识和行动的结果，它是社会、国家、地区、部门实行管理，维持秩序和发挥效能的重要手段。

伴随着时代的变迁，组织发挥出越来越重要的作用。现代社会已经成为高度组织化的社会，组织的发展表现出多样化和复杂化的特点，组织的影响已经渗透到社会的各个角落，各种组织纵横交错，交织成网，相互依存，共同构成现代社会大厦的基石。可以这样说，社会是各个组织的集合体，没有组织的发展，就不会有社会的进步，正因为如此，人们对组织问题的研究和组织理论的发展越来越重视。

组织是一个不断发展的概念，从部落、氏族到国家、政府、军队、企业、学校等，但他们的共同目的都是为实现某种目标而按一定形式组成的具有一定功能的整体。

那么，什么是组织？组织的概念如何界定呢？组织，在中文里，其最初的意思是把丝麻织成布帛。在《吕氏春秋·先己》高诱注："夫组织之匠，成文于手"，另有"织任组训"，"饬国人树桑麻，习组织"之说。其内在的含义一是组合过程；二是通过联合而形成的整体。而在英语中，其本义是"器官组合而成的生物整体、器官之间的协调动作和动作的结果。1873年，英国哲学家斯宾塞第一次把它延伸运用到社会科学的研究中，赋予"组织"一词社会学的含义，即"人为组织"。20世纪二、三十年代，各种组织理论如雨后春笋般涌现，为组织一词赋予了更广泛的含义。管理学家卡斯特和罗森茨韦克关于组织的定义如下："①有目标的，即怀有某种目的的人群。②心理系统，即群体中相互作用的人群。③技术系统，即运用知识和技能的人群。④有结构的活力整体，即在特定关系模式中一起工作的人群"。该定义表明，组织是为实现某种目的而在工作中结成一定关系的有知识和技能的人群组成的。斯蒂芬·P·罗宾斯从词性上给动词和名词的组织分别进行了定义：组织是一个自觉协调的社会单元，它是由两个或两个以上的人所构成，用以实现一个普通的目标或一组目标；而作为动词的组织则是决定执行什么任务，谁去做，任务怎样组合，谁向谁报告，决定在哪做出。赫伯特·西蒙认为，任何一个组织，其实质是"一个人类群体当中的信息沟通与相互关系的复杂模式。"国内一些学者也对组织进行了深入的研究。郑海航把组织定义为"组织是由两个以上的群体组成的有机体，是一个围绕共同目标、内部成员形成一定的关系结构和共同规范的力量协调系统"。刘巨钦认为："所谓组织，是指为了实现一定的共同目标而按照一定的规则、程序所构成的一种责权结构安排和人事安排，其目的在于确保以最高的效率使目标得以实现。"

通过对各种组织的研究，人们发现它们都具有一定的共性：第一，组织是人们在相互交往中形成的一定行为关系的集合；第二，组织有着某种特定的目标；第三，组织有一定的结构和行为方式；第四，组织有其内在的精神意识，这种精神意识并非自发形成，而是有意养成的，最终系统化为组织文化；第五，组织是一个开放系统，随着组织环境的变化而有机发展。

根据组织的特征，我们可以将其定义为：组织是指在特定的社会环境中，人们通过协调合作的方式而形成的具有共同心理意识，并为了实现某一特定目标而按一定的方式组合起来的有机整体。在组织的众多特征中，组织目标与行为是组织的本质性特征。特别是组织目标，往往被许多学者作为对组织进行系统研究的逻辑起点。

（二）公共组织的含义

公共组织（public organization）及其活动对于现代人的重要性，就像德怀特·沃尔多在1955年所说："我们的福利、幸福以及个人生活在很大程度上都依赖于围绕和支持我们的行政机制工作的好坏。在现代社会中，从食物和住房的重要问题到我们的思想活动的氛围，行政的质量与我们的日常生活息息相关。不管愿不愿意，行政是每个人都应该关心的事情，如果我们希望生存下去，我们最好能理解它"。罗伯特·登哈特曾说："在今日，公共组织对我们日常生活的重要性比35年前德怀特·沃尔多对其所做的评价更为贴切。在这期间，联邦、州以及地方的公共组织发展得非常庞大。现在，这个国家中有超过1600万的人受雇于政府，更重要的是，政府机构所要处理问题的范围和复杂性已经远远超过几年前我们所能想象的程度"。

公共组织是社会组织中一种重要而独特的类型，是一种极为重要的组织形态。社会生活中存在各式各样的组织，如政府、法院、监狱、工厂、医院、学校、党派等。这些组织性质不同，并不全都是公共组织。公共组织在功能、范围、性质以及目标上与私人组织有着显著的差别。在现实社会中，有些组织追求私人利益的最大化，称为私人组织，而有些组织是以服务于公共利益为目标，称为公共组织。当从作用的范围来看二者之间的区别时，差别似乎不太明显，尤其是当私人组织行为具有很强的外溢性的时候更是如此。而且，有些时候，即使是私人企业也会做出一些非营利性举动，因此，正确理解公共组织的含义对于我们准确区别公共组织和非公共组织显得尤为重要。那么，什么是公共组织呢？许多学者基于自己的研究，对公共组织做出了不同的解释。

叶常林和金太军认为，公共组织是指为了实现公共目标，以向社会提供公共物品和公共服务为手段，按照法定程序而建立起来的组织实体。

孙多勇认为，公共组织是以公共利益为导向，以合法化的公共权力为动力，整合公共资源，解决公共问题，接受公共监督，为满足公众需求而设计的一种组织形式。

帅学明认为，公共组织是指人们为了实现公共目标，向社会提供公共物品和服务，按照一定法律程序而建立起来的组织。

张成福认为，公共组织有广义和狭义之分，广义的公共组织是指不以营利为目的，而是服务社会大众，提高公共利益为宗旨的组织；狭义的公共组织是指行使职权，达成公共目的的组织。

综合以上学者的观点，我们认为，公共组织是指在一个国家的特定地域社会中，以维护和实现公共利益为取向的，拥有法定的或者授予的公共权力，承担相应公共责任的所有组织实体。

我们可以从以下几方面来理解公共组织：

第一，公共组织以管理国家和社会公共事务，维护和实现公共利益为基本职责。公共利益就是特定范围内的所有社会成员利益的共同部分。因此，公共利益不是单个社会成员或者单个组织的特定利益，而是全体社会成员的利益。公共利益的构成在价值上具有多元综合性，具体体现为公共产品、公共服务、公共安全、公共秩序、公正、民主等。这些价值是保证社会成员进行正常有序的共同生活的基础。能不能有效地为社会提供所需的公共产品、服务、安全、秩序、公正、民主等，是公共组织存在和发展的依据，是其存在和发展的合法性基础。社会中的每一位公民都有权合法享有这种服务和提出意见、建议，并进行监督。

第二，公共组织在组织活动和提供社会公共产品和服务的过程中，不以营利为目的。公共组织以追求公共利益，实现社会公正和正义为价值取向，排斥一切营利倾向及目的。公共组织的"公共性"决定了公共组织的活动实质是对社会承担应尽的责任和义务，而不能像私人机构那样以营利为目的。公共组织不以营利为目的，但公共组织从事的公共管理活动也需要付出管理成本，这个成本费用的来源主要有三方面：一是公共财政开支；二是有偿服务收入（按产品和劳务的成本收取的费用）；三是通过社会的赞助、资助、捐赠、彩票收入等筹措的资金。

第三，公共组织通过行使公共权力来管理公共事务并承担相关的公共责任。公共组织要么拥有法定的公共权力，要么拥有由公共权威部门授予的公共权力。这种公共权力与非公共组织中存在的“私权”（也称为协议性权力）有着本质的区别，公共权力具有权威性、强制性、普遍性、排他性，公共权力的这些特性使公共权力有着比协议性权力更广泛的约束力、强制力和管辖范围。当然，公共权力的使用更强调规范性和程序性，防止权力的专制和滥用，因此，公共组织必须受到全社会的监督，必须对自身的行为负责，必须承担包括政治责任、工作责任、法律责任、道义责任在内的所有公共责任。

第四，公共组织具有特定的地域性。公共利益因地域范围的不同存在着层次性，既有全体国民的公共利益，也有某个省域范围内全体人民的公共利益，还有某个县域范围内全体人民的公共利益。由此，公共组织也存在着层次性，既有代表全国人民公共利益的公共组织，也有代表某个省域、县域或其他地域范围内全体人民公共利益的公共组织等等。

二、公共组织特征

公共组织是以实现公共利益为目的，提供公共服务为基本职能的社会组织，与私人组织相比，主要具有以下特征。

（一）公共组织以追求公共利益为其价值取向

公共组织的行政和社会管理任务的推行，其主要目的与动机，是在谋求社会的“公共利益”，一切措施都是在顾及全局公平、公正、公开的原则下来为全体民众服务，并以最好的服务来争取民众的拥护与支持。正如美国公共管理大师盖伊·彼得斯在《政府未来的治理模式》一书中所说：“对公共利益的关注也许是整个改革运动最重要的组成部分，政府工作人员在改革过程中应该思考的基本问题，所采取的改革方案以及政策过程的结果能否使公众受益”。公共利益是政府存在的合法性根据，公共利益应是公共组织发展的逻辑起点和终点。公共行政官员必须致力于建立一种集体的、共享的公共利益观念。

（二）公共组织的活动受法律法规的限制并具有强制性

公共组织的一举一动，都必须在宪法或法律的规范下行动。公共组织是一切要依明文规定而行动，缺乏法律的授权则不敢行动。此外，许多公共组织的活动具有强制性。例如，人民有纳税义务，即使对于税务机构不满，也无法自找其他机构或另设立新的机构。政府虽然是一个服务的提供者，但也是公共权力的执行者，所以公共组织的活动本身即具有强制性，凡是在某职权范围以内的事务，皆有管辖权，如果公民有违法乱纪的行为发生，公共组织便可依法予以处分。

（三）公共组织受到高度的公共监督

公共组织因为其基本性质是政治性的组织，其一举一动都必须接受来自舆论或人民大众的批评和监督，其所作所为必须是公开的、透明的。目前，许多国家设立的“阳光法案”，公务人员的财产申报制度、重大公共工程的公开招标，其目的就是为了引起公众的高度关切和对政府组织活动的严密监督，使公共组织的活动真正以民意为依归。

（四）公共组织具有明显的政治性

公共组织的目标和执行过程，如果忽略了政治文化的因素，则不容易理解其运作内涵。公共组织的行动必定发生在具有政治意义的环境中，其制定的政策无论是文化的、教育的还是经济的都具有政治意义，即使行政人员以其专业的标准处理公务问题，其所发生的后果也有政治上的影响。

（五）公共组织的目标大多模糊不清且不易测量

公共组织的目标就是要创造公共利益，但公共利益大多是抽象模糊的，它似乎只是作为行政人员提醒自己负有公共责任以及必须为大多数人服务的一种象征符号。然而，公共组织的服务对象不仅差异性大，而且对于行政人员的期望也很多，时常还会有许多冲突和矛盾产生。

（六）公共组织具有独占性

公共组织虽然可以通过政治权威或公共权力的行使而提供某些物品或服务，形成一种独占市场的局面，不许私人加入竞争，但在民主国家中，基于自由经济的理念，政府所提供的产品或服务大多是属于公共财产的性质。然而，因为公共财产无排他性和无竞争性，很少私人会乐意去提供。此外，有些公共工程规模相当庞大，并非私人组织所能担负，只好由政府来负担建设，像这些产品或服务，很少有私人组织愿意赔本去生产，由于政府是几乎唯一的生产者，因此也就没有市场竞争的问题。

三、公共组织职能

公共组织的职能是指公共组织在依法管理社会公共事务、为民众提供公共服务的过程中所具有的独特作用。公共组织的主要职能与其在公共管理系统中的特定地位紧密相关，具体来说，公共组织的职能主要表现为以下几个方面：

（一）政治职能

国家是阶级的统治工具，作为公共组织的组织形式之一的国家行政组织，它的政治职能是由国家的阶级性决定的。恩格斯指出：“政治统治到处都是以执行某种社会职能为基础，而且政治统治只有在它执行了它的这种社会职能时才能持续下去”。在当今这个多极化政治格局的世界上，仍不存在所谓的“全民国家”。任何一个国家，不管是资本主义国家、封建主义国家，还是社会主义国家，都是代表一定阶级对社会进行统治。

政治职能既是体现政治统治的意志，又是政治统治的手段，其涵义是，按照政治权威某种特定的秩序和目标对于政治生活进行自觉地、有计划地约束或规范的各种方式的总和。即通过一系列的约束和规范，使政治生活的各个方面都能正常地按照某种既定的秩序和目标运行和发展。在存在着阶级统治的社会历史时期内，政治生活的秩序和发展目标都从属于整个政治统治的，是作为政治统治的特殊形式存在着的。

（二）经济职能

经济职能是政府行政组织的基本职能。国家政府是建立在一定的经济基础之上的政治上层建筑，它依赖于经济基础，并为经济基础服务。政府行政组织管理国民经济，组织、干预、协调经济生活，一方面是为了维护统治阶级的经济利益，巩固和发展自己的经济基础；另一方面承担起根据不同时空环境的变化，适时调节组织职能使之能够根据社会需要来发展生产，并把生产和消费统一起来，使经济和社会协调有序地向前发展，形成一种良性循环的责任。

恩格斯指出：“人类社会拥有极其丰富的生产力，这些生产力只要合理地组织起来，妥善地加以调配，就可以给一切人带来最大的利益”。当今社会正处于转型发展的特殊时期，社会主义国家都把管理国民经济作为首要职能。因为政治的稳定，文化教育事业的发展，人民生活质量的提高等等，都必须也唯有建立在经济发展的基础之上。我们只有通过组织职能把蕴藏在人民群众中的各种丰富的力量组织起来，协调发展，给人民创造增值利益。

我国政府行政组织的经济职能，是通过各级公共组织中管理经济的有关分支部门实施的。主要包括综合管理部门、职能管理部门和经济审计监督部门，实行对国民经济的全面管理。公共组织的经济职能具体体现在以下几个方面。

1. 决策和计划职能 经济决策是对未来的经济发展目标所作的选择和决定。当我们对任何一项经济发展目标作决策时，都会碰到这样一个很现实的问题，即能使行动者可以接受的行动方案一定要满足一系列的要求，这些要求就是约束。所以，作为经济职能之一的决策职能，它所承担的职责主要包括选择和确定国民经济总体发展的战略目标、战略重点和战略步骤；制定重大的经济和技术政策；确定经济体制运行的模式等。

计划是实现决策的行动方案或战略部署。通过计划可以达到统筹安排，既能保证重点也可兼顾面上，这既能达到平衡也可实施更好的约束，从而处理好协调和衔接国民经济各方面的关系，以利于分阶段地实现总体战略目标。决策和计划既是互动又是目的与方法的动宾搭配关系，都属于事前管理，其功能都起到了制约全局的作用并决定着长期经济建设的宏观效果。因此，决策必须严谨、科学、审时度势；而计划则须系统、周密、与时俱进、可行；只有做到这样，才能确保社会主义市场经济沿着正确的方向向前发展。

2. 组织和指挥职能 中国正处在社会主义初级阶段，当前正在试图摸索建构符合中国具体国情的市场经济，换句话说，中国是一个直接由封建社会进入社会主义社会的特殊的后发国家，现在正在积极地向知识经济社会发展，它既有赶超的机会也有赶超的决心和一定的竞争能力。但贫穷、落后的根底客观存在并影响着或拖累着整体竞争的能力。所以像中国现阶段的社会主义经济，还必须建立在特殊含义的社会化大生产基础之上。统一管理国民经济仍然是中国行政组织的重大责任。因为只有依靠公共行政权威才能干预、协调整个社会经济活动，使市场、国有企业、私营（私有）企业、私有财产、财产权的历史分配、历史上确立的不平等阶级和政治的结构等等能够按照统一指挥的意志紧密的交织在一体，从而可以避免和克服在国民经济发展中，尤其是在商品生产和市场交换中的盲目性和杂乱无章现象。比如农业生产。中国是一个农业大国，自改革开放以来，已由包田到户到联产承包责任制的实施，改变了农民过去那种分散经营的落后面貌；但怎样进一步科学种田，迅速推广新技术、新品种、新管理，保证增产、增收、增值，仍需要科学地组织生产和流通；合理地指导和指令一些生产基地的布局，以至统一开发、充分利用资源、引进新品种、推广新技术、加速资金周转、提高社会经济效益，以保证国民经济按战略有计划地发展。这正如恩格斯指出的那样，“当人们按照今天的生产力终于被认识了的本性对待这种生产力的时候，社会的生产无政府状态就让位于按照全社会和每个成员的需要对生产进行的社会的有计划的调节。”这说明社会主义社会以现代化的大工业为物质基础，更大规模的直接社会劳动和共同劳动，就更加需要有总体的指挥和协调，更加需要社会组织管理，这种组织和指挥职能一般都是通过经济手段、法律手段、社会心理手段、指导和指挥兼顾的手段实现的。国家政府要努力成为强有力的组织和指挥的中心，就要不断地加强职能的修订和完善，并充分调动各级经济组织和广大劳动者的积极性和创造性，上下协力，同心同德，共同建设我们这个社会主义国家。

3. 监督和协调职能 监督和协调主要实施对决策目标和计划任务的完成情况，进行检查和落实，是一种经常性的事后管理。监督可使决策避免或减少失误，也可对失误的决策机制预防、补救或改进，通过监督可以及时发现决策是否正确和执行过程中有否失误，使得组织采取各种有效的协调措施，包括调整任务结构比例、目标进展速度和预期效益的关系，以达到决策和计划目标的实现。中国政府现在是处在转型时期的社会条件下，如果不受任何监督的全权往往是十分有害的。决策也必须按照一定的程序进行，以防暗箱操作，最终的结果落得少数人以权谋私、权钱交易或权权交易。事实证明，错误的决策或执行中的失误往往都是与缺乏有力的监督有着直接或间接的联系。诸如越权或滥用权力或程序上的错误等。当前应该也必须加强和完善经济监督职能。协调是在监督的前提下，对监督中发现的问题进行的，协调就是要使组织决策目标计划中的一切工作都要配合。

4. 评估和控制职能　组织职能某种程度上讲就是一种导向控制。这种控制和空调的恒温系统相近。恒温器记录着房子室内的实际温度，将其与所要求的温度相比较，并根据室内是偏热还是偏冷而将暖气关上或打开。一般组织中的许多活动也需要类似的控制——应当根据计划对实际结果加以评估度量和比较，然后采取纠正措施，以取得更接近于所希望的结果。

然而，对于组织进行的各种活动的控制，不可能简单到像所比喻的恒温器那样的一种机械过程。组织都会涉及人，而人又会与人、与组织、与社会互动，由此将使这一过程变得复杂化。所以，组织职能的实施往往受人的行为因素的影响、干扰最大。比如说，主管人是与实际工作成员都预先知道要对他们的工作进行评估，而且也都预先考虑到这些评估的结果——或者是好或者是差。因此，他们可能会做出特殊努力来取得预期的结果。所以说，评估是一种道德的民主的约束措施，它将使得组织成员都能接受或认同这种组织方式，并以自己的行为主动接纳组织的控制。但是，如果他们觉得评估不合理或不公平，控制制度就会给组织带来消极的效果。

评估和控制既依赖于又有利于其他组织管理过程——决策、计划、协调和领导等。一项没有确立目标和规定计划的活动，控制对它来说将毫无意义可言。若没有组织，本来就不存在对谁要评估，也不存在要谁对什么目标实施采取纠正措施，也谈不上加强组织协调和监督。同样，若没有有效的组织管理者的领导或指挥，即便整个世界都在评估，那也不会对具体某个人或某项工作产生任何影响。所以，整个组织过程——决策与计划、监督与协调、评估与控制是一个管理链，只有将这个管理链的各个阶段的活动都协调好，这个组织才能有活力，组织职能才能生效。

（三）文化职能

文化职能也如同政治职能、经济职能一样，是任何国家的行政组织都具有的基本职能之一。在我国，文化职能主要是由公共行政权力组织批准建立相关的职能机构，负责对意识形态、教育、科学、文学艺术、新闻出版、卫生、体育等文化事业的管理。意识形态既属于政治范畴，又属于思想文化范畴；教育是全球经济化时代建设的基础和战略重点；科学是生产力，是社会主义现代化建设的关键力量；文学艺术、新闻出版、广播电视、卫生体育等都是社会主义文化建设的重要方面，精神文明建设的重要内容。

（四）社会职能

社会系统是一种客观条件，它对公共组织的每一部分发生宏观的作用。但是公共组织的各个组成部分，却更容易受到某些特殊因素的影响。相当的特殊因素往往就构成了一个特殊的公共行政组织职能系统的特殊环境。这个特殊的环境可视为社会的“公共事务”，因特殊的行政系统的不同而不同，如立法行政、司法行政、政府行政、教育行政、军队行政、文化行政等都会有自己的特殊社会“公共事务”。这些“公共事务”纵横交错形成了一个社会“公共事务”网络，而最终能够协调并管理整个网络的组织即为公共行政组织。按照马克思主义的观点，行政是一种“公共权力”，行政组织具有管理社会“公共事务”的职能，这是任何国家行政组织都具有的职能。可以想象，社会职能是公共组织除了政治职能、经济职能和文化职能之外内容最丰富的一项基本职能。它主要包括如下几个方面的内容：

1. 指导社会生活　社会生活包括人们的物质生活和精神生活的内容、方式及习惯。如衣食住行、旅游、健美、娱乐、文化学习、智力开发、知识产业、技术创新等。社会生活影响到劳动素质，制约着物质生产关系，关系到精神文明建设。因此，在发展生产，满足人们物质文化生活需要的同时，行政组织要积极参与社会生活的指导，提倡文明健康科学的生活方式，克服愚昧落后和腐朽颓废的生活方式。目前城乡中普遍存在的婚丧嫁娶的铺张浪费，封建迷信活动抬头，盲目超前的高消费等。这些现象只有通过积极的引导，在自愿的基础上，由群众自己来解决，严重的要给予罚办。

2. 保障社会福利 战后资本主义国家，由于垄断和竞争的发展，造成了工人失业和无产阶级相对贫困化等一系列社会问题。为了缓和矛盾，巩固资本主义统治，资产阶级政府采取了一系列福利措施，如失业救济、残疾退休补助、死亡抚恤、职业病防治等。瑞典还搞了一套从摇篮到坟墓的福利制度，真是五花八门。这些福利制度的实质，无非羊毛出在羊身上，是更加精明更为隐蔽的剥削"艺术"，企图巩固资本主义制度。但这些福利制度的实行无疑扩大了公共组织的社会职能的范围，在一定程度上缓解了社会矛盾。我国公共组织的发展社会福利的职能，与资本主义具有不同的性质，它主要是通过对社会福利、社会救济、社会保险等事业进行管理来实现的，包括制度、法规、条例的制定，贯彻落实的指导、规划和协调，资金的筹集、管理和使用等各项工作。比如，对城镇职工的保障措施采取个人、组织与社会共同承担。社会福利关系到人民切身利益，影响到社会安定，各级行政组织必须认真抓好。

3. 提供社会服务 全心全意为人民服务是我国公共组织的根本宗旨。服务职能是由我国公共组织根本性质决定的。公共组织要为其他机关团体、企事业单位和全体居民提供社会服务，包括提供信息、情报、咨询等服务活动，也包括公共服务设施的建设和管理，如商业和服务网点、道路交通、基础设施、医疗保健、文化场馆等，这些与人民日常生活直接相关。这些方面都要由公共组织根据需要与可能，统筹规划，合理布局，加强管理，搞好服务，努力提高人民生活质量。城市政府要根据人民生活需要，积极组织发展新兴服务行业，如家政服务、商品邮购、承包搬家、室内装修等便民劳务项目，这样有利生产，方便生活，安排了就业，也引导了消费。

4. 维护社会秩序 为了保证生产和生活的正常进行，必须建立良好的社会秩序。维护社会公共秩序是各级公共组织的重要责任。一方面通过加强思想教育，规范行为道德等，启发人民自觉遵守社会公共生活秩序。另一方面，采取法律纪律等强制手段，并把两者结合起来。这是一种德治。要集中力量解决一些社会不良现象，如青少年犯罪问题、婚姻家庭问题、流动人口问题，以及赌博、娼妓、吸毒、黄色传播等低贱的犯罪交易问题。这些问题的解决，就从根本上维护了社会的正常秩序。同时要提倡树立良好的社会风气。

四、公共组织的类型

公共组织是一个多样化的组织系统，依据不同的分类标准，可以划分出多种类型。按照组织体制的不同，可以分为民间组织和非民间组织；按照组织是否从事营利活动，可以分为营利型公共组织和非营利型公共组织；按照组织管理的权力性质，可以分为政府组织和非政府组织；按照组织职权范围大小，可以分为中央型公共组织和地方型公共组织；按照组织职能的不同，可以分为管理外交、人事、教育、信息产业审计、国土资源、业、水利事务等的各种类型的公共组织。

对于公共组织的分类，不同的学者都有不同的分类方法，但综合来说，主要是从公共组织所拥有公共权力强制性的大小和公共组织行政活动的特点对公共组织的分类更有参考价值。

陈振明认为，公共事务管理由于指向的是多元的利益关系，因而仅靠说服、动员等手段是难于达到其目标的，事实上更多的公共事务管理是依靠公共权力的支持来完成的。因此，以公共组织所拥有公共权力强制性的大小而划分公共组织，相对其他标准而言更能揭示公共组织的本质特征。为此，他把公共组织划分为三种类型：

（一）强制型公共组织

这类公共组织主要是行政组织，即我们通常所指的狭义的政府。行政组织是一个社会公共事务管理的最主要公共组织，它承担了大部分公共事务的管理，在某些公共权力高度集中于中央、经济发展高度计划化的国家，行政组织甚至可以成为社会事务的唯一管理者。行政组织在实施管理中的最主要特点之一就是根据宪法和法律的授权，依靠公共权力实行强制性管理，否则将有可能受到处罚。如我国的行政组织中的工商局、税务局等。

（二）半强制型公共组织

在市场经济条件下，行政组织的管理是“有限管理”，即只能在“市场失灵”的一定范围内实施管理，否则超出这个范围，以行政权力来左右市场事务则可能导致社会资源遭受巨大损失与浪费的“政府失灵”。但是市场功能的内在缺陷又需要这样一些公共组织的存在，这些公共组织实施管理更多的是依靠市场手段而不是行政手段，他们的管理行为对当事人有一定的强制性，要求当事人遵守。但这种强制性的动力源主要不是公共权力，而是当事人对契约的遵守或对组织权威性的服从，正因为如此，这类公共组织的强制性是可对抗的，当事人也可拒绝裁决。这类公共组织的典型是各种经济仲裁委员会、消费者权益保障委员会等组织。

（三）非强制型公共组织

除了上述两类公共组织外，还有一类公共组织不仅数量多，而且同时担负着极其重要的社会公共事务管理任务。这类公共组织的最大特点是非强制性和服务性，其中大多数是非营利的组织，有时也称这类组织为公共事业组织。非强制型公共组织主要是各种院校、社区学校、研究所、基金会、医疗保障机构、文化和科学技术团体、各种咨询机构和服务机构等。

从行政活动的特点方面看，彭和平的分类更具有借鉴意义，他将与行政活动有关的组织形态分为以下几类：

1. 国家行政组织　国家行政组织即狭义的政府，是包括中央政府和地方政府在内的直接进行社会公共事务管理为主要目标和主要职责的体系完整、职能齐全的组织系统。国家行政组织是整个社会中行政组织的最主要的部分，除由一些独立机构、政治组织或其他某些组织承担的某些行政职责和行政工作外，它承担了整个国家的大部分行政职责和行政工作，甚至在某些国家中，国家行政组织几乎等同于整个社会的全部行政组织，承担了整个国家的全部行政职责和行政工作。国家行政组织可以划分为中央政府和地方政府两个层次。中央政府是国家行政组织的主体和核心，是最高国家行政机关，它负有最高行政权，根据宪法和法律，规定行政措施，制定行政法规，发布各种行政命令和决定，管辖全国社会公共事务和各级地方政府。地方各级政府是与地方议会并立的或是地方各级国家权力机关的执行机关，是地方各级国家行政机关，它除服从中央政府的领导外，还对地方议会或地方各级国家权力机关负责，管理本地区的社会公共事务，具有相对的、甚至较大的自主权。

2. 独立机构　组织上独立于国家行政组织等级结构的一种行政管理机构。它的特点在于在行使行政职权方面具有较大的独立性。像我国直属国务院领导的侨务办公室、国务院机关事务管理局等类似机构。另一类指独立于政府行政组织的管理机构，它们并不完全隶属于、甚至不属于政府行政组织，有的受最高行政首脑和立法机关的多头领导，有的在其工作中则不受最高行政首脑的领导和监督。例如在美国，这类独立机构指的是一些独立的管理委员会，它们是由国会建立的旨在管理跨州的或与外国进行某一特别范围业务或商业的一种组织。

3. 其他类型的社会组织　根据行政组织的定义，还存在着其他一些类型的社会组织，它们有其特殊的公共事务管理职能和任务。如科学院、大学及各种社会性的咨询机构、服务机构、文化和科学技术团体等等。在我国，它们指与政府机关相区别的数量庞大的事业单位，其中多数是社会服务型的，有一些虽列入事业编制，却直接行使行政职能，如商标局等。此外，还有一些隶属于执政党或各种政治组织的机构或组织，本身也承担着行政任务并负责具体实施，因此也是一种特殊类型的与行政活动有关的组织。

（韩雪梅）

第三章　卫生管理常用调查研究方法

第一节　概　　述

在新形势下，随着我国卫生事业的蓬勃发展，卫生体制改革不断推进，卫生事业管理正处于从经验管理向科学管理的转变之中。在卫生管理实践中产生的一系列新情况、新问题，迫切需要卫生管理者从卫生事业管理科学发展的角度进行研究，进而上升到一种理论的高度。所有这一系列活动的顺利开展，都必须有卫生管理研究方法的合理选择和科学运用。在卫生事业管理过程中，定性研究和定量研究方法都很科学、实用，牢固掌握并熟练运用这两种方法有着非常重要的意义。与此同时，在我们学习、运用这些方法的过程中，也会发现两种方法需要不同的技巧和步骤，结果也可能是比较适应或擅长其中的一种。在实践中，往往一个研究中要将这两种卫生管理研究方法紧密结合，联合运用，才能得出比较满意、科学的结果。

定性研究（qualitative research），是探索性研究的一种主要方法，它依赖于研究者个人的直觉和哲学的思辨思想，是根据社会现象或事物所具有的属性和在运动中的矛盾变化，从事物的内在规定性来研究事物的一种方法或角度。它以普遍承认的公理、一套演绎逻辑和大量的历史事实为分析基础，从事物的矛盾性出发，描述、阐释所研究的事物。进行定性研究，要依据一定的理论与经验，直接抓住事物特征的主要方面，将同质性在数量上的差异暂时略去，强调一种对整体的宏观把握与哲学思辨的观念。

在卫生管理中，定性研究的开展主要采用非概率抽样方法，根据某一研究目的，寻找具有某种特征的小样本目标人群进行调查。它是一个发现问题的过程，主要回答“为什么”会发生的问题。定性研究的方法在自然情境下，使用实地体验，包括观察法、访谈法、文献分析法、头脑风暴法、特尔菲法等，对卫生管理研究中的社会现象进行细致和长期的研究。

定性研究可以使研究者获取第一手资料，是产生新想法的工具。定性研究通过对目标人群的行为、情感、思想等领域里相关问题的探讨，了解这些问题存在的实质及深层次原因，为定量研究提供必要的信息，是定量研究前的必要步骤。定性研究所获得的信息，可以帮助对定量研究的结果的理解，有助于研究后期数据结果的分析和解释。

定量研究（quantitative research），是指运用概率、统计原理对社会现象的数量特征、数量关系和事物发展过程中的数量变化等方面进行的研究。定量研究可以使人们对社会现象的认识趋向精确化，并从量上对各种社会现象进行分析，是进一步准确把握事物发展内在规律的必要途径。

在卫生管理过程中，定量研究要遵循选题、方案设计、数据收集、数据分析、结果解释等基本过程。包括系统分析法、管理循环与 ABC 管理、因果分析图法、排列图法、预测分析法、平衡计分卡法等。

在进行定量研究时，需要运用变量、假设、设立对照组、操作化、检验等方法对一些社会现象进行研究；定量研究选择样本强调采用抽样技术进行，主要包括随机抽样、系统抽样、分层抽样、整群抽样等；定量研究样本量的确定应遵循一定的标准，有相关的配套公式；定量研究为认识社会现象的不同性质提供量的说明，通过量的研究了解事物的性质，或者通过量的分析了解某一社会现象各要素之间量的关系。

第二节　常用定性调查研究方法

一、观　察　法

案例 3-1

医疗机构以患者为中心的医疗服务的持续质量管理

医疗机构关注的是医院的医疗质量和患者安全，并不断地持续地改善医疗服务质量，最大限度地实现医疗服务以患者为中心，从患者的利益和安全出发，对医院管理人员、临床工作者、后勤保障人员提出严格的要求，为患者提供完善、统一、安全的医疗服务。站在病人利益的立场上，对医院和医务人员提出管理标准，要确保“对”的人在“对”的时间做“对”的事。除了硬件和软件配备外，更需要医院各部门和各员工在各司其职的同时紧密合作，对医院管理的各项制度和流程进行重新梳理并制定标准，建立一套符合医院实际的质量管理和内涵建设新型体系。实行过程中注重流程的优化和再造，强调制度的执行和质量的持续改进，重新塑造以患者为中心、全员主动参与的新型医疗质量改善文化。

思考：

（1）观察法、实地观察法的内涵是什么？

（2）实地观察有哪些优点？

（3）在本案例中，观察的内容和指标有哪些？

（4）你还能举出卫生管理领域运用观察法的其他例子吗？

（5）观察法在运用时应注意哪些问题？

（一）观察法的概念

观察法是指研究者根据一定的研究目的、研究提纲或观察表，用自己的感官和辅助工具去直接观察被研究对象，从而获得资料的一种方法。科学的观察具有目的性、计划性、系统性和可重复性。在科学实验和调查研究中，观察法具有如下几个方面的作用：①扩大人们的感性认识；②启发人们的思维；③导致新的发现。

（二）观察法的类型

观察法的类型很多，依观察者是否参与被观察对象的活动，可分为参与观察与非参与观察；依对观察对象控制性强弱或观察提纲的详细程度，可分为结构性观察与非结构性观察；依观察地点和组织条件，可分为实地观察和实验观察等。

1. 参与观察与非参与观察

（1）参与观察（participant observation）是观察者直接参与被观察者的活动，作为其中一员，并进行观察，从而系统地收集资料的方法。参与观察根据参与的程度又可分为完全参与观察和不完全参与观察两种。完全参与观察是指观察者隐瞒自己的真实身份和研究目的，自然加入到被观察者群体中进行的观察。完全参与观察能深入地了解到被观察者的真实资料，但如果参与过深，又往往容易失去客观立场。不完全参与观察是指观察者不隐瞒自己的真实身份和研究目的，在被观察者接纳后进行的观察。不完全参与观察避免了被观察者的紧张心理的疑虑，可以进行自然地观察。但这种方法的缺点是被观察者容易出现不合作行为，或是隐瞒和掩饰对自己不利的表现，或是故意夸大某种表现，使观察结果失真。

（2）非参与观察（non-participant observation）是观察者不直接参与被观察者的活动，以旁观者的身份对观察对象进行的观察。非参与观察的优点是能够不受被观察者的影响，进行比较客观的观察。但是这种观察方法不容易深入了解到被观察者的内部情况。

总体来说，参与观察要比非参与观察效果好。因为观察者参与其中，既有自我体验，又能与被观察者建立融洽的关系，对所观察的活动有较深入的了解，并能够及时发现一些新的课题研究信息。

2. 结构性观察与非结构性观察

（1）结构观察（constructed observation）是指观察者根据事先设计好的提纲并严格按照规定的内容和计划所进行的可控性观察。它的特点是结构严谨，计划周密，观察过程标准化。但采用这种方法观察缺乏弹性，容易影响观察结果的深度与广度。

（2）非结构性观察（non-constructed observation）是观察者预先对观察的内容与计划没有严格的规定。而是依据观察现场的实际情况所进行的观察。它的特点是观察时弹性大，随意性大，可根据实际情况随时调整观察的计划和内容。因而，这种观察方法的适应性强，而且简单易行。但是用这种方法收集的资料整理难度大，不容易进行定量分析。多用于探索性研究。

3. 实地观察法和实验观察法

（1）实地观察（field observation），是观察者有目的、有计划地运用自己的感觉器官或借助科学观察工具，能动地了解处于自然状态下的社会现象的方法。

（2）实验观察法（laboratory observation），按照实验环境的不同，可分为实验室实验和现场实验。实验室实验，就是在人工的“纯化了”的环境中进行的实验，实验者对实验环境实行完全有效的控制。现场实验，则是在自然的现实的环境中进行的实验，实验者只能部分地控制实验环境的变化。

观察是人类科学认识中的重要实践活动。作为一种科学方法，其手段和功能都是随着科学的发展而发展的。观察法在卫生管理研究中是一种最基本、最普遍的方法，它是研究主体获得感性经验和事实的根本途径，也是检验和发展假说的实践基础。观察法在卫生管理研究中占有无可替代的重要地位。因此，深刻认识观察的意义、特点、类型和方法，对于提高卫生管理研究水平具有重要意义。

（三）观察法实施的一般程序

1. 确定观察目的

2. 确定观察现象 第一，需要对行为（观察对象）进行分类和定义（操作性定义）；第二，在观察之先需要确定被观察的“行为单元”。

3. 选择观察方法

4. 制定观察步骤

5. 按观察计划进行记录

6. 结果统计与分析

7. 写出观察报告 观察报告中不仅要写清被视察对象的自然情况，还要写清观察过程出现的现象，包括观察现象所发生的背景以及观察资料的统计结果 和经分析与推论得出的结论。结论可以是发现的规律，也可以是发现的问题。

（四）观察法的优点和局限性

1. 观察法的优点

（1）直接性：由于观察者与被观察的客观事物直接接触，中间不需要其他中间环节，观察到的结果，所获得的信息资料，具有真实可靠性，是第一手资料。

（2）情境性：观察一般是在自然状态下实施的，对被观察者不产生作用与影响，即无外来人为因素的干扰，不会产生反应性副作用，能获得生动朴素的资料，具有一定的客观性。

（3）及时性：观察及时，能捕捉到正在发生的现象，因此所获信息资料及时、新鲜。

（4）纵贯性：对被观察对象可以作较长时间的反复观察与跟踪观察，对被观察对象的行为动态演变可以进行分析。

（5）普适性：观察适用范围较为普遍，不但自然科学研究与社会科学研究普遍适用，而且在卫生管理研究中，不少方法如调查法、实验法等也与观察法有密切关系。

2. 观察法的局限性

（1）受观察对象的限制：观察法适宜于对外部现象及事物的外部联系的研究，而不适宜于对内部核心问题及事物内部联系的研究。另外，对有些较为隐蔽的事物也不大好用观察法。

（2）受观察者本人的限制：人的感觉器官本身有不精确性。人的感官都有一定的生理限度，超出这个限度，很难直接观察，所以观察往往难以精确化。人的观察受主观意识的影响，不同的人有不同的意识背景与理论框架，因此，对同一事物的观察，往往带有各自的主观性，难以做到客观化。

（3）受观察范围的限制：观察涉及对象的有限性，特别是在同一时期内观察的对象是不多的，这种小样本，不适用于大面积研究。

（4）受无关变量的干扰，缺乏控制：自然状态下的观察由于缺乏控制，因变量混杂在无关变量之中，没有纯化和凸现，从而使观察结果缺乏科学性。

二、访 谈 法

案例 3-2

某省卫计委领导访谈

【主持人】问目前老百姓普遍关注的“看病难看病贵”的主要原因有哪些？

【局领导】首先看病难看病贵的问题不是单一因素造成的，造成此问题的

原因是多方面的，包括病人方面，医生方面，医疗机构因素，环境政策体制等因素都对问题的产生有影响。首先，社会医疗保障体系不健全，覆盖面太小。我国基本医疗保险制度和管理存在不完善之处。同时，我国医疗保障覆盖水平不高。另外医疗机构市场主导，片面追求经济利益。我国医院目前基本上属于市场主导型。由于财政补贴不足，医疗服务收费标准偏低，药品收入成为医院的主要经济来源。医院为了生存和发展，必然产生强烈的逐利冲动，把经济效益放在首位，必然会产生很大的问题和加剧医患矛盾……。

【主持人】政府在解决“看病难看病贵”的问题上要承担的责任有哪些？

【局领导】我国医疗资源分布失衡，医疗服务的社会公平性差。我国医疗

资源的80%都集中在县、市级以上医院。城乡居民就诊流向进一步向上级医院集中，使大医院的资源得不到合理利用，大医院看小病、看常见病，人满为患，也是造成“看病难、看病贵”，等候时间长的原因。政府有责任承担基本医疗卫生服务，增加卫生投入，调整卫生资源合理分布，最大限度满足病人的需求……。

【主持人】目前还有哪些改革措施解决此问题？

【局领导】随着医改推向深入，医改政策支持社会资本举办的医疗机构，作为健康服务业的重要组成部分，不仅是公立医疗机构的有益补充，在缓解群众“看病难、看病贵”方面发挥积极作用，同时也为医疗服务市场建立良性竞争机制提供了助力……。

思考：

（1）什么是访谈法？有哪些类型？

（2）什么是个人深入访谈法？

（3）进行访谈时需要哪些技巧？

（4）你认为在运用访谈法时应该注意哪些问题？

（5）与同学试模拟一次个人深入访谈。

（一）访谈法的概念

访谈法是通过研究者与被研究者的直接接触、直接交谈的方式来收集资料的研究方法。访谈可以直接了解到受访者的思想、心理、观念等深层次内容，可以直接询问受访者本人对研究问题的看法，并提供机会让他们用自己的语言和概念来表达他们的观点。

（二）访谈法的类型

1. 结构式访谈（structured interview） 又称标准化访谈，在技术上是访谈法和问卷法的结合。访谈时，访谈者必须依据事先设计好的标准化问卷或访问调查表进行访谈，尽量避免个人的自由发挥。在访谈方式、访谈内容和记录方式上都按统一规定。在访谈资料的记录方面，结构式访谈同样有严格的标准化要求。结构式访谈在某种程度上克服了访谈法中标准化程度较低的局限，使调查资料便于统计和对比。此外，结构式访谈还相对降低了访谈的技术难度，使调查较易于进行。但是，结构式访谈调查内容受到限制，不能及时扩展和深化，访谈过程缺乏灵活性，调查容量有限。

2. 无结构式访谈（unstructured interview） 就是非标准化的访谈，即不严格要求问题统一、提问方式统一和答案记录统一的访谈方法。

按照自由度的不同，无结构式访谈可分为半结构式和完全无结构式。半结构式访谈主要特点是：①有一个事先设定的包含了调查内容范围、提问方向和若干主要问题的调查提纲；②除了少数主要问题事先设定外，其他问题均不事先确定，而是要求在自由交谈中，边谈边形成问题；③除了少数问题可作事先的封闭式答案选择外，大部分问题都是开放性的，并且允许被访者有超出预想范围的回答；④提问方式上具有充分的机动性、灵活性，问题可随时增减。完全无结构式的访谈是事先不规定任何要问的问题，也不规定资料调查的大致范围，而仅仅确定一个资料搜集的主题或题目，使访谈者和被访者都可充分自由地、不受限制地交谈的方法。

无结构式访谈具有充分的灵活性和适应性，能机动灵活地面对各种情况，最大限度地发挥访谈双方的主动性和创造性，使访谈能广泛深入地进行，并能随时随地对新问题、新线索进行追问。无结构式访谈的主要局限是它要求较高的访谈技术，因此对访谈员有很高要求；访谈过程更费时费力；并且调查资料较难标准化，不易作定量的分析。

3. 个人深入访谈（individual depth interview） 个人深入访谈是对访谈对象逐一进行单独访谈的方式，应用范围不是很广，但在某些情况下，其作用非常重要，如对重大决策者的访谈，对某一重大事件唯一知情人的访谈，其作用是不可代替的。

访谈者可用一份事先拟好的提纲进行访谈。一般来说，访谈的主题只有一个，分成4～6个问题逐步深入谈下去，时间控制在20～30分钟。访谈时，根据要求征得对方同意一般需要现场录音。

4. 焦点集体访谈（focus group discussion） 是调查者邀请若干被调查者，通过集体座谈方式或集体回答问题方式搜集资料的调查方法。焦点集体访谈一般由8～12人组成，男女同组，根据研究要求在同质性较强的人群中随机抽取。在事先安排好的地方进行访谈。访谈应以轻松、愉快的方式开始。访谈开始时，研究者可以对自己的研究项目做一个简短的介绍，包括研究单位、研究目的、结果处理方式、志愿原则和保密原则等。此后，研究者要表明集体访谈的基本原则，如：一次只允许一个人讲话，旁人不要“开小会”；所有的人都有机会也都要发言，不是让少数人统治会场；参与者可以自己组织讨论，不必等待研究者介入，发言要面对大家，不是只对研究者一个人；讨论问题要比较集中；每个人的意见都很重要，没有好坏之分。访谈结束时，研究者可以请每位参与者简要总结自己的看法，或者补充自己的观点。在焦点集体访谈中，要鼓励参与者相互之间进行交谈，而不仅仅是向研究者谈话，研究者可以将访谈本身作为研究对象，通过观察参与者之间的互动行为来了解他们在个别访谈中不会表现出来的行为。参与者通过在一个集体的环境内一起对研究问题进行思考，相互补充，相互纠正。

该方法可以集思广益，了解情况快，工作效率高，有利于把调查与研究结合起来，把认识问题与探索解决问题的办法结合起来，简便易行，可适用于各种调查对象，有利于与被调查者交流思想和感情，有利于对访谈过程进行指导和控制等等。但无法完全排除被调查者之间的社会心理因素的影响，有些问题不宜于在会议上调查，占用被调查者的时间较多，受时间的限制，很难作深入、细致地交谈，调查结论和质量在很大程度上受调查者素质的影响等。

（三）访谈的程序及技巧

1. 访谈的准备

（1）准备好必要的调查提纲或其他调查工具。

（2）选择好访谈的对象并作好必要的了解。

（3）计划好访谈的时间、地点和场合。

（4）访谈员的选择和训练：经过训练后的访谈员，要求能做到：①有办法被调查对象所接受；②能清楚地表述问题；③有能力征询对方的回答；④能准确如实地做好记录；⑤能应付各种意外情况。最后，还要使访谈员对整个调查工作的组织有充分了解。

2. 进入访谈　在实地访谈之前，首先应与调查对象所在地的有关管理部门取得联系，争取他们的支持与合作。进入现场前最好先与被访对象“约定”访问的时间和地点。

和被访者建立接触。使被访者能接受访问者个人，要争取“入户”，使被访对象同意接受你的访问调查。先做一些预备性交谈，再进入正式的访谈。形成较好的访谈气氛。

3. 控制访谈

（1）提问的技巧：访谈中的提问，首先应遵循先易后难的原则。在结构式访谈中，通常要求访谈员照本宣科地读出访谈问卷中的问题，而且必须按顺序念问题。提问时必须注意口齿清楚、语速适中、语气中立。在无结构式访谈中，提问的措词和问题的顺序是灵活的，没有定规的。主要根据被访对象的个人特点和当时的语境，由访谈员自行处理。由于无结构式访谈大都是开放性问题，在提问之后应等待一段时间，不要急着催促对方回答。在提问时，应注意观察被访者的表情，从中判断他是否真正理解了问题。同样，在倾听对方回答时，也应尽量注意观察，借以判断对方是认真地作回答，还是随意地作答，是讲真话，还是有所隐瞒或欺骗。通过提问时的观察，还可判断出被访者的心情态度是否已感到厌烦或感到劳累以便及时地调整访谈节奏。

（2）对自我表情的控制：访谈员对自己表情的控制有双重作用。首先是为了保持适当的访谈气氛；其次是为了不影响被访者的情绪和观点。因此访谈员在倾听被访者的回答时，应尽可能避免作出肯定或否定某种回答的表情，而尽力作出中立的但又鼓励对方谈下去的表情。一般而言，作出对对方很有兴趣，注意力集中于对方以及谦虚诚恳的表情，是有利于交谈的。访谈员应尽量防止流露出不感兴趣、厌倦、嘲笑、盛气凌人等的消极表情。

（3）客观中立原则：整个访谈过程中运用的控制技术都只能为保证得到客观、真实、全面的调查资料服务，而决不能用来影响被访者，使其按访谈员个人的某种意图作答。不仅如此，访谈员还必须注意控制技术在无意中带来的影响，并努力消除这些影响。总之，访谈员的存在不应当影响被访者对问题的理解和回答，访谈员只能是问题和回答之间的中性媒介。这一客观中立原则，是整个访谈过程控制的最基本原则。

4. 访谈记录　记录的一个基本要求是准确记录。特别是对开放型问题的回答，访谈员应努力确切地记下回答的原意。不要企图去总结、概括或分解被访者的回答内容，以免改变或消除其中的信息，尽可能照原有含义作记录。当访谈员感到有自己的理解时，可在记录纸页边写下自己的想法以及这样想的理由。从提高访谈的效率着眼，借助现代化工具，在无结构访谈的当时不作笔录仅作录音，在访谈结束后再作事后笔录整理是可取的。除了记录调查资料外，访谈员有时还须记下自己在访谈中产生的感受和思考，因为这对以后的研究分析将会十分有用。

（四）访谈的优点及缺点

1. 访谈的优点 第一是具有灵活性；第二是成功率较高；第三是可观察非语言行为；第四是控制性较强，即在访谈时，访谈者可以适当地控制访谈环境，避免其他因素的干扰；第五是适用面广；第六是可得到自发性回答，这种回答较真实、可靠；第七是可获得深层次的信息。

2. 访谈的缺点 第一，使用上的限制较大。在样本较大或者访谈对象居住较远的情况下，访谈需要的时间、人力、物力、经费较多，因此在应用上受到一定的限制。第二，访谈的样本较小，即不能进行大面积的调查，而只能调查一些典型事例或样本。第三，无法控制调查者对调查对象的影响，如调查者的性别、外貌、着装、动作、语气、语调等对调查对象的影响。第四，容易产生偏差。由于笔误和时间紧迫，调查者可能把事实错记或漏记，也可能出现带有主观意向的提问等使访谈出现偏差。第五，结果的统计分析较为困难，因为访谈的措词和问题不容易标准化，而且情景的变化也较大。

三、文献分析法

（一）文献分析法的概念

文献分析法（document analysis）主要指搜集、鉴别、整理文献，并通过对文献的研究形成对事实的科学认识的方法。文献法是一种古老而又富有生命力的科学研究方法。对现状的研究，不可能全部通过观察与调查，它还需要对与现状有关的种种文献做出分析。

（二）文献分析法的分类

1. 内容分析（content analysis） 内容分析是20世纪才兴起的一种新的文献研究方法。它通过考察人们所写的文章、书籍、日记、信件，所拍的影像，所创作的歌曲、图画等，来了解人们的行为、态度和特征，进而了解和说明事物的结构和情景的变化。它产生的基础是信息的急剧扩大。

2. 二次分析（secondary analysis） 是指对那些由他人为别的目的收集和分析过的资料所进行的新的分析。这种新的分析主要有两种类型，有着两种不同的研究目的。一种是从别人为研究某一问题而收集的资料中，分析与该问题不同的新问题；另一种是用新的方法和技术去分析别人的资料，以对别人的研究成果进行检验。二次分析法省时、省力、省钱，特别适用于比较研究和趋势研究。但所用资料的准确性或适用性不足，所需资料可能在现有资料中找不到。

（三）文献分析法的一般过程

文献法的一般过程包括五个基本环节，分别是：提出课题或假设、研究设计、搜集文献、整理文献和进行文献综述。文献法的提出课题或假设是指依据现有的理论、事实和需要，对有关文献进行分析整理或重新归类研究的构思。研究设计首先要建立研究目标，研究目标是指使用可操作的定义方式，将课题或假设的内容设计成具体的、可以操作的、可以重复的文献研究活动，它能解决专门的问题和具有一定的意义。

一般来说，科学研究需要充分地占有资料，进行文献调研，以便掌握有关的科研动态、前沿进展，了解前人已取得的成果、研究的现状等。文献分析法正是立足文献，分析文献，它是科学、有效、少走弯路地进行科学研究工作的方法之一。

四、头脑风暴法

（一）头脑风暴法概念

头脑风暴法（brain storming），又称智力激励法、BS法，是由美国创造学家A·F·奥斯本于

1939 年首次提出、1953 年正式发表的一种激发创造性思维的方法。它是一种通过小型会议的组织形式，让所有参加者在自由愉快、畅所欲言的气氛中，自由交换想法或点子，并以此激发与会者创意及灵感，使各种设想在相互碰撞中激起脑海的创造性“风暴”的方法。

（二）头脑风暴法类型

头脑风暴法可分为直接头脑风暴法（通常简称为头脑风暴法）和质疑头脑风暴法（也称反头脑风暴法）。前者是专家群体决策尽可能激发创造性，产生尽可能多的设想的方法，后者则是对前者提出的设想、方案逐一质疑，分析其现实可行性的方法。

采用头脑风暴法组织群体决策时，要集中有关专家召开专题会议，主持者以明确的方式向所有参与者阐明问题，说明会议的规则，尽力创造在融洽轻松的会议气氛。主持者一般不发表意见，以免影响会议的自由气氛。由专家们“自由”提出尽可能多的方案。

（三）头脑风暴法的要求

1. 组织形式　参加人数一般为 5～10 人（课堂教学也可以班为单位），最好由不同专业或不同岗位者组成；会议时间控制在 1 小时左右；设主持人一名，主持人只主持会议，对设想不作评论。设记录员 1～2 人，要求认真将与会者的每一设想不论好坏都完整地记录下来。

2. 会议原则　禁止批评和评论，也不要自谦；别人提出的任何想法都不能批判，不得阻拦，即使自己认为是幼稚的、错误的，甚至是荒诞离奇的设想，亦不得予以驳斥；同时也不允许自我批判，在心理上调动每一个与会者的积极性，彻底防止出现一些“扼杀性语句”和“自我扼杀语句”；不要集中，追求设想数量，越多越好；与会人员一律平等，各种设想全部记录下来；主张独立思考，不允许私下交谈，以免干扰别人思维。提倡自由发言，畅所欲言，任意思考。

（四）头脑风暴法的评价

在群体决策中，由于群体成员心理相互作用影响，易屈于权威或大多数人的意见，形成所谓的“群体思维”。群体思维削弱了群体的批判精神和创造力，损害了决策的质量。为了保证群体决策的创造性，提高决策质量，管理上发展了一系列改善群体决策的方法，头脑风暴法是较为典型的一个。实践经验表明，头脑风暴法可以排除折中方案，对所讨论问题通过客观、连续的分析，找到一组切实可行的方案，因而头脑风暴法在军事决策和民用决策中得到了较广泛的应用。例如，在美国国防部制订长远科技规划中，曾邀请 50 名专家采取头脑风暴法开了两周会议。参加者的任务是对事先提出的长远规划提出异议。通过讨论，得到一个使原规划文件变为协调一致的报告，在原规划文件中，只有 25%～30%的意见得到保留。由此可以看出头脑风暴法的价值。

当然，头脑风暴法实施的成本（时间、费用等）是很高的，另外，头脑风暴法要求参与者有较好的素质。这些因素是否满足会影响头脑风暴法实施的效果。

五、特尔菲法

（一）特尔菲法概念

特尔菲法（Delphi technique）又称德尔菲法，特尔菲是希腊历史遗迹，为阿波罗神殿所在地。在古希腊神话中，太阳神阿波罗常在此宣布神谕，因此特尔菲有聪明智慧之意。20 世纪 60 年代，美国兰德公司的 O · 赫尔默和 N · 达尔基在意见表决和汇总评述研究工作中首先提出了这个方法。随即得到广泛应用，并出现了多种改进形式。该方法是当历史资料或数据不够充分，或者当模型中需要相当程度的主观判断时，采用问卷方式对选定的一组专家进行意见征询，经过反复几轮的征询，使专家意见趋于一致，从而得到对未来的预测结果。特尔菲法最初应用于技术预测，后来推广应用于各个领域的预测。特尔菲法对预测时间没有严格规定，在实践中一般不短于 5 年，不超过 50 年。

（二）特尔菲法应用条件

首先，是咨询主题应明确，使熟悉该专题的专家能清晰地理解问题的性质、内容和范围；其次，是要找到一批经验丰富而又熟悉该专题的专家，特别是这些专家中具有代表性的人物。

（三）特尔菲法特点

特尔菲法有专家匿名表示意见、多次反馈和统计汇总等特点。

1. 匿名 专家单独表态，填写的调查表也不记名，以免受权威意见影响而改变自己的意见。

2. 多次反馈 经过一轮特尔菲活动后，把原始资料或专家意见汇总成图表反馈给参加咨询的专家，在一定期限内回收，再进行汇总分析，然后转入第三轮活动。多次反复可为专家提供了解舆论和修改意见的机会。

3. 统计汇总 采用统计方法进行汇总，以期作出符合客观情况发展的结论。

（四）特尔菲法工作步骤

采用特尔菲法预测一般采取下列步骤：

（1）建立预测领导小组，明确待咨询的任务，编制预测。

（2）确定预测主题，汇集背景材料，设计咨询调查表。

（3）选定咨询专家名单。

（4）向专家发出邀请信和履历表。

（5）发出第一轮咨询表和说明性资料。

（6）统计处理。表格回收后，进行统计分析，处理方法可选用人数比重法、峰值法、均值法或四分位法。

（7）修改咨询表，转入下一轮活动。

（8）专题联系，根据不同情况，深入征求意见，确定咨询结果。

（五）特尔菲法几个技术问题

1. 设立预测机构 一般称某预测项目领导小组，它的任务是对预测工作进行组织和指导，拟定征询调查表，对各轮专家意见汇总整理，对预测结果统计处理和编写预测报告。

2. 对特尔菲法做出充分说明 领导小组应该阐明特尔菲法的实质、特点，以及轮间反馈的作用。为使专家全面了解情况，函询调查表应有前言，用以说明预测的目的和任务，并示范说明如何回答表中的项目。

3. 征询的问题特点 征询的问题要集中，征询项目应按等级排队，先综合后局部，同类项目中，先简单后复杂，由浅入深排列，便于思维分析，引起专家的兴趣。

4. 调查表 要简练明确，问题在 25 个以下为宜，用词要确切，避免缺乏定量概念的用语，调查表可以留有余地，以便专家阐述有关看法和意见。

5. 支付适当报酬 国外在 20 世纪 60 年代开展特尔菲法预测时，绝大多数没有给专家应有的报酬，影响了专家的积极性，因此应当给予专家适当的物质报酬或名誉，以资鼓励。

6. 专家意见的统计处理 一般认为，专家意见的概率分布符合或接近正态分布，这是数据处理的重要依据。

（1）对数量和时间答案的处理：专家回答将是一系列可比较大小的数据或有前后顺序排列的时间，常用中位数和上下四分位数的方法，处理专家答案，求出预测的期望值和区间。

（2）对等级比较答案的处理：请专家对某些项目的重要性进行排序，常用总分比重法，其步骤是：

1）列出各评价项目：规定重要程度的评分标准。

2）计算各项目总得分：$S_j=\sum B_iN_i$（j=1，2，….，m）

式中：S_j为第j个项目的总得分，M为参加比较的项目个数，B_i为排在第i位的得分，N_i为赞同某项目排在第i位的人数。

3）计算各项目总分比重：$K_j=S_j/（M\sum_i）$　　（j=1，2，….，m）

式中：K_j为第j个项目的总分比重，M为对该问题作出回答的人数，$\sum_i$为项目给定分之和。

由于所有项目的总分比重之和等于1，所以

$$\sum K_j=1$$

由于对某项评分的总人数为M，所以

$$\sum N_i=M$$

4）按总分比重从大到小排列各项目的重要程度等级。

（3）对主观概率的统计处理：所谓主观概率是指预测者对某个未来事件发生的可能性大小作出的主观判断预测值。主观概率的加权平均值（以人数为权重），可以作为专家集体的预测结果。

（4）专家们回答情况的统计：在预测报告中，统计专家们回答征询意见的常用指标有两项：调查表的回收率和回答率。

回收率＝收回调查表的份数/发出调查表的份数，表示专家对调查的关心和支持程度。

回答率＝对问题有效回答的份数/发出调查表的份数，表示专家对某一预测课题的熟悉和关注程度。

（六）特尔菲法的评价

1. 优点　特尔菲法是一种较常用的预测方法，它能对大量非技术性的、无法定量分析的因素作出概率估算；特尔菲法不受地区和人员的限制，参与的专家可以来自任何地区，有广泛性和代表性；应用广泛，既可用于经济、社会的发展预测，也可用于卫生事业管理等专门领域；费用低廉，用较少的经费，往往可以得到理想的效果；能引导思维，自成体系，是一种预测的系统方法；在缺乏足够资料的领域，有时只能用此法，因此它具有其他方法不能替代的独特应用特征；网络的普及，远程医学的发展，使该方法可广泛用于远程医疗卫生服务之中；该方法既可用于预测又可用于项目的评价。

2. 缺点　预测结果受专家们学识、心理状态、兴趣程度等主观认识的制约；专家一般在某个专门领域工作，对相关学科和领域的成就、进展了解不够多，不够深入，专家思维的局限性会影响预测结果；在技术上还不够成熟，如：专家的概念没有标准，在选择专家时容易出现偏差，意见征询表的设计难以掌握；专家评价的最后结果是建立在统计分布的基础上的，具有一定的不稳定性。

第三节　常用定量调查研究方法

一、系统分析法

案例 3-3

医疗机构合并过程中的系统分析

东城区人民医院是一家二级医院，这些年来，因为卫生资源的重新调配，再加上政策的变化，使医院失去了发展优势，处在了生存的边缘线上。医疗设施已经非常陈旧，优势学科得不到发展，医院在逐步病入膏肓。在市、区二级卫生局调研后，主管部门决定将东城区医院同附近的新华社区卫生服务中心合并，今后的主要发展方向是社区卫生服务。

在卫生局有关部门的牵头下，有关部门、专家参与，对这一合作项目进行了详细论证，都认为这是东城区人民医院最为可行的一条发展道路，对新华社区卫生服务中心也是一次发展机遇。

东城区人民医院院长刘某就像一位船长，明明看到前面的道路上有暗礁挡在那里。当率领职工左满舵右满舵调头的时候，会让人感觉很不稳定，遇到很多指责。但真得绕过去了，就是一马平川，大家才能理解。刘某知道自己正处在渡礁前的关口。

虽然医院发展举步维艰，可是真的要改革了，职工们又各怀想法，想要形成一个大家都能接受的改革方案非常困难。在这样的情况下，刘文忠开始设计改革方案。最后，通过论证，以两家医院领导为主组成的工作组，决定把医院相互重叠的科室进行合并，工作人员进行相应调整，部分东城区的医护人员调到社区工作，新华的医护人员调到南城工作。

思考：

（1）系统分析法的定义是什么？

（2）运用系统分析法的步骤是什么？

（3）试运用系统分析法分析以上案例。

（一）系统分析法概念

系统分析法是指把要解决的问题作为一个系统，对系统要素进行综合分析，找出解决问题的可行方案的咨询方法。兰德公司认为，系统分析是一种研究方略，它能在不确定的情况下，确定问题的本质和起因，明确咨询目标，找出各种可行方案，并通过一定标准对这些方案进行比较，帮助决策者在复杂的问题和环境中作出科学抉择。具体来说，从系统的观点出发，着重从整体与部分（要素）之间，从整体与外部环境的相互联系，相互作用，相互制约的关系中综合地、精确地考察对象，以达到最优地处理问题的一种方法。

（二）系统分析法的要素

1. 目标 指为了解决问题所要达到的目的和指标。

2. 备选方案 指为实现目标设计的具体措施方案，并对备选方案做可行性论证。

3. 标准 指用来评估备选方案达到目标或效果的尺度。

4. 费用 指每种方案用于实现目标所需消耗的全部资源，一般用货币表示。

5. 模型 指按照政策方案设想建构的政策模型。

6. 效果 指政策方案实施在社会环境里产生的反应和结果。

（三）系统分析法步骤

1. 限定问题 所谓限定问题，就是要明确问题的本质或特性、问题存在范围和影响程度、问题产生的时间和环境、问题的症状和原因等。在限定问题时，要注意区别症状和问题，探讨问题原因不能先入为主，同时要判别哪些是局部问题，哪些是整体问题，问题的最后确定应该在调查研究之后。

2. 确定目标 先对需要解决问题加以确定，如有可能应尽量通过指标表示，以便进行定量分析。对不能定量描述的目标也应该尽量用文字说明清楚，以便进行定性分析和评价系统分析的成效。调查研究和收集数据应该围绕问题起因进行，要探讨产生问题的根本原因，为下一步提出解决问题的备选方案做准备。

3. 调查研究收集数据 调查研究常用的有四种方式，即阅读文件资料、访谈、观察和调查。收集的数据和信息包括事实（facts）、见解（opinions）和态度（attitudes）。要对数据和信息去伪存真，交叉核实，保证真实性和准确性。

4. 提出备选方案和评价标准　通过深入调查研究，使真正有待解决的问题得以最终确定，使产生问题的主要原因得到明确，在此基础上就可以有针对性地提出解决问题的备选方案。备选方案是解决问题和达到咨询目标可供选择的建议或设计，应提出两种以上的备选方案，以便提供进一步评估和筛选。为了对备选方案进行评估，要根据问题的性质和客户具备的条件，提出约束条件或评价标准，供下一步应用。

5. 备选方案评估和提出最可行方案　根据上述约束条件或评价标准，对解决问题的备选方案进行评估，评估应该是综合性的，不仅要考虑技术因素，也要考虑社会经济等因素。根据评估结果确定最可行方案。最可行方案并不一定是最佳方案，它是在约束条件之内，根据评价标准筛选出的最现实可行的方案。

（四）系统分析法的内容

根据系统的本质及其基本特征，可以将系统分析的内容相对地划分为系统的整体分析、结构分析、层次分析、相关分析和环境分析等几个方面。

1. 整体分析　根据系统论的原理，任何系统都是由众多的子系统所构成的，子系统又是由单元和元素所构成的。系统的性质、功能与运行规律不同于它的各个组成部分在独立状态时的性质、功能和运动规律，它们只有在整体意义上才能显示出来。用整体分析法进行研究的核心是：从全局出发、从系统、子系统、单元、元素之间以及它们与周围环境之间的相互关系和相互作用中探求系统整体的本质和规律，提高整体效应，追求整体目标的优化。因此，整体及其目标的优化是整体分析的主要内容。面对一些复杂的、较大的系统时，要求我们把系统分解为一组相关联的子系统，在整体的指导下，协调各个子系统的目标，从而达到系统所要求的总目标，即通过局部最优化得到的局部解，经过协调而得到整体的最优解。

人们现在已经发展出一系列的定量分析方法或技术，可以用来作整体优化分析尤其是整体分析，这些方法和技术有线性规划、非线性规划、动态优化和排队论等。

2. 结构分析　所谓系统的结构是指系统内部诸要素的排列组合方式。同样一些要素，排列组合的方式不同，就可能具有完全不同的性质、特征与功能。对于一个复杂的系统来说，如果没有一个确定其合理结构的方法，没有一个考虑整体优化的方案，那么，系统的分析和设计也就无法进行，也将对系统的运行产生不良的后果。

结构分析是寻求系统合理结构的途径或方法，其目的是找出系统构成上的整体性、环境适应性、相关性和层次性等特征，使系统的组成因素及其相互关联在分布上达到最优结合和最优输出。

3. 层次分析　系统结构的层次性既指等级性，又指侧面性。前者是指任何一个复杂系统，都可以从纵向上把它划分为若干等级，即存在着不同等级的系统层次关系，其中低一级的结构是高一级结构的有机组成部分。后者是指任何同一级的复杂系统，又可以从横向上分为若干相互联系，相互制约，又各自独立的平行部分。系统的结构层次性是系统的稳定性和连续性的重要保证，也是系统发挥其最佳功能的前提条件之一。

系统分析中的层次分析法产生于 20 世纪 70 年代，是美国著名运筹学家萨蒂提出的。层次分析的基本思路是：明确问题中所包含的因子及其相互关系，将各因子划分为不同层次；从而形成多层次结构，通过对各层次因子的比较分析，建立判断矩阵，并通过判断矩阵的计算将不同方案按重要性或适用性大小排列，为最优方案的选择提供依据。层次分析首先要解决系统分层及其规模的合理性问题，层次的划分要考虑到系统传递物质、能量和信息的效率、质量和费用等因素；其次要使各个功能单元的层次归属合理。

4. 相关分析　构成系统的各个子系统、单元和要素之间以及它们与环境之间是相互联系和相互作用的，这一特征叫做系统的相关性（有机关联性）。相关性首先体现为系统与要素之间的不可分割的联系。在系统整体中，各要素并不是孤立存在的，而是由系统的结构联结在一起，相互依存、相互作用。如果其中一项发生变化，就会影响其他要素也发生变化（如人体各种器官之间就是相互关联的)。其次，相关性体现在要素与系统整体的关系中。要素与系统整体相适应，一旦要素改变，整体必然发生改变；同样，系统整体发生改变，系统要素也必然发生变化（要素与系统之间的相互作用是通过结构这一中介来实现的)。再次，相关性表现在系统与环境的关系方面，即系统的改变引起环境的变化，环境的变化也会导致系统的变化；系统创造自己的环境，环境又规定着自己的系统。最后，相关性还表现在系统发展的协同性上。协同性是指系统发展变化中各部分发展变化的同步性，即系统的变化必然引起各要素以及环境的变化，这种变化又不是杂乱无章的，而是有规律可循的，这个规律就是同步性。

相关分析要求我们在研究的过程中尤其是问题界定、目标设定和方案规划中，要充分注意到各种问题及问题的各个方面之间、各个目标之间、各个方案之间、子目标与总目标以及子方案与总方案之间的关系。

5. 环境分析 环境是指系统之外的所有其他事物或存在，即系统发生、发展及运行的生态条件或背景。一个系统总是处于更大的系统之中，成为更大系统的子系统，因而更大的系统则构成该子系统的生态环境。系统与环境的相互联系和相互作用表现在：一方面，环境是系统存在和发展的前提条件，环境影响、制约甚至决定系统的性质与功能；另一方面，系统的存在和发展也改变着周围的环境，系统作用的不同将引起环境发生变化。系统与环境这种不断进行着的物质、能量和信息的交换，使系统具有环境适应性特征。

要确定系统及其问题的边界和约束条件，必须对环境作出分析，系统分析的许多资料也来源于环境，因此，环境分析是系统分析中的一项不可或缺的工作。

(五) 系统分析法中的定量技术

1. 确定型的分析技术 所谓确定型，是指那些可用于只有一种势态，并在做出可接受的假定之后其变量、限制条件、不同的选择都是已知的、确定的，按一定的统计置信度可以预见的方法或技术。

2. 随机分析技术 当存在一个以上的态势，并且需要估计和确定每一种可能的状态时，就要碰到随机模型问题。这时还要计算在每一种态势下用每一种决策选择所得的输出结果。因而可供选择方案的数量将很大，这时可以用数学、统计推论和概率论等方法，在可以接受的假定条件下减少不确性。有时，随机的局面可以化为确定模型来加以处理，比如选择一种最有可能发生的未来态势，或者只分析最坏的或最好的方面等等。

(六) 系统分析法的作用

系统分析是政策研究尤其是政策分析的最基本的方法。它可以帮助人们理解系统及对不同的系统加以比较；鼓励人们对系统的不同部分进行同时研究；使人们注意系统中的结构和层次特点；开拓新的研究领域，增加新的知识；突出对未知东西的探索，使人们从过去和现在的基础上了解未来；使人们转换视角，从不同的角度或侧面看问题；迫使人们在考虑目标和解决问题的要求时，也同时注意考虑协调、控制、分析水平和贯彻执行的问题；诱导新的发现，注意进行从目的到手段的全面调查等等。

二、管 理 循 环

(一) 管理循环定义

管理循环，即 PDCA 循环，是美国质量管理专家戴明博士于 19 世纪 50 年代首先提出的，是全面质量管理所应遵循的科学程序，PDCA 是英语单词 plan（计划)、do（执行)、check（检查）和 action（处理）的第一个字母。全面质量管理活动的全部过程，就是质量计划的制订和组织实现的过程，按照 PDCA 循环，不停顿地周而复始地运转。

（二）管理循环阶段

1. 计划阶段（P）

分析现状，提出问题。为此，要进行调查和预测。

找出问题的原因，分析产生问题的原因，并找出主要原因。

根据收集的资料和分析问题的结果，确定管理目标。

根据管理目标提出计划对策和实施方案。

2. 实施阶段（D）

按计划对策和实施方案组织实施，并提出时间、数量、质量等要求，落实到各个部门和人员。

3. 检查阶段（C）

检查计划实施情况，根据原始记录和统计资料，分析进展情况，纠正出现的偏差。

4. 处理阶段（A）

巩固已取得的成果，制定有关制度，采取相应措施，防止类似问题发生。

对于这一循环尚未解决的遗留问题，移交给下一个循环去解决。

以上四个阶段必须环环紧扣，不得中断，而且每一个循环紧密衔接，周而复始。

（三）管理循环特点

（1）各级质量管理都有一个 PDCA 循环，形成一个大环套小环，一环扣一环，互相制约，互为补充的有机整体。在 PDCA 循环中，一般说，上一级的循环是下一级循环的依据，下一级的循环是上一级循环的落实和具体化。（图 3-1）

（2）每个 PDCA 循环，都不是在原地周而复始运转，而是像爬楼梯那样，每一循环都有新的目标和内容，这意味着质量管理，经过一次循环，解决了一批问题，质量水平有了新的提高（图 3-2）。

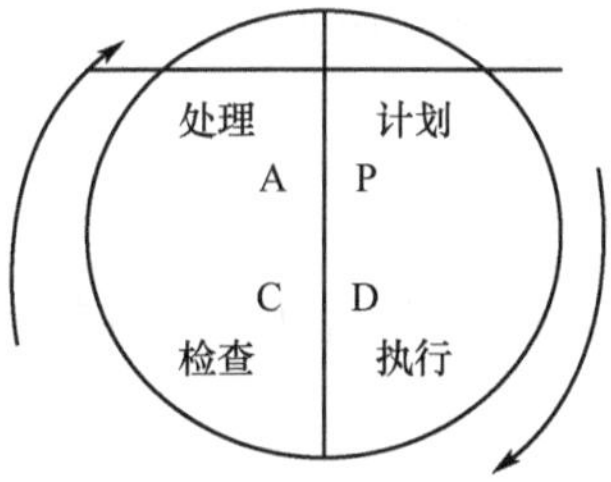

图 3-1 管理循环图

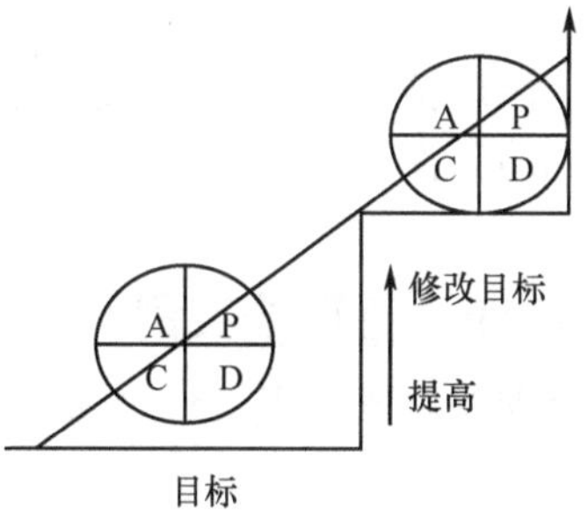

图 3-2 管理循环上升图

（3）在 PDCA 循环中，必须按程序办事，按四个阶段八个步骤办事，先后顺序不能颠倒。其中 A 是一个循环的关键，这是因为在一个循环中，从质量目标计划的制定，质量目标的实施和检查，到找出差距和原因，都是为了能妥善的处理，同时为下一个循环的开始打下良好的基础。

三、ABC 管 理 法

（一）ABC 管理法定义

ABC 管理（ABC analysis），又称主次因分析法、ABC 分析法、分类管理法、重点管理法。是指根据事物的经济、技术等方面的主要特征，运用数理统计方法，进行统计、排列和分析，并根据一定的比重或累计比重标准，通常将特别重要的划为 A 类，一般重要的划为 B 类，不重要的划为 C 类，然后针对不同等级分别有区别地确定管理方式。1951 年，管理学家戴克将其应用于库存管理，命名为 ABC 法。1963 年，德鲁克将这一方法推广到全部社会现象，使 ABC 法成为企业提高效益的普遍应用的管理方法。

（二）ABC 管理法的主要程序

（1）收集数据，针对不同的分析对象和分析内容，收集有关数据，列出相关元素统计表。

（2）统计汇总和整理。

（3）进行分类，编制 ABC 分析表。

（4）绘制 ABC 分析图。

（5）根据分类，确定分类管理方式，并组织实施。

（三）ABC 管理法的特点

抓住主要矛盾，分清重点与一般，从而有区别地采取管理方式的一种定量管理方法。既能集中精力抓住重点问题进行管理，又能兼顾一般问题，从而做到用最少的人力、物力、财力实现最好的经济效益。

（四）ABC 管理法的内容

1. 物资分类标准 物资分类标准取决于某一品种物资资金占库存物资资金的累积百分比及相关品种数占库存物资总品种数的累积百分比。一般规定如下：

A 类物资：库存物资品种积累数占总品种数的 5%～10%，积累资金金额占库存物资资金总额的 60%～70%。

B 类物资：库存物资品种积累数占总品种数的 20%～30%，积累资金金额占库存物资资金总额的 20%。

C 类物资：库存物资品种积累数占总品种数的 60%～70%，积累资金金额占库存物资资金总额的 15%以下。

2. 对 ABC 库存物资分类管理的具体要求 对不同级别的物资采取不同的订购批次和批量，并采取不同的保管和领发方法进行管理，尽量减少贵重物品的长期积压或变质损坏，加速库存资金周转。

（五）ABC 管理法实例

以库存管理为例来说明 ABC 法的具体应用。如果我们打算对某医院库存药品进行分类管理，那么：

第一步：收集各种药品的年销售量，药品单价等数据。

第二步：对原始数据进行整理并按要求进行计算，如计算销售额、品目数、累计品目数、累计品目百分数、累计销售额、累计销售额百分数等。

第三步：作 ABC 分类表。在总品目数不太多的情况下，可以用大排队的方法将全部品目逐个列表。按销售额的大小，由高到低对所有品目顺序排列；将必要的原始数据和经过统计汇总的数据，如销售量、销售额、销售额百分数填入；计算累计品目数、累计品目百分数、累计销售额、累计销售额百分数；将累计销售额为 60%～70%的前若干品目定为 A 类；将销售额为 20%～30%左右的若干品目定为 B 类；将其余的品目定为 C 类。

如果品目数很多，无法全部排列在表中或没有必要全部排列出来，可以采用分层的方法，即先按销售额进行分层，以减少品目栏内的项数，再根据分层的结果将关键的 A 类品目逐个列出来进行重点管理。

第四步：绘制 ABC 分析图。以累计品目百分数为横坐标，累计销售额百分数为纵坐标，根据 ABC 分析表中的相关数据，绘制 ABC 分析图。除利用直角坐标绘制曲线图外，也可绘制成直方图。

第五步：根据 ABC 分析的结果，对 ABC 三类药品采取不同的管理策略。

四、因果分析图

（一）因果分析图概念

所谓因果分析图，就是将造成某项结果的众多原因，以系统的方式图解，即以图来表达结果（特性）与原因（因素）之间的关系。其形状像鱼骨，又称鱼骨图。该方法最早由日本质量管理专家、日本东京大学教授石川馨博士提出，所以因果分析图又称“石川图”。

（二）因果分析图步骤

1. 因果分析图绘制步骤

（1）集合有关人员：召集与此问题相关的，对此项工作有经验的人员，人数最好 4～10 人，挂一张大白纸，准备 2～3 支色笔。明确要解决问题的准确含义，并用确切的语言把质量问题表达出来，并用方框画在图面的最右边；

（2）由集合的人员就影响问题的原因发言：先分析大原因，再以大原因作为结果寻找中原因，然后以中原因为结果寻找小原因，甚至更小的原因。将发言内容记入图上，中途不可批评或质问（头脑风暴），时间大约 1 个小时，搜集 20～30 个原因则可结束；

（3）画出主干线：主干线的箭头指向质量问题，再在主干线的两边依次用不同粗细的箭头线表示出大、中、小原因之间的因果关系，在相应箭头线旁边注出原因内容；

（4）找出主要原因：就所搜集的原因，用显著记号或图把主要内容圈起来，以示突出：再由大家轮流发言，经大家磋商后，认为影响较大的原因圈上红色圈；

（5）重复步骤（4）：针对已圈上一个红圈的，若认为最重要的可以再圈上两圈，三圈。

（6）重新画一张原因图，未上圈的予以去除，圈数最多的列为最优先处理。记录因果图的绘制日期、参加讨论的人员及其他备查的事项。

如图 3-3 所示：

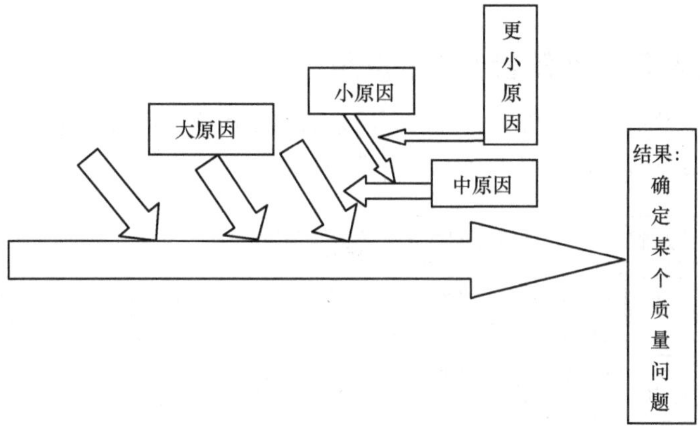

图 3-3　因果分析图

2. 因果图的画法

（1）确定待分析的质量问题：将待分析的质量问题写在图右侧的方框内，画出主干，箭头指向右端。

（2）确定该问题中影响质量原因的分类方法：一般对于工序质量问题，常按其影响因素：人（man）、设备（machine）、材料（material）、方法（method）、环境（environment）等进行分类，简称为 4M1E。对应每一类原因画出大枝、箭头方向从左到右斜指向主干，并在箭头尾端写上原因分类项目。

（3）将各分类项目分别展开：每个大枝上分出若干中枝表示各项目中造成质量问题的一个原因。中枝平行于主干箭头指向大枝。

（4）将中枝进一步展开成小枝：小枝是造成中枝的原因，依次展开，直至细到能采取措施为止。

（5）找出主要原因：画上大方框是主要原因，将其作为质量改进的重点。

（三）因果分析图特点

因果分析图是以结果作为特性，以原因作为因素，在它们之间用箭头联系表示因果关系的一种方法。因果分析图是一种充分发动员工动脑筋，查原因，集思广益的好办法，也特别适合于工作小组中实行问题的民主管理。当出现了某种问题，未搞清楚原因时，可针对问题发动大家寻找可能的原因，使每个人都畅所欲言，把所有可能的原因都列出来。因果分析图，可使用在一般管理及工作改善的各种阶段，特别是树立意识的初期，易于使问题的原因明朗化，从而设计步骤解决问题。任何一个人，任何一个企业均有它追求的目标，但在追求目标的过程中，总会有许许多多有形与无形的障碍，而这些障碍是什么，这些障碍何以形成，这些障碍如何破解等问题，就是因果分析图法主要的概念。

要想方设法找出主要原因，注意大原因不一定都是主要原因，也不是原因越多越好，问题多的原因不一定是关键原因或主要原因。主要原因不宜太多，一般不多于2～3个。为了找出主要原因，可作进一步调查或作试验验证，把不符合实际的原因删去，把遗漏的原因补上，以便制定相应的对策。

作为管理人员，在管理工作范围内所追求的目标，假如加以具体的归纳，可得知从项目来说不是很多。然而就每个追求的项目来说，都会有影响其达成目的的主要原因及次要原因，这些原因就是阻碍达成工作的变数。将追求的项目一一地罗列出来，并将影响每个项目达成的主要原因及次要原因也整理出来，并使用因果分析图来表示，并针对这些原因有计划地加以强化，将会使管理工作更加得心应手。有了这些因果分析图，即使发生问题，在解析问题的过程中，也能更快速、更可靠。

（四）因果分析图在医院管理中的应用

某医院发生了手术室感染事件，为查清原因采取纠正措施，召集熟悉情况的若干名管理干部和医护人员围绕问题的结果进行因果分析。如图3-4所示：

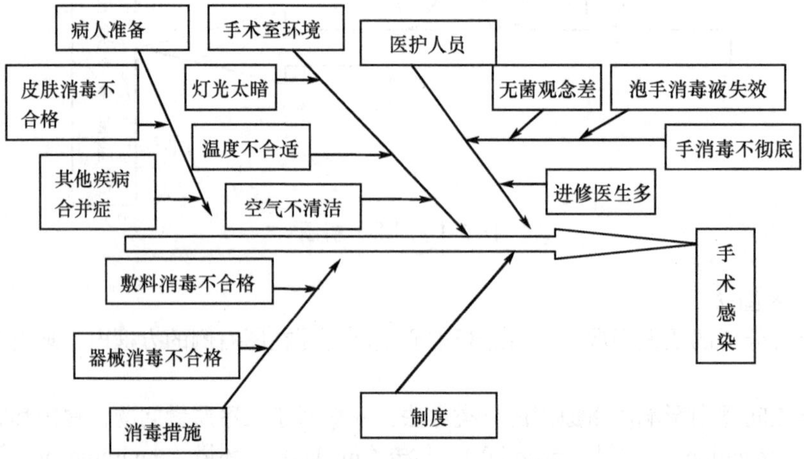

图3-4　手术室感染事件因果分析图

影响医院手术感染率的原因是多种多样的，要将所有原因由粗到细逐级分类，并对应的以大、中、小原因表示出来，形成一张鱼骨状的图，找出影响质量的各种原因以及原因之间的联系。把影响手术感染率的大原因写在表示大原因的箭头尾部，如：病人准备、手术室环境、医护人员、消毒措施、制度等；然后针对大原因（大枝）上存在的原因，分解出中原因（中枝），例如手术室环境大原因上有灯光太暗、温度过高、空气不清洁等中原因；再继续追问中原因上的原因，分解出小原因（小枝），例如手术消毒不彻底这一中原因上包括无菌观念差、泡手消毒液失效等小原因。最后绘制因果图应记录有关事项，如制图年、月、日，制图者，单位及制图时客观条件和情况等。

五、预测分析法

（一）预测分析法的概念

预测分析法是根据客观对象的已知信息而对事物在将来的某些特征、发展状况的一种估计、测算活动。运用各种定性和定量的分析理论与方法，对事物未来发展的趋势和水平进行判断和推测的一种活动。预测学的出现不是孤立的、它是在人类社会生产力和科学技术日益发达的基础上应运而生的，它与其他的学科诸如经济学、数学、系统工程学、统计学、电子计算机技术等都有密切的关系。预测分析理论很多是这些学科理论的应用、延伸和发展。它的方法很多是借助于其他早已成熟的学科的成果。

（二）定量预测分析法类型

1. 时间序列分析 包括移动平均法、指数平滑法、趋势外推法等。

2. 因果关系分析 包括线性回归分析、计量经济模型（含投入产出分析）、马尔科夫模型、状态空间分析、灰色系统模型、系统动力学仿真等。

在实际的预测工作中，可根据实际情况选择恰当的方法，亦可多种方法同时运用，以相互印证预测的结果。

（三）预测分析法一般步骤

1. 确定预测目标 在预测过程中，应遵循科学的预测原则，在正确的预测理论指导下，确定预测的目标，明确预测的对象及具体要求，包括预测指标、预测期限、可能选用的预测方法以及需要的基本资料和数据。

2. 收集、整理信息资料 根据预测目标选定的预测方法和具体要求，收集相关的资料和数据。资料收集包括两方面工作：一是对已有的历史资料进行全面收集，力图做到全面、细致、周全，在此基础上选用符合预测要求的相应数据；二是根据预测要求，对还欠缺的资料开展专项调查，收集原始数据，补充历史资料不足。

3. 建立预测模型 根据选定的预测方法，利用各相关数据，建立所需数学模型。在一项预测工作中，有时候只用一种模型并不能满意地解决预测项目中所想解决的问题，可以根据需要，同时使用多种数学模型。

4. 模型参数估计及检验 根据模型的性质和可能的样本数据，采用科学的统计方法，对模型中的参数进行估计，确定模型的形式与结构。对模型的合理性及有效性进行检验。模型检验包括对有关假设的检验和对模型精度的检验。

5. 预测实施与结果分析 采用通过检验的预测模型，使用相关的资料，就可以进行预测，并对预测结果进行有关理论、经验方面的分析。还可以对不同模型的预测结果进行比较，做出更加可信的判断，采纳最可靠的预测结果，提供给决策部门。

（四）预测分析法的制约因素

1. 受经济条件的影响 如果资金充足、调查详细、资料收集充足，则可以采用多种预测方法，效果就好。反之，预测效果就差。

2. 受复杂的客观事物的影响 事物之间是相互关联的，每一种事物的发生都受到各种因素的影响和制约，人们难以全面的把所有因素包括在内，所以预测精度受到影响。

3. 受客观事物突变的影响 客观事物发展过程中存在突变，这是不以人的意志为转移的，而突变又是难以估测，一旦发生就会对预测结果产生影响。

4. 受预测人员技术和经验的影响 预测人员素质高，技术水平过硬，经验丰富，预测精度就高，反之则低。

（五）预测的基本原则

1. 系统性原则 在预测过程中，把预测事件置于系统中，考虑到系统内和系统外其他系统间的相互联系，从系统观点出发，全面考虑某种可能性的制约因素。

2. 连贯原则 在预测过程中，要按事件发展的继承性和连续性，从已知事件的过去、现在推测未来。

3. 定性和定量相结合的原则 定性分析是定量分析的基础。定量分析不可能包揽一切情况，特别是许多错综复杂的情况，只有两者结合起来分析，才能得出较客观的结论。

六、平衡计分法

（一）平衡记分卡的来源

哈佛商学院的罗伯特·S·卡普兰（哈佛商学院的领导力开发课程教授）和诺朗诺顿研究所所长大卫·P·诺顿（复兴全球战略集团创始人兼总裁）经过为期一年对在绩效测评方面处于领先地位的12家公司的研究后，发展出的一种全新的组织绩效管理方法，即“平衡记分卡”。

（二）平衡记分卡的基本内容

平衡记分卡是一种全方位的、包括财务指标和非财务指标相结合的策略性评价指标体系，平衡计分法最突出的特点是：将企业的远景、使命和发展战略与企业的业绩评价系统联系起来，它把企业的使命和战略转变为具体的目标和评测指标，以实现战略和绩效的有机结合。平衡计分卡强调，传统的财务会计模式只能衡量过去发生的事项（落后的结果因素），但无法评估企业前瞻性的投资（领先的驱动因素），因此，必须改用一个将组织的远景转变为一组由四项观点组成的绩效指标架构来评价组织的绩效。此四项指标分别是：财务（financial）、客户（customer）、企业内部流程（internal business processes）、学习与成长（learning and growth）。组织必须通过在客户、供应商、员工、组织流程、技术和革新等方面的投资，获得持续发展的动力。基于这种认识，平衡记分卡方法认为，组织应从四个角度审视自身业绩：客户、企业内部流程、学习与成长、财务。平衡记分卡中的目标和评估指标来源于组织战略，它把组织的使命和战略转化为有形的目标和衡量指标。平衡计分法中的所谓“平衡”是指在以下四个方面间保持平衡：在长期与短期目标之间；在外部计量（股东和客户）和关键内部计量（内部流程/学习和成长）之间；在所求的结果和这些结果的执行动因之间；在强调客观性测量和主观性测量之间。一个合理的平衡计分卡可以反映企业的战略和策略，并可以将企业的策略转化为一系列相互联系的指标（这些指标由长期决策目标和达到这些目标的途径共同决定）；并且明确结果指标和产生这些结果的执行动因间的因果关系。

1. 在客户方面 管理者们确认了组织将要参与竞争的客户和市场部分，并将目标转换成一组指标，客户方面的绩效指标主要包括：

（1）市场份额：即在一定的市场中（可以是客户的数量，也可以是产品销售的数量）企业销售产品的比例。

（2）客户保留度：即企业继续保持与老客户交易关系的比例，既可以用绝对数来表示，也可以用相对数来表示。

（3）客户获取率：即企业吸引或取得新客户的数量或比例，既可以用绝对数来表示，也可以用相对数来表示。

（4）客户满意度：即反映客户对其从企业获得价值的满意程度，可以通过函询、会见等方法来加以估计。

（5）客户利润贡献率：即企业为客户提供产品或劳务后所取得的利润水平。

2. 在企业内部流程方面　为吸引和留住目标市场上的客户，满足股东财务回报的要求，管理者需关注对客户满意度和实现组织财务目标影响最大的那些内部过程，并为此设立衡量指标。在这一方面，平衡记分卡重视的不是单纯的现有经营过程的改善，而是以确认客户和股东的要求为起点、满足客户和股东要求为重点的全新的内部经营过程。主要包括三个方面：

（1）评价企业创新能力的指标：如新产品开发所用的时间、新产品销售额在总销售额中所占的比例、比竞争对手率先推出新产品的比例、所耗开发费用与营业利润的比例、第一设计出的产品中可完全满足客户要求的产品所占的比例、在投产前需要对设计加以修改的次数等。

（2）评价企业生产经营绩效的指标：如产品生产时间和经营周转时间、产品和服务的质量、产品和服务的成本等。

（3）评价企业售后服务绩效的指标：如企业对产品故障的反应时间和处理时间、售后服务的一次成功率、客户付款的时间等。平衡计分卡在内部业务流程方面的优势在于它既重视改善现有流程，也要求确立全新的流程，并且通过内部经营流程将企业的学习与成长、客户价值与财务目标联系起来。对内部业务流程的分析有助于管理层了解其业务运行情况，以及其产品和服务是否满足客户需要；同时，管理层可以评估他们及其组织在行动方法上的有效性，通过评估，管理者可以发现组织内部存在的问题，并采取相应措施加以改进，进而提高组织内部的管理效率。

3. 在学习和成长方面　确认了组织为了实现长期的业绩而必须进行的对未来的投资，包括对雇员的能力、组织的信息系统等方面的衡量。组织在上述各方面的成功必须转化为财务上的最终成功。产品质量、完成订单时间、生产率、新产品开发和客户满意度方面的改进只有转化为销售额的增加、经营费用的减少和资产周转率的提高，才能为组织带来利益。学习与成长绩效指标主要包括三个方面：①评价员工能力的指标，如员工满意程度、员工保持率、员工工作效率、员工培训次数、员工知识水平等；②评价企业信息能力的指标，如信息覆盖率、信息系统反应的时间、接触信息系统的途径、当前可能取得的信息与期望所需要的信息的比例等；③评价激励、授权与协作的指标，如员工所提建议的数量、所采纳建议的数量、个人和部门之间的协作程度等。

4. 在财务方面　列出了组织的财务目标，并衡量战略的实施和执行是否在为最终的经营成果的改善做出贡献。财务绩效指标主要包括：第一，收入增长指标；第二，成本减少或生产率提高指标；第三，资产利用或投资战略指标。当然，也可以根据企业的具体要求，设置更加具体的指标，如经济增加值、净资产收益率、资产负债率、投资报酬率、销售利润率、应收账款周转率、存货周转率、成本降低率、营业净利额和现金流量净额等。平衡计分卡还要求，企业根据不同发展时期的不同要求，相应地选择财务绩效指标。例如，当企业处于增长期时，由于企业在提供产品和劳务获得收入方面有着较大的增长潜力，投资规模较大和投资报酬率较低，其财务目标主要是不断提高收入的增长率及目标市场、客户群和区域的销售额，因此对处于这一时期的企业应主要采用销售增长率、目标市场收入增长率、成本率等财务绩效指标来加以评价。

这四项指标的衡量，组织得以以明确和严谨的手法来诠释其策略，它一方面保留了传统上衡量过去绩效的财务指标，并且兼顾了促成财务目标的绩效因素之衡量；在支持组织追求业绩之余，

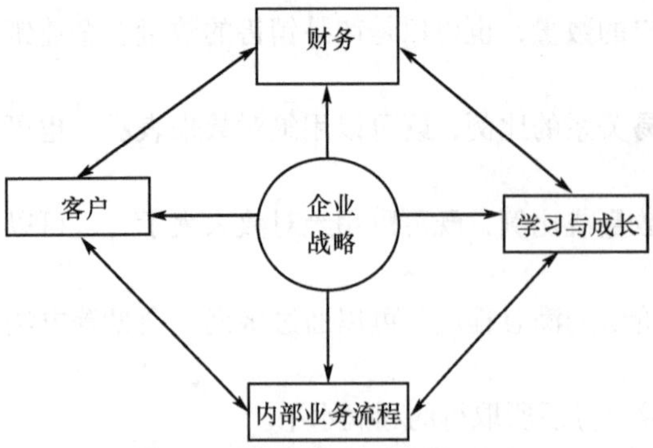

图 3-5 平衡计分卡因素示意图

也监督组织的行为应兼顾学习与成长的方面，并且透过一连串的互动因果关系，组织得以把产出（outcome）和绩效驱动因素（performance driver）串联起来，以衡量指标与其量度作为语言，把组织的使命和策略转变为一套前后连贯的系统绩效评核量度，把复杂而笼统的概念转化为精确的目标，借以寻求财务与非财务的衡量之间、短期与长期的目标之间、落后的与领先的指标之间，以及外部与内部绩效之间的平衡。平衡记分卡中的目标和衡量指标是相互联系的，这种联系不仅包括因果关系，而且包括把结果的衡量和引起结果的过程的衡量相结合，最终反映组织战略（图 3-5）。

（三）企业实施平衡计分法的步骤

1. 建立公司的远景与战略 公司的远景与战略要简单明了，并对每一部门均具有意义，使每一部门可以采用一些业绩衡量指标去完成公司的远景与战略。

2. 在企业的高层管理层中对公司的远景及战略达成共识 成立平衡计分卡小组或委员会去解释公司的远景和战略，并建立财务、顾客、内部业务、学习与成长四个方面的具体目标。

3. 找出衡量指标 为四方面的具体目标找出最具有意义的业绩衡量指标。

4. 加强企业内部沟通与教育 利用各种不同沟通渠道如定期或不定期的刊物、信件、公告栏、标语、会议等让各层管理人员知道公司的远景、战略、目标与业绩衡量指标。

5. 确定指标 确定每年、每季、每月的业绩衡量指标的具体数字，并与公司的计划和预算相结合。注意各类指标间的因果关系、驱动关系与连接关系。

6. 将每年的报酬奖励制度与平衡计分卡挂钩。

7. 改进战略 经常采用员工意见修正平衡计分卡衡量指标并改进公司战略。

（四）平衡计分卡的特点

平衡计分卡在保留了传统财务指标的基础上，增加了客户、内部业务流程、学习和成长三方面的非财务指标，从而可以达到全面衡量企业绩效的目的。平衡计分卡具有以下几个特点：①平衡计分卡既是一种评价系统，也是战略管理的重要组成部分，还是一种企业管理制度；②平衡计分卡重视对企业长远发展的评价，即评价指标中包括影响企业长远利益的因素，克服了财务评估方法的短期行为；③平衡计分卡所设计的评价指标体系做到了财务指标与非财务指标的有机结合，能够对企业的经营绩效和竞争能力进行系统的评价；④平衡计分卡重视对企业经营过程的评价，即指标中包括评价企业的经营活动能否满足客户需要的指标；⑤平衡计分卡重视企业与外部利益相关者，如客户、供应商、战略伙伴以及政府等的关系；⑥平衡计分卡重视对企业可持续发展能力的评价；⑦平衡计分卡从分析创造企业经营绩效的驱动因素入手，找出企业存在问题的真正症结所在，以确定企业为实现某种战略目标所必须改进或发展的方面，能有效地将组织的战略转化为组织各层的绩效指标和行动；⑧有利于各级员工对组织目标和战略的沟通和理解，以及组织和员工的学习成长和核心能力的培养等。例如：平衡计分卡在对企业要提高资本回报率进行分析时，就可按照下列因果关系链展开：提高投资回报率——提高客户对产品的认可程度——提高准时交货率——缩短产品生产周期并控制产品质量——提高员工技能。

平衡计分卡也存在着一些有待于进一步改进与完善的地方，例如：①平衡计分卡中的有些指标，如客户满意程度、员工满意程度等，难以进行定量；②平衡计分卡的绩效评价没有与激励机制有机地结合起来；③平衡计分卡很难去执行，一份典型的平衡计分卡需要 5～6 个月去执行，另外再需几个月去调整结构，使其规则化，总的开发时间经常需要一年或者更长的时间。

（五）用平衡计分卡应注意的问题

1. 切勿照抄照搬其他单位的模式和经验 实践证明，只有将平衡计分卡的原理与单位的具体情况相结合才能发挥平衡计分卡的功效，不能简单地模仿其他公司已经开发完成的平衡计分卡。因为不同的公司有不同的背景和战略任务，所以各自平衡计分卡四个层面的目标及其衡量指标皆不同；即使相同的目标也可能采取不同的指标来衡量；另外不同公司的指标之间的相关性也不同；相同的指标也会因产业不同而导致作用不同。总之，每个单位都应开发具有自身特色的平衡计分卡，如果盲目地模仿或抄袭其他单位，不但无法充分发挥平衡计分卡的长处，反而会影响对单位业绩的正确评价。

2. 提高单位管理信息质量的要求 与欧美相比，我国单位信息的精细度和质量要求相对偏低，这会在很大程度上影响到平衡计分卡应用的效果。因为信息的精细度与质量的要求度不够，会影响单位实施平衡计分的效果，如导致所设计与推行的考核指标过于粗糙，或不真实准确，无法有效衡量企业的经营业绩。此外，由于无法正常发挥平衡计分卡的应有作用还会挫伤单位对其应用的积极性。

3. 正确对待平衡计分卡实施时投入成本与获得效益之间的关系 平衡计分卡的四个层面彼此是连接的，要提高财务面首先要改善其他三个方面，要改善就要有投入，所以实施平衡计分卡首先出现的是成本而非效益。更为严重的是，效益的产生往往滞后很多时间，使投入与产出、成本与效益之间有一个时间差，这可能是 6 个月，也可能是 12 个月，或更长的时间。因而往往会出现客户满意度提高了，员工满意度提高了，效率也提高了，可财务指标却下降的情况。关键的问题是在实施平衡计分卡的时候一定要清楚，非财务指标的改善所投入的大量投资，在可以预见的时间内，可以从财务指标中收回，不要因为实施了 6 个月没有效果就没有信心，应该将眼光放得更远些。

4. 平衡计分卡的执行要与奖励制度结合 单位中每个员工的职责虽然不同，但使用平衡计分卡会使大家清楚企业的战略方向，有助于群策群力，也可以使每个人的工作更具有方向性，从而增强每个人的工作能力和效率。为了充分发挥平衡计分卡的效果，需要在重点业务部门及个人等层次上实施平衡计分，使各个层次的注意力集中在各自的工作业绩上。这就需要将平衡计分卡的实施结果与奖励制度挂钩，注意对员工的奖励与惩罚。

七、SWOT 分 析 法

（一）SWOT 分析法的概念

SWOT 分析法又称态势分析法，是由旧金山大学管理学教授于 20 世纪 80 年代初提出来的，SWOT 四个英文字母分别代表：优势（strength）、劣势（weakness）、机会（opportunity）、威胁（threat）。SWOT 分析就是要将与研究对象密切相关的各种主要内部优势、劣势、机会和威胁等，通过调查列举出来，并依照矩阵形式排列，然后用系统分析的思想，把各种因素相互匹配起来加以分析，从中得出一系列相应的结论，而结论通常带有一定的决策性。

（二）SWOT 分析法的特点

SWOT 分析法常常被用于制定集团发展战略和分析竞争对手情况，在战略分析中，它是最常用的方法之一。运用 SWOT 分析法，可以对研究对象所处的情景进行全面、系统、准确的研究，从而根据研究结果制定相应的发展战略、计划以及对策等。SWOT 分析法常常被用于制定企业发展战略和分析竞争对手情况，在战略分析中，它是最常用的方法之一。S、W 是内部因素，O、T 是外部因素。按照企业竞争战略的完整概念，战略应是一个集团单位“能够做的”（即组织的强项和弱项）和“可能做的”（即环境的机会和威胁）之间的有机组合。近年来，越来越多的卫生事业管理研究者开始将这种方法引入卫生事业管理工作，尤其是医院管理工作之中。系统掌握并运用 SWOT 分析法，对促进卫生事业管理工作的发展，有着重要的现实意义。

(三)SWOT 分析法的步骤

1. 分析环境因素 运用各种调查研究方法，分析出本组织所处的各种环境因素，即外部环境因素和内部能力因素。外部环境因素包括机会因素和威胁因素，它们是外部环境对组织的发展直接有影响的有利和不利因素，属于客观因素，内部环境因素包括优势因素和弱点因素，它们是组织在其发展中自身存在的积极和消极因素，属主动因素，在调查分析这些因素时，不仅要考虑到历史与现状，而且更要考虑未来发展问题。

优势，是组织机构的内部因素，具体包括：有利的竞争态势；充足的财政来源；良好的企业形象；技术力量；规模经济；产品质量；市场份额；成本优势；广告攻势等。

劣势，也是组织机构的内部因素，具体包括：设备老化；管理混乱；缺少关键技术；研究开发落后；资金短缺；经营不善；产品积压；竞争力差等。

机会，是组织机构的外部因素，具体包括：新产品；新市场；新需求；外国市场壁垒解除；竞争对手失误等。

威胁，也是组织机构的外部因素，具体包括：新的竞争对手；替代产品增多；市场紧缩；行业政策变化；经济衰退；客户偏好改变；突发事件等。

SWOT 方法的优点在于考虑问题全面，是一种系统思维，而且可以把对问题的“诊断”和“开处方”紧密结合在一起，条理清楚，便于检验。

2. 构造 SWOT 矩阵 将调查得出的各种因素根据轻重缓急或影响程度等排序方式，构造 SWOT 矩阵。在此过程中，将那些对公司发展有直接的、重要的、大量的、迫切的、久远的影响因素优先排列出来，而将那些间接的、次要的、少许的、不急的、短暂的影响因素排列在后面（表 3-1）：

表 3-1 SWOT 矩阵图

内部因素 / 外部因素	优势	劣势
机会	SO 战略（增长性战略）	WO 战略（扭转型战略）
威胁	ST 战略（多种经营战略）	WT 战略（防御型战略）

构造 SWOT 矩阵的过程，包括以下几个步骤：列出单位的关键外部机会。列出单位面临的威胁列出公司的关键外部列出公司的关键内部优势。列出单位的关键内部弱点。将内部优势与外部机会相匹配并记录 SO 战略。将内部弱点与外部机会匹配并记录 WO 战略。将内部优势与外部威胁相匹配并记录 ST 战略。将内部弱点与外部威胁相匹配并记录 WT 战略。需要特别指出的是，运用 SWOT 矩阵的目的在于产生可行的备选战略，而不是选择或确定最终战略，并不是所有在 SWOT 矩阵中的战略都要被实施。

3. 制定行动计划 在完成环境因素分析和 SWOT 矩阵的构造后，便可以制定出相应的行动计划。制定计划的基本思路是：发挥优势因素，克服弱点因素，利用机会因素，化解威胁因素；考虑过去，立足当前，着眼未来。运用系统分析的综合分析方法，将排列与考虑的各种环境因素相互匹配起来加以组合，得出一系列公司未来发展的可选择对策。这些对策包括：

SO 对策：即优势-机会对策，是一种发挥本单位内部优势而利用本单位外部机会的战略。条件是环境中出现了机会，而单位本身恰好有这样的优势。这种情况是最理想的，企业可以采取充分利用环境机会和内部优势的大胆发展战略。

WO 对策：即弱点-机会对策，是以通过利用外部机会来弥补内部弱点为目标的战略。条件是环境中存在机会，但是公司在这方面是劣势，力量不够。这就要求企业致力于改变内部劣势，有效地利用市场机会。

ST 对策：即优势-威胁对策，是利用本企业的优势回避或减轻外部威胁的影响。条件是环境中存在一些威胁，但企业在这方面属于优势。针对这种情况，可以采取两种态度：一种是利用现有优势在其他产品或市场上建立长期机会，实行分散化或多样化战略，这是具有其他发展机会的企业通常采取的态度。另一种就是采取与环境威胁直接正面斗争的态度，这种做法通常只有在企业优势足以战胜环境威胁时才会采用。

WT 对策：即弱点-威胁对策，是一种旨在减少内部弱点同时回避外部环境威胁的防御性战略。条件是环境中存在一些威胁，而公司在这方面也处于劣势，这是最不理想的情况。在这种情况下，企业最好采取减少或改变产品市场的退出性战略。

可见，WT 对策是一种最为悲观的对策，是处在最困难的情况下不得不采取的对策；WO 对策和 ST 对策是一种苦乐参半的对策，是处在一般情况下采取的对策；SO 对策是一种最理想的对策，是处在最为顺畅的情况下十分乐于采取的对策。

（四）需要注意的问题

在 SWOT 分析中应注意以下几个重要问题：

一是要明确在 SWOT 分析中，优势劣势与机会威胁的地位是不同的，外部环境因素是通过改变竞争双方的优劣势对比从而为研究对象产生一定机会或威胁的，这是 SWOT 分析的基本结构。

二是从内容上说，SWOT 分析既应该包含静态分析，也应该包含动态分析，即既要分析研究对象与其竞争对手现实的优势劣势或现实的优势劣势对比，还要探讨研究对象与其竞争对手各自的优势劣势及其面临的机会威胁发展变化的规律性，由此预测现实优势劣势在未来可能发生的变化，据此分析战略目标的合理性，并设想战略措施。

三是在战略管理中，SWOT 分析不能是孤立的，而应该同对现状产生原因的分析，特别是达到未来战略目标或阶段战略目标需满足的条件的分析相结合，对现状的原因没有客观全面的认识，或对达到战略目标应具备的条件做出错误判断可能导致对优势劣势和机会威胁的认识错误。

四是应该确立对优势劣势正确的态度。“扬长避短”这句话并不永远正确，如果某一劣势阻碍了达到战略目标的一个必要条件的实现，就应该弥补这一劣势，而不是一味回避它。只有当劣势在战略所覆盖的未来一段时间内难以改变时，才采取避开该劣势的态度。对优势劣势的态度还应取决于所选择的战略目标和战略途径，实现某一战略目标的充分条件可能有多组，由此决定了达到战略目标可能的多条途径，对于决策者最终选择的战略途径，应该采取措施，放弃或回避与该战略途径无关的优势劣势，保持或增强与该战略途径有关的优势，并弥补与之有关的劣势，促使该战略途径对应的充分条件的全面实现找出实现战略目标的充分条件可能是困难的，但却永远是理性的战略家努力的方向。

（五）SWOT 分析在卫生管理中的应用：提升医院核心竞争力的 SWOT 分析

1. 提升医院核心竞争力的策略

（1）优势-机会策略（SO）：SO 策略是一种发挥医院内部优势而利用医院外部机会的策略。由于所有的医院管理者都希望自己的医院可以利用自己的内部优势和外部环境所提供的机会提升自己的核心竞争力，当医院本身具有某方面或某种核心竞争力时，它肯定会集中精力利用外部的机会来进一步提升核心竞争力。如广西桂林 181 医院在肿瘤治疗上具有一定的技术优势，通过对医疗市场调查了解到，桂林地区及湖南南部没有系统的肿瘤放疗设备，肿瘤病人要到外地治疗，于是该院抓住这一外部机会，购置医用电子直线加速器、后装机、深部 X 线机等全套放疗设备，对肿瘤开展放疗、治疗、生物治疗、热疗、中西医结合治疗和壮医疗法，使该院收到了良好的社会效益和经济效益。

（2）劣势-机会策略（WO）：WO 策略的目标是通过利用外部机会弥补内部劣势。当医院提升核心竞争力时，医院存在一些外部机会，但医院内部劣势妨碍利用外部机会，WO 策略就成为首选的策略。例如，西安 451 医院地处经济相对落后的西部地区，在人才、设备、资金及医院知名度上与周围的大医院相差甚远，但该院着眼于西安是全国胆结石高发区这一特点，经过充分论证，确定了电视腹腔镜胆囊切除术为突破口的专科整体技术发展计划，瞄准国内外专科技术的最新动态和先进水平，在陕、甘、宁、青、晋、豫六省区首家引进全套电视腹腔镜胆囊切除手术设备，并组成专项技术班子，快、稳、严、细地开展手术，至2005年成功为约30万例胆结石患者解除病痛，提升了自己的核心竞争力。

（3）优势-威胁策略（ST）：ST策略是利用医院的优势回避或减轻外部威胁影响。医院的核心竞争力并不是一直都会遇到威胁，关键是在遇到外部环境带来的威胁时，能否利用医院的优势回避或减轻外部威胁的影响，进而实现提升医院核心竞争力。例如河南159医院医术精湛，设备先进，在当地有着明显的技术方面的核心竞争力，但因地处河南贫困老区，医院的经济效益无法提高。该院根据这种情况，采用ST策略，凭借医院内部的技术优势，采取降低收费价格、改善医疗和服务质量等办法，大幅下调磁共振、CT、彩超、胃肠镜等大型设备的收费，缩短病人住院日，从而收治了大量病人，近5年连续创历史收治人数和经济效益最高水平。

（4）劣势-威胁策略（WT）：WT策略是一种旨在减少内部劣势的同时，回避外部环境威胁的防御性战略。一个面对大量外部威胁和具有众多内部劣势的医院肯定是处于不安全和不确定的局面，这样的医院如果不提升自己的核心竞争力，多面临倒闭、破产或被兼并的命运。如果要摆脱这种命运，要么与实力强大的医院进行联合，要么走专、精、特之路，提升自己的核心竞争力。例如：济南某小医院虽周围大医院林立，但其在治疗偏瘫病人方面很有特色，采用WT策略后，医院专门收治大医院不愿治疗的偏瘫病人，并在这方面培养人才，引进设备，结果既为病人缓解了病痛，又提高了医院声誉，使医院得以在夹缝中求得生存。

2. 基于SWOT分析法提升医院核心竞争力的路径分析

（1）优化组织：要创立适应现代医院制度的组织形式，在一定的管理幅度内应最大限度地减少管理层次，减少信息传递距离，减少因距离而造成的失真，提高决策的科学性。医院在运行中要追求和谐的组织构造，建立彼此信任和有效合作的关系，以求产生组织效率，形成优化的组织。这方面要特别重视人力资源开发和合理配置及人才的培养和使用，使更多的优秀人才脱颖而出并产生优势互补。

（2）管理创新：医院管理者要具有敏锐的洞察力来预测、把握、适应医疗市场变化趋势和规律，有较强的市场应变能力和创新能力。医院要提高经营绩效，就必须提高自身的应变力，必须适应外部环境的变化，不断进行管理创新，比如服务种类、服务渠道的拓展或收缩，诊疗费用水平和结构的调整，品牌宣传策略的推广或变更等，开展人性化服务，再造服务流程，把方便自身工作的服务模式让位于方便病人的人文关怀，为病人提供高性价比、高附加值的医疗服务产品，实现医院良性发展的管理目标和合理的利润来源。

（3）制度创新：通过改造和改革现有和现存的制度，增强制度层面的创新，严格执行标准化的工作制度运转体系和责任体系，加快规范制度改革的步伐，推动规范操作，为核心竞争力的培育和提升提供制度保证。

（4）建立信息支持系统：医疗技术与方法的生命周期大大缩短，医院能否及时获取最新医疗技术和医疗市场信息，并在组织内部迅速准确地传递、处理是医院核心竞争力的推动力。医院有完整的信息网络，才能对不断变化的医疗市场做出迅速反应，充分抓住市场机会，及时防范风险，保证医院高效率运行。

（5）增强市场应变能力：医院要保住其原有的市场份额，并力求得到更大的发展，必须灵活运用现代营销策略，增强适应市场的应变能力。一是加强对职工进行市场经济下的营销观念教育，培育职工市场营销观念；二是培养和引进专门营销人才，成立营销部门，专司市场策划与营销；三是强化营销管理，制定营销战略，并根据竞争环境的变化和从市场反馈回来的信息适时予以调整。

（陶　然）

第四章 卫生政策研究

第一节 概　　述

一、公 共 政 策

（一）公共政策的涵义

在当代汉语中，人们在使用“政策”（policy）一词时，多数情况下是将“政策”与“公共政策”通用，讲“政策”时，一般指“公共政策”。在《辞海》中，“政策”被解释为“党和国家为实现一定时期的路线而制定的行动准则”。

《辞海》对“政策”的解释实际上可以视为对“公共政策”的一种理解。其实，“政策”与“公共政策”之间是有差别的。它们之间的差别就体现在“公共”二字上，“公共”二字本身使得政策更明确地显示了其本来面目，强调了政策的本源含义：政策是为公共利益而存在的，是实现和维护公共利益的行动规范。

公共政策（public policy）这个名词来源于西方，从 20 世纪 80 年代开始传入中国，与当时正在发展的改革开放实践结合起来，此后，“公共政策”这一概念成为政府部门、学术界的流行用语。但是，无论是国外学术界，还是中国学术界，人们对公共政策概念的认识也不尽相同，人们从不同的视角出发，对公共政策的涵义作出各种不同的解释，至今众说纷纭，莫衷一是。其中比较有代表性的定义大概有如下几种。

美国学者伍德罗·威尔逊（Woodrow Willson）认为，公共政策是由政治家，即具有立法权者制定的、而由行政人员执行的法律和法规。

现代政策科学的创始人哈罗德·D·拉斯韦尔（Harold D.Lasswell）和另一位学者亚伯拉罕·卡普兰（Abraham Kaplan）认为，公共政策是一种具有目标、价值和策略的大型计划。

美籍加拿大学者戴维·伊斯顿（David Easton）认为，公共政策是政府对整个社会的价值作权威性的分配。

美国著名政治学家托马斯·R·戴伊（Thomas R.Dye）认为，公共政策就是政府选择要做的或者不要做的事情。

我国台湾学者伍启元认为，公共政策是一个政府对公私行动所采取的指引。

国内学者张金马认为，公共政策是党和政府用以规范、引导有关机构团体和个人行动的准则或指南，其表现形式有法律规章、行政命令、政府首脑的书面或口头声明和指示以及行动计划与策略等。

国内学者陈振明认为，公共政策是国家机关、政党以及其他政治团体在特定时期内，为实现或服务于一定的社会政治、经济、文化目标而采取的政治行为或规定的行为准则，它是一系列谋略、法令、措施、方法、方针、条例等的总称。

虽然中外学者们对于公共政策概念的理解莫衷一是，但是我们仍然可以从中归纳出关于公共政策的基本涵义。综合各种看法，我们可以看到公共政策至少包含三个要点：欲达到的目标或目的、为达成目标而做的宣示或拟采取的行动以及由政策声明所引发的权威者的实际的政策行动。因此，可以说公共政策是政府等社会公共权威在特定时期内，为实现社会目标、解决社会问题而制定的公共行动计划、方案和准则，它具体表现为一系列的法令、策略、条例、措施等。

（二）公共政策的特征

在不同的社会形态和不同的国家中，公共政策有不同的表现和具体内容，但是一切公共政策都有着一些共同的基本特征。具体来说，公共政策具有如下一些基本特征（public policy characteristics）：

1. 政治性 如果单纯从公共政策的概念来看，公共政策本应是公共利益的集中体现，不应成为政治统治的工具。然而，在阶级社会中，任何政党和政府都是代表特定阶级利益的政治集团，其一切所为本质上都要服从阶级利益的需要。尽管从表面上看，政党和政府的政策行为有时并不带有政治色彩，如人口政策、教育政策和环境保护政策等，但实质上还是为了巩固阶级统治的需要。尽管有违统治阶级意愿的政策结果在社会生活中并不鲜见，但那只是由于政策制定者或执行者缺少经验致使措施不当造成的，根本不是出于统治者的本来意愿。由此可见，公共政策的制定是政党和政府（政治组织）的政治行为，公共政策集中体现了统治阶级的利益需要，是源于政治动机的组织产物，因而它带有鲜明的政治倾向性。

2. 目标性 目标是一切社会组织活动最重要的构成要素，是组织活动的灵魂。在公共政策中，目标集中体现了社会成员的需要和利益追求。公共政策总是政府为实现特定时期的经济社会目标而采取的政治行为。实际上，任何一项公共政策的制定和执行都是为了实现一定的社会目标，协调利益的划分，解决社会矛盾和社会问题，满足社会的需要。没有目标的公共政策是毫无意义的。

3. 价值选择性 任何政策，均要涉及目标是什么，采取什么行动，怎样行动，赞成哪些行为，反对哪些行为等。这些问题的回答与政策制定者信奉的价值观紧密相关。影响政策制定者行为的价值观主要有：政治价值观、组织价值观、个人价值观、公众价值观和意识形态价值观等。

4. 强制性 公共政策作为社会公共权威所选择或制定的一种行为规范和行为准则，有其合法性基础并且具有权威性，因而它对于社会成员特别是目标团体具有约束性和强制力。公共政策的强制性主要源于公众利益的差异性和层次性。公众利益要求是不同的，满足了一部分人的利益，就有可能满足不了另一部分人的利益，甚至还会损害另一部分人的利益；满足了近期的，可能损害了长远的利益等等。如我国的计划生育政策、医疗保健制度的改革政策等。

5. 普遍性 每一公共政策所制定的行为规则，在其所框定的范围内具有普遍的适用性，其规定的行为标准和设定的行为限度具有普遍的约束力。公共政策不是针对个别人和个别事而制定的，是针对多数人和普遍性问题制定的，它是要求社会成员普遍遵守的行为规范。

6. 相对稳定性 任何公共政策都必须保持一定的稳定性。朝令夕改、变化无常的政策，不仅会丧失政策的权威性和严肃性，而且还会使公共政策的目标团体无法执行，甚至会使广大民众无所适从，影响人们对公共政策的信心。同时，公共政策的稳定性又是相对的。公共政策是社会公共权威在一定历史时期根据当时的具体现实制定的，而人类社会无时无刻不在发生着这样或那样的变化，随着社会生活的变迁，经济、政治、文化系统中的具体状况也会发生种种变化。因此，公共政策也必然要相应地作出变化。

（三）公共政策的功能

所谓公共政策的功能（public policy function），就是指公共政策在社会公共事务管理中的功效与作用。一般来说，公共政策的功能主要有以下三种：

1. 导向功能 公共政策是针对社会利益关系中的矛盾所引发的社会问题而提出的。为解决某个政策问题，政府依据特定的目标，通过政策对人们的行为和事物的发展加以引导，使得政策具有导向性。公共政策的导向功能，有两种作用形式：一种是直接引导，另一种是间接引导。从作用结果来看，公共政策的导向功能包括正向引导功能和负向引导功能。人们既要充分发挥政策的正导向功能，又要清醒地认识到政策的负导向功能，要主动地调整社会的利益关系，克服它们的消极影响，特别要尽量避免那些因错误政策所产生的负导向作用。

2. 调控功能　公共政策的调控功能是指政府运用政策，在对社会公共事务中出现的各种利益矛盾，进行调节和控制的过程中所起的作用。而政策的调控作用，主要体现在调控各种利益关系，尤为重要的是物质利益关系。公共政策的调控功能有直接和间接两种形式，并且常常表现出特有的倾斜性。因为政府目标在不同时期有不同的侧重点，公共政策要围绕政府目标的侧重点，鲜明地倾向于政府工作的某一方面。和公共政策的导向功能一样，它的调控功能也有正向和负向之分。

3. 分配功能　公共政策的分配功能是指政策在一定历史时期内新创造出来的价值或体现这部分价值的利益和权利，在不同阶段、社会集团或社会成员之间的分配的能力与作用。分配功能是由政策价值决定的，没有价值的分配，便没有分配的功能；价值的性质怎样，分配功能的性质便怎样。分配功能又反过来影响政策价值，促进或阻碍政策价值的实现。因此，政策的分配功能，实质上是政策对利益分配或价值分割以满足不同政策主、客体需要的能力与作用，是一种权威性的分配功能。

（四）公共政策的类型

社会生活的复杂性和社会领域的多样性决定了社会中的公共政策必然也是数量众多、类型各异，并呈现出一定的层次性，构成了一个复杂的公共政策体系。对这一体系中的公共政策进行分类可以根据不同的标准，多角度、全方位地加以研究。

1. 从政策层次的角度　可以将公共政策分为元政策、总政策、基本政策和具体政策。

（1）元政策：制定政策的政策。基本功能是指导人们正确地制定、执行、评估、分析政策。

（2）总政策：是政策体系中处于统帅地位的，对国家的社会经济发展产生决定性作用的政策。有时称为“总路线”、“基本路线”或“根本路线”，也常称为“战略决策”，如“社会主义初级阶段的基本路线”、“以经济建设为中心”等。总政策是一种宏观性的政策，是具有原则性与指导性的政策，它是一定时期人们的行为准则和处理一切问题的总方针，是制定其他政策的依据。

（3）基本政策：是党和政府为维护和协调事关国家和整体利益，而对社会某一领域、某一方面发展所规定的主要目标、任务和行动准则，通常是政府涉及各个部门的政策，如我国的卫生工作方针、九年义务教育等。基本政策是连接总政策与具体政策的中间环节。

（4）具体政策：亦即部门政策或某方面的政策，属于操作层面上政策，主要针对特定而具体的公共政策问题做出的政策规定。具体政策是在基本政策的指导下制定出来的，它是基本政策的具体化，是为解决特定问题规定的行动目标、任务和准则，如我国的城镇职工医疗保险制度改革、农村新型合作医疗政策等。

2. 从社会生活领域的角度　可以将公共政策分为政治政策、经济政策、社会政策和文化政策。

（1）政治政策：是政府在政治领域中为处理政治问题、协调政治关系而制定的行动准则，如政治体制政策、政党政策、外交政策、民族政策、国防政策等等。

（2）经济政策：是政府在经济领域中为处理经济问题、协调经济利益关系而制定的行动准则。如财政政策、货币政策、产业政策、贸易政策等等。

（3）社会政策：是政府在社会领域中为处理社会问题、协调社会关系而制定的行动准则，如就业政策、人口政策、卫生政策、社会保障政策等等。

（4）文化政策：是政府在文化领域中为处理各种文化问题、发展文化事业而制定的行动准则，如科技政策、教育政策、体育政策等等。

由于公共政策涉及的领域复杂，且形式多样，除了上述两种分类方法之外，还有以下几种分类方法：从政策功能角度进行分类，分为改造型公共政策与调整性公共政策、创新型公共政策与重申型公共政策、鼓励型公共政策与限制型公共政策以及原生型政策与派生型政策；从措施规定的详细程度，可分为计划政策与纲领性政策；从不同社会领域划分为经济政策、外交政策、教育政策、人口政策、卫生政策；从所分配利益的种类，可分为物质性政策和象征性政策等等。

二、卫 生 政 策

社会政策（social policy）是政府和社会解决“社会性问题”的指导方针与基本原则。因此，社会政策是公共政策的核心组成部分。因为公共政策实质是政府和社会解决社会问题的原则，“经济性问题”和经济政策位居其次，“经济性问题”主要靠市场机制和经济手段解决。现代政府的基本职能定位主要是解决形形色色和错综复杂的社会问题，维持社会稳定的秩序。社会政策主要由卫生、教育、福利、社会保障、住房和就业服务政策等部分组成，卫生政策在现代社会政策框架之中，在现代社会福利服务体系中具有基础性和战略性的地位。

（一）卫生政策的涵义

卫生政策（health policy）是国家或政府为了满足人们的健康需求而采取的行动方案和行为依据，其目的是研究社会如何以合理的方法，在能承担的成本下（一定资源条件）达到高质量和高数量的满意服务所需的各种方法。世界卫生组织在其所制定的“卫生发展管理程序”中把卫生政策定义为“改善卫生状况的目标，这些目标中的重点，以及实现这些重点目标的主要途径。”例如：世界卫生组织提出的《2000 年人人享有卫生保健》的全球策略、《21 世纪人人享有卫生保健》以及实现上述策略的主要途径“初级卫生保健”，就是世界卫生组织所制定的最基本的卫生政策。

卫生政策体现卫生事业的性质，决定人民享有卫生服务的福利水平，对维护和增进人民健康具有重要影响。卫生政策来自国家总的政策，因为国家的各项政策、战略规划和行动计划是一个整体，不能截然分开。卫生发展已不仅是卫生部门的职责，而是与社会和经济发展的各个部门密切联系，卫生发展既促进社会和经济的发展，同时卫生发展又依赖社会和经济的发展，所以卫生政策是整个国家政策体系中的一个重要组成部分，属于公共政策的一个具体范畴。

（二）卫生政策的研究对象

（1）研究卫生政策制定者的决策行为。主要研究如何提出政策问题、如何进入政策议程，依据什么原则制定政策，如何实施、控制、评价、反馈等卫生政策运行过程和运行程序。

（2）研究卫生政策制定者与社会公共卫生权威相互关系的发生与运行机制。

（三）卫生政策的研究范畴

卫生政策的研究范畴主要包括以下四个方面：

1. 卫生政策与政策环境的关系 卫生政策属于公共政策范畴，因此，任何一项具体的卫生政策，都是在一定的自然环境与公共政策环境下实施，与宏观社会发展、宏观经济政策、法律法规等均存在密切的关系。卫生事业不可能脱离社会主义市场经济的大环境而独立存在和发展，无论政策的制定还是政策的执行和评估都是在现实生活中进行的，因此，任何一项卫生政策都是针对社会环境中出现的某一特定问题或矛盾而制定和颁发的。卫生政策的环境包括政治环境、经济资源环境、法治环境、社会文化环境和国际环境等。

2. 卫生政策系统的主体与客体关系 卫生政策的主体是卫生政策在实际运行过程中的决策者、参议者和参与者等的统称。卫生政策的客体是指卫生政策所作用的对象，包括卫生政策所要解决的卫生问题、规范和制约的人群或个体。认识卫生政策客体是为了掌握和改造政策客体，这是政策客体与政策主体的最本质的关系。要从卫生政策客体的实际出发制定实施政策，要认识和把握具体政策客体的特殊性。

3. 卫生政策的运行机制 卫生政策的运行机制关系到卫生政策的制定、实施、控制、调整和终止等政策运行质量和状况，更关系到政策目标的实现程度。其内容包括卫生政策的运行体系和卫生政策的运行规律。卫生政策运行体系主要由信息系统、咨询系统、决策系统、实施系统和监督系统等构成。政策运行的规律主要包括政策效力作用规律、政策利益调控规律和政策生命周期规律。

4. 卫生政策的方法学研究　国外卫生政策研究主要借鉴公共政策的三类基本研究——行为研究、价值研究和规范研究。行为研究主要回答“是怎样”的问题，侧重于现状描述。价值研究主要回答“喜好什么”的问题，其基本内容包括：因为什么、为谁、为何目的、评价什么、多大风险和应该优先考虑什么等。规范研究主要回答“应该怎样”的问题。规范研究属于认识的范畴，主要应用演绎推理的方法，从抽象的普遍原理出发，得出特定问题的结论。目前国内尚无系统的卫生政策研究方法，国内卫生政策研究常用的方法有：调查研究法、试验研究法和比较研究法。

三、卫生政策的主体与客体

卫生政策是一个复杂的动态系统，要进行卫生政策研究首先必须弄清楚的问题是：政策由谁制定并加以执行，还有谁对政策过程有影响？政策发生作用的对象是什么？影响的范围有多大？这就是卫生政策的主体与客体问题。

（一）卫生政策主体

按照政治学的观点，主体即政治实体，是指制定实施政策并期望政策能达到预期效果的政治实体。卫生政策的主体（subject of health policy）是指卫生政策运行过程的决策者、参议者与参与者的统称，三者共同构成政策活动的组织结构，形成政策运行的主体系统。它主要解决谁来制定、实施、监督和评估政策的问题。政策运行的整个过程都有政策主体起重要作用，没有政策主体的政策是不存在的。政策主体在政策运行过程中起主导作用，因为政策运行过程就是政策主体与政策客体和政策环境相互作用、相互渗透的过程。任何政策活动目标的实现，都离不开政策主体主观能动性的充分发挥，因此，政策主体自身素质状况决定着政策制定、实施、评价和监督活动的状况。另外，政策主体的作用，受到政策环境和政策客体的制约，政策客体和政策环境是政策主体的实践活动的客观前提，不以政策主体的意志为转移，政策主体要改造政策客体和政策环境，必须按照政策客体和政策环境的客观规律进行。

1. 立法机关　立法机关在西方指国会、议会一类的国家权力机构；在我国则主要是指全国及地方各级的人民代表大会及其常务委员会。立法机关是政策主体的一个最重要的构成因素，它的主要任务是立法，即履行制定法律和政策这一政治系统中的主要职责。我国的全国人民代表大会是国家最高权力机关和立法机关，与西方国家的议会属于对应机构，拥有国家的最高立法权、最高任免权、最高决策权和最高监督权。有关卫生法律均需通过全国人大常委会颁布实施，地方性卫生法规则由地方人大常委会颁布实施。

2. 行政机关　行政机关是贯彻执行国家的法律和决策，管理国家的内政、外交等行政事务的机关，它掌握国家行政权力，运用公共政策对国家公共事务进行管理，是立法机构所确立的国家意志的执行者。行政机关可分为中央行政机关即中央政府和地方行政机关即地方政府。在我国，政府作为管理机关，是政策主体的一个重要因素，各级卫生行政机关是卫生政策执行主体。宪法规定，中华人民共和国国务院即中央人民政府，是最高权力机关的执行机关，是最高国家行政执行机关，而地方人民政府是地方各级权力机关的执行机关。国务院享有行政立法权、提案权、监督权、人事权以及全国人大及其常委会所授予的其他方面的职权。

3. 政党　政党，尤其是执政党，是政策主体的一种核心力量。公共政策在很大程度上可以视为执政党的政策。在实行两党制或多党制的国家，只有通过选举取得政权的政党，才能成为直接的政策制定者，才可把它的纲领、主张转变为公共政策。

我国实行的是中国共产党领导的多党合作和政治协商的政党制度。在我国，中国共产党在政策的制定、执行、评估和监控中起着主导作用。这一点体现在党组织对一切国家机构实行组织关系上的统一领导，包括全国人民代表大会在内的所有国家机构的权力最终统一于中共中央和中央政治局。

4. 利益集团 利益集团是最重要的非官方政策主体之一，它在公共政策过程中起着重要的作用。利益集团是基于社会利益的分化和多元化而产生的，是由具有共同的立场、观点和利益的个人组成的社会组织。它的职责就是履行利益聚合功能，一般以保障或增进其成员的利益为最高目标。在西方，利益集团影响公共政策的途径或方式是多种多样的，如游说、宣传、捐款、抗议等。在我国，受历史传统、经济发展状况等因素的影响，利益集团不是很发达，在政策过程中的作用也不明显。随着我国社会主义市场经济体制的不断完善，社会主义政治体制的不断健全以及利益多元化格局的出现，各种利益群体也将形成和发展，成为一种重要的社会力量，并将对政府的政策产生重要影响。

5. 公民 公民或选民是政策主体的一个重要组成部分，或者说是一种最广泛的非官方政策主体。在现代民主社会中，公民通过各种政治参与途径，影响或制约公共政策的制定与执行。在不同的政治体制下，公民作用于公共政策过程的方式、效果不同。在西方国家，公民参与政策过程的方式主要包括投票选举、全民公决、听证会、示威游行、罢工等。在我国社会主义民主政治制度下，人民群众是国家的主人，他们在政策过程中起着重大作用。我国公民参与政策过程的途径是多种多样的，有选举、来信来访，以及经过有关部门批准的游行示威等。

（二）卫生政策客体

卫生政策的客体（object of health policy）是卫生政策所发生作用的对象，或者说，卫生政策主体就哪些问题制定政策。政策客体是相对于政策主体而言的，政策的主体与客体构成了政策过程中的一对矛盾，一方面，政策主体解决政策问题的目标和努力规定着政策客体的范围和性质；另一方面，政策客体也不是消极被动的，它既有内在的结构和类型，也对政策主体起着限制和约束的作用。不同政策研究者重点研究的政策客体有较大的区别。较为普遍的政策客体的划分方法是从事和人的角度将政策客体划分为社会问题和目标群体。

1. 社会问题 从事的角度看，公共政策所要处理的是社会问题。社会上存在各种各样的社会问题，但是不是所有的社会问题都是公共政策的客体，只有那些涉及社会上大多数人利益的、被政府列入议事日程的社会问题才是公共政策的客体。如，社会卫生问题、居民健康问题、教育问题等。如果按照不同的领域来划分社会问题就形成经济领域的问题、社会领域的问题、卫生领域的问题等，其相应形成的政策就成为经济政策、社会政策和卫生政策，可见卫生政策主要是解决卫生领域内的社会问题而形成的政策。

世界卫生组织提出的2000年“人人享有卫生保健”的全球策略，以及实现这一策略的主要途径“初级卫生保健”被认为是世界卫生组织所制定的最基本的卫生政策，其所要解决的问题就是针对当时存在的不同国家之间、同一国家不同人群间健康和卫生服务利用的巨大差别，力图使全体社会成员均有相同的机会获得基本健康。

2. 目标群体 从人的角度看，政策所发生作用的对象是社会成员或社会团体，我们把这些受政策规范、管制、调节和制约的社会成员称为目标群体。不同的政策，所作用的范围不同，所要影响或调节、控制的社会成员及其行为的范围也不同。社会成员及其形成的利益团体所处的地位不同，社会分工不同，产生了不同的利益要求，各种公共政策方案的制定和执行必须注意调整社会成员之间的利益关系，当然政策是保护社会中绝大多数人的利益。了解政策所发生作用的社会卫生问题的性质和特点，了解政策涉及的社会成员的需要、利益和心态，有助于制定出适应具体情况、能被人民群众所普遍接受或能被多数人所理解的政策，有助于政策的顺利执行，充分发挥政策的作用，取得预期的政策结果。

第二节 卫生政策制定过程

案例 4-1

中国最新二胎政策出台

我国政府历来高度重视人口和计划生育工作。20 世纪 70 年代，为控制人口过快增长，缓解人口与经济社会、资源环境的紧张关系，我国开始全面推行计划生育。在全党全社会的共同努力下，计划生育取得了伟大成就，有力促进了经济增长、社会进步和民生改善，为全面建设小康社会奠定了坚实基础。

进入新世纪，我国人口发展呈现出重大转折性变化。人口总量增长势头明显减弱，劳动年龄人口开始减少，老龄化程度不断加深，家庭养老抚幼功能弱化，少生优生成为社会生育观念的主流。顺应人口与经济社会发展的新形势、新特征，中央审时度势、科学决策，党的十八届三中全会启动实施单独二孩政策。在各级各部门的共同努力下，单独二孩政策落地扎实有力，生育水平变动符合预期。

中央高度重视进一步调整完善生育政策工作。按照中央的决策部署，国家卫生计生委会同有关部门全面评估单独二孩政策实施情况，就实施全面二孩政策进行了多方案测算比较和研究论证，深入开展调查研究，广泛听取各界意见，为科学决策提供了重要支撑。

2015 年 10 月 29 日，党的十八届五中全会公报提出，促进人口均衡发展，坚持计划生育的基本国策，完善人口发展战略，全面实施一对夫妇可生育两个孩子政策。这是继 2013 年，十八届三中全会决定启动实施“单独二孩”政策之后，为适应经济社会发展形势，中国人口与生育政策的又一次历史性调整。至此，实施了 35 年的独生子女政策正式宣告终结。2015 年 12 月 27 日全国人大常委会表决通过了人口与计划生育法修正案，全面二孩定于 2016 年 1 月 1 日起正式实施。

“党的十八届五中全会决定全面实施一对夫妇可生育两个孩子政策。这是中央科学把握人口发展规律，站在中华民族长远发展的战略高度、促进人口均衡发展的重大举措。”国家卫生计生委主任李斌认为，实施全面二孩政策，有利于优化人口结构，增加劳动力供给，减缓人口老龄化压力；有利于促进经济持续健康发展，实现全面建成小康社会的目标；有利于更好地落实计划生育基本国策，促进家庭幸福与社会和谐。

思考：

请从政策过程角度分析我国计划生育政策的演变。

卫生政策过程分为卫生政策问题的提出、卫生政策的制定、卫生政策的实施、卫生政策的评估、卫生政策的调整与终止等几个环节。

一、卫生政策问题的提出

制定卫生政策的目的在于解决问题，问题是指实际状态与期望状态之间的差距。问题是客观存在的，任何时代和任何时期，都存在着一些需要重视和解决的问题。如在生产力落后的情况下，人们生活水平低、医学不发达、人均寿命短。随着生产力的发展，科技进步和医疗水平的提高，人均寿命大大延长，又出现了人口老龄化问题。政府作为社会公共事务的管理者，有必要关注并解决某些社会公共问题。但社会上存在的问题为数众多，事实上政府没必要也不可能解决所有的问题，只有政策问题才是政府要解决的问题。例如群众对卫生系统不满，对卫生系统进行改革的迫切要求，只有在特定的条件下才能够成为政策问题。

（一）政策问题的基本特征

政策问题通常具有如下基本特征：

1. 相关性 不同范围、领域、层次的政策问题之间存在着相互联系、相互制约的关系。如人口增长问题影响到教育、卫生、住房、交通、就业等众多相关问题。

2. 主观性 政策问题的成立，除了必须先有若干社会现实的存在为其基本条件外，最重要的还在于人们的主观认定。而这种人为的确认，又因人们的利益、信仰或价值观不同而各异。某一问题在一些人看来非常重大，需要政府采取行动加以解决；而另一些人则可能不以为然，认为没有兴师动众的必要。

3. 历史性 政策问题往往不是突然产生的，而是逐渐形成的，它的产生有一定的历史原因和社会背景。

4. 动态性 随着社会发展和形势变化，政策问题也必然随之处于动态的变化发展之中。

把握政策问题的四个基本特征，有助于我们发现和界定政策问题。

（二）政策问题的界定

对政策问题的界定即问题的诊断阶段，就是对问题进行系统的分析，明确问题的性质和范围，找出问题产生的原因，以便有针对性地确定政策目标。社会生活中有许多复杂的问题，往往使人感到千头万绪，诊断时无从下手。解决复杂问题的办法有两种：一种是全面展开，所有因素一起抓；另一种是突破重点，带动全面。前一种做法是笨拙的办法，后一种做法是省力的办法。在复杂的社会大系统中，真正发现问题不容易，而抓住主要矛盾更不容易。要发现问题，就要在众多的矛盾中，发现起主要作用的矛盾，把主要力量用在解决这类问题上面。

二、卫生政策的制定

制定卫生政策必须有一定的程序，以保证政策的正确性和科学性。卫生政策的制定大致可分为如下过程。

（一）确定目标

抓住问题的主要矛盾后，就要确定有关政策目标。确立目标是政策制定过程中的一个重要阶段。卫生政策目标，是政策制定者要实现的一种理想状态和衡量目标实现的一系列指标。政策目标与政策问题密切相关。正确的政策目标具有导向和激励作用，能大大调动群众的主观能动性和为实现目标而奋斗的积极性，而如果目标选择错误，就会得不偿失。

为保证政策目标的正确性，确立目标时必须注意以下几个问题：

1. 政策目标具体明确 有助于明确政策目标所需要的各种资源，明确制约目标实现的各种可控和不可控条件。目标明确，各个利益相关集团就会明确地表示自己的态度和立场。例如，中国自 2000 年起把医疗机构划分为营利和非营利两类，这个政策的总目标就非常明确，要对所有的医疗机构进行分类管理。相应地，针对不同类别的医疗机构，卫生、财政和税收政策也都有所不同，在操作过程中，政府需要对这些不同的政策进一步具体化。

2. 政策目标有效协调 一个改革政策往往是多目标的，这些目标有主要的，也有次要的，有近期的，也有远期的，有相互补充的，也有相互对立的。政策目标的协调，就是要尽量强调它们之间的一致性、同向性，克服它们之间的冲突性。

3. 政策目标与手段要统一 政策系统往往是多层次的，由总目标和子目标构成。子目标是总目标实现的手段，下一级目标是上一级目标的手段。例如，初级卫生保健是实现“人人享有卫生保健”这个全球健康总目标的手段，它又是改水改厕、健康教育、计划免疫等手段的目标。

（二）制定方案

提出方案是实现目标的必然途径，它是制定公共政策的关键步骤。政策制定的过程，就是方案的比较、选择的过程。

制定政策方案的方法一般有以下几种：

1. 领导和群众相结合的方法　首先由领导者提出政策的初步构想；然后，领导者到群众中去，使自己的想法更切合实际；最后，组成政策起草班子或政策立案部门，根据领导提出的想法和要求，制定出政策方案。

2. 咨询的方法　领导机关提出要解决的问题，由几家专门的政策咨询机构或咨询人员研究提出若干政策方案，从中择优选取。这种方法在发达国家比较通行，它具有不受领导主观意愿局限，决策较为科学化和民主化的特点。在我国和一些发展中国家，这种方法也开始使用。

3. 协调的方法　一些政策的内容往往比较复杂，涉及不同的领域、不同部门或不同方面。这就要求在政策立案中，必须会同有关部门的决策人员加以协调，以统筹兼顾，避免相互之间的矛盾；对于一些重要的问题，还可以召开不同形式、不同人员参加的政策论证会。

提出政策方案应注意以下几点：第一，要进行可行性论证，如政治上是否能为政策实施者所接受，经济上是否具备可用的资源，技术上是否具备达到目标的能力；第二，要进行后果预测，是否能达到目标及差距多少，会引起各方面什么反应，有什么风险，对可能带来的消极后果是否需要提出补救方案；第三，对于能取值的因素进行定量分析，尽量用数量来表达政策，使之精确化；第四，政策方案至少在两种以上，方案之间最好有较大差别，目的是便于比较并能从中选出最佳方案。

（三）方案的验证

政策方案所涉及的大多是间接的数据和可行性分析，但现实生活要比任何方案所能包含的内容都复杂。因此，有必要进行实际验证，以判断备选方案是否能够达到预期的目标。

一般来说，所谓方案验证是指按照若干最有希望的政策候选方案，选择一两个点，进行模拟试验。为了达到真实的效果，通常可采用“实地验证”的方法，即按照拟议中的政策方案，以小量的对象进行实践，通过观察实践中政策方案的实际作用和问题，不断修正原方案中的不足之处，为大规模推行这种政策方案的可行性提供进一步的依据。

方案验证的方法有许多种，通常是采取对比组验证，即选择背景情况大致相同的两个区域，对其中一个实施政策方案中的各项步骤，以对比另一个未受政策影响的区域。这类验证方法要求比较高，而且耗费也比较多。除此之外，还可以利用现有的一些设施，略加改造，进行比较粗糙的相似性试验，观察在某一政策影响下，可能产生的主要影响，以防止重大政策失误。

（四）方案的合法采纳

对政策方案作出抉择之后，未必立即付诸实施。它需要依照一定的法律程序予以审定，即合法化，它才成为真正具有权威性的政策，才能得到有效的执行。例如，中国的卫生相关的政策分为法律、条例和部门规章三个等级，取得合法地位的部门不同，约束力度也不同。卫生相关法律需要经过人大审议通过后发布实施；卫生相关条例需要国务院签署生效；而部门规章则由卫生计生委颁布。让方案获得合法采纳的过程，也是利益相关集团之间利益的协商、协调过程，有的时候要耗费很长的时间。

三、卫生政策的实施

卫生政策制定出来以后，就进入了政策实施阶段。卫生政策实施，指的是把政策内容付诸实施的过程。政策实施的有效与否事关政策的成败。政策实施是一个复杂的过程，它包含了一系列相互衔接的基本环节，而要顺利地完成这些环节以促成政策目标的实现，必须依靠一些必要的执行手段，如行政手段、法律手段、经济手段、思想引导手段等。

卫生政策实施的过程主要包括政策宣传、制定实施计划、物质准备、组织准备、政策实验、全面实施、再决策、协调与监控等环节。

（一）政策宣传

政策宣传是政策实施过程的起始环节和一项重要的功能活动。政策实施是由执行人员、目标对象、社会公众一起协作完成的。要使政策得到有效实施，必须首先统一人们的思想认识。政策宣传是统一人们思想认识的一个有效手段。在进行政策宣传时，要注意遵循以下原则：一是宣传必须准备全面，切忌模棱两可、断章取义，尤其是要防止对政策的故意歪曲；二是形式的多样化，针对不同的宣传对象，应采用多种宣传方式，以使宣传对象能够最快、最准确地理解政策。

（二）制定实施计划

政策实施是一个复杂的动态过程，这个过程要有计划地进行，这是不可缺少的必要步骤，也是保证执行活动有序进行的重要条件。为了在复杂的实施活动中能够根据政策的要求组织、指挥和协调各级各部门政策实施机关和执行人员的行动，必须有一个明确的“路线图”，政策实施计划就是政策实施活动的“路线图”。制定实施计划，一般包括两个方面：一是总体计划，即明确执行部门的责任范围，规定目标要求以及执行目标的期限；二是分期实施的具体计划。有些政策适用期长，政策目标不可能在短期内实施，要将目标分解，确定每一阶段的执行步骤、方法、措施和要求。制定实施计划，应遵循下列原则：一是客观性原则，制订计划必须从实际出发，计划要切实可行、积极可靠；二是适应性原则，编制的计划要有适应环境变化的弹性机制，特别是要有适应意外情况发生的防范机制；三是全面性原则，编制计划要能够统筹兼顾，切忌顾此失彼；四是一致性原则，要求政策执行机构内部各职能部门的工作目标保持一致，上下级的政策目标保持一致，以增强组织上的统一性和方向上的一致性。

（三）物质准备

物质准备是保证政策实施顺利进行的经济基础，是必不可少的环节。物质准备主要是指必需的财力（经费）和必要的物力（设备）两方面的准备。首先，执行者应根据政策实施活动中的各项开支编制预算。预算报经有关部门批准后，才算落实了经费。其次，是必要的设备准备，包括交通工具、通讯联络、技术机械设备、办公用品等方面的准备。只有做好充分的物质准备，才能为有效地实施政策创造有利条件和环境。

（四）组织准备

组织准备工作是政策具体贯彻落实的保障机制，组织功能的发挥情况，直接决定着政策目标的实现程度。组织准备工作一般包括三方面的内容：一是确定政策实施机构。这是组织准备首要的任务。常规性、例行性政策的实施，一般由原执行机构继续承担，不必另设机构，但有时也可用提高原机构地位的方法或者改组机构的方式来保证政策的顺利实施。如果是执行非常规性或者牵涉面比较广的政策，则应组建临时机构，以确保政策的有效实施；一旦政策目标实现后，即行撤销。二是选人用人。政策是要靠人来执行的，所以人力资源是组织中最重要的因素。在组织准备中，最关键的就是选人用人。在选人用人时，应贯彻德才兼备的原则。三是制定必要的管理制度。政策实施必须通过建立和健全相关的管理规章和制度，明确政策实施的具体准则和依据，保证政策实施有一个正常的秩序。这些管理制度主要有目标责任制、检查监督制度、奖惩制度和组织纪律、职业道德、行为规范等。

（五）政策实验

政策实验是政策实施过程中的重要步骤。政策实验是一项新政策在正式推广之前，根据政策目标群体和政策适用范围的实际情况，选择具有代表性的局部地区、范围或群体，使用较少的成本和较短的时间，试行政策的办法。政策实验既可以验证政策，如发现偏差，及时反馈信息，修改和完善政策，又可以从中取得带有普遍指导意义的东西，如实施的办法、步骤、注意事项等，为政策的全面实施取得经验。我国党政机关推行重要的政策，几乎都要经过试点阶段。如新型农村合作医疗试点、医疗改革试点等等。政策实验一定要按照科学的方法来进行，政策实验的步骤大致包括选择实验对象、设计实验方案和总结实验结果三个阶段。

（六）全面实施

政策全面实施是政策实施过程中操作性、程序性最强，涉及面最具体、最广泛的一个环节。全面实施政策要求严格遵循政策实施的基本原则，充分发挥政策实施的功能要素，以保证政策目标的圆满实现。

（七）政策执行再决策

政策执行再决策，是指政策执行主体在政策实施过程中以及政策执行任务完成之后，根据信息反馈对原政策方案所作的必要补充或修正。政策执行再决策的作用是使一项政策的执行能始终顺应主客观的实际情况，灵活地朝着一定的政策目标迈进，使一项政策的实施能在不断地调整过程中趋于完善、合理，从而解决所要解决的政策问题。

（八）协调与监控

政策的协调与监控是贯穿于政策实施全过程的。协调做好了，才能使执行人员及其他有关人员做到思想观念上的认识统一和行动上的一致，才能保证实施活动的同步与和谐，才能提高工作效率，减少或杜绝人力、物力、财力、时间等方面的浪费。监控是政策实施过程的保障环节。在实际的政策实施过程中，常常由于政策执行者认识上的差异等原因，造成对政策理解的失当，或者由于政策制定者与执行者之间存在的利益差别的影响，往往会使政策实施活动偏离政策目标，因而必须对整个实施过程加强监督和控制，以保证政策的全面贯彻和落实。

四、卫生政策的评估

完整的公共政策过程不仅包括科学合理地制定政策，有效地实施政策，还包括对政策效果及其影响的分析评估，以便确定某项公共政策的实际价值和影响。在公共政策评估中，政策绩效包括：公共政策预定目标的完成程度；公共政策的非预期影响；与政府行为相关的各种环境的变化；投入的直接成本和间接成本；公共政策所取得的收益与投入成本之间的比率。在进行评估时，要从整体性、多层次、多侧面、综合性的角度来设定评估标准。美国学者萨茨曼较早提出了政策评估的五项标准，即工作量、绩效、绩效的充分性、效率、执行过程。威廉·N·邓恩把公共政策的评估标准分为六类：效益（effectiveness）、效率（efficiency）、充足性（adequacy）、公平性（equity）、反应性（responsiveness）和适宜性（appropriateness）。卫生政策评估具体能够解答如下问题：解决问题的程度如何；措施合理的程度如何；社会影响和震荡如何；政策问题未解决的原因等。总的来说，卫生政策评估是一个系统过程，需要按照评估标准全面收集信息，进行定性和定量分析，提出对卫生政策是否延续、调整或终止的建议。通过政策评估，还能够对政策过程的诸阶段进行全面的考察和分析，总结经验，吸取教训，为以后的政策实践提供良好的基础。

五、卫生政策的调整与终止

政策的调整与终止是公共政策周期的最后一个环节。政策评估完成以后，政策有时就终止了，有时得到重要的调整。然后，由于政策的重构和再次实施，又开始了新的一轮政策循环。政策本身是一个运动、发展的过程，旧的政策渐趋终结，新的政策不断产生，从而形成政策循环往复的周期现象。

（一）卫生政策的调整

卫生政策调整指卫生政策主体依据政策评估的结果，对原有政策中不适应政策对象和政策环境变化的部分，采取渐进的方式，进行增删、修正和更新，以便达成预期政策效果的一种政策行为。

卫生政策的调整主要有以下几种形式：

1. 政策的修正 是在保持现行政策基本框架不变的前提下，对其具体内容和目标、适用范围和时间所作的修改和订正。

2. 政策的增删 是在保持现行政策基本框架不变的前提下，对其具体内容和目标、适用范围和时间等进行增补和删减。

3. 政策的更新 是对实施中的现行政策所作的变革。政策更新通常是在一个国家的政治、经济生活出现重大变革的时期发生的政策调整形式，或者撤旧换新，或者从无到有。

4. 政策的撤换 是对实施中的已经失去了合理性和科学性的政策所采取的调整形式。

卫生政策调整通常被看作是政策方案的重新制定和执行的过程，因此政策调整的一般程序是：重新界定问题、拟订调整方案、选择调整方案、实施调整方案。

（二）卫生政策的终止

卫生政策终止是政策决策者通过对政策或计划进行慎重的评估后，采取必要的措施，以中止那些过时的、多余的、不必要的或无效的政策或计划的一种行为。由于政策终止涉及一系列的人员、机构和制度等复杂因素，因此，政策终止会遇到许多困难或障碍，这就要求政策决策者运用高度的智慧和技巧，采取灵活的策略，加以妥善处理。

一般而言，政策终止的主要形式有如下几种：

1. 政策废止 指的是终止政策的执行。这是我国政府用来终止那些过时或失效的政策最常见的方式。

2. 政策替代 指的是新政策代替旧政策，但所面对的问题不变，所要满足的要求不变。在这里，新政策是对旧政策的补充、修正，目的是更好地解决旧政策所没有解决好的问题，以充分实现政策的目标。

3. 政策合并 指的是将所终止的政策内容并入到其他已有的政策中，或是将两项或多项被终止的政策合并成一项新的政策。

4. 政策分解 指的是当原有的政策由于内容繁杂、目标众多而影响到政策绩效时，将原有政策的内容按照一定的原则分解成几个部分，每一部分形成一项新政策。

5. 政策缩减 指的是采用渐进的方式对政策进行终结，为了缓冲政策终结所带来的巨大冲击，通过逐步减少对政策的投入，缩小政策实施的范围，放松对政策实施的控制等等，最终达到终止政策实施的目的。

6. 政策的法律化 一项经过长期实行，确实有效的政策，为了提高其权威性和强制力，经过立法机关或授权立法的行政机关的审议通过，上升为法律或行政法规。这是另一种意义上的政策终结。

第三节　卫生政策分析方法

一、政策分析的含义

政策分析（policy analysis）这一概念，是美国经济学家林德布洛姆首先使用的，他在1958年发表了《政策分析》一文，用“政策分析”表示一种将定性与定量相结合的渐进比较分析的类型。正如对公共政策的理解不同，学者们对政策分析的概念也做了不同的界定。综合比较学者们对政策分析的定义，我们认为政策分析是把科学的知识和方法应用于政策的选择和实施问题的解决，是在公共政策领域内创造和应用知识的复杂的社会过程。政策分析的目的在于寻找解决公共问题的适当方案。卫生政策分析会关注卫生系统的不同方面，指导某些具体问题或疾病的政策执行，如烟草控制、生殖健康等。

二、卫生政策分析的一般性方法

卫生政策分析的一般性方法主要指在卫生政策研究与分析的过程中，在各个环节都可以使用的方法。

（一）系统分析方法

按照系统论的观点，任何系统都是由子系统构成的，而构成系统的子系统、单元和要素之间及其与环境之间是相互作用又相互联系的，这就是系统的相关性。其含义有三：其一，系统内部子系统之间、单元之间、要素之间存在着密切的联系；其二，系统要素与系统整体之间存在着密切的联系，包括两方面内容，一方面，系统整体的性质、规律对系统要素有着规定和制约作用，另一方面，系统要素的变化也会引起系统整体的变化；其三，系统与环境之间存在着相互制约、相互依赖的关系。因此，一般可将系统界定为是由若干处于相互联系之中并与环境发生相互作用的要素或部分所构成的整体。

目前，系统分析作为一种一般的科学方法论，已被各国所认可和采用，并广泛用于研究领域之中，特别是在有风险和不确定性的政策制定以及公共政策系统的改进上。这一分析方法的特征是把政策问题看成一个动态系统，并将其放在整个社会的大系统中去考察，确定其位置、所起的作用、独有的特征以及和其他社会系统的相互关系。它将分析与综合有机地结合，并努力运用最新的科学技术，定量、准确地描述对象的运动状态与规律，为解决如政策系统这一类复杂系统问题，提供研究的新途径。在政策分析中，若明智地运用系统方法，将会改善所制定的政策质量；若完全缺乏系统分析，将会使复杂系统中的情况恶化。

（二）个人判断法

个人判断法是指依靠专家个人对政策问题及其所处环境的现状和发展趋势、政策方案及其可能结果等作出自己的判断的一种创造性政策分析方法。这种方法先征求专家个人的意见、看法和建议，然后对这些意见、看法和建议加以归纳、整理而得出一般的结论。

（三）头脑风暴法

头脑风暴法是一种常用的专家会议法，不仅被用于界定问题，而且可用于查明解决问题的思想、目标和策略。它可以用来产生大量关于解决问题的潜在解决方法的建议。头脑风暴法侧重于集体的智慧而非个人的特长。

头脑风暴涉及相对有组织或无组织的活动，并受研究人员所持的目标和实际情况的限制。相对无组织的头脑风暴常常发生在政府机构和公共或私营的“思想库”，在这些地方，对政策问题的讨论是非正式的，在很大程度上是自发的，包括若干科学的学科或领域的通才和专才之间的相互作用。开展头脑风暴也可以是有组织的。有不同的方法来使集体讨论得以协调和集中。这些方法包括：建立一个连续的决策研讨会机制，它由积极性极高的专家参加，在若干年内频繁地进行讨论，并尽量避免常规会议拘束的气氛。使头脑风暴活动得以协调和集中的另一个做法是构建或虚拟情景，它是对假设的未来事件的概述，这些事件可能影响某个问题。情景模拟曾被用于探讨潜在的公共卫生危机。它包括创造性地运用想象来描述某一情景的某些方面。

（四）德尔菲法

20 世纪 60 年代之后，一些政策分析者在传统的德尔菲法技术基础上加入价值分析等因素，发展出政策德尔菲法，突破了传统德尔菲法的局限，以便分析更复杂的政策问题。

（五）情景分析

又称脚本法或者前景描述法，是 20 世纪 70 年代末兴起的一种有效的预测技术。情景分析是以一系列假设为依据，对政策环境的未来情况进行描述并作出预测，是对所要分析、设计和评估的系统或政策环境的未来情况所作的描述或预言。它是一种定量与定性分析相结合的方法，是在预测基础上，考察方案随其影响因素变化而变化的方向和程度。其最大优势是使决策者能发现未来变化的某些趋势和避免两个最常见的决策错误：过高或过低估计未来的变化及其影响。

（六）运筹博弈

博弈是指利害关系对立的各方按照一定的规则行动，每方都为使自己获胜而根据他方所采取的策略或手段来确定自己的对策的活动或行为。运筹博弈是由人参与的模拟活动，博弈的局中人（参与者）通过扮演各种角色来相互影响，从而模拟个人、团体或社会经济部门的行为。运筹博弈有两种基本类型，即人—机博弈和人工博弈。前者是同时使用计算机和人工的博弈类型，其中包含了计算机和在一个被研究系统中扮演角色的人。后者是不需要由计算机模拟而由人直接参与的博弈。

三、卫生政策分析的特殊性方法

由于政策过程是紧密相联的，政策研究各阶段的研究方法也就具有一般性和特殊性之分。在政策制定科学程序中，每一个步骤都有各自的目的、目标和操作步骤，为了实现这些目的、目标，需要特殊的研究方法。

（一）政策问题分析的主要方法

政策问题分析的主要方法有历史分析法、因素分析法、假设分析法。

1. 历史分析法 是对政策问题进行细致的纵向分析的方法。它是一种带有明确的目的性，从档案、报表、书刊、报纸和其他有关历史文献中搜集资料，用于分析研究政策问题的方法。

2. 因素分析法 是指政策研究和制定人员运用科学的方法和技术，从纷繁复杂的调查资料中寻找出若干对政策问题的产生、发展起作用的因素，进行系统而周密的归纳和剖析，探索对政策问题起重要或关键作用的因素，掌握影响政策问题发展变化的症结，了解政策问题运动规律的方法。

3. 假设分析法 是政策研究人员，根据政策问题的事实资料，依据科学原理和推理，对政策问题某些不确定性方面进行创造性的假设，然后对政策问题作进一步分析和研究的方法。

（二）政策目标分析的主要方法

政策目标分析方法的选择和运用必须紧紧围绕政策目标分析要素来进行，针对每个分析要素的重点和应取得的结论来选择方法。政策目标分析要素包括：政策目标可行性的分析、政策目标间关系的分析、预估政策目标的可能效果、根据政策目标分析提出建议。

1. 政策目标的可行性分析　多采用定性分析方法，如专家调查法、专家意见法等。

2. 政策目标间关系的分析　常用的方法有层次分析法、相关树技术、聚类分析法、大系统分解法、相关分析法、专家综合评分法、多目标分析的综合方法等。除上述方法外，还有许多定性方法，如头脑风暴法、帕登法、德尔菲法等，都可用于政策目标间关系的确认。

3. 预估政策目标的可能效果　主要应用预测类方法，如专家预测法、德尔菲法、头脑风暴法、趋势外推法等。

（三）政策方案设计的主要方法

政策方案设计的方法主要是政策方案如何设计、如何形成的方法。政策方案设计的方法主要以创造类方法、智囊方法为核心。德尔菲法、专家预测法、头脑风暴法、相关树技术法等都是设计方案的重要方法，除此之外还有偶然联想链法、哥顿法、对演法、类比启发法、稽核问题表法等方法。

（四）政策方案优选的方法

政策方案优选的方法大体可以分为两大类：一类是依靠民主评议、专家主观打分的方法，来确定最优备选方案；一类是运用数量化处理手段，进行方案的比较优选。常见的定量优选方法有直接比较法、综合比较法、价值分析法、多重标准决策方法等。

（五）政策试验的实施方法

政策试验是一项很复杂的直接调查活动，也是一项开拓性的工作。为了寻求事物发展的规律性，制定出科学的方针政策，试验者在试验过程中，要敢于打破旧观念、旧框框的束缚，能够有所发现、有所创造。在政策试验过程中，一些具有开拓性、创造性的方法有假想构成创造法、背逆方法等。

（六）政策评估的方法

政策评估是对政策方案所作的分析。政策评估活动实质上是一种价值判断。政策评估的方法有前后对比法、对象评定法、专家判断法、自评法等。

第四节　中国卫生方针政策

方针是公共政策的一种表现形式，中国卫生工作方针是我国卫生政策的一种表现形式，从政策的类型看属于国家的基本政策。卫生工作方针（health work policy）是在总结卫生工作实践经验并吸收国际先进科学成就的基础上形成的，并随着政治、经济、文化和医学科学技术的发展而充实新的内容，使之不断地完善和提高。

新中国成立后，特别是改革开放以来，我国的卫生事业有了很大的发展，取得了举世瞩目的成就，卫生服务体系基本形成，卫生队伍初具规模，卫生科技水平迅速提高，医药生产供给能力显著改善，中医药事业得到继承和发扬。卫生改革取得成效并逐步深化，法制建设不断加强，爱国卫生运动深入开展，部分严重危害人民健康的疾病已得到控制或基本消灭，人民健康水平显著提高，平均期望寿命由建国前的35岁提高到2010年的74.8岁，婴儿死亡率由200‰下降到2014

年的 8.9‰，孕产妇死亡率由建国初 1500/10 万下降到 2014 年的 21.7/10 万。60 多年来，卫生工作对于促进我国社会主义现代化建设事业的发展发挥了重要作用，广大卫生工作者为保护和增进居民健康做出了重大贡献。所有这些成绩的取得都离不开国家总的卫生方针指导，国家卫生方针对于卫生事业的发展起着重要的导向作用。

一、历史沿革

我国卫生工作方针发展的历史可以追溯到新民主主义革命时期，当时中国共产党非常关注卫生事业的发展。毛泽东在《中国红色政权为什么能够存在？》一文中，认为“建设较好的红军医院”是巩固根据地所必须做好的大事。“预防为主”的方针、“防治结合”的原则、“中西医两法治疗”的方向、“群众卫生运动”的方法以及乡村卫生机构的有序建立，一系列卫生政策的制定及实施，有力地保障了解放区军民的健康，也为新中国卫生工作方针及具体政策的制定积累了适合中国国情的丰富经验。

新中国成立后，1949 年 9 月，中央人民政府卫生部和中国人民解放军军事委员会卫生部召开了全国卫生行政会议，初步确立了全国卫生建设的总方针“预防为主，卫生工作的重点应放在保证生产建设和国防建设方面，面向全国农村、工矿、依靠群众，开展保健工作”。

1950 年 8 月，中央人民政府卫生部和军委卫生部联合召开的第一届全国卫生会议上，确定了我国卫生工作三大原则为：面向工农兵，预防为主，团结中西医。1950 年 9 月，中央人民政府政务院第 49 次政务会议正式批准了卫生工作三大原则。

1952 年 12 月，在第二届全国卫生会议上认真总结了反对细菌战开展爱国卫生运动的成绩和经验，根据周恩来总理的建议，增加了“卫生工作与群众运动相结合”，这样就形成了新中国卫生工作四大原则：面向工农兵，预防为主，团结中西医，卫生工作与群众运动相结合。这四大原则以后也被称为卫生工作的四大方针。

20 世纪 80 年代以前中国卫生工作成为发展中国家楷模乃至世界的典范，我国卫生工作方针得到有效执行和实施是卫生事业发展取得成功的重要原因之一。

二、卫生工作方针的演变

由于卫生工作四大方针的贯彻执行，我国的卫生状况在较短的时间内有了明显的改善。例如在 3 年经济恢复时期（1949～1952 年），很快废除了娼妓制度，依靠和发动社会力量同性病做斗争，使性病很快得到控制，最后达到了基本消灭。在全国有效范围内禁绝吸食鸦片，也是发动群众在短期内完成的。天花、鼠疫、霍乱等烈性传染病也在全国范围内得到了控制或消灭，其他如血吸虫病、黑热病等地方病的防治都取得了较好的效果。经过几十年的努力，我国卫生工作取得了巨大成绩，人民的健康水平已经进入了国际先进行列。

随着社会、经济、文化和科学技术的发展，我国卫生工作发生了巨大的变化。20 世纪 80 年代以后，随着改革开放这一宏观政策的发展和社会主义市场经济体制的确立，卫生工作的主要问题也不断衍变，20 世纪 50 年代初期形成的卫生工作四大方针，已不能完全适应新时期卫生工作发展的形势。因此，必须对卫生工作方针进行调整，制定新时期的卫生工作方针。

1984 年六届人大《政府工作报告》中提出“预防为主，城乡兼顾，中西医结合”的卫生工作方针，这对调整当时的实际工作有一定的针对性。知识分子政策得到了一定程度上的落实，一些高级知识分子从农村调回城，安排适当的工作；城市卫生机构恢复正常工作。

1990 年 5 月，卫生部与国家中医药管理局联合成立《中国卫生发展与改革纲要》起草小组。小组提出了卫生工作的基本方针是：贯彻预防为主，依靠科技进步、动员全社会参与，中西医协调发展，为人民健康服务。此方案上报中央，经中央同意，列入《中共中央关于制定经济和社会发展十年规划和“八五”计划的建议》的内容。

1991年4月，七届人大四次会议讨论通过了《国民经济和社会发展十年规划和第八个五年计划纲要》，将卫生工作基本方针修改为：贯彻预防为主，依靠科技进步，动员全社会参与，中西医并重，为人民健康服务。从而确定了我国卫生工作方针的基本框架。此后，在卫生管理学界和卫生行政主管部门中，对我国卫生工作方针及与之相关的我国卫生事业的性质以及卫生工作在国家社会经济发展中的地位和作用，仍在进行着讨论。特别为准备全国卫生工作会议所进行的一系列座谈讨论，为制定卫生工作方针起到了集思广益的作用。

三、新时期的卫生工作方针

中共中央国务院1996年12月召开了全国卫生工作会议，会议讨论通过的《中共中央、国务院关于卫生改革与发展的决定》中明确指出，中国新时期的卫生工作方针是：以农村为重点，预防为主，中西医并重，依靠科技与教育，动员全社会参与，为人民健康服务，为社会主义现代化建设服务。

新时期卫生工作方针可以划分为三个组成部分：第一部分是卫生工作的战略重点，包括以农村为重点、预防为主、中西医并重；第二部分是卫生工作的基本策略，包括依靠科技与教育、动员全社会参与；第三部分是卫生工作的根本宗旨，包括为人民健康服务、为社会主义现代化建设服务。

新时期卫生工作方针的基本内容如下：

（一）以农村为重点

农村卫生工作是我国卫生工作三大战略重点的第一个重点。农村卫生工作历来受到了党和国家的高度重视，毛泽东同志早在20世纪60年代就提出“把医疗卫生工作的重点放到农村去”。在党和政府的关怀下，农村卫生工作有了很大的发展，积累了丰富的经验，县乡村三级医疗预防保健网、乡村医生队伍、合作医疗制度曾是我国农村卫生工作的“三大支柱”。近年来，我国政府又提出农村卫生是卫生工作的三大战略重点之一。因为从全国情况来看，农村卫生工作依然是个薄弱环节，面临着许多困难和问题，因病致贫、因病返贫是制约农村经济和社会发展的重要因素。另外，城乡之间及不同地区卫生资源配置、医疗卫生条件和人民健康水平差距有进一步扩大的趋势。因此，必须大力加强农村卫生工作。

做好农村卫生工作、保护和增进农民健康，是各级党和政府义不容辞的责任，农村卫生工作对于深化农村改革，对于推进农村经济和社会全面协调发展，对于加强农村物质文明和精神文明建设具有十分重要的意义。农村卫生工作主要包括下面几个重点。

1. 全面落实农村初级卫生保健工作　初级卫生保健是包括医疗、预防、保健和环境卫生的综合体。农村初级卫生保健工作是我国今后一段时期内农村卫生工作的重点，《农村卫生改革与发展的指导意见》要求地方各级人民政府要认真贯彻“预防为主”的方针，高度重视发展农村初级卫生保健工作，将其纳入国民经济和社会发展规划，并随着农村经济发展逐步提高初级卫生保健水平。要制定分阶段实施方案，统筹安排人力、物力和财力，重点控制传染病、地方病，预防慢性非传染性疾病；做好基本医疗服务、妇幼保健、老年保健、改水改厕等工作；积极推进“九亿农民健康教育行动”，普及医药科学知识，倡导文明健康的生活方式。到2010年，努力使我国农村卫生工作整体水平有较大提高。

2. 健全农村卫生服务网络建设　要优化县（市）、乡、村卫生资源配置，调整农村卫生服务网络功能，改善服务质量，提高服务效率。切实办好县医院，提高其综合服务能力。继续加强县级卫生防疫、妇幼保健机构和乡镇卫生院的建设，基本实现“一无三配套”（无危房、房屋、人员、设备配套）的目标。乡镇卫生院要切实做好预防保健工作，努力提高医疗质量，重点加强急救和产科建设。村级卫生组织以集体办为主。乡村卫生组织的经营管理形式可根据各地实际情况确定。

3. 巩固与提高农村基层卫生队伍 合理解决农村卫生人员待遇，村集体卫生组织的乡村医生的收入不低于当地村干部的收入水平。要制定优惠政策，鼓励大专以上毕业生到县、乡卫生机构工作。禁止非卫生技术人员进入卫生机构的业务技术岗位。通过多种形式培训，使绝大多数乡村医生达到中专水平。医药卫生院校要做好定向招生和在职培训工作，为农村培养留得住、用得上的人才。

4. 积极、稳妥地发展和完善新型合作医疗制度 新型合作医疗对于保证农民获得基本医疗服务、落实预防保健任务、防止因病致贫具有重要作用。举办新型合作医疗，要坚持民办公助和自愿参加的原则，通过宣传教育，提高农民自我保健和互助共济意识，动员农民积极参加。要因地制宜确定合作方式、筹资标准、报销比例，逐步提高保障水平。要加强科学管理和民主监督，使农民真正受益。力争在我国农村多数地区建立起各种形式的新型合作医疗制度，并逐步提高社会化程度，有条件的地方可以向社会医疗保险过渡。

5. 加强城市支援农村、发达地区支援贫困地区和少数民族地区的卫生事业建设 为了使支援农村和支援贫困地区的工作长期坚持下去，真正落到实处，应在各级政府领导下，统筹规则，明确任务，划片包干，分工负责，实行目标管理。支援工作的重点，应放在人员培训、技术指导和设备支持上，以帮助被支援单位提高技术水平和管理水平，提高服务能力。这样有利于加快农村和贫困地区、少数民族地区卫生事业的发展。

（二）预防为主

预防保健是我国卫生工作三大战略重点的第二个重点。预防为主是建国初期所制定的卫生工作四大方针之一；新时期的卫生工作方针继续把预防为主确定为主要内容，不仅是新中国成立以来卫生工作宝贵经验的总结，也是世界卫生工作发展的潮流。

1. 预防为主是我国控制疾病形势的需要 20 世纪 50 年代以来，我国以急性传染病、寄生虫病和地方病为主要防治对象的第一次卫生革命，取得了举世公认的成就。但是，由于影响疾病流行的社会环境因素依然存在，特别是新的经济体制带来的人口和物资大量流动，造成部分疾病的播散，原来一些局部性的传染病，发病日趋广泛化，如 2003 年 SARS 的爆发流行不仅极大地消耗卫生资源，而且给社会经济的发展带来极大的影响；某些已经消灭的传染也死灰复燃，传染病、寄生虫病和地方病的防治任务依然十分严峻。第一次卫生革命的任务尚未完成，同时，以慢性非传染性疾病和退行性疾病为主要防治对象的第二次卫生革命也已经来临，我国卫生工作的任务非常艰巨。但是，目前我国的防治力量尚不能适应防治慢性非传染性疾病的需要，更缺乏群体性防治的系统经验。两次卫生革命的艰巨任务，要求卫生工作必须坚持预防为主的方针。

2. 各级政府对公共卫生和预防保健工作要全面负责 加强预防保健机构的建设，给予必要的投入，对重大疾病的预防和控制工作要保证必需的资金。预防保健机构要做好社会群体的预防保健工作。医疗机构也要密切结合自身业务积极开展预防保健工作。要宣传动员群众，采取综合措施，集中力量消灭或控制一些严重危害人民健康的传染病、地方病和慢性非传染性疾病。

3. 认真做好“五大卫生”工作 改善生活、生产、工作、学习、娱乐场所的卫生条件，加强环境卫生监测和职业病防治，保护人们的健康权益。

4. 依法保护妇女儿童健康 努力提高出生人口素质，降低婴幼儿死亡率、孕产妇死亡率，实现《中国儿童发展规划纲要》和《中国妇女发展纲要》的目标，积极推行计划免疫保偿制和妇幼保健保偿制。同时，积极开展老年人保健和老年病防治工作。

5. 加强卫生宣传，开展健康教育，是贯彻预防为主方针的重要措施 为适应医学模式的转变和两次卫生革命的需要，要采取多种形式，加强全民健康教育，提高广大群众的健康意识和自我保健能力。普及医药科学知识，教育和引导人民群众破除迷信，摒弃陋习，养成良好的卫生习惯和健康、文明的生活方式。

（三）中西医并重

中西医并重是我国卫生工作三大战略重点的第三个重点。党和政府历来十分重视中医药事业，毛泽东同志在建国初期就指出“中国医药学是一个伟大的宝库，应当努力发掘，加以提高”。新中国成立以来，在党的团结中西医方针的指导下，中医药事业的发展取得了伟大的成就。新时期提出中西并重的方针，是以往团结中西医方针的继承和发展，是振兴中医药和中医药走向世界的政策保证。

1. 中医药学是中华民族的优秀传统文化，是我国卫生事业的重要组成部分和独具的特色与优势　中医药与现代医药互相补充，共同承担保护人民健康的任务。各级党委和政府要加强对中医药工作的领导，认真贯彻中西医并重的方针，逐步增加对中医药的投入，为中医药发展创造良好的物质条件。中西医要加强团结，互相学习，取长补短，共同提高，发挥各自的优势，积极探索中西医结合的途径和方法。

2. 正确处理继承与创新的关系　既要认真继承，又要勇于创新。要努力发挥中医药在医疗卫生保健服务方面的特色和优势，遵循中医药理论体系，积极利用现代科学技术，发展中医理论和实践，拓宽中医药服务领域和服务功能，提高防治疾病水平。充分利用现代高科技，在中医药基础理论、传统技术挖掘、疾病防治手段开发等方面加强研究，力争有新的突破，实现中医药现代化。

3. 加强中医医疗机构建设　要改善技术装备条件，拓宽服务领域，加强优势专科和特色科室建设，提高服务效率和效益，不断满足人民群众对中医药的需求。

4. 改革、完善中药材生产组织管理形式　实行优惠政策，保护和开发中药资源。积极进行中药生产企业改革，推进中药生产现代化。中药和中药材经营按照少环节、多形式、渠道清晰、行为规范的原则，逐步形成统一、开放、竞争、有序的流通体制。加快制订中药和中药材的质量标准，促进中药、中药材生产和质量的科学管理。

5. 根据中医药发展需要，多种形式培养中医药专业人才，努力造就新一代名中医　要认真总结高等中医药院校的办学经验，深化中医药教育改革。继续做好名老中医药专家学术思想和经验的继承工作。加强重大疾病防治、中药生产关键技术、中医复方以及基础理论的研究，力争有新的突破。积极创造条件，使中医药更广泛地走向世界。

（四）依靠科技与教育

依靠科技与教育是卫生工作的基本策略之一，是落实科学技术是第一生产力思想和科教兴国战略的具体表现，也是新中国成立以来卫生工作长足发展基本经验的总结。医疗卫生是科技密集型、知识分子比较集中的行业，防治各种疾病，提高医疗卫生服务的质量，都离不开医学科技的发展和医学人才的培养，发展科学技术和培养医学人才是发展卫生事业必不可少的基本条件，必须提高到卫生工作方针的高度予以重视。

1. 加强医学科学技术研究　针对严重危害我国人民健康的疾病，在关键性应用研究、医学基础性研究、高科技研究方面，突出重点，集中力量攻关，力求有所突破，使我国卫生领域的主要学科和关键技术的科技实力逐步接近或达到国际先进水平。

2. 深化卫生科技体制改革　优化结构，分流人员，增强卫生科研机构的活力。保证重点卫生研究机构和重点学科、实验室的投入和建设，大力促进科技成果的转化和应用，推广适宜技术，促进卫生科技与防病治病的有机结合。高度重视科技信息的有效利用和传播。

3. 办好医学教育，培养一支适应社会需求、结构合理、德才兼备的卫生专业队伍　深化高等医学教育改革，提高教育质量和办学效益。完善研究生培养和学位制度以及继续教育制度。加快发展全科医学，培养全科医生。高度重视卫生管理人才的培养，造就一批适应卫生事业发展的职业化管理队伍。重视学术带头人和技术带头人的培养，努力创造条件，使优秀人才尤其是中青年人才脱颖而出。各级各类卫生专业教育，都要突出职业道德教育，为全面提高卫生队伍素质打好基础。

（五）动员全社会参与

动员全社会参与是建国初期卫生工作四大原则中“卫生工作与群众运动相结合”的发展和完善，是卫生工作的又一项基本策略。全社会广泛参与的最好例证是爱国卫生运动，其在控制和消灭传染病中发挥了重大的作用。动员全社会参与，包括了各级党政领导重视、社会各部门协作配合和广大人民群众积极参与。

1. 各级党政领导重视 发展卫生事业，做好卫生工作，保护和增进人民健康，是各级党委和政府的重要职责。发展经济、促进社会进步的必要条件是保护和提高广大人民群众的健康水平。卫生工作做好了，人民群众健康水平提高了，就能创造较为良好的经济发展和社会进步的条件。卫生工作与人的生老病死密切相关，关系到每个人的切身利益，也体现党和政府对人民群众的关怀。各级党政领导要深刻认识卫生工作的重要性，切实加强对卫生工作的领导。一个地区卫生工作的好坏，人民健康水平提高的程度，要作为领导干部任期目标责任制和政绩考核的重要内容。

2. 社会各部门协作配合 发展卫生事业，保护和增进人民健康是一项庞大的社会系统工程，单靠卫生部门的力量是不能取得成功的。必须坚持“大卫生观”，在各级党委和政府的统一领导下，充分发动社会各有关部门协作配合，各尽其责，共同做好卫生工作。卫生部是国务院卫生工作的行政主管部门，负责对全国卫生工作统一规划，实行全行业管理和监督。各级计划、财税、物价、农业等有关部门要认真履行自己的职责，积极参与和支持卫生事业，努力为卫生改革和发展创造必要的条件。宣传、教育、科普等部门，要广泛宣传卫生事业的重要性，普及医学科学和卫生保健知识，提高全社会的文明卫生意识。

3. 人民群众积极参与 广大人民群众积极参与卫生工作，是我国卫生事业发展的成功经验。只有把广大人民群众发动起来了，各项社会卫生活动才能开展起来，各项卫生工作任务才能落到实处，从环境卫生的改善到改水、改厕任务的落实，都要依靠广大人民群众的积极参与。同时，只有把广大人民群众积极性调动起来，自觉学习卫生知识，提高自我保健意识与能力，才能把人民群众由单纯的保健对象，变成一个既是保健对象，又是保健工作的积极参与者，从而使卫生工作具有了更加坚实的群众基础。

（六）为人民健康服务，为社会主义现代化建设服务

为人民健康服务，为社会主义现代化建设服务，是我国卫生工作的根本宗旨，是卫生工作方针的核心，所有一切都是围绕这个目的进行的，反映了社会主义卫生事业的性质，指明了我国卫生工作的方向。“为人民健康服务”的方针与新中国成立初期“面向工农兵”的提法相比，更为全面和精确地阐明卫生事业的宗旨。卫生工作为社会主义现代化建设服务，是把卫生工作明确地纳入社会经济发展的总规划体系，并要求卫生事业发展与国家经济和社会发展相协调；卫生事业与社会经济发展是互相促进和互相制约的，卫生事业发展既是经济发展的前提和保证，也是经济发展的直接体现。卫生事业只有通过为人民健康服务才能保护好社会生产力，为社会主义现代化建设服务。

四、我国卫生改革与发展政策

改革开放以来，针对我国原有医疗卫生体制存在的弊端，结合新时期卫生事业发展的实际情况，党和政府对我国的医疗卫生体制进行了改革。这一改革经历了五个发展阶段。

（一）第一阶段：1978～1984 年

这一阶段医疗卫生体制改革的主要内容是加强医疗机构内部的管理，同时对医疗卫生体制进行了初步的探索。

1978 年 12 月，党的十一届三中全会作出了将全党的工作重点转移到社会主义现代化建设和改革开放的战略决策。根据中共中央的战略决策和方针，卫生部门开始着手对我国的医疗卫生体制进行改革。1979 年 4 月 28 日，卫生部、财政部、国家劳动总局联合发出《关于加强医院经济管理试点工作意见的通知》，提出医院应实行定额管理制度，即定任务、定床位、定编制、定业务技术指标、定经费补助，建立岗位责任制和科学规章制度。随后便在部分县以上医院进行了试点。1980 年，国务院批转了卫生部《关于允许个体开业行医问题的请示报告》。此后，在一些城镇和农村开始出现了个体承包、个体开业行医等形式，从而打破了国有、集体医疗机构的一统天下。1981 年 3 月 18 日，卫生部下发了《医院经济管理暂行办法》和《关于加强卫生机构经济管理的意见》。1982 年 1 月和 4 月，卫生部先后发布了《全国医院工作条例》和《医院工作制度》等文件。根据上述文件的精神，各地加强了对卫生机构的管理。许多医疗卫生单位开展增收节支，讲求经济效益，减少了亏损；一些医疗卫生单位对公费医疗和劳保医疗实行按成本收费的办法，在一定程度上改善了医院的经济状况。与此同时，一些医疗机构进行了管理制度和管理方法的改革，建立了各种形式的管理责任制，如实行院（所、站）长负责制，扩大自主权，干部实行聘任制，工人实行合同制等。

经过改革，我国的医疗卫生体制开始出现了多样化的办医格局，医疗卫生机构的效率和活力有所增强，卫生事业有了较快的发展。但这一阶段的改革还是初步的，是为以后的全面改革作准备的时期。

（二）第二阶段：1984～1992 年

这一阶段医疗卫生体制改革正式启动。这一时期医改的基本思路是“放权让利，扩大医院自主权，放开搞活，提高医院的效率和效益”，基本做法则是“只给政策不给钱”。

1985 年 4 月 25 日，国务院批转卫生部《关于卫生工作改革若干政策问题的报告》。为推动改革，文件明确规定开展医疗卫生体制改革的政策：发展全民所有制卫生机构，实行中央办、地方办和部门办同时并举的方针；扩大全民所有制卫生机构的自主权；积极发展集体卫生机构；支持个体开业行医；改革收费制度，根据不同情况，适当提高收费价格。为进一步增强医疗卫生机构的活力，扩大医疗卫生服务，1989 年 1 月，国务院批转了卫生部、财政部、人事部、国家物价局、国家税务局《关于扩大医疗卫生服务有关问题的意见》，提出了开展有偿服务，进一步调整医疗卫生服务收费标准，卫生事业单位实行“以副补主”、“以工助医”等政策。

经过改革，初步建立起了符合我国实际的以公有制为主体、多种办医形式并存的所有制结构，进一步增强了我国医疗卫生机构的活力，扩大和提高了我国医疗卫生机构的服务能力和自我发展的能力，基本上解决了医疗卫生服务供给不足的问题。但这一阶段的改革主要限于医疗卫生服务的主体方面，而对医疗卫生的保障体制、医药卫生体制等领域则鲜有涉及。同时，在以“放权让利”为取向的改革中，由于对医疗卫生的特殊性认识不足、忽视和降低了政府的投资和监管责任、缺乏相关配套政策和措施等原因，致使医疗卫生机构的趋利行为日益严重，这是造成群众“看病难、看病贵”的主要原因。

（三）第三阶段：1992～2000 年

这一阶段医疗卫生体制改革进一步向前推进，改革的内容主要涉及城镇职工医疗保障制度、医药卫生体制、城市卫生服务体系等方面。

为建立适应社会主义市场经济环境的医疗卫生体制，党和国家颁布了一系列关于卫生改革的政策。1992 年 9 月，卫生部下发了《关于深化卫生改革的几点意见》，文件规定了深化卫生改革的若干政策：改革卫生管理体制，提高卫生服务的整体效能；拓宽卫生筹资渠道，完善补偿机制；转换运行机制，推进劳动人事及工资制度改革；加强经营开发，增强卫生经济实力；改革医疗保健制度，完善健康保障体系。1997 年 1 月，中共中央、国务院作出《关于卫生改革与发展的决定》，强调要适应社会主义市场经济的发展，遵循卫生事业发展的内在规律，逐步建立起宏观调控有力、微观运行富有生机的新体制；并就改革城镇职工医疗保健制度、卫生管理体制、城市卫生服务体系、卫生机构运行机制等作出了具体规定。1998 年 12 月 14 日，国务院颁布了《关于建立城镇职工基本医疗保险制度的决定》，提出了建立城镇职工基本医疗保险制度、多层次医疗保障体系和医药管理体制配套改革的任务和原则。

（四）第四阶段：2000～2005 年

这一阶段医疗卫生体制改革进入市场化改革深入时期。改革的内容主要是医院分类管理和“三医联动”改革。

2000 年 2 月，国务院办公厅转发了国务院体改办、国家计委、财政部、卫生部等八部委《关于城镇医药卫生体制改革的指导意见》，规定了城镇医药卫生体制改革的目标、任务和基本政策。文件提出：将医疗机构分为非营利性和营利性两类进行管理，营利性医疗机构医疗服务价格放开，扩大基本医疗保险制度覆盖面；卫生行政部门转变职能，政事分开，实行医疗机构分类管理，公立医疗机构内部引入竞争机制，放开管制，规范运营，改革药品流通体制，实行医药分家。2002 年 10 月，中共中央、国务院颁发了《关于进一步加强农村卫生工作的决定》，就农村卫生工作的指导思想和目标、加强农村卫生工作、推进农村卫生服务体系建设、加大农村卫生投入力度、建立和完善农村合作医疗制度和医疗救助制度、依法加强农村医药卫生监管、加强对农村卫生工作的领导等问题作出一系列规定。

2003 年 1 月 16 日，国务院办公厅转发了卫生部、财政部和农业部《关于建立新型农村合作医疗制度的意见》，要求从当年开始新农合试点。

（五）第五阶段：2005 年至今

在总结我国医疗卫生体制改革的经验与教训的基础上医改进入了一个新的发展阶段。

医疗卫生领域一系列问题的出现，特别是人民群众“看病难、看病贵”问题的严重存在，促使医疗卫生管理机构及其相关学者对我国医疗卫生体制改革进行反思，并引发了一场如何评判医改的大讨论。其中标志性事件是 2005 年 7 月 28 日《中国青年报》刊出的由国务院发展研究中心负责的最新医改研究报告，通过对历年医改的总结反思，报告认为：目前中国的医疗卫生体制改革基本上是不成功的。同年 9 月，联合国开发计划署驻华代表处发布的《2005 年人类发展报告》，也作出了同样的结论。经过广泛的讨论，这一观点逐渐得到社会各界的认可。2006 年 9 月，由国家发改委主任和卫生部部长共同出任组长、11 家有关部委组成的医疗体制改革协调小组成立，全面启动了新医改方案的制定工作。

在总结我国医疗卫生体制改革经验教训的基础上，2009 年 4 月，《中共中央国务院关于深化医药卫生体制改革的意见》和《医药卫生体制改革近期重点实施方案（2009—2011 年）》相继公布，新一轮医改正式启动。随后，国家出台一系列重要举措，为有效减轻居民就医费用负担，切实缓解“看病难、看病贵”等问题，建立健全覆盖城乡居民的基本医疗卫生制度。

2010 年 2 月，卫生部等五部委联合发布《关于公立医院改革试点的指导意见》，选定 16 个城市作为国家联系指导的公立医院改革试点地区。《指导意见》第一条明确规定，“坚持公立医院的公益性质”。《指导意见》还提出，改革以药补医机制，逐步将公立医院补偿由服务收费、药品加成收入和政府补助三个渠道改为服务收费和政府补助两个渠道。

2012 年 3 月 14 日，国务院发布《关于印发“十二五”期间深化医药卫生体制改革规划暨实施方案的通知》，明确了 2012～2015 年国家医药卫生体制改革及卫生事业发展的阶段目标、改革重点和主要任务，是“十二五”期间深化医药卫生体制改革的指导性文件。

（揭建旺）

第五章 卫生组织体系

卫生组织是贯彻国家卫生工作方针，实现卫生工作目标的组织保障；是开展疾病预防、临床治疗、妇幼保健、康复等卫生工作的载体。卫生组织的建立、健全及其配置的合理性直接关系到卫生工作的开展和人民群众的健康水平。

第一节 概 述

一、卫 生 组 织

（一）卫生组织的概念

按照世界卫生组织（WHO）的定义，卫生组织（health organization）是指所有以促进、恢复和维护健康为基本目的的组织。这是较为广泛的一个定义，按照这个界定，所有与健康有关的组织或者活动都包括在这个系统中。其中包括医院、诊所、专业治疗机构、预防机构、卫生科研机构、医疗器械药品经销商，还包括和公共卫生有关的组织如健身的场所等。狭义的卫生系统可看作是在一定法律和政策框架内的组织网络，通过组织、分配和利用现有的社会资源为全社会提供卫生保健服务，以卫生机构与服务人群的互动，实现促进和维护健康、提高生活质量的目的。在这个系统内参与者可以是卫生保健服务的提供者、消费者、购买者、决策者和监管者这几大类，卫生系统的结构和运行同时受到其所处的政治、经济、社会、人口和技术等外部环境的影响。

（二）卫生组织的目标

促进和维护健康是卫生组织的主要目的，也是卫生组织的重要目标。良好健康的目标包括两方面：一、人群健康平均水平较高（goodness）；二、群体和个体之间的健康水平差异较小（fairness）。一个有效的、运行良好的卫生组织不仅需要提供令人满意的卫生服务，还需要尽量减少卫生服务利用的不公平性。因此，卫生组织的具体目标包括：提高总体健康水平，提高卫生组织对人们的需求和期望的反应性，以及保证卫生资金筹集过程中资金的公平性。

（三）卫生组织的功能

一个运行效能良好的卫生组织，需要在以下几个方面满足公众对健康的期望：①提高个体、家庭和社会的健康状况；②防御威胁健康的危险因素；③减少民众因支付卫生服务所带来的经济负担，防止因病致贫和因贫致病的恶性循环；④提供以人为本的公平医疗保健；⑤努力保障民众对健康和卫生服务选择的自主权。因此，WHO 把卫生组织的功能归纳为四项：提供服务（service delivery）、创建资源（creating resources）、筹措资金（financing）和监督管理（stewardship）。

二、卫生组织体系

卫生组织体系（health organization system）是指以恢复和增进人群健康为目标的各种卫生组织构成的集合（图 5-1）。卫生组织机构是卫生系统的重要组成部分，其设置的形式和层次，决定了卫生系统运行的效果和效率。卫生组织机构一般分为卫生行政组织、卫生服务组织和社会卫生组织。其中，卫生行政组织是我们研究卫生组织体系的重要内容，因为它是卫生组织体系发展的重要制度来源，是卫生组织体系中体现管理职能的部分。

1. 卫生行政组织（health administration organization） 可有广义和狭义之分。广义的卫生行政组织指一切具有计划、组织、指挥、协调、监督和控制等管理功能的卫生组织机构，包括政府卫生行政部门，也包括政府卫生立法、司法机关中管理卫生行政事务的机构，还包括企事业单位和社会团体中管理卫生行政事务的机构。狭义的卫生行政组织仅指国家行政管理机构中的政府卫生部门。书中所指的是狭义的卫生行政组织，是对国家公共卫生事务实施管理的组织。

2. 卫生服务组织（health service organization） 指以保障居民健康为主要目标，直接或者间接地向居民提供预防服务、医疗服务、保健服务、康复服务、健康教育和健康促进等服务的组织。根据职能分工不同，卫生服务组织包括医疗机构、公共卫生机构、妇幼保健机构、医学教育机构、医学科学研究机构、军队医疗卫生服务机构、企业医疗卫生服务机构，以及其他卫生组织机构。

3. 社会卫生组织（social health organization） 指不以营利为目的，主要开展公益性或互益性活动、独立于党政体系之外与卫生有关的社会实体。这类组织可分为三类：由国家机关、人民团体的代表组成的群众性卫生组织；由卫生专业人员组成的学术团体；由广大群众卫生积极分子组成的基层群众卫生组织。在我国影响比较大的社会卫生组织包括：爱国卫生运动委员会、中华医学会、中华预防医学会、中国医师协会、中国中西医结合研究会、中国药学会、中华护理学会、中国红十字会、卫生工作者协会、中国农村卫生协会、全国中药学会、初级卫生保健基金委员会等。

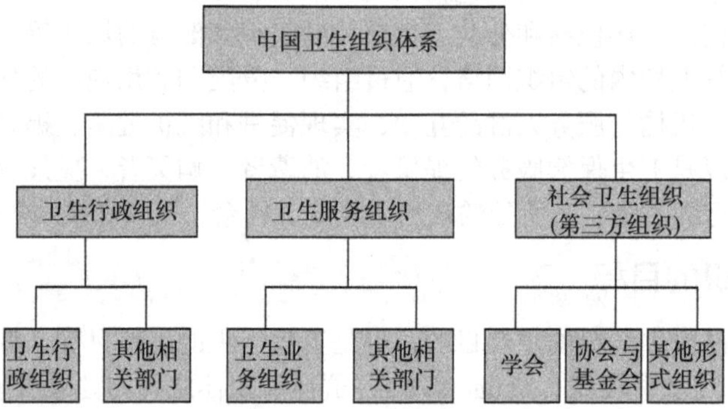

图 5-1 中国卫生组织体系

第二节 卫生行政组织

卫生行政组织是在卫生工作方面行使国家政权的公务机关，经由职权、职责分配构成的具有层级与分工的机构组织；是各级政府或部门的卫生管理职能机构，是贯彻实施党和国家的卫生方针、政策，领导所辖范围的卫生工作，编制规划并组织实施、督促检查的机构系统。

一、构建卫生行政组织的基本原则

1. 法制化原则 卫生行政组织是行使国家有关行政权力的主体，它的设立、撤销或合并，必须依法进行。

2. 完整统一的原则 行使国家卫生行政事务的卫生行政组织系统，必须结构合理、功能完整，上下统一，才能承担国家卫生行政管理任务。

3. 精干合理的原则　是指卫生行政机关内部机构设置的数量与规模要精干。

4. 职、责、权一致的原则　责任是设置行政机构的依据之一，也是行政机构运行的核心问题；权限则是承担责任、履行责任的前提与基础条件，责权分离必然导致责权落空。

5. 管理宽度与层次优化的原则　根据管理宽度要适当、管理层次要简化的原则，通过恰当地确定管理宽度和授权，使卫生行政组织的纵向层次尽量减少。

6. 协调一致的原则　即要求卫生行政内部机构之间的分工与合作。

7. 民主化的原则　卫生行政机构的设置与管理必须充分民主化，管理民主化是科学的前提。

二、我国卫生行政组织设置及职能

根据政府组织法规定，我国卫生行政组织机构按行政区域设立。我国各级人民政府均设有卫生行政组织机构.

（一）国家卫生计生委

国家卫生计生委是主管卫生工作的国务院组成部门。

1. 国家卫生计生委的主要职责　根据以农村为重点、预防为主、中西医并重、依靠科技与教育、动员全社会参与、为人民健康服务、为社会主义现代化建设服务的新时期卫生工作方针，卫生部的主要职责是：

（1）研究拟定卫生工作的法律、法规和方针政策，研究提出卫生事业发展规划和战略目标，制订技术规范和卫生标准并监督实施。

（2）研究提出区域卫生规划，统筹规划与协调全国卫生资源配置，制订社区卫生服务发展规划和服务标准，指导卫生规划的实施。

（3）研究制订农村卫生、妇幼卫生工作规划和政策措施，指导初级卫生保健规划和母婴保健专项技术的实施。

（4）贯彻预防为主方针，开展全民健康教育。制订对人群健康危害严重的疾病防治规划；组织对重大疾病的综合防治；发布检疫传染病和监测传染病名录。

（5）研究指导医疗机构改革，制订医务人员执业标准、医疗质量标准和服务规范性并监督实施。

（6）依法监督管理血站、单采血浆站的采供血及临床用血质量。

（7）研究拟定国家重点医学科技、教育发展规划，组织国家重点医药卫生科研攻关，指导医学科技成果的普及应用工作；管理直属单位。

（8）监督管理传染病防治和食品、职业、环境、放射、学校工作，组织制订食品、化妆品质量管理规范并负责认证工作。

（9）制订国家卫生人才发展规划和卫生人员职业道德规范，拟定卫生机构编制标准、卫生技术人员资格认定标准并组织实施。

（10）组织指导医学卫生方面的政府与民间的多边、双边合作交流的卫生援外工作，组织参与国际组织倡导的重大卫生活动，组织协调我国与世界卫生组织及其他国际组织在医学卫生领域的交流与合作。

（11）贯彻中西医并重的方针，推进中医药的继承与创新，实现中医药现代化。

（12）承担全国爱国卫生运动委员会的日常工作。

（13）负责中央保健委员会确定的保健对象的医疗保健工作，按照规定管理中央各部门有关干部的医疗工作。

（14）组织调度全国的卫生技术力量，协助地方人民政府和有关部门对重大突发疫情、病情实施紧急处置，防止和控制疫情、疫病的发生、蔓延。

（15）承办国务院交办的其他事项。

（16）根据国务院规定，管理国家中医药管理局。

2. 国家卫生计生委的内设机构及其各自职责 1998年，国家卫生计生委设10个职能司（局、厅）：办公厅、人事司、规划财务司、卫生法制与监督司、基层卫生与妇幼保健司、医政司、疾病控制司（全国爱国卫生运动委员会办公室）、科技教育司、国际合作司、保健局，设机关党委，负责部机关及在京直属单位的党群工作。2003年，经中央机构编制委员会办公室批准，国家卫生计生委内设司局进行调整，设办公厅、人事司、规划财务司、卫生政策法规司、卫生应急办公室（突发公共卫生事件应急指挥中心）、农村卫生管理司、卫生执法监督司、基层卫生与妇幼保健司、医政司、疾病控制司（全国爱国卫生运动委员会办公室）、科技教育司、国际合作司、保健局等13个职能司（局、厅、办）和机关党委。2006年，经中央机构编制委员会办公室、人事部批准，国家卫生计生委有关内设机构进行了调整，疾病控制司（全国爱国卫生运动委员会办公室）更名为疾病预防控制局（全国爱国卫生运动委员会办公室），卫生执法监督司更名为卫生监督局，基层卫生与妇幼保健司更名为妇幼保健与社区卫生司。2008年国家食品药品监督局改由国家卫生计生委管理，明确国家卫生计生委承担食品安全、综合协调、组织查处食品安全重大事故的责任。

（1）办公厅：设综合处（保卫处）、秘书一处、秘书二处、文书档案处、新闻宣传办公室、信访处。

主要职能：综合协调机关政务工作和行政事务工作，制定部机关工作制度；负责卫生部年度工作会议和其他重要会议的组织、领导批示和重要政务工作的督办、秘书事务、政务信息、机要和值班工作；负责公文处理、档案管理、新闻宣传、报刊管理工作；负责组织协调全国人大代表建议、全国政协委员提案的办理工作；负责组织协调机关电子政务工作；负责信访、保密、保卫和二线部领导秘书事务工作。

（2）人事司：设办公室、干部处、专业人才管理处、劳动工资处、监察室。

主要职能：研究制订卫生人力发展规划，综合组织研究卫生机构职责、编制、卫生人员工资福利标准；综合协调管理卫生专业技术人员的资格认定和准入工作；负责部机关机构编制和国家公务员管理；综合协调全国卫生管理岗位培训，负责组织机关、直属单位有关干部培训工作；负责直属单位的机构编制、劳动工资、职称、专家管理及领导干部的任免等有关事宜；负责卫生行业全国性社团的综合管理、组织协调；负责卫生系统全国性表彰工作；指导卫生事业单位人事分配制度改革。

（3）规划财务司：设办公室、规划与价格处、财务与资产处、基建装备处、机关财务处、审计处。

主要职能：研究拟订卫生事业中长期发展规划，指导区域卫生规划工作，统筹规划与协调全国卫生资源配置；研究提出卫生经济政策和服务价格政策并组织检查政策的执行情况；组织拟订卫生财务管理规章制度、国家卫生建设和装备标准，编制部门预算；协调利用国内外资金工作；负责部机关财务、国有资产管理与监督工作；负责内部审计工作；组织部属（管）单位财务资产、基本建设和装备管理与监督工作；负责扶贫、援藏等工作。

（4）卫生政策法规司：设综合处（WHO相关事务办公室）、法规处、政策研究一处、政策研究二处。

主要职能：组织研究卫生改革与发展的宏观政策、综合性卫生体制改革方案；承担重要会议文件起草；制订全国性卫生法制建设规划；协调、组织卫生法律法规的起草、报批工作，指导地方卫生法制建设；组织卫生标准的制定及管理工作；负责WHO办公室工作；负责卫生行政复议及行政应诉工作。

（5）卫生应急办公室（突发公共卫生事件应急指挥中心）：设综合协调处、预测预警处、应急指导处、应急处理处。

主要职能：依法组织协调有关突发公共卫生事件应急处理工作；负责与突发公共卫生事件应急处理相关法律法规立法的起草工作；组织拟订有关突发公共卫生事件应急处理的方针、政策和措施；组建与完善公共卫生事件监测和预警系统；制定突发公共卫生事件应急预案，组织预案演练；组织对公共卫生和医疗救助专业人员进行有关突发公共卫生事件应急知识和处理技术的培训，指导各地实施突发公共卫生事件预案，帮助和指导各地应对其他突发事件的伤病救治工作；承办救灾、反恐、中毒、放射事故等重大安全事件中涉及公共卫生问题的组织协调工作；对突发重大人员伤亡事件组织紧急医疗救护工作。

（6）农村卫生管理司：设综合处、初级卫生保健处、合作医疗处、卫生服务规划管理处。

主要职能：研究拟订农村卫生事业改革和发展的规划与相关政策；参与拟订农村卫生相关法律、法规和规章；拟订农村初级卫生保健规划，协调、指导实施并组织评估；负责新型农村合作医疗的综合管理工作，研究拟订新型农村合作医疗政策，并协调、组织、指导实施；研究规划并指导农村卫生服务体系建设；收集、分析农村卫生相关信息，协调指导地方落实国家关于农村卫生工作的相关政策；依法指导地方开展乡村医生执业注册与相关管理工作；配合有关司局制订涉及农村公共卫生、基本医疗和人才培养等工作的有关规划，并协助实施。

（7）卫生监督局：设综合处、医政监督处、公共卫生监督处、食品化妆品卫生监督管理处。

主要职能：综合管理卫生监督工作并依法组织实施；研究拟订卫生监督工作的有关法律法规草案、标准、政策建议、规划、规范和制度；按照职责分工监督管理食品、化妆品、学校、环境、放射和职业卫生等工作；依法组织开展对医疗机构和采供血机构执业行为的监督检查工作；整顿和规范医疗服务市场；依法组织开展对传染病、地方病防治工作的监督检查工作；组织协调、督查督办有关大案要案；监督指导地方卫生监督工作。

（8）妇幼保健与社区卫生司：设综合处、社区卫生处、妇女卫生处、儿童卫生处、健康促进与教育处。

主要职能：研究拟订妇幼保健与生殖健康、社区卫生、健康教育和健康促进及卫生科普等相关法律、法规和政策；制订并实施有关妇幼保健与生殖健康、提高出生人口素质、社区卫生、健康教育改革和发展目标、规划；依法对母婴保健工作进行管理、指导和监督；制定妇幼保健、社区卫生、健康教育机构建设规范、人员培训规划、专项技术标准等；负责妇幼保健与生殖健康、社区卫生、健康教育信息管理；会同有关部门制定并发布计划生育技术规范；综合协调全国健康促进与健康教育工作，研究拟定全国控制吸烟有关政策、法规和规划。

（9）医政司：设综合处、医疗机构管理处、医疗服务管理处、血液管理处、护理处。

主要职能：参与研究医疗管理体制改革和医疗机构、采供血机构管理制度改革；拟定医疗机构、采供血机构执业准入，医务人员执业准入和临床应用技术准入管理的法律、法规、规章并组织、指导实施；拟定医疗机构、采供血机构有关诊疗、护理、康复等医疗服务管理的规章制度和服务规范并组织、指导实施；参与研究拟定药品和医疗器械临床应用管理的法规、规章、政策并组织、指导实施；拟定对医疗机构、采供血机构服务质量、安全绩效的监督、评价、管理规范并组织、指导实施；协调组织城市医疗支援农村工作；协助重大人员伤亡事件的紧急医疗救援工作。

（10）疾病预防控制局（全国爱国卫生运动委员会办公室）：设综合处、传染病预防控制管理处、艾滋病预防控制管理处、免疫规划管理处、血吸虫病防治管理处、农村改水、环境卫生与地方病处、非传染病预防控制管理处、爱国卫生监督检查处。

主要职能：依法负责全国疾病预防控制和爱国卫生工作；研究拟订疾病预防控制和爱国卫生运动方面的法律法规草案和政策建议；制订全国重大疾病防治规划与策略和严重危害人民健康的公共卫生问题的干预措施，提出并组织实施疾病预防控制规划和重大疾病防治项目，对落实情况进行监督检查；协调有关部门对重大疾病和公共卫生实施防控和干预，防止和控制疾病的发生与疫情的蔓延；承办全国爱国卫生运动委员会、国务院防治艾滋病工作委员会、国务院血吸虫病防治工作领导小组的日常工作。

（11）科技教育司：设综合处、规划处、技术评估与推广处、认证认可与实验室管理处、教育处。

主要职能：研究拟定国家重点医学科技发展规划，确定卫生科技优先发展领域；制定医学基础性研究、重大疾病研究、应用研究的政策和措施；组织协调国家重点医药科研攻关，指导医学科技成果的普及应用和科普教育工作；负责组织卫生高新技术的评价工作；归口协调有关认证、认可工作；会同有关部门拟定医学教育发展规划和成人医学教育管理办法，指导和协调医学专业学位建设和高、中等医学教育教学工作；综合协调管理卫生专业技术岗位培训工作。

（12）国际合作司：设综合处、国际组织处、欧美大处、亚非处（援外处）、台港澳处。

主要职能：归口管理卫生外事工作。负责组织指导医疗卫生方面的政府、民间多边、双边合作交流，负责组织实施卫生援外工作；组织参与国际组织倡导的有关卫生方面的重大活动；组织协调我国与世界卫生组织及其他国际组织在医学卫生领域的交流与合作；负责协调并对外提供我国重大疾病疫情信息；归口管理外事行政业务及部机关外事活动；负责组织协调审批与台港澳在医疗卫生领域的合作与交流；协助人事部门推荐我部派出长期国外工作人员；指导、监督卫生国际合作项目实施。

（13）保健局：设办公室、保健处、医疗处、预防与健康教育处。

主要职能：负责中央保健委员会确定的保健对象的医疗保健和预防保健工作，负责组织党和国家重要会议、重大活动的医疗保健和卫生防病工作，负责高级外宾医疗安排，管理中央各部门有关干部、高级知识分子及统战对象的医疗保健工作，负责中央保健委员会办公室的日常事务性工作，负责管理中央保健经费。

（14）直属机关党委：设办公室（宣传处）、组织处（统战处）、工会（团委）。

主要职能：负责部机关、直属单位党的建设、纪律检查工作、统一战线及工会、共青团、妇女工作；负责制定直属机关党的思想、组织、作风、制度建设规划，并组织实施；负责部机关及直属单位防范和处理邪教问题及相关的稳定工作；负责卫生部精神文明建设指导委员会办公室的日常工作；管理国家中医药管理局直属机关党委的工作。

（15）离退休干部局：设办公室、组织活动处、生活福利处。

主要职能：贯彻党和国家有关离退休干部工作的方针和政策，按照离退休干部统一管理、待遇分开的原则，制定卫生部具体实施的规定、办法。负责落实机关离退休干部的政治、生活待遇等有关工作，指导直属单位离退休干部工作。

（16）食品药品监督管理局：食品药品监督管理局是综合监督食品、保健品、化妆品安全管理和主管药品监管的机构。

主要职能：起草药品管理的法律、行政法规并监督实施；依法实施中药品种保护制度和药品行政保护制度。起草医疗器械管理的法律、行政法规并监督实施；负责医疗器械产品注册和监督管理；起草有关国家标准，拟订和修订医疗器械产品行业标准、生产质量管理规范并监督实施。注册药品，拟订、修订和颁布国家药品标准；拟订保健品市场准入标准，负责保健品的审批工作；制定处方药和非处方药分类管理制度，建立和完善药品不良反应监测制度，负责药品再评价、淘汰药品的审核和制定国家基本药物目录的工作。拟订和修订药品研究、生产、流通、使用方面的质量管理规范并监督实施。监督生产、经营企业和医疗机构的药品、医疗器械质量，定期发布国家药品、医疗器械质量公报；依法查处制售假劣药品、医疗器械等违法行为。依法监管放射性药品、麻醉药品、毒性药品、精神药品及特种药械。拟订和完善执业药师资格准入制度，监督和指导执业药师注册工作。

（二）省、自治区、直辖市卫生计生委（局）

省、自治区、直辖市卫生计生委（局）是本省、自治区、直辖市人民政府的卫生行政职能部门，在本地人民政府的直接领导下，负责本行政区域内的卫生行政管理工作。其内部机构设置与卫生部基本保持一致，设医政处、妇幼处、卫生监督处、卫生防疫处、计划财务处、科教处、人事处、政策法规处等部门。

卫生计生委（局）的工作职责是根据卫生工作的方针、政策、法规，制定本地区卫生事业发展规划和工作计划；防治和控制危害人民健康的疾病；管理卫生机构的卫生人员；开展妇幼卫生工作；管理中西药品，进行质量监督；实施卫生监督；开展中西医结合，医学教育和科学研究工作；组织医学专业技术人员职称评定工作等。

（三）市（地）卫生计生委

市（地）卫生计生委是本市（地）人民政府的卫生职能部门，根据本地区的具体情况，贯彻执行上级部门下达的卫生工作任务，督促检查所属单位的工作。其内部机构设置与省卫生计生委（局）基本一致，但职能划分相对宽一些，没有省卫生计生委（局）各组成部门那么详细。

（四）县（区）卫生计生委（科）

县（区）省卫生计生委（科）在县（区）人民政府的领导下，负责本行政区范围内的卫生行政管理工作。主要职责是抓好农村卫生工作，管理基层卫生组织，实施防治疾病规划，实施卫生监督，改善当地卫生面貌，组织培训卫生人员等。

（五）国家中医药管理局的机构设置及主要职责

1. 机构设置如图 5-2 所示：

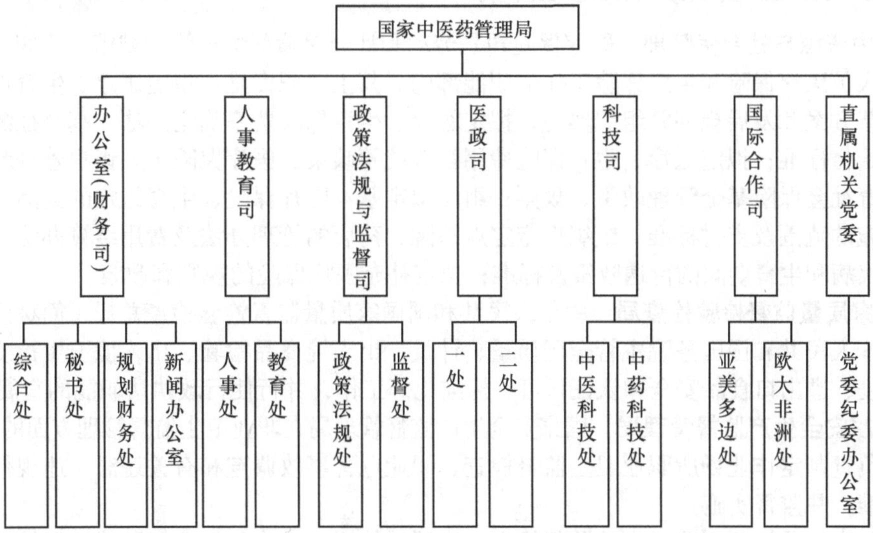

图 5-2　国家中医药管理局的机构设置

2. 主要职能

（1）依据国家卫生、药品的有关政策和法律法规，研究拟定中医、中医中药结合、中西医结合以及民族医疗医药的方针、政策和发展战略；组织起草有关法律、法规并监督执行。

（2）根据各类卫生技术准则和中医药自身特点，拟定中医医疗、保健、中药、护理等有关人员的技术职务评定标准和医疗、保健、护理等人员执业资格标准并监督实施；参加制订国家基本药物目录和执业中药师资格标准。

（3）规划、指导和协调中医医疗、科研、教学机构的结构布局及其运行机制的改革；拟定各类中医医疗、保健等机构管理规范和技术标准并监督执行。

（4）对中医医疗、预防、保健、康复、护理及临床用药等进行监督和业务指导；依据有关规定在中医行业推行医药人员执业资格制度。

（5）研究和指导中西医结合工作，拟定有关管理规范和技术标准；监督和协调管理中西医结合的医疗、研究机构。

（6）研究和指导藏医、蒙医、维医等各民族医疗医药工作；组织各民族医疗医药的理论、医术、药物的发掘、整理、总结和提高；拟定和逐步完善相关的制度规范和技术标准；监督和协调管理各民族医疗、医药机构。

（7）拟定和组织实施中医药科学研究、技术开发规划，加强重点实验室建设；管理国家重大中医药科研项目，组织重大中医药科技成果的奖励、推广和保密工作。

（8）在国家教育方针指导下，组织拟定和实施中医药教育发展规划，加强中医药人才培养，注重中医药师承教育；对中医药教育质量进行监督和业务指导并在教育及实践中提高人才素质和专业水平。

（9）组织拟定中医药人员职业道德规范，倡导并监督医德医风建设，加强敬业爱岗宣传，提高中医行业人员思想道德素质和医疗保健服务质量。

（10）指导与协调中医药对外及香港特别行政区和澳门、台湾地区的学术交流、人才培养和技术合作，推进中医药科学的国际传播。

（11）按规定权限负责局机关及直属单位的有关办公事务、人事管理和党群工作；联系相关中医药社会团体。

（12）承办国务院及卫生部交办的其他事项。

（六）与卫生有关的其他行政部门

1. 人力资源与社会保障部 医疗保险司是劳动和社会保障部综合管理城镇企业职工和机关、事业单位人员医疗保险和生育保险工作的职能部门。其主要职责是：拟定医疗、生育保险的基本政策、改革方案和发展规划并组织实施；拟定医疗、生育保险费率确定办法、基金征缴政策、待遇项目和给付标准；拟定医疗、生育保险费用社会统筹政策、医疗保险个人帐户管理政策；拟定医疗、生育社会保险基金管理政策、规则；组织拟定基本医疗保险、生育医疗的药品、诊疗和医疗服务设施的范围及支付标准；组织拟定定点医院、药店的管理办法及费用结算办法；拟定城镇企业职工疾病和生育期间的待遇政策及标准；拟定补充医疗保险的规则和政策。

2. 国家质量监督检验检疫局 中华人民共和国国家质量监督检验检疫总局（简称国家质检总局）是中华人民共和国国务院主管全国质量、计量、出入境商品检验、出入境卫生检疫、出入境动植物检疫、进出口食品安全和认证认可、标准化等工作，并行使行政执法职能的直属机构。

3. 国家安全生产监督管理局 国家安全生产监督管理局在职业卫生监督管理方面的职能为：

（1）负责制定作业场所职业卫生监督检查、职业危害事故调查和有关违法、违规行为处罚的法规、标准，并监督实施。

（2）负责作业场所职业卫生的监督检查，依照《使用有毒物品作业场所劳动保护条例》发放职业卫生安全许可证；负责职业危害申报，依法监督生产经营单位贯彻执行国家有关职业卫生法律、法规、规定和标准的情况。

（3）组织查处职业危害事故和有关违法、违规行为。

（4）组织指导、监督检查生产经营单位职业安全培训工作。

各级煤矿安全监察机构依据上述内容负责煤矿企业作业场所的职业卫生监督管理工作。

案例 5-1

1949 年 11 月在北京成立了中央人民政府卫生部。

1954 年 10 月改称为中华人民共和国卫生部，简称卫生部，是国务院主管全国卫生工作的行政部门，它对全国卫生工作进行宏观管理和业务指导，组织医疗卫生人员开展防病治病工作，保护人民健康，提高全民族的身体素质。

1988年国务院对卫生部的主要职能进行调整：将药政、药监职能交给药品监督管理局；将国境卫生检疫、进口食品口岸卫生监督检验职能交给出入境检验检疫局；将医疗保险职能交给劳动和社会保障部等。

2008年，国务院机构改革方案确定，食品药品监督管理局改由卫生部管理。卫生部承担食品安全综合协调、组织查处食品安全重大事故的责任，牵头建立食品安全综合协调机制。

2013年，国务院将卫生部的职责、人口计生委的计划生育管理和服务职责整合，组建国家卫生和计划生育委员会，将卫生部下属的食品药品监督管理局合并其他部门组建国家食品药品监督管理总局。

思考：

（1）试分析为何国务院机构改革要成立大卫生部？

（2）"药""食"合并后会否仍各自为政？

分析：卫生部门以前也有一个类似"药物监督"的部门，专门管理药品安全，后来又把药品管理的功能分化出去。现在把食品药品监督管理纳入卫生部来管理，简化机构，也加强了卫生部门的职能。其实，卫生局行政部门，如卫生监督部门一直对食品安全有管理执法行为，各地可以按照具体情况作出相应调整。

"大部制"提到食品和药品归为一个部门管的出发点是好的。中医有句话叫做"药食同源"，就是说药品和食品其实是分不开的，只是药品监督相对严格，而食品相对轻松。由于近年来食品安全问题频频发生，因此这种归类等于把食品纳入与药品同样严格的管理程序。打个比方，处于药品和食品中间的保健品，不少商家为了逃避审批和监管，便将之列入食品的范围内。

从表面上看，将食品药品归入卫生局管理，有利于减少食品安全隐患，但是同时也存在可能预测到的问题：卫生部门里面的各个职能部门还是各自为政，可能无法产生当初预想的效果。其实这也是无法避免的问题，比如审批青霉素和审批黄豆当然是两个不同的程序，这样食品和药品在实际运作上不得不分开管理，原来存在的问题合并后可能照样存在。

第三节 卫生服务组织

一、卫生服务组织

卫生服务组织是指在专业分工的基础上，从事卫生各项专业服务工作，直接履行医疗、预防、保健、康复、科研、教育等职责的专业组织。卫生服务组织可分为：医疗机构、公共卫生专业机构、妇幼保健机构、药事检验机构、医学教育机构、医学研究机构等。

在我国，狭义的卫生服务组织包括医疗机构、公共卫生专业机构及其他卫生服务组织。广义的卫生服务组织还包括血液及血液制品生产组织、药品和医疗器械生产机构、药品检验机构、医学科研组织、医学教育组织等。

二、卫生服务组织体系设置

卫生服务组织按职能划分，可以分为医疗机构、专业公共卫生机构和其他卫生服务机构。

1. 医疗机构（health institutions） 医疗服务机构是指经卫生行政部门批准，并获得《医疗机构执业许可证》，以救死扶伤、服务公民健康为宗旨，从事疾病诊断与治疗的卫生专业组织。这里主要指各级各类医院，卫生院、诊所、卫生所（室）等归在基层卫生组织部分。

按专业，医院可分综合性医院（general hospital）、中医院（TCM hospital）、医学院校附属医院和各种专科医院（Specialized Disease Prevention & Treatment Institute）。专科医院有：传染病医院、妇产科医院、儿童医院、精神病医院、结核病医院、肿瘤医院、口腔医院、眼耳鼻喉医院、骨科医院、整形医院、职业病医院等。综合性医院一般设有内、外、妇、儿、皮肤、检验、药剂、放射等科室以及护理部。较大的综合性医院的临床科室又设有各亚科，如内科还分为：心内科、呼吸内科、消化内科、肾内科、神经内科、内分泌内科等；外科还分为：骨科、胸外科、颅脑外科、肛肠外科、泌尿外科、整形外科等。各级各类医院的科室设置基本相似，但每家医院都会设置具有自己特色的科室。

按地域，可以把各类医疗机构分为城乡两类。我国城乡的医疗服务提供组织具有各自的特点。在 2000 年城镇医药卫生体制改革之后，城市的原有三级医疗服务机构逐步进行功能划分，正在转变为两级，即城市医疗中心和社区卫生服务中心。城市医疗中心指原有的省市级大型综合性医院，主要承担疑难重症的诊治、急诊、急救，以及教学与科学研究任务。城市社区卫生服务中心由原有的区和街道一级的医院转变而成，主要为居民提供基本医疗、预防、保健、康复、健康教育与计划生育服务。农村依然保留原有的县、乡、村三级医疗机构，县医院是全县医疗服务的中心，负责急诊、急救和疑难病症的诊断治疗，乡镇卫生院负责本乡镇的医疗、预防和妇幼卫生等综合卫生服务，并指导村级医生向居民提供方便、快捷的基本医疗服务。

按归属方式，可以把医院分成卫生部门所属医院和其他部门所属医院。

按所有制方式，可以把所有医疗服务提供组织分为公立（包括集体办）、中外合资合作、股份制和独资医疗机构。

2. 公共卫生专业机构 主要指政府举办的实施疾病预防控制与公共卫生技术管理和服务的公益性事业单位。包括各级疾病预防控制中心、卫生防病中心、预防保健中心、卫生监督所、专业防治站（所）、卫生检验所等。

疾病预防控制机构（Center for Disease Control & Prevention）按行政区域设置，一般每个行政区域设置一个，设置到县。在一些经济发达地区，有的镇在原来卫生院防疫组的基础上成立了独立的预防保健所，在上级专业机构的指导下负责本区域的疾病预防控制和卫生监督工作。

国家一级的疾病预防控制机构是中国疾病预防控制中心，简称中国疾控中心，是卫生部的直属单位。该组织的目的是通过对疾病、残疾和伤害的预防控制，创造健康环境，维护社会稳定，保障国家安全，促进人民健康。其职责是：负责对疾病预防控制策略与措施的研究，做好各类疾病预防控制工作规划的组织实施；负责食品安全、职业安全、健康相关产品安全、环境卫生、放射卫生、妇女儿童保健等各项公共卫生业务管理工作；负责对全国疾病预防控制和公共卫生服务的技术指导、培训和质量控制，在防病、应急、公共卫生信息能力的建设等方面发挥国家队的作用。

中国疾控中心下设 18 个专业所（中心）：传染病预防控制所、病毒病预防控制所、寄生虫病预防控制所、性病艾滋病预防控制中心、慢性非传染性疾病预防控制中心、营养与食品安全所、环境与健康相关产品安全所、职业卫生与中毒控制所、辐射防护与核安全医学所（卫生部核事故应急中心）、农村改水技术指导中心、健康教育所、妇幼保健中心、公共卫生政策研究办公室、公共卫生监测与信息服务中心、结核病预防控制中心、免疫规划中心、疾病控制与应急处理办公室、公共卫生管理处。

截至 2015 年 9 月底，全国医疗卫生机构数达 99.0 万个，其中：医院 2.7 万个，基层医疗卫生机构 92.5 万个，专业公共卫生机构 3.5 万个，其他机构 0.3 万个。与 2014 年 9 月底比较，全国医疗卫生机构增加 8037 个，其中：医院增加 1600 个，基层医疗卫生机构增加 3422 个，专业公共卫生机构增加 2884 个。医院中：公立医院 13304 个，民营医院 13600 个。与 2014 年 9 月底比较，公立医院减少 37 个，民营医院增加 1637 个。基层医疗卫生机构中：社区卫生服务中心（站）3.5

万个，乡镇卫生院 3.7 万个，村卫生室 64.6 万个，诊所（医务室）19.4 万个。与 2014 年 9 月底比较，社区卫生服务中心（站）和诊所增加，乡镇卫生院、村卫生室减少。专业公共卫生机构中：疾病预防控制中心 3489 个，卫生监督所（中心）3097 个。与 2014 年 9 月底比较，疾病预防控制中心减少 8 个，卫生监督所（中心）增加 7 个。

案例 5-2

忽视传染病管理

晨报讯　近期，合肥市疾控中心对该市高新区学校、托幼机构儿童入学入托预防接种证明单查验情况的检查发现，核证率均未超过 85%，个别学校、幼儿园的核证率仅为 22.5%。而农村地区和私立学校、幼儿园根本未开展此项工作。

据介绍，为减少学校、幼儿园呼吸道传染病的流行，加强学校、幼儿园传染病管理工作，合肥市疾控中心要求，儿童家长在新学年儿童入学入托报名前携带儿童计划免疫接种证，到疾控部门审核验证并换发“合肥市儿童入学（托）证明单”（以下简称“证明单”），取得证明单后，方可报名入学入托；无证儿童经疾控部门全面调查了解后，酌情补种相应疫苗后，发给证明单。同时，各学校、幼儿园要主动配合疾控机构做好新生入学入托验证工作，严格把关，无疾控机构签发的证明单，一律不准报名入学入托。

思考：

分析传染病防治的重要性和疾病预防控制机构在其中的作用。

分析：随着经济全球化和人员流动的增多，加快了传染性疾病的传播和蔓延。我国面临着新老传染病的双重威胁，少数传染病将被消灭，已经基本控制的传染病又卷土重来，新传染病不断被陆续发现。近年有多起重大传染性疾病的爆发流行，如艾滋病疫情、甲型肝炎流行和血吸虫病的再次增多，特别是 SARS 的爆发流行，使得承担传染病救治和预防的医疗机构任务增加。

新修订的《中华人民共和国传染病防治法》规定：医疗机构必须严格执行有关的管理制度、操作规范，防止传染病的医源性感染和医院感染。医疗卫生部门应确立专门的机构部门和人员，承担传染病疫情报告、本单位的传染病预防、控制以及责任区域内的传染病预防工作，包括责任区域内的传染病监测、预防、流行病学调查、疫情报告以及其他预防、控制工作，承担医疗活动中与医院感染危险因素监测、安全防护、消毒、隔离和医疗废物处置工作，切断传染病在医疗机构的传播途径，维护法律的尊严。

合肥市疾控中心深入落实国家政策，狠抓学校等教育机构的传染病工作，为传染病监控工作的长远发展做了良好的铺垫。

3. 妇幼卫生服务机构（maternal & child health center）　是指妇幼保健院（所）、妇产科医院、儿童医院、综合性医院中的妇产科和儿科。妇幼保健机构的职责是以临床为基础，把保健、医疗、科研、培训有机结合起来，完成妇幼保健业务指导工作，包括妇女、儿童常见病的防治，开展计划生育手术和住院分娩以及健康干预、妇幼保健信息统计分析等。妇幼卫生服务提供组织，指妇幼保健院（所）、妇产医院、儿童医院、综合医院中的妇产科和儿科。妇幼保健院是本地区妇幼卫生服务提供的技术指导机构，其级别与同级医疗机构、疾病预防控制机构相同，是本地区妇幼保健、优生优育、生殖健康的技术指导中心。妇幼卫生专业机构按照行政区划设置，省、自治区、直辖市设妇幼保健院；地、市（州、盟）设妇幼保健院（所），县、市（区、旗）设妇幼保健院（所）。凡设有一定正式床位的称为“院”，设有少量床位或者观察床位的称为“所”。街道、区或乡镇卫生院设妇幼保健组或者防保组，妇幼保健组在业务上受县（区）妇幼保健院（所、站）的领导，以及县（区）医院妇产科、儿科的技术指导。具体管理内容详见第十四章《妇幼卫生管理保健》。

4. 药品检验机构　是执行国家对药品质量监督检验的法定性专业机构。全国药品检验机构分国家、省（自治区、直辖市）、地（市、自治州）、县（市）四级药品检验所。各级药品检验所的共同职责和任务是：①负责本辖区药品质量监督、检验和技术仲裁工作，有计划地进行抽检，掌握药品质量情况，检查和促进药品生产、供应、使用单位提高药品质量；②有计划有重点地开展有关药品质量、药品标准、中草药制剂、药检新技术等科研工作，积极推广药检新技术、新方法；③指导本地区内各药品检验机构以及药品生产、经营、使用单位质检机构的业务技术工作，协助解决技术上的疑难问题，组织本地区药品检验工作交流；培训提高药品检验技术人员；执行各级卫生行政部门交办的有关药品检验的其他任务。

5. 其他卫生服务组织

（1）医学教育机构：医学教育机构是各卫生组织人力资源输送的重要来源，是培养、输送各级各类卫生人员，对在职人员进行培训的专业机构。随着医学教育事业的发展和卫生事业各方面工作的需要，我国医学教育机构逐步形成了与卫生事业发展相适应的规模和组织体系。我国医学教育机构设有高等医学院校、中等医药学校和卫生干部进修学院、学校等机构。

医学教育机构在 2000 年前属于卫生部或地方卫生行政部门领导，2000 年实施教育管理体制改革之后，大部分院校划归国家教育部或地方教育厅管理，仅有协和医科大学直属卫生部。

（2）医学科研机构：2011 年底，我国有独立的医学科学研究机构 210 所，科技人员 16 000 余人，其中卫生技术人员近 8000 人，其他技术人员 4000 余人。主要医学科研机构包括：中国医学科学院、中国中医研究院、中国疾病预防控制中心、卫生部卫生经济研究所和卫生部医院管理研究所。中国疾病预防控制中心已在卫生专业组织中介绍。

中国医学科学院（Chinese Academy of Medical Sciences）前身为中央卫生研究院，成立于 1956 年，是我国唯一的国家级医学科学学术中心和综合性医学科学研究机构。1957 年与协和医科大学合并。中国协和医科大学是我国最早设有八年制临床医学专业和护理本科教育的重点医科大学，其前身是“北京协和医学院”，由美国洛克菲勒基金会于 1917 年创办。医科院与协和医大实行院校合一的管理体制，医科院为协和医大提供雄厚的师资和技术力量，协和医大为医科院培养高层次的人才，相互依托，优势互补，教研相长。院校设有 18 个研究所（以及 2 个分所）、5 所分院、7 所临床医院（含与北京市共建的天坛医院）、5 所学院。中国医学科学院下设临床医学研究所、基础医学研究所、整形外科研究所、心血管病研究所、药物研究所、医学实验动物研究所、医学信息研究所、医学生物学研究所、输血研究所、肿瘤研究所、医药生物技术研究所、放射医学研究所、微循环研究所、生物医学工程研究所、神经科学研究所、血液学研究所、皮肤病研究所等。同时设有北京协和医院、阜外心血管病医院、肿瘤医院、整形外科医院、北京天坛医院、皮肤病医院、血液病医院等附属医院。

中国中医研究院（China Academy of TCM）成立于 1955 年（原名为中医研究院），位于北京，是国家中医药管理局直属的中医药科学研究中心和医疗、教学的重要基地。中国中医研究院是中国传统医药对外合作与交流的重要窗口，与世界上许多国家的医药界、科研院校、企业及民间团体有着广泛友好的联系与交流，在国际传统医学界的影响日渐增强。越来越多的外国医生、专家学者、国家领导人和政府官员来院参观访问和进行各种类型的中医药交流活动，不少外国患者前来进行中医治疗。目前，中国中医研究院已与世界 20 多个国家的 40 多个重要研究机构、高等院校和企业建立了各种形式的学术联系和合作关系，为 100 多个国家和地区培养了 5000 名针灸、骨伤及中医药人员。

中国中医研究院拥有可与国内外联机检索的国家中医药文献检索中心；有《中医杂志》等 15 种公开发行的全国性中医药专业期刊；每年编辑出版多种中医著作和整理出版孤、善、珍本等各类古籍；中国中医研究院图书馆是中医药行业规模最大、藏书量最多的图书馆。中国中医研究院还与世界卫生组织（WHO）、联合国开发计划署（UNDP）等国际组织建立了多边的联系与合作关系，建立了世界卫生组织传统医学（针灸）合作中心；世界卫生组织传统医学（中药）合作中心；世界卫生组织传统医学（临床与信息）合作中心，使中国的传统医药学为实现“2000 年人人都享有医疗保健”的目标作出了积极贡献。

卫生部卫生经济研究所于1988年成立，是卫生部直属事业单位。该所设有卫生费用核算研究室、卫生发展战略与卫生政策研究室、医院管理研究室 、医药技术经济评价研究室、农村医疗保障制度研究室、农村卫生服务体系研究室、中国卫生经济培训与研究网络管理办公室和卫生部合作医疗研究中心。主要从事卫生经济理论、卫生政策和卫生发展问题的研究，并将研究成果转化为政策建议，提供政府及其有关部门决策参考。

卫生部医院管理研究所创立于1991年8月18日，是卫生部直属事业机构。其主要任务是：开展医院管理科学研究、培养医院管理干部、收集处理国内外医院管理及相关信息，为政府和有关部门提供必要的信息和咨询。

具体任务包括：开展医院与医疗卫生事业的发展战略方针以及具体政策措施的研究；开展医疗服务体制，医院与社会、家庭医疗服务，医院与初级卫生保健的研究；开展医疗服务有关的方针、政策、法规、规划、标准和规范的研究；开展医院医疗质量保证及其影响因素的研究；开展医院建筑、设备管理的研究；开展医院资金筹集与利用的研究；开展医院情报信息的收集、统计与应用等研究；培养医院管理人才；开展信息咨询服务；开展国际合作与国内外学术交流。

第四节　社会卫生组织

我国卫生组织体系中，在卫生行政组织和卫生服务组织之外存在第三方卫生组织，即由各种非政府部门以及广大群众自发组建的非政权性质的社会团体。主要包括与卫生相关的学会、协会等。

一、卫 生 学 会

学会是由科技工作者自愿组成的科技学术性团体，是科技发展的必然产物。其根本任务是进行科研和学术交流活动，促进学科发展，发现、培养推荐人才，促进科技成果的转化等。在我国与卫生相关的学会主要有中华医学会、中华全国中医学会、中华预防医学会、中华护理学会、中国药学会等。

1. 中华医学会　中华医学会（Chinese Medical Association）成立于1915年，是中国医学科学技术工作者自愿组成并依法登记成立的学术性、公益性、非营利性法人社团，是党和国家联系医学科技工作者的桥梁和纽带，是发展中国医学科学技术事业的重要社会力量。现有82个专科分会，43万余名会员，设有办事机构15个，建有医学图书馆1个，法人实体机构2个。

中华医学会的主要业务包括：开展医学学术交流；编辑出版109种医学、科普等各类期刊及音像制品；开展继续医学教育；开展国际间学术交流；开展医学科技项目的评价、评审和医学科学技术决策论证；评选和奖励优秀医学科技成果（包括学术论文和科普作品等）；开展专科医师的培训和考核；发现、推荐和培养优秀医学科技人才；宣传、奖励医德高尚、业务精良的医务人员；承担政府委托职能及承办委托任务；组织医疗事故技术鉴定工作；推动医学科研成果的转化和应用；向党和政府反映医学科技工作者的意见和要求。

中华医学会以团结、组织广大医学科学技术工作者，遵守国家宪法、法律和法规，贯彻国家科学技术工作和卫生工作方针为宗旨。崇尚医学道德，弘扬社会正气。坚持民主办会原则，充分发扬学术民主，提高医学科技工作者专业技术水平，促进医学科学技术的繁荣和发展，促进医学科技的普及与推广，促进医学科学技术队伍的成长，促进医学科技与经济建设相结合，为会员和医学科技工作者服务，为人民健康服务，为社会主义现代化建设服务。

2. 中华全国中医学会　中华中医药学会成立于1979年，原名为中华全国中医学会，为加快中医药学术发展，促进中医药走向世界，经国家中医药管理局、中国科协、民政部批准，“中国中医药学会”1992 年正式更名为“中华中医药学会”。它是全国中医药科学技术工作者和管理工作者自愿组成的最大的中医药学术团体，曾组织多项重点学术课题的研究和考察，开展大量的学术活动，向广大群众进行中医药学的普及与宣传，目前会员人数已达 15 万人。近年来，世界范围内出现“中医热”。中国中医药学会更名为中华中医药学会，旨在充分发挥桥梁与纽带作用，强化中医药对外交流与合作，以使中医药更好地造福各国人民。

3. 中华预防医学会 中华预防医学会是公共卫生与预防医学领域的全国性学术团体，受卫生部直接领导，是中国科学技术协会和世界公共卫生联盟成员。

中华预防医学会宗旨：团结和组织全国广大预防医学工作者，促进公共卫生和预防医学科学、技术的繁荣、发展、普及和提高，促进预防医学科技人才的成长，为提高中华民族的健康水平作出贡献。中国政府始终重视贯彻“预防为主”方针，将搞好卫生防病工作和提高全民族健康作为各级政府的职责。自 1949 年以来，我国预防保健队伍不断发展壮大，现已形成了包括预防、保健、教育、科研的预防医学体系。预防医学工作人员达到 80 余万人。目前，中华预防医学会集聚了预防医学领域 8 万余名科技工作者，其中，有许多国内外著名的预防保健专家。

中华预防医学会主要任务：组织开展各种形式的预防医学领域学术交流，以促进各学科发展；编辑出版预防医学领域各种专业学术期刊和普及型报刊；组织预防医学领域的技术人员的在职培训和继续医学教育；开展医学科学技术普及宣传，提高全民族自我保健意识和卫生知识水平；组织国际学术交流和科技合作；促进预防医学领域科技成果开发和推广；协助卫生行政部门做好预防保健领域的调查、研究和咨询工作，完成各种项目和任务；作为政府联系预防医学科技人员的纽带，维护预防医学工作者的权益等。

目前，中国各省、自治区、直辖市、计划单列市及一些市、县均成立了预防医学会，预防医学会的网络体系已遍布全国。中华预防医学会机关设在北京。办事机构设有学术会务部、编辑出版部、对外联络部、继续教育与技术培训部、科技咨询部、科技信息中心、科技开发部和学会办公室。中华预防医学会有 33 个分支机构，即 33 个专业分会、专业委员会，涵盖了预防医学和保健领域的各专业。

4. 中华护理学会 中华护理学会（原名中国护士会）于一九零九年八月在江西牯岭成立。曾先后更名为中华护士会、中华护士学会、中国护士学会，一九六四年更名至今。会址亦经上海、汉口、北京、南京、重庆等多处变迁，一九五二年定址北京。至一九九九年底，会员总数为三十三万余人。自一九一四年以来，共召开全国会员代表大会二十三次。现设工作委员会七个；专业委员会十三个；专业学术组三个。建会初期创办有《护士季报（中英文版）》，现出版学术期刊《中华护理杂志》、会务信息、科技开发信息。学会曾经常组织召集全国及国际学术会议，开展科技咨询服务，有力地推动了中国护理学科的发展、护理科技人才的成长和医疗保健事业的进步。中华护理学会是中国护理科技工作者的群众性学术团体。其宗旨是团结广大护理工作者，为繁荣和发展中国护理科学事业，促进护理科学技术的普及、推广和进步，为保证人民健康服务。

中华护理学会总会设在北京，除台湾外，全国三十一个省、市、自治区均设有分会。学会的最高领导机构是全国会员代表大会。在会员代表大会休会期间，理事会是执行机构。理事会选举理事长、副理事长、秘书长及常务理事组成常务理事会，在理事会休会期间行使理事会职责。总会下设学会办公室、学术会务、期刊编辑、科技开发和财务管理等职能部门，承办日常工作。

中华护理学会的主要任务是：组织广大护理工作者开展学术交流和科技项目论证、鉴定；编辑出版专业科技期刊和书籍；普及、推广护理科技知识与先进技术；开展对会员的组织教育；发动会员对国家重要的护理技术政策、法规发挥咨询作用；向政府有关部门反映会员的意见和要求，维护会员的权利，为会员服务。

中华护理学会是中国和外国护理界之间民间交流的主要渠道之一。自中国实行对外开放政策以来，中华护理学会与国外护理界的交往逐步扩大。《中华护理杂志》是中华护理学会主办的护理学术性期刊。自 1954 年创刊以来，已出版三十卷，为十六开本，月刊。杂志编辑委员会由国内知名护理专家组成。杂志具有较高的专业水平，主要对象为中国的高、中级护理专业人员。

5. 中国药学会 中国药学会成立于 1907 年，是中国最早成立的学术团体之一，是由全国药学科学技术工作者自愿组成依法登记成立的学术性、公益性、非盈利性的法人社会团体，是党和政府联系我国药学科学技术工作者的桥梁和纽带，是国家推动药学科学技术和民族医药事业健康发展，为公共健康服务的重要力量。中国药学会是国际药学联合会和亚洲药物化学联合会成员。中国药学会主管单位为中国科学技术协会，办事机构为秘书处，行政挂靠国家食品药品监督管理局。秘书处内设办公室、组织工作部、学术部、编辑出版部、继续教育与科普部、国际交流部、科技开发中心。现有注册会员 8 万多人，高级会员 3000 余人，团体会员 53 个。学会下设 7 个工作委员会，15 个专业委员会，主办 19 种学术期刊。

中国药学会的宗旨是坚持以马克思列宁主义、毛泽东思想、邓小平理论和“三个代表”重要思想为指导，全面落实科学发展观。坚持科学技术是第一生产力的思想，团结和组织广大药学科学技术工作者，实施科教兴国和可持续发展战略，促进药学科学技术的普及、繁荣和发展，促进药学人才的成长和提高，促进药学科学技术与经济的结合，为我国社会主义现代化建设服务，为构建社会主义和谐社会服务。维护药学科学技术工作者的合法权益，为会员和药学科学技术工作者服务。

中国药学会的主要任务是开展药学科学技术的国内外学术交流；编辑出版、发行药学学术期刊、书籍；发展同世界各国及地区药学相关团体、药学科学技术工作者的友好交往与合作；举荐、表彰、奖励在科学技术活动中取得优异成绩的药学科学技术工作者；开展对会员和药学科学技术工作者的继续教育培训；普及推广药学以及相关学科的科学技术知识；反映药学科学技术工作者的意见和要求，维护药学科学技术工作者的合法权益；接受政府委托，承办与药学发展及药品监督管理等有关事项，组织药学科学技术工作者参与国家有关项目的科学论证和科学技术咨询；开展医药产品展示、提供医药技术服务与推广科研成果转化等活动；举办为会员服务的事业和活动；依法兴办符合本会业务范围的事业与企业单位。

二、卫生协会与基金会

协会是由卫生工作者自愿组成的产业性经济团体。其根本任务是统计行业信息、运行情况，代表职业群体与政府沟通，反映群体要求，维护群体权益。基金会是按照国务院颁布的《基金会管理条例》的有关规定，经民政部核准成立的具有独立法人地位的非营利性的社会公益团体。我国比较有影响的协会有中国医师协会、中国医疗卫生监督管理协会、中国农村卫生协会等。基金会有中国肝炎防治基金会、中国红十字基金会等。

1. 中国医师协会 中国医师协会是经国家民政部登记注册，由执业医师、执业助理医师及单位会员自愿组成的全国性、行业性、非营利性的群众团体，是国家一级协会，是独立的法人社团。本会的宗旨是发挥行业服务、协调、自律、维权、监督、管理作用，团结和组织全国医师遵守国家宪法、法律、法规和政策，弘扬以德为本，救死扶伤人道主义的职业道德，努力提高医疗水平和服务质量，维护医师的合法权益，为我国人民的健康和社会主义建设服务。1999 年 5 月 1 日，我国正式颁布实施了《中华人民共和国执业医师法》。这是我国制定的第一部有关医师的大法，这充分体现了党和国家对广大医师的关心和爱护。《医师法》第一章第七条明确规定“医师可以依法组织和参加医师协会”。《医师法》的颁布实施为中国医师协会的成立提供了法律依据。中国医师协会是依法成立的社团组织。据当前有关部门统计，我国执业医师人数超过 200 万人，充分显示了中国医师协会具有广泛的群众基础，是广大医师之家。凡具有执业医师或执业助理医师资格的西医、中医、中西医结合医、民族医以及预防、医疗、保健机构中的医务人员、医疗卫生管理人员、医学的协会、学会的管理工作者以及医学科研工作者等，都可以申请加入本协会，成为中国医师协会的会员。维护医师的合法权益，加强对医师的全方位培训，保证医师队伍建设的健康发展，这是医师协会今后非常重要的一项工作。医师的职业是高强度脑力、体力劳动和高风险的职业，只有充分尊重和保护他们的创造性劳动，调动他们的积极性，才能发挥他们的聪明才智和潜力，才能有效地促进医学科学技术水平的提高，更好地为病人服务。其作用是开展业务咨询服务、介绍推广医、药新技术、新成果，为广大医师、专家、医药企业及科研单位之间架设一座桥梁和快速通道，促进科研成果转化。按照市场经济规律和法则，科学求实的推向市场。中国医师协会是在我国加入 WTO 和医疗卫生事业深化改革的新形势下应运而生的。这标志着我国医师队伍的管理，将由目前单一的卫生行政管理模式，逐步过渡到卫生行政管理和行业自律协同管理的模式。今后，医师协会将会在行业管理中发挥越来越大的作用，推进我国医师队伍向国际化的管理模式迈出坚实的步伐。

2. 中国医疗卫生监督管理协会 中国医疗卫生监督管理协会是我国医疗卫生领域全国性和国际性社会团体，非营利组织。协会遵守国际法，遵守中华人民共和国宪法、国家的各项法律、法规，热忱团结国内外企业、社团、政府有关机构、新闻单位和热心医疗卫生事业的各界人士，致力于加强中国与世界各国在医疗卫生领域的交流合作，全面促进中国医疗卫生行业融入全球一体化进程，努力为中国医疗卫生事业的振兴做出有益的贡献。中国医疗卫生监督管理协会以推动我国医疗卫生进步、提高医疗卫生质量、促进医疗卫生事业的发展为宗旨，从事医疗卫生领域的管理评价、调查研究、技术研究工作，已为许多知名医疗卫生机构进行了技术指导，管理评价等工作，并得到了广大医疗卫生单位的大力支持。

中国医疗卫生监督管理协会成立以来，坚持“引导、协调、交流、创新、提高”的工作方针，积极为医疗卫生事业做大量的宣传推广工作，使各项业务得到了长足进展，受到社会各界的广泛关注。

目前，协会会员队伍正不断壮大，在中国南京、香港等地都设有办事机构，已初步形成了国际性格局。协会会员主要是由医疗卫生监督管理机构、医院、研究机构、大专院校等企事业单位自愿组成，在会员单位和政府部门之间，发挥了桥梁和纽带作用，反映会员单位的愿望和要求，贯彻国家有关医疗卫生方面的方针政策，协助政府主管部门的职能工作，并且开展医疗卫生行业监督管理，推动医疗卫生事业的发展。

3. 中国农村卫生协会 中国农村卫生协会（China Rural Health Association，CRHA）成立于 1986 年 7 月，是由中华人民共和国卫生部主管，经国家民政部登记注册，具有独立法人资格的全国农村卫生工作者的群众性团体。它主要面向全国县（市）、乡（镇）、村三级医疗卫生机构。它所联系和服务的对象是全国几千所县（市）级综合医院及其他医疗卫生机构，4 万多所乡（镇）卫生院和 51 万多个村卫生所（室），共计 300 万医药卫生工作者。

中国农村卫生协会的业务范围是：宣传、贯彻卫生工作方针、政策和有关的法律、法规；团结、教育农村卫生工作者遵纪守法，树立良好的职业道德；开展学术研究，组织学术交流，传播医学科学信息，推广先进经验和适宜技术；采取多种方式培训提高农村卫生队伍；协助政府和有关部门，搞好基层卫生组织管理，促进农村卫生服务体系建设；编辑出版农村卫生方面的刊物和资料；表彰和奖励先进单位、优秀人才和科研成果；维护农村卫生工作者的合法权益；开展基层卫生方面的国际合作与交流。

目前，全国各省、自治区、直辖市及所属地（州、市）、县（市、旗）大部分都建立有农村卫生协会，一些乡镇也建立了卫生协会分会或小组。各地卫协会和广大会员，在促进农村卫生改革与建设方面发挥着积极的作用。

4. 中国性病艾滋病防治协会 中国性病艾滋病防治协会（Chinese Association of STD &AIDS Prevention and Control）是由中国性病艾滋病防治工作者和热心于性病艾滋病防治事业的社会各界人士自愿组成的群众组织，是依法在国家民政部登记注册的具有法人资格的全国性、公益性和非营利性社会团体，是参与我国性病艾滋病防治工作的一支重要力量。协会接受卫生部和民政部的业务指导和监督管理。

协会宗旨：团结和动员广大性病艾滋病防治工作者及社会各界热心人士，在国家有关法律法规的规范内，积极参与我国的性病艾滋病防治工作，为保障人民身体健康和加强物质文明和精神文明建设服务。积极贯彻国家关于卫生工作和科学技术的基本方针、政策；坚持独立自主和民主办会的基本原则；弘扬“尊重知识，尊重人才”的优良传统；倡导“献身、创新、求实、协作”的精神。

5. 中国民营医疗机构协会　中国民营医疗机构协会是由全国的民营医疗单位和民营医疗机构管理工作者联合发起的群众性团体、是行业发展与自律的组织。中国民营医疗机构协会工作接受中华人民共和国政府登记管理机关的业务指导和监督管理。

中国民营医疗机构协会的宗旨是：团结全国各级各地区的民营医疗单位和民营医疗机构管理工作者及社会各界热心民营医疗卫生事业的人士，贯彻国家卫生工作方针，促进民营医疗机构的建设和专业人才的成长，努力提高医疗质量、工作效益和科学管理水平，强化民营医疗系统内信息网络建设，开展多层次、多渠道、多形式和全方位的经济技术与合作，积极促进我国医疗卫生事业的发展，保障人民健康和社会主义现代化建设服务。

中国民营医疗机构协会严格按照“团结、管理、维权、服务”的会训，不断加强协会自身的建设，牢固树立服务意识，在开拓服务方面和提高服务质量方面下工夫，使协会的威望不断提高，赢得广大民营医疗机构和社会各界的信任。同时在“团结、管理、维权、服务”精神的鼓舞下，积极开展学术研究、组织学术交流、进行典型调查研究、表彰先进典型、加强行业管理与自律，维护民营医疗机构合法权益，努力使协会成为广大民营医疗机构相互学习交流的中心，也为广大民营医疗机构与相关主管部门的沟通架起一座桥梁。

6. 中国肝炎防治基金会　中国肝炎防治基金会于 1998 年 11 月 24 日经民政部批准成立。2005 年 8 月 3 日，根据国务院颁布的《基金会管理条例》的有关规定，经民政部核准为全国性公募基金会。中国肝炎防治基金会的宗旨是：遵守国家法律、法规和政策，遵守社会道德，团结国内外力量，通过积极募集资金与物资，配合政府肝炎预防控制规划的实施，推动肝炎防治事业，重点支持和促进偏远、贫困地区的肝炎防治工作，保护人民健康，提高全民族素质。基金会自成立以来，积极筹募款物，开展乙肝疫苗扶贫，培训基层卫生人员，开展大众健康教育，推广新生儿以外人群乙肝疫苗免疫等项目，取得了良好的社会效益。

7. 中国红十字基金会　中国红十字基金会是经民政部登记注册的全国性公募基金会，是具有独立法人地位的非营利性民间公益团体，以弘扬人道、博爱、奉献的红十字精神为宗旨，以致力于改善最易受损害人群的境况，关注和保护人的生命与健康为机构使命。

为践行宗旨和使命，中国红十字基金会在医疗健康领域推出一项面向贫困地区农民和进城务工农民的大型社会公益事业——“红十字天使计划”。该计划的宗旨是：关注农民和农民工的生命与健康，广泛动员国际国内的社会资源，建立我国第一个“红十字天使基金”，以所募资金和医疗物资，对患有重大疾病（包括传染病、地方病、职业病）的农村贫困农民和进城务工农民实施医疗救助，协助政府改善农村贫困地区的医疗卫生条件，捐建“红十字天使医院”，培训农村医务人员，提高农村医务人员的医疗救护水平，促进我国农村医疗卫生事业的健康发展。

案例 5-3

江西省红十字老年介护项目

江西省红十字老年介护项目始于 2006 年，通过引进日本老年介护师资培训项目、争取省彩票公益金专项经费支持等方式，为全省培训赴日研修老年介护师资 67 名，骨干师资 518 名，介护员 3000 余人。我们将受训者组建成志愿服务队，开展红十字老年介护志愿服务进社区、进家庭、进农村、进医院、进养老机构等活动，推出了居家介护、医护结合、院养结合“三位一体”志愿服务模式，为高龄、空巢和失能老人提供进食、沐浴、移动、康复、心理安抚等专业服务，形成了江西省红十字的一个特色项目。

思考：

为什么要开展老年介护服务？有何意义？

分析：我国老龄人口数量世界第一，老龄化速度世界第一。统计显示，到2020年，全国失能老人将达到4600万，需要养老护理员达1000万。而目前全国取得职业资格证的仅5万，供需差距巨大，且大多为“4050”甚至“60”人员，总体素质较低。到2020年，也是我国全面建成小康社会的决胜阶段，应让老人共同享有社会发展成果。因此，当务之急必须高度重视并在人才培养方面下大力气。

根据我国国情，立足社区的居家养老应是今后发展的“重中之重”。然而，目前我国绝大部分社区没有统一的助老信息平台，众多老人有需求却找不到合适的护理人员；而养老护理的主力军大多为“4050”甚至“60”人员，总体素质较低，专业知识匮乏；有些中心城区养老机构出现“一床难求”，而偏远的养老机构又空置率高，供需矛盾突出；因经费所限，红十字志愿服务进社区工作在人员和管理上还处于初级阶段，无法满足日益增长的养老服务需求。

江西省多年的实践证明：老年介护专业化的服务模式很适合当今中国未富先老、未备先老的养老服务现状。老年介护通过倡导一种先进理念，充分发挥介护师资和介护员两支队伍的作用，形成社团、社区、社工（志愿者）“三社”互助，建立了省、市、县、乡四级联动的红十字志愿服务网络。符合党政所需、群众所盼、自己所能的群团工作要求。

（阮世颖）

第六章 卫生计划

第一节 计划职能的基本理论

计划是人们对未来的筹划和安排，法国管理学家亨利·法约尔曾经指出：管理即意味着展望未来，预见是管理的一个基本因素。计划是全部管理职能中最基本的一个职能，是其他四项职能的基础。

一、计划的概念

计划是管理的首要职能，在管理工作中，没有比使人们了解他们工作的目的、目标、任务和工作的指南更重要的事情了。如果要使集体努力取得预期的结果，人们必须知道期望他们做什么和如何做。

计划立足于现在，面向未来，是对未来行动方案的一种统筹设计，有广义和狭义之分。广义的计划指制定计划、实施计划和检查监督评价计划三个阶段的工作过程；狭义的计划特指制订计划的过程，即根据实际情况，通过科学的预测，权衡客观需要和主观可能，指出在未来一定时期内要达到的目标以及实现目标的途径。其内容可归纳为“5W1H”，即做什么（what）、为什么做（why）、何时做（when）、在哪里做（where）、谁来做（who）和怎么做（how）。

二、计划的特点

（一）计划的目的性

任何组织或个人制订计划都是为了有效地达到某种目标。目标是计划的全部内容的核心，实现目标是计划的出发点和归宿，没有目标就不能称其为计划。

（二）计划的领先性和主导性

由于管理的组织、控制、领导等职能都是为了支持、保证目标的实现，它们只有在计划工作确定了目标之后才能进行。所以，计划工作在管理的诸项职能中处于首要的地位，计划是实施其他各项管理职能的依据。

（三）计划的普遍性

计划是管理职能中最基本的职能，哪里有管理，哪里就需要计划工作。无论高层次的管理，还是低层次的管理，无论什么样的工作，都需要计划。只是由于管理能级的不同，而从事不同内容的计划工作。高层管理更侧重于制定宏观的政策和策略，而基层工作更多的是制定活动计划，侧重于可操作性。

（四）计划的效率性

任何时候，资源都是有限的，而组织的使命是无限的。在一定时间内，组织要从众多的目标中做出选择，确定最主要的目标，在此基础上，采取相应的策略和措施，以低投入获得高产出，以期有效利用有限资源，这就是计划的职能，也是计划的贡献。

（五）计划的创新性

计划工作总是针对需要解决的新问题和可能发生的新变化、新机会做出决定的，因而它是一个创新性的管理过程。

三、计划的分类

计划的分类方法很多，根据不同的分类标准，计划可以有不同的分类，各种类型的计划不是彼此割裂的，而是由分别适用于不同条件下的计划组成的一个计划体系。计划常见的分类主要有以下几种。

（一）按计划的期限分类

可以将计划分为长期计划、中期计划和短期计划。

长期计划一般指十年以上的计划，甚至更长。该类计划规定了组织的使命、发展方向、战略目标、方针政策等。其特点为：时间长、宏观，强调方向性、政策性，如《中国卫生改革发展纲要》。

中期计划一般为五年的计划。涉及范围较广，周期较长，统筹安排全局的工作，如中国卫生事业第十个五年规划、××卫生发展规划等。也有一些较长周期的项目计划也属于这个范畴，如世界银行贷款项目计划等。

短期计划一般指短时间的工作安排及短时间内能完成的工作。一般为一年以内。其特点为：时间短，内容具体、单一，可操作性较强。一般卫生服务的计划多属于此类范畴，如××年度妇幼保健工作计划。

（二）按计划的范围分类

可分为全面工作计划和专项工作计划。全面工作计划指一个组织系统所有一切工作的总体计划。其特点为突出了一个“全”字，需要涵盖组织内各方面的工作。专项工作计划指为完成某项具体工作而制定的计划。其特点为突出了一个“专”字，要求任务明确、措施具体。

（三）按对执行的约束力分类

可分为指令性计划和指导性计划。指令性计划具有较强的约束力，既规定了目标，也对实现目标的具体做法都一一做了严格规定。指导性计划只规定目标方向、要求和指标，对实现目标的手段不做硬性规定。

（四）按计划的职能分类

可分为程序、实体计划、组织计划和功能计划。程序规定了工作步骤和操作顺序，如计划免疫程序、治疗规程等。实体计划是对有形物体的设计，如医院的设计蓝图等。组织计划侧重于组织结构、信息交流及活动安排。功能计划是为完成组织某一重要的功能而制定的计划，如各单位的财务计划就属于功能计划。

四、计划的意义

计划对组织的经营管理活动起着直接的指导作用，其重要意义如下。

（一）有利于组织目标的实现

任何一个组织都承担着一定的社会使命，而这一社会使命是通过达到一系列不同方面、不同时期的目标来实现的。如卫生部门的社会使命是保护和增进人民健康水平，而这一使命是通过控制疾病的发生、发展和康复等一系列工作目标的实现来完成的。每个计划及派生而来的计划，明确了组织目标，同时将组织活动对准目标。它能预测哪些行动会导致最终目标的实现、哪些行动会背离目标、哪些导致相互抵消等，从而保证组织目标的实现。

（二）弥补不确定性和变化带来的问题

计划工作面向未来，计划虽然无法做到消除未来的不确定性和环境的变化性，但通过计划过程，可以预测未来可能的变化，以及各种变化对组织的影响，并制订适应变化的最佳方案，而且可进一步评估各种反应的可能结果，以弥补变化可能对目标造成的影响。

（三）有利于提高管理的效率和效益

计划提供了工作的目标及达到目标的最佳途径，可以避免不协调行为的发生，减少人、财、物的重复及多余的投入，从而提高工作的效率和效益。例如，科学合理的护理分工，可使各级护理人员职责明确，充分发挥各自的作用，为患者提供优质护理。同样，病房的物资、药品、仪器、设备等制定领取、使用、保管、维护计划，亦可减少不必要的物资损耗。

（四）有利于组织活动实施中的控制

计划和控制是一个事物的两个方面，未经计划的活动是无法控制的。计划工作为组织活动制定的目标、指标、步骤、进度、预期成果，是管理控制活动的标准和依据；而控制工作的目的就是通过纠正脱离计划的偏差，使活动保持既定方向。所以，计划有利于控制，控制是实现计划的保证。两者在管理活动中互相制约，互相促进，使组织活动得以顺利进行。

第二节　卫生计划概述

一、概　　念

卫生计划（health planning）是指为了提高人民健康水平，促进卫生事业发展，以卫生资源为基础而制定的一系列行动方案。卫生计划属于指导性计划，是整个国民经济和社会发展计划的一个组成部分，包括卫生项目计划、卫生机构计划和卫生发展计划。

卫生项目计划是在特定的时间内，应用一定的资源，针对具体的卫生问题所采取的干预措施及其行动方案。一些国际组织（如世界卫生组织、世界银行、联合国儿童基金会等）在我国实施的各种项目方案多属于此类计划。

卫生机构计划是为了实现组织机构的使命而制定的一系列行动方案，如医院的发展规划、疾病控制中心的发展规划等。

卫生发展计划，是从现代卫生发展的战略思想出发，在一个国家或地区的环境和资源容许的范围内，为了改善居民的健康状况，提高居民的健康水平，按照一定的目标为居民提供必需的卫生服务所采取的措施、方案。常见的卫生发展计划如“中国卫生事业发展第十个五年规划”、“××地区卫生事业发展规划”等。

二、制定卫生计划的原则

（一）协调发展的原则

计划是一种协调过程。制定卫生计划涉及社会各个方面的利益，实施卫生计划需要全社会的参与，因此，在制定卫生计划的整个过程中必须贯彻协调原则，必须适应经济和社会发展需要，因地制宜，量力而行。经济、社会发展程度不同的地区，由于财力和面临的主要问题不同，卫生发展目标、规模和速度也应有所区别，各有侧重。要根据当地宏观经济环境和社会发展的水平和速度，以及国民经济与社会发展规划中对人群健康的要求，确定与社会经济发展水平相适应的居民健康和卫生发展目标、规模和速度。

（二）可持续发展的原则

可持续发展，是人类对社会、经济发展的现代要求。作为指导卫生系统运作的卫生计划，在其制定过程中，尤其要强调可持续发展理念。在现实卫生工作中，我们经常看到运动式的卫生计划行为。某个时期，特定卫生问题引起了政府高层的注意，于是针对该问题的计划被制定并付诸实施。计划取得了很好的成效，卫生问题得到了很大程度上的缓解，甚至消除。但遗憾的是，计划并未有保证成效得以长期保持的措施，往往是问题解决了，计划结束了，工作也撤销了，过不了多久，同样的卫生问题又卷土重来。因此，任何一项针对卫生活动的卫生计划，必须既满足当前卫生需求，同时要兼顾将来的卫生需求；不仅能够解决现有的卫生问题，还必须尽可能地防止卫生问题的再次出现，解决可预见的将来的卫生问题，或者是避免新的卫生问题的出现。

（三）系统原则

系统原则要求计划者将卫生事业或其各个组成部分视作相互联系的系统，相互之间，其与外部环境（社会其他系统）之间存在着千丝万缕的关系，并相互碰撞和相互影响。卫生系统功能的发挥既取决于自身的努力，也受到社会其他系统的影响和制约。卫生系统中各子系统功能的发挥也服从于类似的法则。因此，制定卫生计划必须明确卫生系统或各子系统与周边系统的关系，建立起普遍的联系使得卫生系统和社会其他系统、卫生系统内部各子系统、各子系统内部各组成部分能够有机整合，优化资源配置，提高卫生资源的利用效率。

（四）滚动调节原则

计划制定好了以后，并不意味着一劳永逸，随着计划环境的变化，需要不断对计划进行调整修正，使之更接近于实际情况、更可行、更有效。一个全局性计划一般两年就得调整修正，一个项目计划一般半年就应该进行评估调整。要实事求是，因地制宜，冲破现有条条框框，边计划边调整，根据当地卫生需求变化和产生的问题，及时修订现有计划目标，调整和重组各种卫生资源。

（五）公平与效率相兼顾原则

公平和效率是政府工作的基本原则。如果没有效率，卫生工作就不可能持续发展；但是如果没有公平，就与卫生发展的目的背道而驰。因此，制定卫生计划一定要兼顾公平与效率。既要追求资源利用的最大效率，也要充分关注到社会各阶层，尤其是弱势群体在拥有卫生资源、利用卫生服务及其健康水平等方面的公平。当前要控制城市医疗机构规模，面向农村、面向预防保健、面向社区卫生服务，确保全体居民都能获得基本卫生服务，使有限的资源得到广泛的覆盖和合理的利用。

三、制定卫生计划的依据

（一）国内外卫生发展的理论、政策及趋势

无论是卫生发展规划、机构发展计划，还是卫生项目计划，都要明确相应的卫生发展的基本理论、相关政策和该领域或该卫生问题的发展水平及其发展趋势。例如，我们要制定卫生发展规划，一定要熟悉《中共中央、国务院关于卫生改革与发展的决定》。《决定》指出了卫生事业在我国经济社会发展中的地位和作用；明确了我国卫生事业的性质和卫生工作的方针，强调卫生机构必须坚持为人民服务的宗旨，正确处理社会效益和经济效益之间的关系；确定了卫生工作的奋斗目标；明确了卫生改革的目的和指导思想。这些都是我们制订计划需要明确的前提和需要遵循的依据。世界卫生组织关于 21 世纪人人享有健康的全球卫生发展的目标和指标应成为我们制订计划的重要依据。世界卫生组织在其行动策略中提出：将卫生列入可持续发展计划，不同部门间卫生政策要相一致，在所有环境中促进健康以及向贫困做斗争也正是制定卫生计划的重要原则。此外，作机构发展规划时，要明确国内外该类卫生机构的发展水平。同样，进行项目计划时，也应首先明确国内外该类项目的发展水平及其发展趋势。

（二）当地社会经济发展水平及发展规划

卫生事业发展必须从我国实际情况出发，与国民经济和社会发展相适应。制定卫生发展计划，应将当地社会经济发展规划作为重要的参考依据，如人均国内生产总值、人口数量与结构、文化教育和社会保障等。在确定卫生发展目标时，只有全面考虑当地社会经济发展水平，才能确保卫生发展计划的可行性和可持续性。

（三）当地人群健康状况、卫生服务水平及拥有的和潜在的卫生资源状况

提高人民健康水平是卫生发展的根本目的，也是制定、实施卫生计划的目的。提高卫生服务水平和卫生资源的保障是达到这一目的的途径和基础。在制定卫生计划时，无论是确定目标、策略、措施，还是资源配置，都应以当地服务人群的卫生需求为根本出发点，以提高人群健康水平为最终目的。

第三节 制定卫生计划的程序

制定卫生计划的具体方法与步骤如图 6-1 所示。

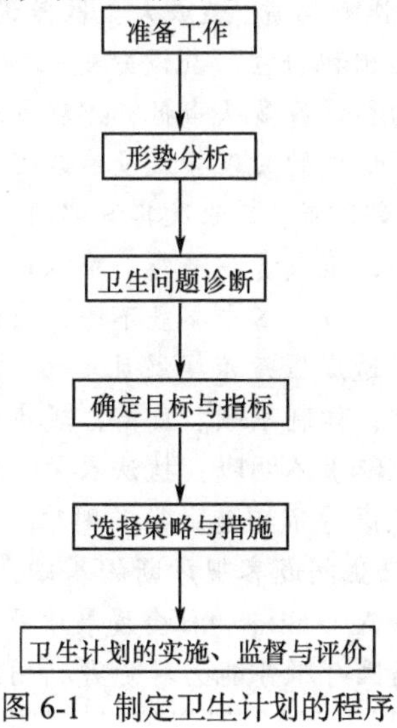

图 6-1 制定卫生计划的程序

案例 6-1

A 市医疗卫生发展规划形势分析

A 市是新欧亚大陆桥中国境内陇海兰新沿线最大的中心城市，处于我国经济两大区域的结合部。A 市同时作为 S 省会所在地，是全省政治、经济、文化和交通中心，全国 15 个副省级城市和重点旅游城市之一。今日的 A 市已是工业基础雄厚，科技实力强大，文化教育发达与国际间的经济技术合作和文化交流日益广泛的对外开放的城市，以其独特的中心城市地位及科技、旅游、制造业、商贸等优势，在全国尤其是区域经济的发展中发挥着越来越重要的作用。根据医疗卫生事业与经济社会协调发展的要求，A 市对医疗卫生事业提出了加速发展的要求。并于 2000 年 7 月开展了全市医疗卫生服务和全行业的卫生资源摸底调查，在形势分析的基础上，提出了全市当前存在的主要卫生问题：

（1）人口数量增加，老龄化趋势加大，对卫生服务提出新要求。2010 年全市区域人口将达到 764 万人。同时，由于经济活动的发展，市区流动人口和暂住人口数量增大，人口密度高、流量大，将给我们带来沉重的医疗保健负担。按照世界卫生组织定义，65 岁以上人口占人口总数 7%即为老龄化社会，2000 年该市 65 岁以上人口数为 694 733 人，占全市人口总数的 12.3%。已进入老龄化社会。由于老年患者增加，将带来大量的老年医疗保健康复问题。人口年龄结构的变化将影响疾病结构变化、卫生资源的投向和卫生保健服务布局等，所以老年人将成为今后医疗保健的重点。

（2）慢性非传染病成为人群死亡的主要原因。肿瘤、脑血管病、心脏病、糖尿病占总死亡人数的 59.97%左右，且有继续上升趋势。

（3）卫生资源的分布和结构不合理。在城乡结构上，城区高于郊区，郊区高于农村，千人口病床数市区为 7.3 张，郊县（区）为 2.37 张；千人口卫生技术人员数市区为 10.3 人，郊县（区）为 2.8 人。在功能结构上，存在大医院看小病，基层医院资产闲置、生存艰难的问题。医疗机构分布结构不合理，市区内大医院集中，如北大街地区不足 2 平方公里的范围内就有三级医院 6 家，规模、功能相近，隶属关系不同的多家医院在同一地区并存的状况在 A 市十分典型，而在一些新建的开发区、居民小区明显存在医疗机构设置空白点。

（4）卫生资源总量较大. 但利用率不高。大多数医疗机构存在利用效率下降的问题，市属 11 家医院中 2000 年平均病床使用率 73.31%；一些职工医院、区级医院病床使用率已降至 30%左右，导致设备、业务用房闲置，人浮于事。由于城区医疗机构过剩，一些医院为了生存，采用不规范竞争手段、诱导不合理的医疗消费、造成大型医疗设备过度使用和药品费用过度上涨。相当多数的街道医院生存困难，靠出租科室、乱设分支机构维持，造成了不良影响和后果。

（5）管理体制条块分割，机构和设备多头审批，宏观管理不力，造成区域内卫生资源结构失调，比例失衡。由于计划经济下形成的管理模式没有改变，导致区域卫生资源配置上，市区医疗机构重复建设，职能交叉，如部、省、工业及其他部门所属医疗卫生机构占相当大的比重，但它们自成体系，各自都搞大而全，造成资源浪费，难以统筹管理。由于审批个体机构的制度不完善，导致社会办医疗机构数量过多，水平参差不齐，有的个体机构利用非法广告、制售假药和其他违法违纪手段竞争市场，造成医疗市场混乱。

（6）卫生执法监督体系不健全，体制不顺。目前，我市适应市场经济体制的卫生执法监督机构尚未成立，各级卫生部门管理职责不明晰；执法人员、设施和装备严重不足，难以对区域内医疗机构依法进行监督，对规范医疗市场造成很多困难。

A 市在充分形势分析和主要卫生问题客观诊断的基础上，提出了未来 5 年（2001～2005 年）医疗服务发展总目标：构建与 A 市经济和社会发展水平相适应，有效、经济、公平的医疗服务体系和管理体制，改善、提高医疗服务能力和资源利用效率，有效地配合医疗保障体制改革，满足全市居民的多种医疗需求。建立卫生全行业管理新体制，对区域内医疗机构、床位、人员、设备等卫生资源进行统筹规划，合理配置。严格执行医疗机构、人员准入制度，促进医疗水平提高，保障群众就医安全。到 2005 年，建成较为完善的城市社区卫生服务体系，完成全市乡镇卫生院的“一无三配套”的建设任务；分期分批完成一批市级重点医院及医疗设施的建设，完善全市急救网络建设；加强并完善对个体诊所的管理和调整。到 2010 年，建成以现代化综合医院、专科医院为中心，城市、农村基层医疗网点配套完善的现代医疗保健体系，使该市成为面向黄河中下游地区、服务周边各省市的医疗卫生中心。

问题：

（1）要确定 A 市的卫生问题，你认为需要收集和分析哪些基本数据？

（2）根据 A 市确定的主要卫生问题，你认为要实现其医疗服务的发展目标，需要制定哪些策略与措施建议？

（3）由于 A 市特有的区域特征，从社会整体发展的角度考虑，除做好区域内居民医疗卫生服务的需求分析外，合理配置不同层次的卫生资源还应考虑哪些方面的问题？

一、准 备 工 作

卫生计划涉及的关系和内容复杂，计划编制任务的完成需要相当多的资源投入，特别是人力资源的投入。因此，计划编制开始之前的准备工作很重要，准备越充分，计划编制工作也越顺利，计划质量也越高。

在这个阶段主要应做好计划编制工作方案，明确卫生计划的背景、目的、内容及方法、过程、阶段成果、组织及经费预算等内容。工作方案得到正式批准后，成立正式的领导小组和工作小组，并明确职责分工、对成员进行必要的培训、落实活动经费等。领导小组一般由国家发展和改革委员会、财政、卫生等有关部门的领导和决策人员组成，负责卫生计划制定与实施的决策、咨询、指挥；工作小组应由一个多学科领域的人员组成，在分工上可分为调研、咨询、统计分析及编制几个方面，各方面工作人员分工协作、互相沟通，由计划领导小组统一指挥协调。

二、形 势 分 析

形势分析是对区域内人群健康状况、卫生服务及其影响因素，以及这些因素的性质、范围、作用和变化做出全面正确的分析判断。不同类别的计划形势分析的内容不同。一般来讲，卫生发展计划的形势分析应包括对区域自然生态环境和社会经济形势、社会经济发展政策及卫生政策、人口增长和结构变化、居民健康状况和卫生服务需求、卫生资源配置和利用效率分析等情况。形势分析的目的在于找出本地区的主要卫生问题，确定重点问题，确定卫生投资重点，为计划的制订提供依据。

（一）形势分析的内容

1. 社会经济发展状况分析　目前国际上普遍认为社会经济的发展与居民的健康状况是互为因果关系的。因此，在卫生计划中对社会经济发展状况的分析，一是有助于了解卫生计划编制的背景信息，使卫生的发展与社会经济的发展相适应；二是有助于掌握卫生计划过程中所有可利用的资源，如多渠道卫生筹资等；三是有助于满足由于城市化、人口流动和人口老龄化等社会经济发展因素所产生的对卫生服务的新需求。

分析社会经济发展状况所需要收集的信息，包括经济发展水平（例如人均国内生产总值、人均国民收入、人均国内生产总值年增长率、就业率、城市化程度等）、人口指标（例如人口总数、农业人口数、人口自然增长率、老龄化系数等)、文化教育(例如成人识字率、适龄儿童入学率等)、政策状况(例如政府对卫生工作承诺的决定、卫生总费用占国内生产总值的百分比、享受各类医疗保险的人口比例等)、生活条件(例如安全饮用水普及率、卫生厕所普及率、人均住房面积、恩格尔系数等)等。

2. 卫生资源状况分析 对卫生资源状况的分析是从卫生服务供方角度，分析卫生资源的配置和利用状况，为提高资源的配置和利用效率提供依据。包括卫生机构、卫生设施、卫生人力和财力资源等。

卫生资源状况分析可从以下3个方面进行：

(1)卫生资源现状分析：即从公平和效率角度来研究卫生资源的配置，可利用千人口医生数、千人口护士数、床位利用率、平均住院日等指标；

(2)卫生资源需要量的测算：即根据社会经济发展和居民的健康需求，来确定卫生资源需要量，包括所需的卫生资源数量和质量；

(3)卫生资源供需分析：即通过上述两方面间差距的分析，确立卫生资源配置中的主要问题，为卫生计划中对资源的调整提供依据。

3. 人群健康状况分析 对居民健康状况的分析是从卫生服务需方的角度，分析区域内主要健康问题及可能的影响因素。由于卫生规划的最终目标是提高居民的健康状况，因此对居民健康状况的分析有助于确定主要卫生问题和优先选择，同时有助于理解卫生服务提供与卫生服务需求间的差距，为资源配置标准的测算提供相应依据。

人群健康状况分析所收集的信息主要包括：人口动态(粗死亡率、婴儿死亡率、5岁以下儿童死亡率、孕产妇死亡率、前十位死因构成、平均期望寿命等)和疾病、伤残状况(如主要疾病的报告发病率、患病率、伤残率等)。

4. 卫生服务状况分析 包括对卫生服务(医疗服务、预防保健服务、康复服务等)数量、卫生服务质量及卫生服务利用情况等的分析。

(二)资料收集方法

资料收集应遵循方便、经济、可靠的原则。常用的资料收集方法有以下几种：

1. 查阅常规报告系统 常规统计报告系统可以提供大量的信息资料，在常规统计报告系统中能够查阅到的数据均应从这些系统获取。

2. 专题调查 对制定卫生计划所必需，但在常规统计系统又收集不到的数据，如居民卫生服务需求与利用、疾病经济负担等资料数据，则需开展专题调查。

3. 借用已有的研究成果 在用数据做分析、推论、判断时，所使用的技术参数，如各层次医院的平均住院日、卫生人员的合理工作量等，要注意利用已有的研究成果。

4. 查阅居民健康档案 获取区域人群慢性非传染性疾病及其危险因素的特征及流行、分布状况资料。

5. 小型座谈会 对于一些必要的定性资料收集，可考虑采用小型座谈会的形式，如居民对卫生服务的满意度及期望等。

三、卫生问题诊断

案例 6-2

孕产妇死亡率高

某地区在制定卫生计划进行问题分析时发现：该地孕产妇死亡是影响妇女健康的一个大问题，孕产妇死亡率连续5年高于全国平均水平1倍。死亡原因多为产后出血和产科并发症，死亡地点多为家中，住院分娩率只有30%。因此，可以认为住院分娩率低，孕产妇得不到及时的救治是造成孕产妇死亡的直接原因。而进一步分析住院分娩率低的原因主要有两个方面：需方：对分娩过程的危险性缺乏足够的认识，同时经济条件差，居住地区偏远；供方：乡卫生院缺乏基本的住院分娩条件。这一问题的分析就为确立目标及制定策略奠定了基础。

思考：

（1）针对孕产妇死亡率高的问题，下一步工作的目标应该是什么？

（2）为实现目标，需要制定哪些具体的策略和措施？

卫生问题诊断应在形势分析的基础上进行，而就某一地区来说，往往有诸多卫生问题，要在某一时期解决所有卫生问题是不现实的。因此，在制定卫生计划时，确定主要卫生问题与优先领域显得尤为重要。通过形势分析，发现存在的卫生问题，并且按问题的严重性大小排序，确定本区域主要的卫生问题。发现问题有助于确定组织目标，确定计划所要达到的效果。

主要卫生问题一般分为两类：第一类是主要健康问题，包括一些危害人群生命健康的主要疾病及其危险因素；第二类是主要卫生资源配置问题，主要指卫生资源规模、布局、结构和使用效率等方面以及与卫生服务需求不相匹配的供需失衡方面的问题。

（一）主要健康问题诊断

现阶段确定主要健康问题的主要依据是疾病的发病率、疾病的严重性、控制的可行性以及社区接受的可行性。具体来说，是指那些引起居民过早死亡或危害居民健康、造成健康损失的主要疾病及危险因素。这些疾病的病因学和流行规律已经或基本清楚，并有符合成本效益的干预措施；能够制定目标和指标加以测量、监测和评价，并具有达到这些目标和指标的社会经济条件和资源能力。除此之外，还应该根据区域政策、干预措施和利用资源的能力来调整主要卫生问题的优先级，那些社区认为最常见、最严重，并随时间变化频率上升的健康问题是优先考虑的领域。

（二）主要卫生资源配置问题诊断

主要卫生资源配置问题诊断依据以下四个方面：

（1）卫生资源总量、结构及其各层次分布量是否与卫生服务需要与需求相匹配，是否能满足基本卫生服务的提供；

（2）卫生资源总量、结构与分布是否有效、经济，是否能够解决已确定的主要健康问题；

（3）现有卫生资源的配置效率如何，是否存在资源的短缺或过剩；

（4）改变现有卫生资源配置现状的突破口是什么。

四、确定目标和指标

（一）确立目标

目标是组织活动要达到的最终结果和效果，是计划的关键一环。只有明确了目标，才能明确组织的行动方向，阐明各项活动与结果之间的联系，明确工作的理由，表达工作的期望，加强承诺，明确所需的合作。目标是评价的依据、控制的标准和决策的前提。

确定目标时要注意目标的特征：时间性、可测量性、可考核性。

1. 目标的时间性 是指确定目标时一定要明确在什么期限内完成这些目标。

2. 目标的可测量性 是指目标一定是可以测量的，其可测量性反映在具体的指标上。

3. 目标的可考核性 是指除目标的时间性和可测量性外，还应明确组织中每个个体对目标的实现应该负什么责任，这就构成了目标管理的基础。

同时要明确目标的效果，即目标实现的程度。如在上述孕产妇死亡率高的案例中，如果该地区把孕产妇死亡率高的问题作为当地主要卫生问题，那么在形势分析的基础上，确立的目标就应该是：到××时候为止，将孕产妇死亡率降低到什么水平。

此外，确定目标时，还应注意明确目标的层次和等级体系。目标等级体系包括：总目标、政策目标、项目目标、资源目标和实施目标。

目标的内涵可以表达为“5WlH”，包括目标内容、针对的问题和性质，即要做什么（what）；目标人群是谁（whom）；行动的领导者、操作者和实施者是谁（who）；目标人群所分布的地区（where）；完成目标的期限（when）；数量和质量的标准是什么（how many，how much）。如果计划能够对上述内容做清晰的界定，如果计划制定者在计划执行之前对计划目标有充分的宣传、解释工作，就可最大限度地保证所制定目标的可操作性，避免目标分解上的失真。

（二）明确指标

指标是目标的细化，测量指标可以反映目标的实现程度。因此指标的设立要紧密围绕目标，要注意其可靠性、灵敏性和特异性。根据目标的等级和层次，常见的卫生指标包括：卫生政策指标（如新型农村合作医疗政策）、卫生资源指标（如每千人口医生拥有率、人均卫生经费等）、卫生服务指标（如孕产妇系统管理率、儿童系统管理率等）和人群健康指标（如平均期望寿命、孕产妇死亡率等）。

五、制定策略和方案

卫生计划的目的就是要通过最有效率和效益的途径去提高健康水平，正确选择实施卫生发展目标的途径、手段和方法是制定卫生计划的关键。选择发展战略和干预策略应该是多学科、多领域和多部门的共同参与，要立足过去的经验，着眼于未来。不论区域所面临的主要卫生问题是传染病、感染性疾病，还是慢性非传染性疾病的问题，都应该采取综合防治策略，争取通过符合成本效益原则的干预措施和选择均衡的发展战略和重点领域，公平地向全体人民提供质量好，国家、集体和个人都承受得起的卫生服务。

一般而言，均衡卫生发展战略应包括以下策略选择：

（1）增进健康和经济有效的干预措施以防止疾病产生的一级预防策略，如健康教育、保护环境、合理营养、良好的生活方式、体育锻炼、预防接种、消除病因、保护高危人群、提高免疫功能等。

（2）早期发现、早期诊断、早期治疗以防止或减缓疾病发展的二级预防策略。可通过首诊接触和群众自我检查，以符合成本-效益的原则有选择地进行遗传缺陷、结核、失聪、语言、视力障碍、宫颈癌、高血压病和职业病等的筛查。

（3）对症治疗、防止伤残、加强康复的三级预防策略。包括对明显疾病的诊治、预防和减少因病伤造成生活能力的丧失、伤病员的日常护理和定期指导，以及抑制病痛、延缓生命的终末期护理。

上述不同策略适用于疾病的不同阶段，需要不同的资源，由不同的机构以不同的成本去实施，产生的健康效益也不同。为了更好地预防和控制疾病的发病率、死亡率及致残率，应该对各类疾病的一级、二级和三级预防措施进行分析，选择更符合成本-效益的干预措施。许多疾病的控制可采取一级和二级预防措施，不少干预措施可在医务人员的指导下以较低的成本在社区进行，从而可减少医疗机构的负担。在区域发展规划中，应首先重视一级预防。二级预防（通过首诊接触，疾病与危险因素筛查）可能对某些疾病有效，但必须在确实符合成本–效益的原则下谨慎地进行。随着我国疾病流行模式的变化及慢性疾病对卫生保健负担的增加，医疗服务无疑会越来越重，重点更应放在效率更高、更符合成本-效益原则的一级预防，而不是二级和三级预防上。

六、确定实施具体措施

实施计划是制定计划的唯一目的。计划的科学性、正确与适宜程度也只能在实施中得到检验，并不断地修正、补充和完善。

措施是在策略的指导下实现目标的具体手段和方法。首先，计划中所采取的措施必须与策略和目标相一致，活动的实施有利于目标的实现，而不是无关紧要甚至背道而驰，那样只会造成资源的浪费。此外，与策略相比，措施更应强调具体、可行和可操作。好的措施应能使执行者非常明确，应该做什么？为什么做？活动发生在哪一级？谁来做？何时做？例如，为了实现降低孕产妇死亡率的目标，社会动员是所采取的项目策略之一。这确实是一个很好的策略，但是在措施中就应详细阐明，动员的对象是谁 （孕产妇及其家人，村长，妇联主任，村妇幼保健人员……），用什么方法动员（开会，讲课，发放动员材料，咨询等），由谁来进行动员（医生，健康教育工作者，妇女干部……），还需要创造什么环境等。

任何策略的实施都需要资源作为基础，到底一项卫生计划需要多少资源，这涉及预算问题。预算是用财政术语（如收益、支出和资本）或非财政术语（如直接工时、原材料和服务提供量）来说明预期成果。有时人们把预算说成是货币化的计划。编制活动预算是一项卫生计划必不可少的步骤。

编制活动预算的基本思路是：

（1）详细列出各种卫生服务的提供量或项目活动量。

（2）测算每个活动各种卫生资源的投入量。

（3）并用货币的形式将这些资源表示出来。

（4）根据实施计划，进一步汇总所需的一次性投资及经常性费用。

（5）落实经费来源。

编制活动预算要注意三点：

（1）预算一定要与计划中的活动紧密结合。

（2）预算要具体。

（3）预算要准确。

例如：某地区制订计划免疫的计划，其中编制预算就要明确：①当时人口数；②7 岁以下儿童数量；③标准的免疫程序；④根据免疫程序疫苗的用量；⑤每支疫苗费用；⑥计划免疫工作人员标准的工作效率；⑦所需工作天数；⑧工作人员补贴标准；⑨所需交通工具及费用。最后将疫苗总费用、工作人员补贴及交通费相加即得出该计划的总预算。

除了编制活动预算外，一项卫生计划还必须确定活动日程表。制定活动日程表，是为了使组织中每个工作人员明确何时该完成什么样的工作，并协助工作人员有效地安排时间。活动时间图（甘特图）是最常用的活动日程表。甘特图是用于工作计划的最古老、最有用的工具之一。具体表达方式见下图：横坐标表示时间，纵坐标表示工作任务，中间黑线表示具体进度。例如现场调查的活动时间图——甘特图（Gantt chart）（图 6-2）：

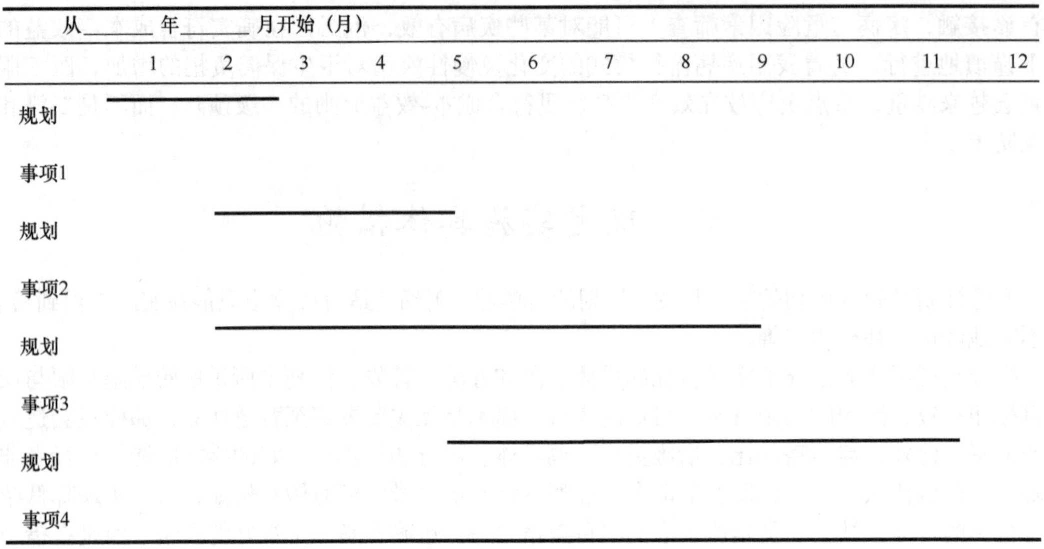

图 6-2 甘特图

七、监督和评价

计划的具体实施中要注意：确保所设计的方案中的活动都得到实施；确保这些行动以正确的顺序实施；确保重点任务首先得到实施；确保工作人员能将自己的工作与他人的工作协调起来；达到最大的效果。为了达到上述目的，在实施过程中，管理部门要对计划的实施及时进行监督和评价。监督和评价应该贯穿计划从制定到执行的全过程，包括对计划的适宜性、充分性、进度、效率、效果及对健康的作用进行分析。区域内还应建立年度评价的机制，以指导当前和未来计划活动的人力与财力的分配。根据监督、评价结果，可能需要对计划做出调整，或修订执行进度。计划中要明确监督评价的对象、内容、层次、频度和方法。

具体评价方法详见下一节。

第四节 卫生计划评价

一、概 述

评价（evaluation）是用系统化的研究方法对正在进行或已完成项目、方案或政策及其设计、实施和结果进行的一种尽可能系统的、客观的估量，用以确定规划项目的适合程度、确切程度、进度、效率、效果及其影响。评价是计划工作的继续和发展，是制定科学计划的保证。卫生计划评价是卫生计划工作不可缺少的部分。

（一）卫生计划评价的概念

卫生计划评价（health plan evaluation）是卫生计划管理的重要组成部分，是一种系统的工作方法，通过对卫生计划的制订和实施的不同环节的分析，判断卫生计划的科学性、可靠性、适应性的程度，卫生计划达到的进度、效率、效果、效益的程度，从而促进卫生事业的发展。

（二）卫生计划评价的目的

1. 判断计划达到预期目标的程度　通过评价，判断计划预期达到目标的程度，以及需要做出哪些修正，对于是否需要终止执行做出决策。

2. 计划实施结果的比较　比较同一个项目计划在不同地区或人群中实施的结果，或为解决同一卫生问题，实施不同的项目计划，通过效果、效率与效益评价分析，选择其中最优者，达到以最小投入获取最大效益与影响的目的。通过择优比较，可以总结经验，扬长避短，达到互相促进，推动工作的目的。

3. 完善管理过程　通过项目计划实施过程的监控与管理，不断改善与健全组织与信息管理系统，合理筹集、分配与利用资源，培训干部，提高服务质量及科学管理水平。

（三）卫生计划评价的基本类型

卫生计划评价的分类方法很多，根据不同的分类标识，主要有以下几种分类方法。

1. 按内容分

（1）恰当性评价：主要是评价所确定的卫生问题的针对性。

（2）适宜度评价：实际是对卫生计划目标及其实施方案的一致性及其可行性，进行论证性评价。

（3）进度评价：在项目计划实施后到总结评价之前进行，对计划的实施进度与过程进行监控与控制，评价的核心内容是检查项目计划干预措施的实施与落实情况，对覆盖率及其质量进行测量。

（4）结果评价：又称结局评价，系指对项目计划实施所产生的结果进行评价，结果评价以项目实施所产生的效果为基础，必要时还要结合项目的投入做成本效率与成本效益评价。

2. 按时间顺序分

（1）事先评价：是指制订计划时的评价，关键在于确定需求、目标和策略。

（2）中间评价：关注计划实施的过程，包括进度及其活动的质量。

（3）事后评价：是在计划实施完成后进行的评价，关键在于确定是否实现了既定目标；跟踪评价是对计划实施后的远期影响或滞后效应进行评价。

3. 按方法分

（1）定量评价：是用具体的统计数据来描述所要评价的事物，定量评价又可根据评价指标的多少分为单指标评价和多指标评价。

（2）定性评价：主要是应用社会学方法进行评价，一般多关注评价结果产生原因、影响因素及其影响。

4. 按范围分

（1）宏观评价：主要是针对一个国家、一个地区或一个单位的某方面的比较综合的评价。

（2）微观评价：是针对某个具体目标进行的评价。

5. 按评价主体分

（1）内部评价：是指实施计划的主体的自我评价。

（2）外部评价：是指他人对计划实施的客观评价。

二、卫生计划评价的内容

（一）恰当性评价

恰当性评价（appropriate evaluation）主要是评价所确定的卫生问题的针对性。如：①问题的发生率：是否为高发生率、导致高发率的主要原因是什么。②问题的严重性：该问题是否会导致高死亡率、高残疾率；是否引起重大疾病负担；是否引起智力或工作能力的损害；是否引起人体发育障碍；是否会危害胎儿的生命。③涉及负面社会影响：包括带来政治上、社会经济上、人口学上的不利影响。④问题的分布：是全局的问题，还是局部的问题。⑤卫生资源的可得性和可及性。

（二）适宜度评价

适宜度评价（relevancy evaluation）主要通过论证方式进行，评价时间安排在项目计划正式实施之前。适宜度评价实际是对卫生计划目标及其实施方案的一致性及其可行性，进行论证性评价。论证评价的重点是评价项目计划与现行的卫生政策、社会经济政策及社会经济、卫生文化发展水平是否相适应；项目计划所提出的卫生问题及其目标与人群的客观需要是否相适应；卫生资源的提供能否满足项目计划实施的需要。进行适宜度评价时，应深入现场主动调查或充分利用常规资料，该阶段的评价是建立在充分的数据分析基础之上进行的。必要时适宜度评价工作应在小范围之内进行预实验性观察，对项目计划，特别是其干预措施方案实施的可行性问题，其中包括技术可行性、经济支持的可行性、环境支持可行性、管理可行性以及影响因素进行调查，对干预措施实施后能否达到预期效果做出评价。

（三）过程或进度评价

进度评价（process or progress evaluation）在项目计划实施后到总结评价之前进行，对计划的实施进度与过程进行监督与控制，评价的核心内容是检查项目计划干预措施的实施与落实情况，对覆盖率及其质量进行测量。进度评价关注三点：时间、活动及所消耗的资源。首先要看项目活动是否按时进行，所消耗的资源是否合理，同时对影响项目计划实施的有关因素进行分析。通过上述内容的评价及时发现问题反馈给决策者，以保证项目计划的顺利实施，必要时对项目计划及时进行调整。

（四）结果评价

结果评价（outcome evaluation）或结局评价系指对项目计划实施所产生的结果进行评价。项目计划的实施首先引起卫生服务的质与量的变化；继而产生人群健康状况变化或卫生问题得以逐步解决；上述人群健康或卫生问题的变化将持续一个时期并对社会卫生与经济产生影响。结果评价以项目实施所产生的结果为基础，但并不局限于结果，有时还要结合项目的投入做效率、成本效益、成本效果、成本效用评价。结果评价在项目计划执行结束时进行或干预措施落实一段时间后至项目结束前，于不同间隔期重复进行。前者为一次性总结评价；后者为多次阶段性总结评价，其优点是可做结果动态性观察。结果评价包括以下四种类型：

1. 效果评价（effectiveness evaluation） 效果是指由于计划的实施对某一卫生问题或改善卫生状况所取得的卫生结果。效果可以用来评价项目计划中干预措施实施后，对目标卫生问题解决程度或达到计划预期目标的实际程度。所谓目标卫生问题是指制定项目计划时，根据人群的卫生需求所要解决的健康问题，如降低发病率、死亡率、患病率，提高期望寿命、生活质量等。而干预措施是针对目标卫生问题采取的策略与措施。效果评价的目的在于对项目计划的价值做出科学的判断。

2. 效率评价（efficiency evaluation） 效率评价是指干预措施实施后，卫生服务量与质的变化（产出）与项目实施所投入的资源之间的比较评价，也就是每提供单位资源所产生的符合质量要求的服务量。效率评价的目的在于改善与提高服务系统实施与管理水平。

效率与效果之间有联系，但无必然的因果关系，就是说高效率可以提高服务效果，但也可能与提高效果无关。例如计划免疫工作中，提高疫苗接种率，与降低某些传染病的发病率有关，但如果其他的疾病防治措施不能予以保证，虽然保持较高的免疫接种率，传染病也难以保证得到控制。

3. 效益评价（benefit evaluation） 效益是指实施卫生计划所获得的结果以货币的形式表达。效益评价是指为实施项目计划所投入的成本与所产生的卫生效果或将卫生效果转换成货币量度之间比较分析，前者为成本效果分析，后者为成本效益分析，效益是在卫生效果的基础上测得的。

4. 影响评价（impact evaluation） 影响评价包含两层意思，一是项目中的某项干预实施后，在项目实施地区内对卫生与社会经济发展的贡献和影响；另一是项目实施后，产生预期结果的可持续性（sustainability），此时干预措施仍在继续实施并发挥作用，特别是当去除干预措施中外来施加影响部分如资源支持后，转入常规运行，完全依靠项目产生的运行机制而产生的效果。项目的可持续性，在很大程度上取决于自身维持能力。一个好的卫生项目，应该是一个有很好自我维持能力建设的项目。不但项目实施之中能取得良好效果，转入常规运行后也能继续保持良好的运行态势，如较高的服务效率、满意的健康效果等。同时，也要关注本项目产生的经验是否对其他地区有推广价值。

影响项目可持续性的因素主要有三个：①项目机制完善的程度；②项目机制与政策环境的一致性；③社会人群对该项目的认同程度与参与程度。以上这三点越完善，项目的可持续性就越好。

三、卫生计划评价的基本程序与方法

卫生计划评价往往涉及多个方面，如卫生服务的数量变化、质量变化，居民健康状况的变化，卫生问题解决的程度等等。每一方面的变化都需要若干项指标进行测量。因此，对卫生项目进行评价及资料分析时，必然涉及多个方面，应用多个指标进行综合评价，其基本程序和方法主要有以下五个方面。

（一）准备工作

1. 建立评价组织 评价组织可以和计划制定的组织结合或单独建立，这取决于评价的主体。如果是自我评价或内部评价，应和计划制定的组织为一体，但如果是外部审评，则必须分离。评价组织包括评价领导小组、评价技术小组和评价实施小组。根据评价主题不同、范围不同、规模不同，三个小组可以是合为一体或分开。评价领导小组负责评价的整体领导、组织和协调工作；评价技术小组负责评价计划的制定、资料收集、分析的技术指导及质量控制。评价工作小组负责实施评价方案。

2. 收集相关的信息

（1）熟悉被评价的计划的全部内容，包括目标、策略措施、资源及进度。

（2）熟悉被评价对象的全部内容，包括评价对象的范围、特征。

（3）其他相关信息：如其他地区同类项目的进展情况。

（二）制定评价计划

1. 确定评价目的 要做好一个评价，首先要明确评价的目的，是要评价计划的可行性、评价计划实施的进度还是评价计划实施的结果。目的不同，对象不同，所应用的方法也不相同。一般来说，评价的目的不宜过大过多。

2. 确定评价对象 卫生计划的评价对象，大多数都是以一个地区、一个单位或特定的人群、特定的项目为基本评价单位。进行评价时首先要明确本次评价的对象。

3. 确定评价标准 标准是衡量事物的准则，是卫生计划评价的基础，卫生计划评价应根据标准确立一系列科学的评价指标体系。

指标（indicator）是对某一事物或现象的标记或反映，是衡量变化的基础，也是实现既定目标的进度的标志。指标应具有有效性、可靠性、灵敏性和特异性四个特征。有效性是指指标能够真实地反映所研究的事物；可靠性是指测量的可重复性；灵敏性是指指标能够敏感地反映事物的变化；特异性是指指标有针对性，只反映特定事物的变化。

选择指标时可用以下方法：①专家咨询法；②文献查阅法；③现场调查法。

（三）评价实施

在评价实施之前，要求所有的参与者熟悉评价方案，包括熟悉调查目的、调查对象、调查方法和调查表，以便使大家对评价方案的形式、内容、步骤达成共识。因此，调查员的培训是非常重要的，在一定程度上，培训的质量决定了评价的质量。实施是根据既定计划现场进行资料收集，同时需要现场判断。在管理领域中，评价的实施又不同于一般的调查，因为它除了收集必要的信息之外，还具有现场发现问题、指导工作的职能。除了定量调查外，定性调查是卫生管理中常用的评价方法。收集信息并去粗取精、去伪存真是评价现场工作的主要任务。

（四）资料整理分析

为了保证资料的完整与正确，评价实施中收集的资料应及时复核、复查，然后输入计算机，应用相应的分析软件进行统计分析，找出规律，发现问题。统计分析时，可进行描述性分析和经济学评价。

（五）总结

根据统计分析结果，说明卫生计划评价达到的目的，今后对卫生计划如何进一步完善等。

第五节　区域卫生规划

视窗 6-1

我国区域卫生规划的发展历史

我国自 20 世纪 80 年代中后期开展区域卫生发展的研究。80 年代，利用世界银行的一部分资金，卫生部在浙江省金华市、江西省九江市和陕西省宝鸡市实施了“区域卫生发展项目”的试点工作，即卫Ⅲ贷款项目。但由于卫Ⅲ贷款项目没有以社区卫生服务为依托，因此不可能是完整意义上的区域卫生规划。但区域卫生发展项目的实施，还是在国内引起了良好的反响，卫生部在以后的全国卫生工作会议上，多次提出要推广区域卫生发展思想的工作要求，并把它列入《全国卫生发展十年纲要（1991～2000 年）》。在卫生部有关司局、卫生经济研究所和《健康报》社的推动下，成立了全国性“区域卫生发展研究所”。1994 年初，又发展和组建为“区域卫生研究协作组”，由 20 多个地级市及省会城市参加，从不同视角来研究区域卫生规划的有关政策。

中央在 1995 年进行“两江”（江西省九江市和江苏省镇江市）医改试点时，首次公开提出要实施区域卫生规划，认为实施区域卫生规划是保证医疗保障制度改革成功的一个重要条件。1996 年 8 月，由国家计委、财政部和卫生部联合在福建省武夷山召开了区域卫生规划工作研讨会，这标志着区域卫生规划由卫生部门独家推进转变为计委、财政和卫生 3 个部门协调配合、联手推进的局面。1997 年出台的《中共中央、国务院关于卫生改革与发展的决定》，对实施区域卫生规划进行了较为完整的阐述。根据该《决定》精神，国家计委、财政部和卫生部于 1999 年联合下发了《关于开展区域卫生规划工作的指导意见》，对区域卫生规划的实施背景、目标和原则、规划编制内容和方法、相应的政策措施都进行了明确的规定。在 2000 年初下发的《关于城镇医药卫生体制改革的指导意见》中，又进一步提出要“加快实施区域卫生规划，采取多种措施调整和控制卫生资源的存量和增量”。全国各省市根据相关的文件精神，根据“边规划、边调整”的原则，自 1997 年开始，就逐步探索和开展卫生资源配置标准的制定工作，到 2001 年底，全国已有 29 个省市完成了卫生资源配置标准的制定工作，相应的地级市也完成了区域卫生规划的编制工作，并对卫生资源逐步进行了调整。

一、区域卫生规划概述

（一）区域卫生规划的概念

区域卫生规划，是在一个特定的区域范围内，根据其经济发展、人口结构、地理环境、卫生与疾病状况、不同人群需求等多方面因素，来确定区域卫生发展方向、发展模式与发展目标，合理配置卫生资源，合理布局不同层次、不同功能、不同规模的卫生机构，使卫生总供给与总需求基本平衡，形成区域卫生的整体发展。

具体来说，区域卫生规划包含以下几个方面的内涵：

（1）区域卫生规划是以卫生资源统筹安排、合理配置为主要内容的计划。

（2）区域卫生规划以满足区域内居民基本医疗卫生服务需求、改善和提高居民健康为目的。

（3）区域卫生规划的目标是构建与国民经济和社会发展水平相适应，有效、经济、公平的卫生服务体系和管理体制，改善和提高卫生系统综合服务能力和卫生资源利用效率。

（4）区域卫生规划由政府负责制订并组织实施。

（5）区域内各部门、各行业以及军队对地方开放的卫生资源全部纳入规划范围，个体行医以及其他所有制形式的卫生资源配置，必须服从规划的总体要求。

（6）区域卫生规划以市（地）行政区域为基本规划单位，直辖市、计划单列市、省会城市为特殊的规划单位。

（7）区域卫生规划的周期一般为 5 年。

（二）区域卫生规划的特点

1. 针对特定区域 区域是一个地理学概念，是具有一定地域的一块地方，有自己的地理环境、气候等特征。区域又是一个社会学概念，每一个区域都有自己的行政管理体制、经济发展结构、人口结构、文化传统及生活方式和生活习惯等。所有这些都是影响区域卫生工作和居民健康状况的重要因素。区域卫生规划是在对区域内社会、经济、文化、自然条件、卫生等因素进行综合分析的基础上，针对区域内的主要卫生形势编制的，是一个大卫生的发展蓝图，是区域内国民经济与经济发展规划的重要组成部分。从我国现实情况出发，卫生规划区域应以一定的行政区域为依托。在这样的区域中，既能反映出较为广泛的卫生问题，同时又具有动员相当的卫生资源和运用行政权力解决卫生问题的能力。符合这样的条件，以省为区域单元显得过大，须以市（地）行政区域为基本规划单位。考虑到中心城市的辐射功能，直辖市、计划单列市、省会城市为特殊的规划单位。

2. 核心是优化配置卫生资源 在过去二十年中，我国卫生资源的配置逐渐暴露出种种弊端，沿海和内地、城市和农村、医疗和预防、各类卫生专业之间，资源配置呈现出畸轻畸重态势，而在使用上又表现为资源不足和资源浪费并存境况。为此，卫生资源的再调整和布局已势在必行。实施区域卫生规划，是社会主义市场经济体制下政府宏观调控卫生资源配置，解决医疗保健服务供需平衡的重大举措和主要手段，是促进卫生事业改革与协调发展的客观要求。在具体卫生资源优化配置过程中应以人群卫生服务需要为导向，以区域人口、年龄结构、社会卫生状况和健康状况等为基础，坚持公平、效率和效果兼顾原则。

3. 涉及社会各个部门 区域卫生规划是在对区域社会、经济、文化、卫生等因素综合分析，做出区域诊断的基础上编制的，是一个大卫生的蓝图，是区域社会经济发展规划的重要组成部分。编制区域卫生规划作为一种政府行为，不仅需要卫生行政管理部门的积极努力，还需要政府有关部门和社会方方面面的大力支持与配合。区域卫生规划编制的全过程都要体现政府负责、卫生部门牵头、有关部门配合、社会参与和法律保障的精神。规划的实施着眼于区域全行业的管理，对区域内不同层次、不同渠道的卫生机构给以合理的布局定位，力求在政府的组织下使区域内有限的卫生资源得到综合利用。

4. 从战略角度研究卫生问题 区域卫生规划不是实施计划，尽管它的实现有赖于一系列完善的实施计划。区域卫生规划更多的是对区域卫生事业发展的全局做出筹划和抉择，站在战略层面上考虑卫生事业的发展方向和发展重点。

在我国，区域卫生规划既是一个需要深入研究的理论问题，也是一个必须努力推进的实践问题。实现这一改革，要求打破长期形成的固有格局，进行资源重组和服务体系的构建，涉及的方面广，政策性强，是一个全新的挑战，在人们的思想认识上、观念上以及管理体制上会存在很多难点和矛盾。

二、开展区域卫生规划的意义

新中国成立后，特别是改革开放以来，我国卫生事业取得了举世瞩目的成绩，覆盖城乡的卫生服务网络已经初步形成，人民的健康水平显著提高。但是，长期以来，我国实行的是与计划经济相适应的卫生管理体制和服务体系，卫生机构主要按部门、地方的行政隶属关系设置，实行多部门管理。随着社会主义市场经济体制的建立和医学模式的转变，特别是职工医疗保障制度改革的发展，原有体制下形成的卫生资源条块分割、结构不合理、效率不高等问题越来越突出，卫生资源短缺与浪费并存。这种卫生资源配置的状况，既不能适应我国疾病结构变化而产生的卫生服务需求，又难以提供费用低廉和方便群众的卫生服务，造成有限资源的浪费，加重了国家、企业和个人的经济负担，更制约了卫生事业的健康发展。为了适应新的形势，配合城乡医疗保障制度的建立和完善，迫切需要加快卫生管理体制和运行机制的改革。

区域卫生规划是当今国际社会卫生发展的先进管理思想和科学的管理模式，是区域内国民经济和社会发展计划的组成部分。实施区域卫生规划是卫生改革和发展的重大举措，是政府在社会主义市场经济体制下，对卫生事业进行宏观调控的重要手段，是区域内合理配置和有效利用卫生资源的必然要求，对深化卫生改革与发展具有现实的和深远的意义，主要反映在以下几个方面：

（一）实施区域卫生规划是卫生事业适应社会主义市场经济体制的需要

当前，中国正处于经济体制和经济增长方式两个根本性转变的历史新时期，卫生事业发展必须主动适应社会主义市场经济体制的建立。区域卫生规划改变了计划经济体制下形成的卫生计划模式，有利于促使卫生事业从强调数量、规模、速度的粗放型增长模式转向注重质量和效益的集约型增长模式。另一方面，由于卫生事业的性质和卫生服务的特殊性决定它不能单纯依赖市场机制调节供求关系，在这种状况下，区域卫生规划是政府宏观调控的重要手段。

（二）实施区域卫生规划是深化卫生改革的需要

长期以来，由于现行管理体制的制约和宏观管理不力，造成条块分割，机构重叠，导致卫生资源重复配置，不少地方卫生服务供给与需求失衡。这些问题成了卫生改革与发展迫切需要研究解决的深层次矛盾和问题，而区域卫生规划管理能较好地解决这些矛盾和问题，通过规划对卫生资源的结构调整，对现有医疗卫生机构的布局、分级分工、服务网络和服务方式等方面进行调整和改革，改变现有卫生管理体制，促进卫生全行业管理。

（三）实施区域卫生规划是政府主管部门转变职能、实现对卫生事业宏观调控的主要依据和重要手段

政府在卫生事业发展中承担着重要责任，必须对卫生事业的发展，卫生资源的配置实行宏观调控，区域卫生规划使政府减少对卫生机构服务过程的直接管理和干预，通过法律、行政、经济

的手段，逐步强化对卫生事业的宏观调控力度，实现领导职能由“办卫生”向“管卫生”、由部门管理向行业管理、由行政管理向法制管理的过渡。

（四）实施区域卫生规划是优化卫生资源配置和实现卫生全行业管理的需要

改革开放以来，我国卫生事业的发展速度很快。但是，由于缺乏必要的宏观调控和行业管理，以致医疗卫生机构、床位、人员膨胀过快，使卫生资源配置不合理，利用效率不高。另外，受现行体制的影响，约有三分之一卫生资源分散在企业和社会各部门，难以纳入统一的、宏观的调控，导致卫生事业发展的失控。在医疗技术配置上，一些医疗单位盲目攀比，重复购置高、精、尖大型设备，造成卫生资源总量不足和闲置并存的现象。通过区域卫生规划的实施，为卫生全行业管理提供了有效途径，从而促进卫生资源的优化配置和卫生事业的协调发展。

（五）实施区域卫生规划是改革医疗保障制度的需要

医疗保障制度改革实行医疗保障社会化、属地化，并引进竞争机制，必然对现行医疗机构的布局、分级分工、服务体系和服务方式等产生重要影响，从维护医疗消费者权益和降低医疗费用过快增长出发，职工通过“选择”供给者的手段，要求供方（医疗单位）提供优质高效、费用合理的服务，“择优选择”的结果使供方优胜劣汰，客观要求医疗供给系统能对布局、人力、物力等进行结构性调整。故医疗保障制度改革迫切需要区域卫生规划，而医疗保障制度改革又是一个契机，它将有力地推动区域卫生规划的实施。

三、区域卫生规划研制步骤

制定区域卫生规划，需要通过形势分析明确卫生事业发展的方向、定位，确定发展目标，围绕目标建立指标体系，分析指标目标值和现值之间的差距和重要性等因素，确定需要解决的战略重点问题，进一步分析重要问题的影响因素、根源和作用机制，明确政策思路、工作重点和行动计划。

（一）区域卫生事业发展的宏观战略分析和定位

区域卫生规划研究的首要任务，是在分析社会环境变化和要求基础上，寻求适应社会发展需要，并与社会协调的卫生事业发展途径。所以，在规划的研制过程中，首先应做形势分析：分析当地宏观经济改革的进程；分析当地社会和经济发展规划战略目标和具体指标，如区域功能定位、经济发展水平、人口数量和构成、环境、城建、交通、社会文化等因素的演变；分析当地社会和经济发展战略规划的实施进程和社会环境变化；分析当地卫生事业与上述宏观环境不相适应之处。通过上述分析，明确社会对卫生系统提出的规范和要求，以确定，①当地卫生系统在社会系统中的结构和功能定位；②当地卫生系统的功能和结构的调整任务，如卫生服务体系、医疗保障体系、监督执法体系、科研教育体系和卫生产业体系；③体系之间的协调；④各体系的管理职能、机构配置、质量效益、人力物力结构调整等。上述内容也即区域卫生事业发展应达到的目标。

（二）建立能反映宏观战略定位的卫生事业发展目标的指标体系

根据宏观战略分析结果，依据卫生与社会协调可持续发展的原则，并结合卫生事业发展的自身特点，运用卫生系统宏观模型的思路和方法，确定卫生系统发展的指标体系。指标体系的建立，应围绕卫生服务体系、医疗保障体系、监督执法体系、科研教育体系和卫生产业体系等五大体系展开，可以卫生服务体系为重点。

可运用专家咨询法或意向调查法等，对建立的指标体系进行 4 阶段论证：①论证指标体系的有效性和合理性；②论证指标体系的客观性、灵敏性和特异性，指标的量化单位，通过第 1 ~ 2 阶段的论证，可以达到精选指标的目的；③对指标体系进行综合评价，确定指标的重要程度和优先顺序；其步骤包括：确定指标体系的权重、指标的评分标准、进行评分、计算综合评分和对结果的评价等；④论证指标体系的可操作性。

（三）目标差距分析

可从以下六个维度综合考虑，得出区域卫生规划目标的各项指标值：①专家咨询结果；②世界相同经济水平地区指标值；③国内同类地区指标值和规划目标；④当地人民政府社会与经济发展规划；⑤根据以往情况得出的指标值自然发展趋势；⑥文献报道的关于指标值的论述及观点。对各项指标值的适宜性论证，可采用专家咨询法，以确定适合当地实际情况的指标值。各指标的现值则可通过二次资料分析或现况调查得到。进而运用差距分析法，分析目标指标值和现状之间的差距，建立当地卫生事业发展规划目标差距模型。

（四）确定区域卫生规划的战略重点

1. 确定卫生事业发展目标的逻辑关系 依据系统工程理论，运用系统分析法、以卫生系统宏观模型提供的逻辑思路为依据，分析各主要目标之间的相互影响和制约关系，确定实现目标的逻辑顺序，如各体系的管理职能、机构配置、质量效益、人力物力结构调整等之间的逻辑关系。方法可借鉴郝模教授于 1998 年在《社会互动：医院补偿机制恶性循环模型逻辑推论》一文中提出的卫生系统宏观模型。根据该模型可知，卫生系统的构成虽然繁杂，却依据一定规律运作，可用一系列子模表达，每一个内部子模和外部子模，都有特定的目标内涵和范围。掌握这一特性，在分析卫生系统的发展目标时，只要澄清、界定目标的性质和内涵，通过类别分析法，就能进行逻辑归类。另外，卫生系统子模之间，具有严密的逻辑关系和顺序，运用层次分析法，可逐步确认目标之间的逻辑联系，以及一个目标达成对其他目标的影响。

2. 确定目标的优先顺序和战略重点 在明确卫生事业发展目标的逻辑关系基础上，依据目标的重要程度和现实中问题的严重程度（权重），目标差距分析中的差距大小，以及该目标对其他目标实现的影响程度，可综合评判目标的优先顺序。目标的优先顺序一旦确定，也就意味着区域卫生规划的战略重点被明确下来。

（五）区域卫生规划战略重点的政策策略研究

从横向（规划中包含的若干目标）来看，遵循紧迫、可行原则，政策策略研究可依据远景规划目标的逻辑顺序，针对性确定短期、中期和远期的研究重点和工作目标。如果条件具备，可针对各个目标分别展开政策策略研究。

从纵向（时序）来看，实施远景规划目标的政策策略研究，一般应进行两种模式的研究。一为直接指向规划目标的宏观战略思路研究，二为实施宏观战略思路的逻辑步骤和阶段目标研究。具体包括如下步骤：①分析战略重点的影响因素、根源和作用机制，确定实施目标的主要障碍和约束条件；②针对问题根源及主要影响因素，拟定解决（弥补）差距的宏观战略思路，分析宏观战略思路对其他目标的潜在影响；③研制宏观战略思路实施的逻辑步骤和阶段目标；④分析各逻辑步骤和阶段目标的主要障碍和约束条件，确定工作重点，拟定政策方案；⑤论证政策方案和阶段目标实现的可行性；⑥严密政策逻辑执行程序，研制监控、评价和反馈机制；⑦在此基础上，分析阶段目标实现对下一阶段目标、对总体目标以及其他目标的影响程度；⑧1～7 循环执行至规划目标实现。

四、区域卫生规划中应妥善处理的几个关系

（一）国家与个人在健康方面的关系

在目前条件下，来源于国家的卫生资源，特别是政府卫生投入，应主要保证区域内全体居民

能够获得基本卫生服务的条件。那些超出目前经济、社会发展水平的个人卫生服务需求的满足，则应属于居民个人的责任，国家和社会在有条件的情况下才能给予满足。

（二）卫生服务供方与需方的关系

卫生服务的自身特点在于供方在一定程度上决定卫生服务需方的消费。八十至九十年代我国医疗费用的过快增长主要是医疗服务供方推动而不是需方需求拉动的结果。但是在医疗费用过快增长的同时，我国基层医院又面临着资源利用率低下的难题，原因是需方需求不足。因此在制定区域卫生规划过程中，既要考虑卫生机构提供卫生服务的能力，又要充分重视卫生服务需方不同人群的支付能力。这样我国卫生资源才能较合理地配置，才能走出只注重卫生服务规模而忽视实际效果的计划体制的怪圈。

（三）国家与社会举办医疗机构的关系

改革开放以来，个体、私营和混合经济成分的医疗机构开始出现。随着 WTO 的进入和医疗市场的进一步放开，医疗市场竞争格局开始显现。实施区域卫生规划的过程中，不可避免会因为优化卫生资源的要求而对一些医疗机构实行关、停、并、转、迁等措施。其中，一个需要注意的问题就是不能利用行政手段简单地干预，更不能借区域卫生规划来限制社会办医的发展。

（四）医疗服务与公共卫生服务的关系

医疗服务的对象主要是居民个体。许多医疗服务在很大程度上属于私人消费性质，没有或很少具有外部效应。公共卫生服务则不同，它具有较大的外部性，涉及周围的人或社会的共同利益。从社会整体上看，与医疗服务相比，社会对公共卫生的投入产出效益要高得多。制定区域卫生规划，合理配置卫生资源，就应充分重视公共卫生工作，并将该项工作当作政府的职责来真抓实干，而不是仅仅停留在简单的认识和口号上，要把公共卫生工作放在优先发展的地位上，加强资源配置力度。

（五）综合医院与社区卫生服务的关系

综合医院在一定层次上是技术设备和人员精干的医疗中心，在细致划分专科的基础上，担负着患者疑、难、重、危症的诊疗工作。社区卫生服务属于基层卫生服务，主要利用简单的设备，依靠全科医生的丰富知识和经验，提供综合性的医疗卫生保健服务，解决群众的常见病和多发病。制订区域卫生规划，要适应我国疾病谱的转变，将大量的诊断明确的慢性非传染病的防治工作重点放在社区卫生服务中，重视培育和发展我国社区卫生服务。

（六）城市卫生和农村卫生的关系

作为发展中国家，按人口计算的卫生资源的一些指标，如果与国外相比，总体上还比较落后。但在许多城市里却要高得多。我国大多数人口生活在农村，农村卫生状况决定着我国人民的健康水平，农村卫生状况决定着我国卫生事业的发展水平。制定区域卫生规划，就要面对现实，逐步缩小目前的这种差距，要重视农村卫生发展，加大政府对农村卫生投入的力度。

（刘茂玲）

第七章　卫生法规与卫生监督

卫生法规也可称为卫生法，是指由国家制定或认可，并由国家强制力保证实施的，旨在调整保护人体健康的活动中所形成的各种社会关系的法律规范的总称。卫生法是我国现行国家法律体系的一个组成部分，其宗旨是保护和增进人民健康，促进卫生事业的发展。卫生法规定了所有卫生部门的组成、职责、权限、活动原则、工作程序和工作方法，规定了维护与促进健康的相关部门与公民个人、社会群体在健康相关活动领域的权利和义务，是卫生事业管理的重要工具和手段，也是党的十八大提出的全面依法治国精神在卫生事业中的体现。卫生监督是政府卫生行政部门依据卫生法律法规的授权，对公民、法人和其他组织贯彻执行卫生法律、法规的情况进行监督检查，对违反卫生法规、危害人体健康的各种行为或活动追究法律责任的一种卫生行政执法行为。卫生监督是属于国家监督，是国家行政监督的一部分，同时也是国家卫生行政管理的重要环节。卫生监督是卫生法规的具体执行。

案例 7-1

2016 年制定中医药法修改红十字会法

2016 年 3 月 9 日，十二届全国人大四次会议在京举行第二次全体会议。全国人大常委会委员长张德江作全国人民代表大会常务委员会工作报告。报告提出，今年将统筹推进社会、文化等领域的立法工作，包括制定中医药法、修改红十字会法等。

2015 年一年来，全国人大常委会制定 5 部法律，修改 37 部法律和 1 个有关法律问题的决定，决定提请全国人大审议的法律案 1 件，通过 8 个有关法律问题的决定。这些法律涉及国家安全、人口与计划生育以及防治大气污染等，很多都与民众生活密切相关。在推进民生领域立法方面，针对社会反映强烈的雾霾频发、污染严重等大气环境问题，对大气污染防治法进行全面修订；针对食品安全领域存在的突出问题，常委会及时修订了食品安全法，建立包括有奖举报、信息发布、责任保险等在内的食品安全社会共治体系，动员全社会力量依法严守“舌尖上的安全”。

2016 年，全国人大常委会将加强对法律实施情况的监督，检查食品安全法等 6 部法律的实施情况。同时，结合审议食品安全法、环境保护法、安全生产法等 3 个执法检查报告开展专题询问，增强针对性和实效性。加强跟踪督办，听取审议国务院关于研究处理老年人权益保障法、食品安全法执法检查报告及审议意见情况的反馈报告。

第一节　卫生法规与卫生监督概述

一、卫生法的概念及其特征

（一）卫生法的概念

卫生法（health law）是卫生法律规范的简称。是指由国家制定或认可，并由国家强制力保证实施的，旨在调整保护人体健康的活动中所形成的各种社会关系的法律规范的总称。目前，学术界对卫生法的概念并没有一个特别统一的表述。一般法理上认为，卫生法的概念可以分为广义和狭义两种理解，狭义卫生法是指由国家立法机关即全国人民代表大会及其常务委员会制定颁布的卫生法律；广义卫生法是由国家制定或认可的，与人体健康相关的法律规范的总和，不但包括狭义卫生法所包括的内容，还包括被授权的其他国家机关所制定的从属于卫生法律的，在其所辖范围内普遍有效的一切卫生法律规范，如不仅包括卫生计生部门颁布的各项有关医药卫生、人口计生的法律、条例、行政法规、地方性法规、民主自治条例和单项条例、部门规章、地方规章和办法等，还包括宪法和其他部门法律中有关卫生的内容。目前我国还没有制定形式意义上的基本卫生法典，但已有以公共卫生、医政、药政等为主的单个法律法规，初步形成了我国的卫生法律体系。

（二）卫生法的特征

卫生法的特征是卫生法的本质外延，是卫生法区别于其他法的标志，卫生法主要包括以下特征：

1. 以保护人体健康和促进经济发展为根本宗旨 这是卫生法最主要、最基本的特征，也是卫生法区别于其他法律部门的根本标志。公民生命健康权是指人的机体组织和生理功能的安全受到法律保护的权利。公民生命健康权是公民人身权中一项最基本的权利。卫生法以保障公民的生命健康为根本宗旨，它直接涉及每一个人的切身利益，关系到每一个人的生老病死。我国宪法明确规定有“保护人民健康”等内容。食品安全法、药品管理法、精神卫生法、传染病防治法、职业病防治法、国境卫生检疫法、执业医师法、母婴保健法、献血法、侵权责任法、环境保护法等，都是以保护公民的健康权利为根本宗旨的。

2. 调整内容的广泛性和调节手段的多样性 我国卫生法调整的内容非常广泛，它几乎涉及了社会生活的各个领域和方面。卫生法的表现形式具有多样性，如疾病预防、治疗和控制；劳动、生活条件与环境的改善；医疗卫生机构及组织管理、卫生技术人员管理、生命健康权保护、健康相关产品管理社会保健事业等；因卫生问题而产生的诸多复杂的人际关系以及一系列技术物资手段问题；公民的自身健康权利和其他权利的关系等等。卫生法的调节手段具有综合性和多样性，既采用纵向的行政手段调整卫生行政管理活动中产生的社会关系，又采用民事手段调整卫生服务活动中的权利义务关系。卫生法除采用自己独有的法律措施外，还需要刑法、劳动法、诉讼法等部门法的调整手段来保护公民的健康权。

3. 科学性和技术规范性 卫生法是依据生物学、医学、药物学、卫生学、生物学等自然科学的基本原理和研究成果制定的，是调整人们各种卫生活动的法律规范。在科技飞速发达的今天，当代科技成果广泛引入医学领域，人类对生命科学探索进入到了全新的境界，使得医学科学的许多理论得到了前所未有的发展，从而为卫生立法与执法奠定了坚实的科学基础。正确反映医学科学的最新成果，才能提高卫生法律、法规的质量，体现卫生法的科学性；同时，卫生法保护的是公民生命健康这一特定的对象，这就必然要将大量的技术性规范法律化，即卫生法将直接关系到公民生命健康安全的科学工作方法、程序、卫生技术规范和操作规程、卫生标准等确定下来，成为技术性法规。医疗技术成果是卫生法的立法依据，也是卫生法的实施手段。把遵守技术性法规确定为法律义务，使公民的生命健康权得到保障。

4. 反映社会共同需求 随着社会的发展，人类的健康问题受到前所未有的关注，卫生问题已经成为当今人类所面临的共同问题。全世界都在探求解决人人享有卫生保健、营造一个清洁卫生适宜的环境、预防消灭疾病、保护人体健康、促进社会经济发展的等问题的办法。在各国卫生法中，都反映了这一具有共性的要求。同时，各国在卫生立法方面不断加强国际合作与交流，以便能够更好地互相借鉴，使卫生法不断完善，从而推动了国际卫生法的发展。世界卫生组织、联合国儿童基金会等国际组织制定了许多国际卫生公约、条例和协议，成为国际社会共同遵守的准则，从而推动了全球卫生法的发展，也使本国的卫生法制建设不断完善，体现了卫生法社会共同性的特征。

二、卫生法的调整对象

卫生法的调整对象（object of regulation of health law）是指国家卫生行政机关、医疗卫生行政机构及组织、企事业单位、个人、国际组织之间及其内部因预防和治疗疾病，改善人们生产、学习和生活环境及卫生状况，保护和增进人体健康而产生的社会关系，卫生法的调整对象具有多层次、多侧面、纵横交错的特点。这种纵横交错、相互交织的卫生关系，涉及疾病控制、医疗保健、妇幼卫生、生殖健康、卫生监督管理、药事监督管理、医药生产经营、医学教育科研等诸多方面，具有多层次、多形式和综合性的特点。卫生法是国家法律体系中一个重要的组成部分，是依法治国不可缺少的一环。既有法律的一般属性，又有特定的调整对象。

（一）调整人们在卫生管理活动中所形成的社会关系

卫生管理活动是指国家卫生行政机关及其他机关，根据国家相关法律规定，采取行政的或其他手段，对人们的生产卫生、生活卫生及其他与人体健康、人类生存和发展直接相关的社会活动，进行计划、组织、领导、监督、调节和评估等活动。其目的是预防、控制和消灭疾病，维护人民健康、促进卫生事业发展。因此，在卫生管理活动中，国家卫生行政机关与其他国家机关、企事业单位、社会团体及公民之间形成的权利义务关系，由卫生法来调整。这是一种纵向的行政关系，即领导与被领导、监督与被监督的关系。具体表现为卫生行政隶属关系；卫生职能监督管辖关系；卫生管理关系，如行政许可关系、行政处罚关系、行政赔偿关系、行政复议关系、行政诉讼关系等。

（二）调整人们在卫生发展活动中形成的社会关系

卫生发展活动是指人们为改善个人和社会现有卫生状况而实施的有利于社会卫生事业发展的各种建设性活动。如面对社会各种环境污染的综合治理，医疗技术设备的更新，个人生活卫生习惯的改善，食品安全风险评估以及食品营养结构的调整等，卫生法通过调整在这些活动中发生的社会关系，达到治理环境污染、改善卫生状况、食品对人体健康不造成任何危害并获取充足的营养、维护公民健康的目的。

（三）调整人们在卫生组织活动中形成的社会关系

卫生组织活动是指用法律条文的形式将各级卫生行政部门和各级各类卫生机构及组织之间的法律地位、隶属关系、职权范围以及权利义务等固定下来，形成科学合理的管理体系和制度。通过这一活动，国家对各项卫生工作才能领导有序，各级各类卫生组织才能活动有据。卫生组织活动中的社会关系也由卫生法来调整。

（四）调整人们在卫生服务活动中形成的社会关系

卫生服务活动是指卫生行政机构、医疗卫生服务机构及有关的企事业单位、社会团体和公民在向公众提供一定的卫生咨询指导、医疗预防保健服务、医疗技术服务、卫生设施等各种服务的活动。如医疗机构与患者方面的医患服务关系、药品公司与顾客之间的药品供需服务关系等。卫生服务活动中产生的社会关系表现为一种横向的社会关系，是一种提供服务与接受服务的平等民事主体之间的权利和义务关系。

（五）调整各种国际卫生关系以及综合性卫生关系

国际卫生关系是指由我国参加的国际公约和国际条例，并得到我国法律许可的有关国际共同遵守的，我国承诺的卫生法律关系。全球卫生外交的崇高目的不仅仅是确保“人人享有健康”作为一项公民的权利，而且是为了在任何地方，受困扰和威胁的社区将这种责任转化为实际行动。同时，现代医学与生命科学技术不断发展，日新月异。它给人类带来巨大利益的同时，也向法律提出了前所未有的挑战。卫生法不仅要调整与生命健康相关的法律关系，对于现代医学与生命科学技术发展中的新问题，如基因、克隆技术等也要进行相应的调整。

三、卫生法律原则

（一）卫生法的基本原则

卫生法的基本原则是指用以调整卫生关系的具有综合性、本原性和稳定性以及普遍指导意义的根本准则，它是卫生立法的基础，卫生司法的依据，卫生活动的准则。卫生法除具有法律面前人人平等、罪罚法定、自然公正、诚实信用、公序良俗、民主、程序正义等法律的一般原则外，还具有卫生法所特有的基本原则。

1. 保护人体健康的原则　保护人体健康的原则，是指公民每个人都依法享有改善卫生条件、获得基本医疗的权利，以增进身体健康、延长寿命、提高生命质量。卫生法的制定和实施都是从广大人民群众的根本利益出发，并把维护人体健康作为卫生立法的最高宗旨，从而使每个公民都依法享有改善卫生条件，获得基本医疗保健的权利。因此，开展卫生工作必须从全体公民利益出发，保护人体健康，人人享有卫生保健。这是一切卫生工作和卫生立法的最终目的，也是我国卫生法的基本原则之一。

2. 预防为主的原则　预防为主是中国卫生工作三大战略重点之一，是我国卫生工作的根本方针。根据这一原则，国家先后制定有关计划免疫、妇幼保健、生殖健康、传染病管理、食品安全风险分级管理等法规与标准，建立了相应的组织机构。通过立法建立了许可制度、国家卫生监督制度、计划免疫、职业病危害项目报告和职业病危害预评价、食品安全风险监测和评估制度等。预防为主具有控制疾病的发生和流行，保护和增进人体健康，投入少效益高的特点。预防为主方针不仅是中国成立以来卫生工作宝贵经验的总结，也是世界卫生工作发展的潮流。

3. 国家卫生监督的原则　国家卫生监督的原则，是指卫生行政机关或国家法律、法规授权的卫生行政执法主体对辖区内有关单位和个人执行国家有关卫生法律、法规、规章和标准情况进行的监察督导。为实现这一原则，相关卫生法律、法规对各级各类卫生监督机构的设置、任务、职责、管理、监督程序及行政处罚等一系列问题作了明确规定，要求卫生监督人员准确适用法律。实行国家卫生监督原则，必须把专业性监督与社会监督、群众监督紧密结合起来，同一切违反卫生法的现象作斗争，严格依法办事。

4. 中西医协调发展的原则　传统医学有数千年历史，西方医学是现代科学的重要组成部分；传统医学与现代医学有各自的认知方法和理论体系，但它们都是以研究人体为对象，都是探索人类生命活动的客观规律，共同参与担负着人类保健和健康的作用。我国《宪法》明确规定“国家发展现代医药和我国传统医药”。1991 年，《中华人民共和国国民经济和社会发展十年规划和第八个五年计划纲要》，首次提出“中西医并重”，并将其列为新时期卫生工作的五大方针之一。中西医相互补充、协调发展不仅是国家卫生方针政策的内容之一，中西医协调发展的原则要求正确处理好传统医学和西方医学的关系，对疾病的诊疗护理，不但要学习现代医学技术，也要研究、整理、挖掘、继承和发展祖国传统医学，使中西医共同担负起维护和增进人民健康的重任。

5. 全社会参与的原则　全社会参与是卫生工作的一项基本策略，它是卫生工作与群众运动相结合方针的发展和完善。动员全社会参与的原则，是指卫生工作必须做到政府领导，部门配合，社会支持，群众参与，使卫生事业成为全民的事业。动员全社会参与，包括了各级党政领导重视、社会各部门协作配合和广大人民群众积极参与。这一原则又是党的群众路线在卫生事业建设中的具体体现，反映了卫生工作的社会性。

（二）卫生法律规则

卫生法律规则是指卫生法规定权利、义务、责任的准则、标准，或者赋予某种事实状态以法律意义的指示、规定。一个完整的卫生法律规则一般由假定条件、行为模式和法律后果三部分构成。假定条件是指卫生法律规则中有关适用该规则的条件和情况的部分，即在什么时间、空间以及在什么情境下对何人适用，对其行为有约束力。行为模式是指卫生法律规则中规定人们如何具体行为之方式和范式的部分，行为模式是从大量实际行为中概括出来的行为要求。法律后果是指卫生法律规则中规定人们做出符合或不符合行为模式要求的行为时应当承担相应结果的部分。法律后果分为合法后果和违法后果两部分。卫生法律规则的分类从内容上看，分为授权性规则、义务性规则和复合型规则；从强制性程度上看，分为强行性规则和任意性规则；从内容明确与否上看，分为确定性规则、委任性规则和准用性规则。

四、卫生监督的概念、功能

（一）卫生监督的概念

卫生监督（health supervision）是指卫生行政部门依据国家卫生法律、法规的授权，对公民、法人和其他组织贯彻执行卫生法律、法规的情况进行督促检查，对违反卫生法律、法规，危害人体健康及相关权益，扰乱公共卫生和医疗卫生服务秩序的行为追究法律责任的一种卫生行政执法行为。卫生监督属于国家监督，是国家行政监督的一部分，是国家卫生行政管理的重要环节。

（二）卫生监督的功能

卫生监督的功能就是卫生监督所具有的效能。主要包括四个方面：

1. 制约功能 即卫生行政机关的卫生监督行为对相对人有关权力的限制和具体行为上的牵制。制约既是自然现象，也是一种社会现象。这种制约作用是政府公共职能的体现。

2. 规范功能 即有规范人们行为导向的作用。卫生监督作为卫生法律的具体表现，通过对守法者的认可和对违法者的惩罚，指出什么样的行为是合法的，什么样的行为是违法的，或者必须禁止的。卫生监督的规范作用可分为确定性规范和选择性规范。定性规范是卫生监督机关通过强制相对人的具体行为而体现出来的命令性和禁止性要求。选择性规范则是通过卫生监督保障法律授予人们的选择权。

案例 7-2

国内 17 家乳企上审计“黑榜”

婴幼儿配方奶粉的安全备受关注，2016 年 2 月 28 日，去年央视报道的抽检出现不合格产品的奶粉企业中，17 家企业经过国家食药监总局审计后仍然存在食品安全管理问题。其中，作为首家羊奶粉上市公司，去年曾数次上黑榜的陕西红星美羚再次被通报批评，其出厂的产品未做相关检测，完全违背了国家要求批批检测才能出厂的要求。据了解，去年年底，国家食品药品监督管理总局组织食品安全审计工作组，依据《中华人民共和国食品安全法》、《食品生产许可管理办法》等法律法规和《婴幼儿配方乳粉生产许可审查细则（2013 版）》（以下简称《细则》）、《食品安全国家标准粉状婴幼儿配方食品良好生产规范》（GB23790—2010）等技术规范、食品安全国家标准的规定，对国内的一些乳粉企业的生产许可条件保持情况、食品安全管理制度落实情况以及国家监督抽检不合格产品的追溯、召回、处置情况进行了食品安全审计。这 17 家企业在去年的食品安全检测中相关产品都被公告有问题，其中有 9 家为羊奶粉企业。作为新兴的一种奶粉品种，羊奶粉近年来逐渐受到市场的追捧，但是由于企业规模、设备等普遍存在问题，管理不到位，羊奶粉成为不合格奶粉的重灾区。目前，国家食药监总局的审计工作组已将在本次食品安全审计发现的问题反馈给各省食品药品监督管理局，要求各地药监部门对此次被审计企业的相关问题进一步开展调查，依法处理，严格按照相关要求对 17 家企业整改情况进行验收，并于 2016 年 3 月 15 日前将整改情况向社会公布。

思考：

（1）怎样对企业自身生产进行检查？

（2）食品生产安全应该怎样进行管理？

3. 预防功能　预防功能是我国预防为主卫生工作方针的具体化，是强制和规范社会卫生事务或行为的一种制度，起到防患于未然的作用。它在对社会卫生事务或行为进行法制管理过程中必须渗入每项具体事务或行为之中，积极主动地参与或渗透于监督对象的整个运作过程，在参与中实施监督。

4. 促进功能　卫生监督的目的不仅是发现问题，查处卫生违法行为，而且还要通过对问题或违法行为的分析，找出和发现工作中的薄弱环节和产生问题的根源，并进行研究和梳理，形成强大的信息源，为卫生监督工作提供改进依据。

五、卫生监督的特征

卫生监督的特征主要包括五个方面：

（一）健康权与合法权益保护性

卫生监督在保障国家、团体和公民个人在特定的社会经济活动中，有关卫生方面的合法权益不受侵害；防止各种有毒有害的因素对人体健康的影响和危害，以保证人们在良好的生理和心理状态下进行生活、学习、工作和劳动。保护性是卫生监督的显著特征。

（二）法定性与授权性

卫生监督机关为了管理社会公共卫生事务，保障人民的身体健康，正确行使卫生管理方面的职权。这种行为是依照国家法律和法规规定行使的。

（三）行政性与技术性

卫生监督与一般的行政执法相比，具有很严格的专业技术性。这是因为公共卫生法律、法规保护的是人群健康这一特定的对象，因此需要运用自然科学措施与现代科学技术手段，这就必然要将大量的技术规范囊括其中。

（四）广泛性与综合性

由于影响人体健康的因素是多方面的，因此，调整人体健康问题的法律规范纷繁复杂，且互相渗透，有社会的、有自然的，它几乎涉及社会生活的一切领域。这就决定了卫生监督行为的广泛性和综合性。

（五）强制性与教育性

监督具有强制性是法律的属性之一。如 2015 年 10 月 1 日颁布的《食品安全法（修订）》第三十四条规定了十三类禁止生产经营的食品、食品添加剂、食品相关产品，在食品卫生监督检查中，一旦发现即可采取相应的控制和处罚措施。行政处罚作为法律制裁的一种形式，也具有教育的功能。

六、卫生监督的原则

卫生监督原则包括四个方面：

（一）依法行政原则

依法行政是我国依法治国方针的重要组成部分，在很大程度上对依法治国基本方略的实行具有决定性意义。国家卫生行政管理整个领域都应坚持依法办事，才能保证所进行的卫生监督行为合法、适当、有序、高效，才能达到保护公民健康的目的。卫生监督属于行政职权，其行政权力应当由卫生行政部门或机关支配，因此卫生监督必须坚持依法行政。

（二）遵守法定程序原则

职权法定，权责统一，依程序行政，违法行政承担法律责任.。在卫生行政执法工作中，则要求卫生监督行为必须符合卫生行政执法程序，否则，一旦管理相对人提出行政诉讼，不论卫生监督机关作出的处罚决定是否正确，都会因程序违法而使执法主体处于不利地位。

（三）以事实为依据的原则

要求卫生监督机关和卫生监督人员在运用卫生法律规范处理卫生违法案件时，必须一切从实际出发，尊重客观事实，忠于事实真相，以存在的客观事实为依据，决不能凭空臆测。在充分占有证据的基础上，作到定性准确、处理恰当。

（四）独立审理卫生违法案件的原则

卫生监督机关依照卫生法律、法规和规章的规定，独立地处理卫生违法案件，不受任何机关、团体或个人的干涉。卫生监督机关应恰当、公正、公平、公开独立地处理卫生违法案件，不受任何机关、团体或个人的干涉。强调独立审理卫生违法案件的原则，是依法行政的需要和要求。

第二节　卫生法律法规与卫生监督基本理论

一、卫生法的渊源

卫生法的渊源也称为卫生法的法源，是指卫生法律法规的各种具体表现形式。

（一）宪法

宪法是国家的根本大法，所规定的内容是社会和国家生活中最根本的问题，是国家一切立法的基础。宪法是由国家最高权力机关——全国人民代表大会依照法定程序制定的具有最高法律效力的规范性文件，是其他一切法律法规制定的依据，是我国卫生法的根本渊源。我国宪法在卫生法律体系中具有最高的法律效力，任何其他卫生法律法规的规定和宪法规定相抵触时，都要遵循宪法的规定。我国宪法明确规定：国家发展医疗卫生事业，发展现代医药和我国传统医药，举办各种医疗卫生设施，开展群众性卫生活动；国家发展社会保险、社会救济和医疗卫生事业；保护婚姻、家庭、母亲和儿童的合法权益等。

（二）卫生法律

卫生法律是指由全国人民代表大会及其常务委员会依法制定的调整我国卫生法律关系的规范

性法律文件，其法律效力仅次于宪法。我国现有的专业卫生法律都是由全国人大常委会制定的，主要有以下十余部：《食品安全法》、《药品管理法》、《国境卫生检疫法》、《传染病防治法》、《职业病防治法》、《母婴保健法》、《执业医师法》、《红十字会法》、《献血法》、《人口与计划生育法》、《精神卫生法》等。此外，我国的《刑法》、《民法》、《劳动法》、《婚姻法》、《侵权责任法》等法律中有关卫生的条款也是卫生法的渊源。

（三）卫生法规

卫生法规是以宪法和卫生法律为依据，针对某一特定的调整对象而制定的。是由国家最高行政机关国务院根据宪法和法律制定颁布的有关医药卫生行政管理的规范性文件，也是卫生法的主要渊源，其效力处于宪法、法律之下而高于地方性卫生法规等。主要有三种类型：一种是由国务院制定的，如《医疗事故处理条例》、《护士条例》等；第二种是由卫生部或有关部委提出法规草案，经国务院批准，并授权以部长令的形式发布的，如《国境口岸卫生监督办法》等；第三种是指省、自治区、直辖市及省会所在地的市和经国务院批准的较大的市的人大及其常委会，根据国家授权或为贯彻执行国家法律，结合当地的实际情况，制定的卫生方面的规范性文件，如《江苏省爱国卫生条例》，也称为地方性卫生法规。

（四）卫生规章

卫生规章是指国务院卫生行政部门、承担医药卫生管理职能的其他部门如国家药品监督管理局总局、国家中医药管理局等机关制定、发布的规范性法律文件。从制定的程序和发布的形式看有三种类型：一种是由国家卫计委制定发布的，如《职业健康检查管理办法》、《新食品原料安全性审查管理办法》；第二种是有国家卫计委与其他部门联合制定发布的，如《食品安全信息公布管理办法》；第三种是由各省、自治区、直辖市以及各省、自治区人民政府所在地和经国务院批准的较大城市的人民政府，根据卫生法律制定地方卫生规章，如《北京市控制吸烟条例》、《上海市精神卫生条例》、《厦门市市容环境卫生管理条例》。

（五）技术性法规

技术性法规是有关单位和个人应遵循的技术标准和准则，它包括各种医学技术规范、操作规程和卫生标准等。由有权制定卫生法律、法规的国家机关确认或认可的医学卫生技术规范是我国卫生法的重要渊源。技术性法规是从事卫生监督、监测和管理，进行医学诊断和治疗的准则。以卫生标准为例，它是为实施国家卫生法律、法规和有关卫生政策，保持人体健康，在预防医学和临床医学研究与实践的基础上，对涉及人体健康和医疗卫生服务事项制定的各类技术规定。

卫生标准以保障人体健康为目的，以医药卫生科学成果和实践经验为依据，针对人的生存、生活、劳动和学习等有关的各种自然、人为环境因素和条件所作的一系列量值规定，以及为保证实现这些规定所必需的技术行为规定和管理要求，经有关部门协商一致，由主管部门批准，并以特定程序和形式颁布的统一规定。卫生标准一经批准发布，就是卫生技术法规，具有法律约束力。

我国现行卫生标准按《卫生标准管理办法》分为国家标准、部标准和地方标准。①国家标准：是指对保障人体健康，促进生产发展有重大意义而必须在全国范围内各部门、各地区统一执行的标准；②部标准：部颁标准也称专业标准，是指在全国卫生专业范围内统一执行的标准；③地方标准：地标是指尚未制定国家标准，而在本地区有特殊需要的标准。迄今，我国已组织制定并批准各类卫生标准 1800 余项，现行有效 1100 余项，涉及食品、环境、职业、学校、放射卫生五大卫生，还有化妆品、消毒、职业病诊断、放射性疾病诊断、地方病与寄生虫以及传染病诊断和控制、临床检验、血液等领域。其中，国家标准（代号 GB 或 GB/T）730 余项，国家职业卫生标准（代号 GBZ 或 GBZ/T）240 余项，卫生行业标准（代号 WS 或 WS/T）190 余项。技术性法规的法律效力虽然不及法律、法规，但在具体的执法过程中却有着非常重要的地位。

（六）国际卫生条约

国际卫生条约是我国与外国签订的或获批准的某些国际卫生条约和卫生协定，或者是我国参加、承认的国际条约，除国家声明保留条款外，对我国产生约束力。如《国际卫生条例》。

从法律等级的角度来讲宪法具有最高的法律效力，位于法的效力等级的最高层。一切卫生法律、卫生法规规章、技术性法规都不得同宪法相抵触。宪法位于卫生法效力等级的最高层，以下依次是卫生法律、卫生法规规章、技术性法规等，它们具有不同的效力等级，共同构成了我国卫生法的效力等级体系。

二、卫生法律制度

卫生法律是由全国人民代表大会及其常务委员会依法制定的调整我国卫生法律关系的规范性法律文件，它的法律效力仅次于宪法。卫生法律制度是指国家的卫生法律和制度，简称为卫生法制。作为我国社会主义法治的重要组成部分的卫生法制，其基本要求是“有法可依，有法必依，违法必究，执法必严”。根据保护我国公民健康权的需要，我国卫生法律制度在现行法律法规基础上，按照调整的对象，大致分为公共卫生和预防保健管理法律制度、医疗机构和卫生技术人员管理法律制度、与人体健康相关产品管理法律制度、传统医学保护法律制度、卫生公益事业法律制度。

（一）公共卫生和预防保健管理法律制度

公共卫生是一项社会公共事业，其核心是“公众健康”，更强调“预防为主”。公共卫生法律制度主要包括以下几个方面。

1. 传染病预防控制制度　主要包括七个方面的内容：①传染病预防法律制度，如《传染病防治法》等；②传染病监测、预警制度，如《人禽流感疫情报告管理方案》；③预防接种制度，如《预防接种工作规范》；④传染病疫情报告、通报和公布制度；⑤对传染病病人、疑似传染病病人以及传染病病人密切接触者采取隔离治疗、医学观察等控制制度，如《传染性非典型肺炎防治管理办法》；⑥国内交通卫生检疫制度，如《国内交通卫生检疫条例》；⑦国境口岸传染病检疫、监测和卫生监督制度，如《国境卫生检疫法》等。

2. 突发公共卫生事件应急制度　主要包括五个方面的内容：①中央与地方的应急管理体制与职责；②全国和省两级突发公共卫生事件应急预案的制定和启动制度；③突发公共卫生事件的监测与预警制度；④突发公共卫生事件的报告与信息公布制度；⑤突发公共卫生事件的应急处理措施。

3. 职业病防治制度　根据对职业病预防重于治疗、防治结合的特点，主要规定了以下制度：①建设项目职业病危害预评价制度；②职业病危害项目申报制度；③建设项目的职业病防护设施与主体工程同时设计、同时施工、同时投入生产和使用审查制度；④劳动过程中对职业病的防护与管理制度；⑤职业病的国家职业卫生标准制度；⑥劳动者职业卫生保护的权利；⑦职业病诊断和职业病病人保障制度。

4. 公共场所和学校卫生管理制度　主要包括以下内容：①经营单位实行卫生许可制度；②公共场所危害健康事故的报告制度；③公共场所直接为顾客服务人员《健康合格证制度》；④公共场所危害健康事故报告制度；⑤学生健康进行监测和健康教育制度；⑥学生常见病的预防和治疗制度等。

5. 妇女儿童健康权益和公民生殖健康权益保障制度　主要包括以下内容：①婚前保健、孕产期保健以及婴儿保健制度；②女职工保健制度；③保障公民生殖健康权利制度；④计划生育技术服务制度等。

6. 精神卫生制度　①心理促进和精神障碍预防制度；②精神障碍诊断、治疗和鉴定制度；

③精神障碍患者住院治疗自愿制度；④特殊治疗措施及程序制度；⑤精神障碍康复和保障制度；⑥维护精神障碍患者合法权益制度等。

（二）规范医疗机构和技术人员管理法律制度

1. 医疗机构管理制度　①医疗机构执业实行许可制度；②医疗机构承担相应预防保健义务制度；③医疗废物无害化处置制度；④医疗事故进行技术鉴定的制度；⑤医疗事故赔偿制度等。

2. 卫生技术人员管理制度　①执业医师资格考试制度和医师执业注册制度；②医生注册、培训和考核制度；③护士执业注册制度。

3. 医疗技术临床应用管理制度　①医疗技术分类分级管理制度；②医疗技术临床应用能力审核制度；③医疗技术临床应用登记、停止和注销登记制度等。

（三）与人体健康相关产品管理法律制度

1. 食品安全制度　①食品安全管理体制；②食品安全风险监测和评估制度；③食品安全标准制度；④食品生产经营管理制度；⑤食品检验管理制度；⑥食品进出口管理制度；⑦食品安全事故处置制度；⑧食品安全管理制度（包括GMP与HACCP制度、分级管理制度、食品安全信息统一公布制度、食品添加剂检验制度、从业人员健康管理制度、进货检查记录、出厂检验记录制度、食用农产品生产记录和农产品投入品安全使用记录）；⑨食品安全生产经营行为法律责任等。

2. 药品管理制度　①国家药品标准制度；②药品生产、经营和医疗机构配制试剂许可制度；③药品管理制度（包括药品生产批准文号管理制度、药品生产经营企业实行GMP、GSP管理制度、处方药与非处方药分类管理制度、放射性性药品、精神药品、麻醉药品、医疗用毒性药品特殊管理制度、血液制品管理制度等；④药品包装的管理制度；⑤药品价格和广告管理制度等。

3. 化妆品卫生监管制度　①化妆品生产企业卫生许可制度；②直接从事化妆品生产人员健康检查制度；③生产化妆品所需的原料、辅料以及直接接触化妆品的容器和包装材料卫生标准管理制度；④进口化妆品、特殊用途的化妆品和化妆品新原料安全性评审制度等。

4. 医疗器械监督管理制度　①医疗器械分类管理和产品生产注册制度；②医疗器械生产经营许可制度；③医疗器械生产经营许可制度；④医疗器械产品生产注册制度；⑤部分第三类医疗器械强制性安全认证制度；⑥医疗器械标准制度；⑦进口医疗器械注册制度等

5. 消毒产品、涉及饮用水产品安全管理制度　①消毒产品、涉及饮用水产品生产审批与许可制度；②消毒产品、涉及饮用水产品卫生安全性评价制度等。

（四）传统医学保护法律制度

传统医学保护法律制度主要包括：①保护、扶持、发展中医药事业制度；②坚持中西医并重制度；③中医医疗机构和中医从业人员规范化管理制度；④中药品种分级保护制度。

（五）卫生公益事业法律制度

卫生公益事业法律制度主要包括：①中国红十字会的性质和工作制度；②我国公民自愿参加红十字会制度；③红十字标志使用制度；④健康公民无偿献血制度。

三、卫生法律关系及其构成要素

（一）卫生法律关系的概念

卫生法律关系，是指国家机关、企事业单位、社会团体、公民个人之间在卫生管理和医药卫生预防保健服务过程中，所形成的权利和义务关系。卫生法律关系是一种纵横交错的法律关系。

纵向卫生法律关系即包括国家机关在实施卫生管理中，与企事业单位、社会组织和公民个人之间结成的卫生行政法律关系。这种关系可分为社会管理关系和内部管理关系。社会管理关系是指在整个社会范围内的管理关系，如食品安全管理、传染病防治管理等；内部法律关系就是指一个单位内部的管理关系，如对医疗机构内部工作人员管理等。横向卫生法律关系，既包括医疗、预防、保健机构同国家机关、企事业单位、社会组织和公民个人之间，在医疗卫生服务过程中所发生的权利与义务关系，也包括从事食品、药品、保健品、化妆品的生产经营企业和提供公共场所的单位以其卫生服务质量和药品疗效与被服务者之间集成的卫生服务法律关系。在这各种服务法律关系中，每一方当事人既享有一定的权利，又承担一定的义务，双方当事人所享有的权利和承担的义务又是对等的。如医院有义务向病人提供一定的医疗服务，并有获得一定经济报酬的权利，而接受服务的病人则有义务向医院支付一定的诊疗费用，并有获得相应的医疗护理的权利。

（二）卫生法律关系的构成要素

卫生法律关系的构成要素，是指任何一种卫生法律关系应由哪几个方面组成，如果缺乏其中某一个方面，该卫生法律关系就无法形成或继续存在。卫生法律关系由主体、内容和客体三个要素构成。

1. 卫生法律关系的主体 卫生法律关系的主体，是指卫生法律关系的参加者，即在卫生法律关系中享有权利并承担义务的当事人。在我国，卫生法律关系的主体包括国家机关、企事业单位、医疗卫生单位、社会团体和公民，如果参加到某一卫生法律关系中并在该法律关系中享有权利和承担义务，均可成为我国卫生法律关系的主体。

主体是卫生法律关系产生的先决条件，是客体的占有者、使用者和行为的实践者。主要包括：

（1）国家机关：国家卫生行政机关通过制定颁布各种卫生政策、法规，采用行政手段、法律手段等管理卫生工作。有两种情况，一是各级卫生行政部门及其卫生监督机构，以卫生监督管理机关的身份依法对管辖的国家机关、企事业单位、医疗卫生单位、社会团体和公民个人结成的卫生行政法律关系；二是各级卫生监督管理机关之间、各级卫生监督管理机关与同级政府之间、各级卫生行政部门与法律授权承担公共卫生事务的事业单位之间、各类卫生监督机关与其卫生监督执法人员之间，分别以领导与被领导、管理与被管理的身份结成内部的卫生管理关系。

（2）医疗卫生单位、企事业单位和社会团体：医疗卫生单位是指从国家财政拨款取得经费的医疗卫生组织，包括医院、医学院校、疾病预防控制中心、食品药品检定研究院（检验检测院或研究院）、妇幼保健院（所）等机构。企事业单位和社会团体：企业主要是指与卫生工作有关的食品和药品生产、经营企业及医药研究单位等。社会团体可分为卫生社会团体和一般社会团体卫生社会团体如中华医学会、中国医院协会、中国医师协会、中国红十字会等，它们在卫生法律关系中的地位和作用类似于卫生事业组织，为社会提供卫生咨询和医疗卫生服务工作。它们一是以卫生行政管理相对人的身份，同有管辖权的卫生监督管理机关结成卫生行政法律关系，二是提供医药卫生预防保健服务的企事业单位，一方面是以提供者的身份同需要这种服务和产品的国家机关、企事业单位、医社会团体和公民个人结成卫生服务法律关系，另一方面以管理者的身份同本单位职工结成各种内部管理关系。

（3）公民：公民作为卫生法律关系的主体有特定主体和一般主体之分：一种是以特殊身份成为卫生法律关系的主体，如医疗机构内部工作人员管理关系中的医疗机构医师、药师、护师（士）、技师等各种工作人员；另一种是以普通公民身份参加卫生法律关系成为主体如医疗服务关系中的病人。居住在我国的外国人和无国籍的人，也可以成为我国卫生法律关系的主体，如通过国境卫生检疫进出口口岸，接受我国卫生检疫机关检疫查验中的外国人出境人员，同有管辖权的卫生监督管理机关结成卫生行政法律关系。

2. 卫生法律关系的内容 卫生法律关系的内容指卫生法律关系的主体依法享有的权利和应承担的义务。卫生法律关系主体的权利是卫生法律对主体能够做出或者不做出一定行为，以及要求他人相应做出或不做出一定行为或不做出一定行为的约束。在具体的不同的卫生法律关系中，卫生法所规定的权利、义务也不尽相同。这些权利和义务都同样受到国家法律的保护。卫生行政法律关系中的卫生行政机关作为主体，有权对作为另一主体的医疗预防保健机构、企事业单位、社会团体和公民个人实行行政、业务领导、指导、卫生监督以及对违反卫生法规定的行为依法做出具体处理；卫生行政机关的义务是有责任依法行使上述职权，有为公民提供咨询服务和接受另一方主体监督其执法等义务。作为卫生行政法律关系的另一主体的权利表现为有权对卫生行政机关的执法情况及工作进行监督，对卫生行政机关对其做出的处理决定，有权提出申诉或起诉，并有获得赔偿和补偿的权利。其义务是应接受卫生行政机关的领导、指导或监督，并对自己的相关违法行为承担相应的法律责任等。

3. 卫生法律关系的客体　卫生法律关系的客体是指卫生法律关系当事人权利、义务共同所指向的对象。主要有四类。①生命健康权利：健康是人类生存和发展的基本要素，公民的生命健康权是公民从事正常生活、生产的前提。我国的卫生法律、法规明确地规定了公民的身体健康和公民的生命健康权是卫生法律关系的重要保护客体。公民的生命健康权利是卫生法律关系的最高层次的客体。②行为：行为是指主体为达到一定目的所进行的活动。公民的就医行为、卫生行政管理行为、卫生执法行为。行为分为有作为和不作为两种形式，前者是积极的行为，后者是对一定行为的限制。③物：物主要包括进行各种医疗和卫生管理工作过程中需要的生产资料和生活资料，以满足人民群众对医疗保健的需要，如药品、医疗器具等。④精神产品：精神产品是主体从事智力活动所取得的成果，如医药卫生科学发明、学术论文、医学著作等知识产权。

（三）卫生法律关系的产生、变更和消灭

卫生法律关系同其他法律关系一样，既不是自然而然形成的，也不是一成不变地永恒存在的。卫生法律关系的产生、变更和消灭，均以相应的卫生法律规范的存在为前提，以一定的法律事实的产生为直接原因。能够引起卫生法律关系产生、变更和消灭的条件，一是法律规范；二是法律事实，包括法律事件和法律行为。在法理学上，称一定的法律规范是一定法律关系产生、变更和消灭的前提，称一定的法律事实是一定的法律关系产生、变更和消灭的根据。

1. 法律事件　法律事件是不以法律关系当事人主观意志为转移并导致一定法律后果的事件。包括自然事件和社会事件。如地震、洪水、失火、人的出生、正常死亡、传染病流行等。

2. 法律行为　法律行为是法律关系当事人以其主观意愿表现出来并可以发生法律后果的行为。它包括合法行为或违法行为，是卫生法律关系产生、变更或消灭的最普遍的法律事实。合法行为是指卫生法律关系主体实施符合卫生法律规范，能够产生行为人预期后果的行为。违法行为是指卫生法律关系主体实施卫生法律规范所禁止的、侵犯他人合法权益的行为，如制售假药、劣药等。合法行为为我国法律所确认和保护。违法行为不能产生行为人预期的法律后果，是无效行为并为法律所禁止，同时必须承担法律责任。

四、卫生监督的分类

按卫生监督的过程，可以将卫生监督分为预防性卫生监督和经常性卫生监督两类。

（一）预防性卫生监督

预防性卫生监督（preventive health supervision）主要指依据卫生法律、法规对新建、改建扩建的建设项目所开展的卫生审查和竣工验收等执法活动。开展预防性卫生监督旨在使工业企业和食品、化妆品、公共场所、医院以及放射性工作场所达到卫生要求。从“源头”上消除可能对公共卫生秩序和人民群众健康造成损害或伤害的潜在隐患或风险。它是卫生监督主体实施卫生许可的前提条件，即对预防性卫生监督不符合要求的申请者不能给予卫生许可。从这点理解，可以将

卫生许可前的卫生监督看成为预防性卫生监督，其主要任务是审查许可申请人是否具备或符合卫生许可的条件。

预防性监督旨在从规划布局和建筑设计上贯彻卫生要求，达到保护环境、控制污染和有关公害，增强人民体质，保障人民健康，并造福子孙后代的目的。因此，可以说预防性卫生监督是贯彻预防为主方针最积极、最有效和最基本的措施。

（二）经常性卫生监督

经常性卫生监督（regular health supervision）是指卫生监督主体依据卫生法律、法规对卫生监督的相对人，包括公民、法人或其他组织遵守卫生法律、法规和规章的情况进行的日常性的卫生监督的活动。主要内容有：取得法定资格的情况，如许可证、健康证、执业证书等；自身管理的情况，如卫生制度的制定及落实情况；环境及卫生情况；卫生设施的配置、使用及维护情况；原料的质量及贮存情况；生产经营过程的卫生情况；产品的卫生质量及包装情况；依法采取行政强制措施；纠正或查处违法行为；其他卫生情况。

按卫生监督的行为方式分，还可以将卫生监督进行羁束卫生监督行为与自由裁量卫生监督行为；依职权卫生监督行为与依申请监督行为；要式卫生监督行为与非要式卫生监督行为的分类。

五、卫生监督依据、手段及程序

卫生监督依据（basis of health supervision）是使卫生监督活动能够成立的法律依据。卫生法律、法规、规章和技术法规既是卫生监督主体赖以存在并拥有卫生监督公共职权的根源，也是卫生监督主体实施各项卫生监督职能和作出各种卫生监督行为的依据。卫生监督机构及其人员要做好卫生监督工作，必须熟悉我国的卫生法律法规和规章，运用现行标准，掌握证据收集的原则和方法，真正做到依法行政。

卫生监督监督机关贯彻卫生法律规范、实施卫生监督过程中所采取的措施和方法，就是卫生监督手段（measures of health supervision）。主要包括：卫生法制宣传教育，卫生行政许可、卫生监督检查、卫生行政奖励、卫生行政即时控制、卫生行政处罚、卫生行政强制执行。

卫生监督程序（health supervision procedure）也称卫生监督手续，即规范卫生监督主体实施卫生法律法规活动的过程、步骤和方式。卫生监督程序具有法定性、有序性、保障和制约性特征。卫生监督程序主要有三种程序：包括卫生监督工作程序、卫生行政处罚程序、卫生许可证发放程序。

六、卫生监督调查取证、卫生监督责任与稽查

卫生监督调查取证（investigation and taking of evidence）是指有管辖权的卫生行政部门对决定立案处理的卫生行政违法案件，为查明案件的违法事实真相而依法进行的专门调查、获取证据和采取强制措施的活动。卫生监督调查取证应遵循合法的原则、客观全面的原则、迅速及时原则和回避的原则。

卫生监督责任（responsibility for health adminitrative malfeasance）是指卫生监督主体和卫生监督人员在行使监督权的过程中，因违反卫生行政法律规范而应依法应承担的法律后果。卫生监督责任的构成要件包括卫生监督主体已构成卫生行政违法，卫生监督人员主观有过错，卫生行政违法的情节和后果以及卫生监督责任必须为卫生行政法律规范所确认。

卫生监督稽查（inspection over health supervision）是指卫生监督机构对其内部及下级卫生监督机构及其卫生监督员，在卫生行政执法活动中依法履行职责、行使职权和遵守纪律情况进行的监督和检查活动。卫生监督稽查包括立案、稽查前准备、检查与调查、处理、落实稽查意见、结案等程序。

第三节　卫生法的制定与实施

案例 7-3

新大气污染防治法获通过

2015 年 8 月 29 日，十二届全国人大常委会第十六次会议举行闭幕会，表决通过了大气污染防治法修订草案。新的大气污染防治法主要强化地方政府的责任，加强对地方政府的监督。现在大气污染的主要污染源来源于燃煤、工业、机动车，新的大气污染防治法对这些方面都作了有针对性的具体的规定，尤其是对重点区域联防联治、重污染天气的应对措施作了明确要求。新的大气污染防治法有 129 条，其中法律责任条款就有 30 条，具体的处罚行为和种类接近 90 种，提高了这部法的操作性和针对性。

一、卫生法的制定

（一）卫生法制定的概念

卫生法的制定，又称卫生立法（health legislation）是拥有立法权的国家机关依照法定的权限和程序，制定、认可、修改、补充、废止卫生法律和其他规范性卫生法律文件的活动，又称为卫生立法活动。卫生法的制定有狭义和广义之分。

狭义卫生法的制定专指全国人民代表大会及其常委会制定卫生法律的活动。

广义卫生法的制定是指有权立法的国家机关为保障人体健康，依法制定卫生法律、法规、规范的活动，既包括全国人大及其常委会制定卫生法律，还包括国务院制定卫生行政法规、国务院有关部委制定卫生行政规章、地方人民代表大会及其常委会制定地方性卫生法规、民族自治地方的自治机关制定卫生法规的活动。除制定卫生法律、法规外，对这些法律文件的修改或废止活动，也属卫生立法的范畴。

（二）卫生法制定的原则

卫生法制定的原则，即卫生立法原则，是指卫生立法主体进行立法活动的基本行为准则，是立法过程中应当遵循的指导思想。根据《中华人民共和国立法法》的规定，同其他立法一样，我国立法工作应遵循以下原则。

1. 坚持四项基本原则，为改革开放和社会主义现代化建设服务　四项基本原则是我国的立国之本，是党和国家的一贯方针和基本国策，是社会主义现代化建设顺利进行的根本保证，也是我国立法工作应遵循的基本原则。

2. 以宪法为基础，维护国家法制统一的原则　立法应当依据法定的权限和程序，从国家整体利益出发，维护社会主义法制的统一和尊严，坚持宪法至上的原则。

3. 坚持民主集中制，充分发扬民主的原则　民主集中制是党和国家政权机关的根本组织原则。卫生立法必须依靠群众，充分体现人民的意志，发扬社会主义民主。

4. 实事求是，从我国国情出发的原则　实事求是，从实际出发，从中国国情出发，理论联系实际，是我国卫生立法工作必须遵循的思想路线。

5. 古为今用，洋为中用　在卫生立法时，应对古今中外法律加以研究、分析，有选择地加以借鉴。只有将国外先进的经验和我国卫生事业发展的实际相结合，卫生法制定才能体现中国特色，具有更强的生命力。

二、卫生立法体制与程序

卫生立法体制，是指关于卫生立法权限的划分、卫生立法机关的设置和卫生立法权的行使等方面的体系和制度所构成的有机整体。卫生立法体制的核心是卫生立法权限的划分。卫生立法权是一定国家机关依法享有制定、修改或废止卫生法律等规范性文件的权力。卫生立法程序是指拥有立法权的国家机构制定卫生法所必须遵循的方式、步骤、顺序。立法机构具有不同的程序。全国人大及其常务委员会在制定卫生法律时，严格按照《中华人民共和国立法法》规定的程序进行。一般包括法律议案的提出、审议、表决通过、法律的公布四个步骤。国务院在制定卫生法规适用《行政法规制定程序条例》，一般包括立项、起草、审查、通过、公布、备案六个步骤。卫生规章的修改、废止参照《规章制定程序条例》有关规定执行。

以全国人民代表大会卫生立法为例，其制定程序一般包括法律议案的提出、审议、表决和公布四个阶段。

（一）法律议案的提出

被授予专门权限的有关机构和人员向立法机关提出议案。根据《立法法》，国务院具有卫生法律议案的提案权。全国人民代表大会常务委员会、国务院、最高人民法院、最高人民检察院、全国人大教科文卫委员会、常委会组成人员 10 人以上联名等，可以向全国人民代表大会提出法律案，由主席团决定列入会议议程。

（二）法律草案的审议

法律制定机关对于列入议事议程的法律草案进行正式审议和讨论。列入全国人大常委会会议议程的卫生法律议案，由有关专门委员会进行审议，提出审议意见，印发常委会会议，大会全体会议听取提案人说明后，由各代表团进行审议。各代表团审议法律案时，提案人应当派人听取意见，回答询问。

（三）法律的通过

法律制定机关对法律表示正式同意，从而使法律草案成为法律。经人大常委会分组会议审议后，由法律委员会根据常委会组成人员的审议意见进行修改，提出法律草案表决稿，由委员长会议提请常委会全体会议表决，由常委会全体组成人员的过半数通过。

（四）法律公布

法律制定机关将通过的法律用一定的形式予以正式公布。我国宪法规定，全国人民代表大会或常务委员会通过的法律，由国家主席签署主席令予以公布。

卫生行政法规的立法程序主要包括六个步骤。①立项：相关卫生行政部门需要制定卫生行政法规的，应向国务院报请立项，由国务院法制局编制立法计划，报经国务院批准。②起草：起草工作由国务院组织，一般由卫生部等也许部门具体承担起草任务。③审查：卫生部等业务主管部门有权向国务院提出卫生行政法规草案，送国务院法制局进行审查。④通过：草案经由国务院法制局审查完毕后，向国务院提出审查报告和草案修改稿，报请国务院审议，由国务院常务会议或全体会议讨论通过或者总理批准。⑤公布：卫生行政法规由国务院总理签署国务院令公布。⑥备案：卫生行政法规自公布 30 日内报全国人大常委会备案。

地方性法规制定程序。包括法规议案的提出、讨论、通过与公布等程序。

三、卫生法的实施

（一）卫生法实施的概念

卫生法的实施（enforcement of health law）是指通过一定的方式使卫生法律规范在社会实际生活中得到贯彻和实现的活动。卫生法的实施过程，是把卫生法的规定转化为主体行为的过程，是卫生法作用于社会关系的特殊形式。卫生法的实施主要有卫生法的遵守和卫生的适用两种方式。

1. 卫生法的遵守　即是指国家通过法制教育，增强全体公民的卫生法律意识，提高全民法律素质，尤其是增强卫生领域公职人员的法制观念和依法办事能力。

2. 卫生法的适用　广义的“卫生法的适用”是指国家机关和法律、法规授权的社会组织依照法定的职权和程序，行使国家权力，将卫生法律规范创造性地运用到具体人或组织，用来解决具体问题的一种专门活动。它包括各级医药卫生行政部门以及法律法规授权组织，依法进行的卫生执法活动和司法机关处理有关卫生违法和犯罪案件的司法活动。狭义的“卫生法的适用”仅指卫生司法活动，是指各级人民法院和人民检察院行驶司法权来适用卫生法。

卫生法的适用同其他执法活动相比较，卫生法的适用根本目的是保护公民健康，主体必须是国家授权的有关机关和组织，以法律规范和卫生标准为准绳，国家卫生监督与社会性、群众性的卫生监督工作相结合。其基本要求是准确、及时、合法。

（二）卫生法的效力范围和解释

卫生法的效力范围（effectiveness range of health law），是指卫生法的适用范围，即卫生法律规范在什么时间、什么地方、对那些人发生法律效力。包括卫生法的空间效力、时间效力和对人的效力。①空间效力，是指卫生法律规范适用的地理范围和领域。②时间效力，即卫生法律规范生效、失效日期及对其颁布实施前的时间和行为有无溯及力。③对人的效力，卫生法律规范对哪些人有效。包括自然人、法人和其他组织。

卫生法的解释（interpretation of health law），是指对卫生法律的概念、内容、含义、术语及适用条件等所做出的必要说明。由全国人大常委会对有关卫生法律法令条文本身需要进一步明确界限或作补充规定的解释，称为立法解释；由最高人民法院和最高人民检察院对司法工作中具体应用卫生行政法规、卫生规章所作的解释，称为司法解释；由国务院及国家卫计委等有关部委对不属于司法工作的有关卫生法律、法令如何具体应用所进行的解释，称为行政解释。上述三种解释又成为法定解释或有权解释、正式解释，它们与卫生法律、法规具有同等法律效力。

四、卫生行政执法

1. 卫生行政执法的概念　广义上的卫生行政执法，是指国家卫生行政机关、法律法规授权组织和受委托组织及其公职人员，在行使卫生行政权的过程中，依照法定职权和程序执行卫生法律的活动，既包括卫生行政主体的抽象行政行为，也包括卫生行政主体的具体行政行为。狭义的卫生行政执法，亦即平常所称的卫生监督，则仅指卫生行政主体将卫生法律、法规、规章适用现实生活中的具体对象，具体处理特定的卫生事务及案件的活动，也就是指卫生行政主体作出具体行政行为的活动过程。

卫生行政执法应当符合合法性原则、合理性原则、高效率原则。

2. 卫生行政执法主体　卫生行政执法主体，是指依法享有国家卫生行政执法权力，以自己的名义实施卫生行政执法活动并对行为后果独立承担法律责任的组织。作为我国卫生行政执法主体主要组成部分是卫生行政机关，比如国家、省、市、县（区）各级卫生计生行政机关，是主要的卫生行政执法主体。此外，还有国务院和各级地方政府设置的其他涉及卫生行政执法机关，如食品药品监督管理机关、国境卫生检疫机关、环境保护行政机关、安全生产监督管理机关、爱国卫生管理机关等。除卫生行政机关外，卫生行政执法主体还包括法律、法规授权和受委托组织。

3. 卫生行政执法种类 卫生行政执法种类包括卫生行政许可、卫生行政确认、卫生监督检查、卫生行政强制、卫生行政处罚、卫生行政裁决、卫生行政奖励、卫生行政指导、卫生行政调解等。

4. 卫生行政执法程序 2003 年 8 月，十届全国人大常委会第 4 次会议通过的《中华人民共和国行政许可法》(以下简称《行政许可法》) 规定，实施卫生行政许可，应当依照法定的权限、范围、条件和程序，应当遵循公开、公平公正和便民的原则，提高办事效率，提供优质服务。卫生行政执法程序分为：申请与受理程序、审查与决定程序、行政许可的期限、听证程序。

5. 卫生行政处罚程序 包括一般程序和简易程序。一般行政处罚程序应经过立案、调查取证、决定、制作行政处罚决定书，依法定形式送达当事人的程序。简易程序是对当场发现的案情简单、事实清楚、违法情节轻微、处罚较轻的行政违法行为当场给予行政处罚的程序。

五、卫生法律责任

(一) 卫生法律责任的概念

卫生法律责任 (health legal responsibility) 是指行为主体由于不履行或拒绝履行卫生法所确定的义务而应承担的带有强制性的法律后果。

卫生法律责任具有以下特点：①只有某种违法行为存在，才能追究其法律责任。②其内容是法律明确规定的。③具有国家强制性，由国家司法机关和国家授权的行政机关依法追究法律责任，并由国家强制力保证其执行。

(二) 卫生法律责任的种类

依法追究行为人的卫生违法行为，是国家保障卫生法得以实施的法律强制手段。依照卫生违法行为的性质、情节、动机和危害程度，卫生法律责任可以分为行政责任、民事责任和刑事责任。

1. 行政责任 行政责任是指行为主体违反卫生法中有关卫生行政管理方面的规范，尚未构成犯罪，而应承担的法律责任。行政责任的构成要件：①行政责任主体必须是行政主体或行政管理相对人。②行为人违反卫生行政管理法律规定的义务，实施了违法行为，依法应承担相应的法律责任。③行为人存在主观过错。④必须依据卫生法律的明确规定追究行为人的行政法律责任，并由国家强制力保证其执行。

追究卫生行政责任的形式有行政处罚和行政处分两种。①行政处罚，是指卫生行政机关和授权的卫生监督机构对违反卫生行政管理法规的单位和个人的一种行政制裁。《行政处罚法》和我国现行卫生法律、法规、规章规定的处罚的种类主要有：警告、罚款、没收违法所得、没收非法财物、责令停产停业、暂扣或吊销有关许可证等。②行政处分是指有管辖权的国家机关或企事业单位的行政领导对所属一般违法失职人员所给予的一种行政制裁。行政处分的种类有警告、记过、记大过、降级、降职、开除 6 种。

2. 民事责任 民事责任是指行为主体违反卫生法律规定侵害公民的健康权利时，应向受害人承担赔偿责任。违反卫生法的民事责任主要是弥补受害一方当事人的损失，以赔偿责任为主要形式，是一种侵权损害赔偿责任。民事责任的构成要件包：①有损害事实。②行为人实施了违反卫生法律的客观行为。③主观有过错。④损害事实与违法行为之间有因果关系。

3. 刑事责任 刑事责任是指行为人实施刑事法律禁止行为而应承担的法律责任。卫生法律、法规对于刑事责任的规定，是直接引用《刑法》中的有关条款的规定。

根据我国《刑法》规定，实现刑事责任的方法是刑罚。刑罚是我国审判机关依照刑法的规定，剥夺犯罪人某种权益的一种强制处分。它包括主刑和附加刑，主刑有管制、拘役、有期徒刑、无期徒刑、死刑，它们只能单独适用。附加刑有罚金、剥夺政治权利、没收财产，它们可以附加适用，也可以独立适用。对于犯罪的外国人，还可以独立适用或附加适用驱逐出境。例如，《刑法》分则第三章“破坏社会主义市场经济秩序罪”：包括生产、销售假药罪，生产、销售劣药罪，生产、销售不符合安全标准的食品罪，生产、销售有毒、有害食品罪。《刑法》分则第四章“侵犯公民人身权利、民主权利罪”包括组织出卖人体器官罪。《刑法》分则第六章“妨害社会管理秩序罪”设有“危害公共卫生罪”一节，包括妨害传染病防治罪，传染病菌种、毒种扩散罪，妨害国境卫生检疫罪，非法组织卖血罪，强制卖血罪，妨害动植物防疫、检疫罪。《刑法》分则第六章还规定了非法提供麻醉药品、精神药品罪，传播性病罪等。

六、卫生法律救济

（一）卫生法律救济

卫生法律救济（health legal remedies）是指行为主体在卫生行政执法活动过程中侵犯了公民、法人或者其他组织的权益时，相对人可以通过行政复议、行政诉讼等方式，请求有关国家机关给予法律上的补偿，有关国家机关受理并作出具有法律效力的活动。卫生法律救济包括：通过行政复议与行政诉讼，对违法或不当的卫生监督行为的判定与变更；通过国家赔偿对因卫生执法而收到财产损失及其他损失给予赔偿等。

（二）卫生行政复议

1. 卫生行政复议（health administrative reconsideration）　是指公民、法人或者其他组织认为卫生行政执法机关的具体行政行为侵犯其合法权益，依法提出行政复议申请，由上一级卫生行政机关或本级人民政府依法对原具体行政行为进行全面审查，并作出裁决的一种法律制度。

1999 年 4 月 29 日，九届全国人大常委会第九次会议通过了《中华人民共和国行政复议法》（以下简称《行政复议法》）并于同年 10 月 1 日起施行。1999 年 12 月，原卫生部发布《卫生部行政复议与行政应诉管理办法》，对原卫生部的行政复议做出了具体的规定。2007 年 5 月 23 日，国务院公布了《中华人民共和国行政复议法实施条例》，自 2007 年 8 月 1 日起施行。2009 年 3 月，原卫生部发布公报，《卫生部卫关于进一步加强卫生行政复议和行政应诉工作的意见》（2009 第 070 号）。

2. 卫生行政复议原则及特征　卫生行政复议的原则主要包括：①依法独立行使复议权原则。②实行一级复议制原则。③合法、准确、及时和便民的原则。④行政复议不适用调解原则。卫生行政复议除具备服役的一般特征即行政性、职权性、监督性、程序性和救济性等，卫生行政复议还因卫生监督的特殊性和单行卫生法律法规的具体规定而具有其自身特征：①是一种对管理相对人的合法权益提供保障的非常重要的卫生行政救济制度。②是一种专门的内部行政层级监督制度。③复议机关依法行使职权，不受任何人的非法干预。

3. 卫生行政复议的程序　卫生行政复议通常包括复议的申请、受理、审理和决定四个程序。①申请，包括申请人与被申请人、申请期限、申请方式。②受理，包括受理条件、对不予受理的救济、卫生行政复议期间具体行政行为不停止执行。③审理，包括审理前准备、审理内容、审理方式、审理依据、审理时限。④决定，包括决定的内容、卫生复议决定的执行

（三）卫生行政诉讼

1. 卫生行政诉讼（health administration proceedings）　是公民、法人或者其他组织认为卫生行政机关及其工作人员，包括授权与委托的卫生执法组织的具体行政行为侵犯其合法权益时，依法向人民法院提起诉讼，由人民法院依据事实与法律进行审理并作出裁决的活动。1989 年 4 月 4 日，第七届全国人大第二次会议通过的《中华人民共和国行政诉讼法》。卫生行政诉讼，必须满足

以下构成要件：①原告是认为具体行政行为侵犯其合法权益的公民、法人或者其他组织，即卫生管理相对人；②被告是行使卫生行政执法权的行政机关或法律、法规授权组织；③有具体的诉讼请求和实施依据；④被诉讼的客体，必须是法律规定可以向人民法院起诉的行政机关的具体行政行为；⑤必须在法定的期限内向人民法院起诉，并由人民法院受理，依法审理作出裁决。

2. 卫生行政诉讼的特征 主要包括：①卫生行政诉讼是卫生行政管理相对人不服卫生行政执法机关的管理处罚，向人民法院提起的诉讼；②卫生行政诉讼的被告只能是卫生行政机关；③卫生行政诉讼的标的是审查具体卫生行政行为是否合法。

3. 卫生行政诉讼的原则 卫生行政诉讼具备一般诉讼的基本原则如人民法院依法行使职权，对诉讼当事人适用法律一律平等、公开审判、回避和使用本民族语言文字、两审终审原则等。根据《行政诉讼法》的规定，卫生行政诉讼具有如下特有的原则。①卫生行政机关负有举证责任；②卫生行政先行处理原则；③对具体卫生行政行为的合法性进行审查；④诉讼期间不停止执行具体卫生行政行为；⑤审理卫生行政诉讼案件不适用调解。

4. 卫生行政诉讼程序及参加人 卫生行政诉讼程序包括起诉与受理、审理与判决、执行。卫生行政诉讼参加人是指享有诉讼权利和承担诉讼义务的当事人和类似于当事人诉讼地位的人。包括原告、被告、共同诉讼人、第三人、诉讼代理人。

（四）卫生行政赔偿

1. 卫生行政赔偿（health administration compensation） 是指卫生行政机关及其工作人员违法行使职权，侵犯公民、法人或者其他组织的合法权益造成损害后果，由卫生行政机关依法予以赔偿的制度。1994 年 5 月 12 日，第八届全国人大常委会第 7 次会议通过了《中华人民共和国赔偿法》（以下简称《国家赔偿法》）。2010 年 4 月日，第十一届全国人大常委会第 14 次会议对《国家赔偿法》进行了修改，进一步完善了国家赔偿制度。

2. 卫生行政赔偿责任的特征及构成要件 卫生行政赔偿责任的特征包括：①卫生行政赔偿是因卫生行政管理活动而产生的赔偿，是国家卫生行政机关行使公共权利的侵权赔偿。②卫生行政机关是卫生行政侵权损害责任的赔偿义务主体。③卫生行政赔偿的赔偿范围是特定的。④卫生行政赔偿的形式主要是经济赔偿。⑤卫生行政赔偿可以适用调解。卫生行政赔偿责任的构成要件包括：①侵权主体必须是行使国家卫生管理职权的卫生行政机关，法律法规授权组织，以及受委托行使行政职权的组织及其工作人员。②必须是卫生法行政执法主体及其工作人员违法行使职权的行为。③损害后果是国家卫生行政管理机关及其工作人员的行为直接造成的。④卫生行政赔偿的范围是由法律明确规定的。

3. 卫生行政赔偿的程序 卫生行政赔偿程序是指赔偿请求人请求赔偿，赔偿义务机关履行赔偿义务的赔偿案件过程。①单独请求行政赔偿。②一并提出行政赔偿请求。③申请赔偿的时效。赔偿请求人请求赔偿的时效为 2 年。在申请行政复议或者提起行政诉讼时一并提出赔偿请求的，适用行政复议法、行政诉讼法有关时效规定。

第四节 卫生监督体制

一、卫生监督主体

（一）卫生监督主体的概念

卫生监督主体（subject health supervision）又称卫生执法主体，是指能以自己的名义行使卫生监督权，并对其行为效果承担法律责任的机关或组织。包括各级卫生行政部门，也包括卫生法律、法规赋予监督权力的其他机构。卫生监督主体只能是一种组织，而不是个人。

卫生监督主体应具备以下基本条件：

（1）依法设立的，具有外部卫生行政管理职能，且能以自己的名义代表国家意志与公民、法人或其他组织发生行政上的法律关系。

（2）必须有法律、法规授予的卫生行政管理职权。

（3）所实施卫生行政执法活动的范围，权限和职能必须与法律、法规授予的职权一致。

（二）卫生监督主体的条件

按照我国相关法律、法规的规定，具有卫生监督主体资格必须具备如下条件：

（1）依据组织法或组织规则设立，并且具有外部卫生管理职能，能代表国家与公民、法人和其他组织发生卫生监督上的法律管理。

（2）必须得到卫生法律、法规的明确授权，代替国家行使某一类别卫生监督执法职权。

（3）法律、法规的授权必须与其外部管理职能、管理权限、管理范围相一致。

（4）具备履行某一项卫生管理职能应有的人才和技术能力。

卫生监督是国家管理卫生事务的重要形式，是社会主义法制建设的重要组成部分，也是一种具体的卫生行政行为。卫生监督工作的此项性质也决定了它是国家的一项重要工作，是政府的基本职能。卫生监督主体的确立是由卫生法律、法规所明确规定的，也就是说卫生法律、法规将权力授予什么机关，这种机关便拥有卫生监督主体的地位，同时也就有了卫生监督的权力。

目前我国卫生法律和法规大多将卫生监督权授予卫生行政部门，卫生行政部门也就具备了从事相应地卫生监督工作的卫生监督主体的地位。

（三）我国卫生监督主体的提出

1995 年，全国人大常委会总结了《食品卫生法（试行）》12 年实践经验，经第八届全国人民代表大会常委会第十六次会议审议通过，正式颁布施行《食品卫生法》，这是我国公共卫生领域卫生监督法律体系初步形成的标志。在《食品卫生法》中，明确规定了卫生行政部门是执法主体。执法主体的转变，对于加强社会卫生监督管理，转变政府职能，规范监督执法行为，进一步明确卫生管理相对人的权利和义务起到重要作用。1997 年《中共中央、国务院关于卫生改革与发展的决定》明确提出：“各级卫生行政部门是卫生执法监督的主体，各级政府要支持和维护卫生行政部门统一行使卫生监督权，改革完善卫生执法监督体制”。

2000 年，卫生部《关于卫生监督体制改革的意见》，要求“将原来由各卫生事业单位承担的各项卫生监督职能集中，根据实际情况，对原有机构适当加以精简、归并、调整，组建卫生监督所，专职承担卫生监督任务。卫生监督所是同级卫生行政部门在其辖区内，依照国家法律、法规行使卫生监督职责的执行机构”。2001 年，卫生部《关于卫生监督体制改革实施的若干意见》，明确“卫生监督所（局）在同级卫生行政部门领导下，依法在公共卫生、医疗保健领域，包括健康相关产品、卫生机构（包括医疗、预防和采供血机构等）和卫生执业人员许可，开展综合性卫生监督工作”；2005 年，卫生部在《关于卫生监督体系建设的若干规定》中明确规定：“中央、省、设区的市、县级人民政府卫生行政部门内设卫生监督机构并下设卫生监督执行机构（统称卫生监督机构），负责辖区内卫生监督工作。县级卫生监督机构可在乡镇派驻卫生监督人员”。进一步明确了卫生监督机构的法律地位，从某种意义上说，它是卫生行政执法主体的内设机构，工作的重点放在日常监督执法上，而行政认定、行政审批与处罚决定、法制监督、案件审查、法制教育、行政救济、卫生专业人员的职业许可和健康许可等准入管理，应作为卫生行政主体机关的法定职责。

二、我国卫生监督体系建设

（一）我国卫生监督体系的发展与改革

自新中国成立以来，卫生监督始终作为一项重要的卫生防疫职能，伴随着国家卫生法制体系的不断完善，经历了从无到有的发展过程。新中国成立后近30年间，我国卫生监督工作一直参照前苏联模式。由卫生防疫机构实施执法，履行行政业务管理、技术服务和技术指导等职能。卫生法制建设尚不健全，主要是由国家卫生行政部门颁布卫生行政规章，缺乏专门的法律或法规。“文化大革命”中，卫生防疫机构被取消，公共卫生的监督执法基础受到破坏，工作基本处于停滞状态。20世纪90年代开始，随着卫生体制改革的不断深入，卫生监督体系也随之进行了一系列的改革并逐步从疾病防疫系统中独立出来，与疾病预防控制、医疗救治构成公共卫生的三大体系。

经过多年的探索与实践，卫生监督体制改革已取得实质性进展，基本明确了卫生监督在整个卫生体系中的地位和作用，实现执法中心下移及执法对象的属地化。2006年年初，卫生部在原卫生执法监督司的基础上组建了卫生部卫生监督局；到2006年年底，全国各省、自治区、直辖市都已建立省级卫生监督机构，目前，我国从中央到县四级、覆盖农村地区的卫生监督体系框架基本形成。

（二）我国卫生监督体系建设的内容

2006年，在卫生部下发的《关于卫生监督体系建设的实施意见》里对我国卫生监督体系的进一步建设提出了一系列的指导性意见。

1. 卫生监督体系建设的指导思想 以邓小平理论和“三个代表”重要思想为指导，坚持以人为本，落实科学发展观，完善监督机制，健全监督职能，实行综合执法，全面推进依法行政，加强卫生监督队伍建设，依法监督公共卫生秩序和医疗服务活动，维护人民群众健康权益，促进和谐社会建设。

2. 卫生监督体系建设的工作思路 加强卫生法律法规和卫生标准建设，建立与经济社会发展相适应的卫生法制和标准体系。加强卫生监督监测信息网络建设，重视群众关注热点和投诉举报，明确监督工作重点。总结经验，开拓创新，建立卫生执法监管长效机制。加强卫生监督队伍管理，改善卫生执法工作条件，提高监督能力和水平。

3. 卫生机构设置及名称 卫生监督机构是行政执法机构，机构级别应不低于同级疾病预防控制机构。

各级卫生监督机构的名称统一为××省（自治区、直辖市）、××市（地、州、盟）卫生厅（局）卫生监督局、××县（区、旗）卫生局卫生监督所。县级卫生监督机构原则上应按照划片设置、垂直管理的原则，在乡（镇、街道）设置卫生监督派出机构。条件不具备的地方可在乡镇聘任卫生监督人员。

4. 加强农村卫生监督网络建设 各级卫生行政部门要根据中共中央国务院《关于进一步加强农村卫生工作的决定》的要求，加强农村卫生监督，健全农村卫生监督网络，提高农村卫生监督水平，维护农民群众健康权益。

要充实农村卫生监督力量，保障农村卫生监督工作经费，争取在“十一五”期间，建立覆盖农村的卫生监督体系。县级卫生监督机构要统筹管理农村卫生监督工作，乡（镇、街道）派出机构的编制和经费纳入县级卫生监督机构统一管理，乡镇聘任卫生监督人员的考核管理由县级卫生监督机构统一负责。

三、我国的卫生监督机构

根据我国卫生法律、法规和国务院的决定，我国卫生监督机构（health supervision institution）

主要包括卫生行政部门、卫生监督机构、国家食品药品监督管理局、国境卫生检疫机关以及中医药管理局等部门。

（一）卫生行政部门

依据宪法规定，行政管理是政府的法定职权，政府通过行政机关达到管理国家的目的，我国卫生行政部门是承担国家公共卫生事务和卫生行政管理的职能机关。在我国现行的卫生法律和行政法规中，除《中华人民共和国国境卫生检疫法》和《公共场所卫生管理条例》外，其余的监督主体都授予卫生行政部门。目前我国各级卫生行政部门在卫生监督方面的主要职责有：履行卫生监督管理职责；制定相关政策；负责卫生监督工作的宏观管理、组织协调和信息发布。

为顺应形势的需要，进一步做好我国卫生监督工作，2006 年，卫生部将卫生监督司更名为卫生监督局。主要职责有：综合管理卫生监督工作并依法组织实施；研究拟订卫生监督工作的有关法律法规草案、标准、政策建议、规划、规范和制度；按照职责分工监督管理食品、化妆品、学校、环境、放射和职业卫生等工作；依法组织开展对医疗机构和采供血机构执业行为的监督检查工作；整顿和规范医疗服务市场；依法组织开展对传染病、地方病防治工作的监督检查工作；组织协调、督查督办有关大案要案；监督指导地方卫生监督工作。

（二）卫生监督机构

卫生监督机构是卫生行政执法的执行机构，中央、省、设区的市、县级人民政府卫生行政部门内设卫生监督机构并下设卫生监督执行机构，负责辖区内卫生监督工作。县级卫生监督机构可在乡镇派驻卫生监督人员。各级卫生监督机构在同级卫生行政部门领导下承担卫生监督工作任务。各级卫生监督机构的人员编制，应当根据辖区人口、工作量、服务范围和经济水平等因素科学合理制定。

1. 卫生部卫生监督中心　卫生部卫生监督中心经中央机构编制委员会办公室批准，于 2002 年 1 月正式成立，是卫生部行使卫生监督执法职能的执行机构。其主要职能有：对地方卫生监督工作进行业务指导；协助卫生部组织实施全国性卫生监督抽查工作；协助卫生部承担全国卫生监督队伍的业务培训与管理；承办卫生行政许可工作的具体事项；承担卫生标准的具体管理工作；承担规范卫生监督检验的事务性工作；承办卫生监督的咨询、投诉受理和执法稽查；负责卫生监督信息的收集、整理和分析工作；协助卫生部查处大案要案；承担卫生部交办的其他事项。

2. 省级卫生监督机构　省级卫生监督机构负责辖区内卫生监督工作的组织协调和监督指导，主要职责为：拟定辖区内卫生监督工作规划和年度计划，并制定相应的工作制度和规范；组织实施辖区内的卫生监督工作，对下级的卫生监督工作进行指导和监督检查；依法承办职责范围内的卫生行政许可、资质认定和日常卫生监督；查处辖区内大案要案，参与重大活动的卫生保障；承担国家卫生监督抽检任务，组织实施辖区内的卫生监督抽检；开展执法稽查，对下级卫生监督机构和人员的执法行为进行督察；组织协调辖区内各级卫生监督机构的分级管理，落实执法责任制；负责辖区内卫生监督人员的资格审定工作，组织开展资格考试；组织辖区内卫生监督人员培训；负责辖区内卫生监督信息的汇总、核实、分析、上报，并按照规定进行发布；组织开展卫生法律法规宣传教育；协调和指导辖区内铁路、交通、民航部门的卫生监督工作；承担上级机关指定或交办的卫生监督事项。

3. 设区的市、县级卫生监督机构负责辖区内日常卫生监督工作，主要职责为：

（1）卫生行政许可：承办食品生产经营单位、餐饮业及集体食堂卫生条件的卫生行政许可；承办公共场所卫生条件的卫生行政许可；承办供水单位卫生条件的卫生行政许可；卫生行政部门交办的其他行政许可事项。

（2）公共卫生监督：对食品生产经营单位、餐饮业及集体食堂的卫生条件、卫生防护设施、生产经营活动及直接从事食品生产经营活动人员的健康管理进行卫生监督检查，查处违法行为；

对化妆品、消毒产品、生活饮用水、涉及饮用水卫生安全产品及其他健康相关产品的卫生及其生产经营活动进行卫生监督检查，查处违法行为；对公共场所的卫生条件及其从业人员的健康管理进行卫生监督检查，查处违法行为；对用人单位开展职业健康监护情况进行卫生监督检查，查处违法行为；对建设项目执行职业病危害评价制度情况进行卫生监督检查，查处违法行为。

（3）医疗卫生监督：对医疗机构的执业资格、执业范围及其医务人员的执业资格、执业注册进行监督检查，规范医疗服务行为，打击非法行医；对医疗机构的传染病疫情报告、疫情控制措施、消毒隔离制度执行情况和医疗废物处置情况进行监督检查，查处违法行为对采供血机构的执业资格、执业范围及其从业人员的资格进行监督检查，打击非法采供血行为；对采供血机构的采供血活动、传染病疫情报告和医疗废物处置情况进行监督检查，查处违法行为；对疾病预防控制机构的传染病疫情报告、预防控制措施和菌（毒）种管理情况进行监督检查，查处违法行为。

（4）其他：负责派出机构的管理；设区的市级卫生监督机构负责对县级的卫生监督工作进行监督检查；负责辖区内卫生监督信息的收集、核实和上报；负责受理对违法行为的投诉、举报；开展卫生法律法规宣传教育；承担上级机关指定或交办的卫生监督事项。

（三）国家食品药品监督管理总局

国家食品药品监督管理局是国务院综合监督食品、保健品、化妆品安全管理和主管药品监管的直属机构，负责对药品（包括中药材、中药饮片、中成药、化学原料药及其制剂、抗生素、生化药品、生物制品、诊断药品、放射性药品、麻醉药品、毒性药品、精神药品、医疗器械、卫生材料、医药包装材料等）的研究、生产、流通、使用进行行政监督和技术监督；负责食品、保健品、化妆品安全管理的综合监督、组织协调和依法组织开展对重大事故查处；负责保健品的审批。其主要职责是：

（1）组织有关部门起草食品、保健品、化妆品安全管理方面的法律、行政法规；组织有关部门制定食品、保健品、化妆品安全管理的综合监督政策、工作规划并监督实施。

（2）依法行使食品、保健品、化妆品安全管理的综合监督职责，组织协调有关部门承担的食品、保健品、化妆品安全监督工作。

（3）依法组织开展对食品、保健品、化妆品重大安全事故的查处；根据国务院授权，组织协调开展全国食品、保健品、化妆品安全的专项执法监督活动；组织协调和配合有关部门开展食品、保健品、化妆品安全重大事故应急救援工作。

（4）综合协调食品、保健品、化妆品安全的检测和评价工作；会同有关部门制定食品、保健品、化妆品安全监管信息发布办法并监督实施，综合有关部门的食品、保健品、化妆品安全信息并定期向社会发布。

（5）起草药品管理的法律、行政法规并监督实施；依法实施中药品种保护制度和药品行政保护制度。

（6）起草医疗器械管理的法律、行政法规并监督实施；负责医疗器械产品注册和监督管理；起草有关国家标准，拟订和修订医疗器械产品行业标准、生产质量管理规范并监督实施。

（7）注册药品，拟订、修订和颁布国家药品标准；拟订保健品市场准入标准，负责保健品的审批工作；制定处方药和非处方药分类管理制度，建立和完善药品不良反应监测制度，负责药品再评价、淘汰药品的审核和制定国家基本药物目录的工作。

（8）拟订和修订药品研究、生产、流通、使用方面的质量管理规范并监督实施。

（9）监督生产、经营企业和医疗机构的药品、医疗器械质量，定期发布国家药品、医疗器械质量公报；依法查处制售假劣药品、医疗器械等违法行为。

（10）依法监管放射性药品、麻醉药品、毒性药品、精神药品及特种药械。

（11）拟订和完善执业药师资格准入制度，监督和指导执业药师注册工作。

（12）指导全国药品监督管理和食品、保健品、化妆品安全管理的综合监督工作。

（13）开展药品监督管理和食品、保健品、化妆品安全管理有关的政府间、国际组织间的交流与合作。

（14）承办国务院交办的其他事项。

（四）国境卫生检疫机关

我国国境卫生检疫是由国家质量监督检验检疫局及所属的各级出入境检验检疫机构承担。中华人民共和国国家质量监督检验检疫局是中华人民共和国务院授权的卫生检疫涉外执法机关，它及其下属的各地国境卫生检疫机关在对外开放的国境口岸，对出入境人员依法实施相关卫生检疫。

（五）国家中医药管理局

国家中医药管理局于1988年5月正式成立，它的主要任务是根据党的中医药方针政策，管理全国中医药行业，开展中医药防病治病工作，提高人民健康水平。其主要职能有：

（1）依据国家卫生、药品的有关政策和法律法规，研究拟定中医、中医中药结合、中西医结合以及民族医疗医药的方针、政策和发展战略；组织起草有关法律、法规并监督执行。

（2）根据各类卫生技术准则和中医药自身特点，拟定中医医疗、保健、中药、护理等有关人员的技术职务评定标准和医疗、保健、护理等人员执业资格标准并监督实施；参加制订国家基本药物目录和执业中药师资格标准。

（3）规划、指导和协调中医医疗、科研、教学机构的结构布局及其运行机制的改革；拟定各类中医医疗、保健等机构管理规范和技术标准并监督执行。

（4）对中医医疗、预防、保健、康复、护理及临床用药等进行监督和业务指导；依据有关规定在中医行业推行医药人员执业资格制度。

（5）研究和指导中西医结合工作，拟定有关管理规范和技术标准；监督和协调管理中西医结合的医疗、研究机构。

（6）研究和指导藏医、蒙医、维医等各民族医疗医药工作；组织各民族医疗医药的理论、医术、药物的发掘、整理、总结和提高；拟定和逐步完善相关的制度规范和技术标准；监督和协调管理各民族医疗、医药机构。

（7）拟定和组织实施中医药科学研究、技术开发规划，加强重点实验室建设；管理国家重大中医药科研项目，组织重大中医药科技成果的奖励、推广和保密工作。

（8）在国家教育方针指导下，组织拟定和实施中医药教育发展规划，加强中医药人才培养，注重中医药师承教育；对中医药教育质量进行监督和业务指导并在教育及实践中提高人才素质和专业水平。

（9）组织拟定中医药人员职业道德规范，倡导并监督医德医风建设，加强敬业爱岗宣传，提高中医行业人员思想道德素质和医疗保健服务质量。

（10）指导与协调中医药对外及香港特别行政区和澳门、台湾地区的学术交流、人才培养和技术合作，推进中医药科学的国际传播。

（11）按规定权限负责局机关及直属单位的有关办公事务、人事管理和党群工作；联系相关中医药社会团体。

（12）承办国务院及卫生部交办的其他事项。

四、卫生监督队伍

为保障卫生监督的公正性和良好的社会形象，必须建立一支政治素质优、执法水平高、业务能力强、廉洁自律、秉公执法和办事高效的卫生监督队伍；要加强对执法人员的廉政教育、法制教育和业务教育，增强工作责任心和依法办事的自觉性；不断提高专业水平和业务能力，以适应卫生综合监督执法工作的要求。卫生监督人员的录用要严格按照中组部、人事部和卫生部《关于深化卫生事业单位人事制度改革的实施意见》的精神，坚持公开招聘、考核录用、竞争上岗和双向选择的基本原则，对录用人员要进行法律、法规及有关业务的培训，并按照《卫生监督员管理办法》的规定，不断完善和加强卫生监督队伍的建设与管理。

（一）卫生监督员

卫生监督员是从事现场卫生监督工作的主要工作人员，是指通过资格考试，经依法聘任，在法定职责范围内履行卫生监督职能的卫生执法人员。根据卫生法的授权可分为食品卫生监督员、传染病管理监督员、公共场所卫生监督员、化妆品卫生监督员、放射防护监督员、学校卫生监督员、药品管理监督员等多种。

（二）卫生监督员的特点

一般来说，卫生监督员具有如下特点：

1. 卫生监督员是卫生监督机构的组成人员 卫生监督员与卫生监督机构是内容与形式的关系，卫生监督机构依赖于卫生监督员的存在而存在，卫生监督机构的职能通过卫生监督员的行为去实现，卫生监督员是卫生监督职能的具体承担者和履行者；卫生监督员也离不开卫生监督机构，离开了卫生监督机构，卫生监督员则成为一般公民，不再具有卫生监督员身份。

2. 卫生监督员是卫生监督机构中依法从事卫生监督任务的人员 卫生监督机构中并非所有的人都是卫生监督员，只有依法从事卫生监督任务的人才是卫生监督员。卫生监督机构中不依法从事卫生监督任务的人，如工勤人员就不是卫生监督员。

3. 卫生监督员必须符合一定条件 卫生监督员实行聘任制，必须符合一定条件，经过资格审查，参加统一组织的卫生监督员资格考试，成绩合格，经同级卫生行政部门依法聘任，才能成为卫生监督员。

4. 卫生监督员的卫生监督行为是卫生行政部门的行政行为 卫生监督员只能以所在卫生行政部门的名义从事卫生监督活动，而不能以个人名义进行活动，卫生监督行为所产生的后果由所在卫生行政部门承担。

（三）卫生监督员的职责

（1）依法进行预防性和经常性卫生监督管理。

（2）依法对食品、公共场所、生活饮用水、化妆品、学校卫生、涉及有毒有害的工矿企业、医疗机构、传染病防治等进行卫生监督、检查。

（3）进行现场调查和监督记录，依法取证和索取有关资料。

（4）进行现场采样，提出检测项目。

（5）对违反卫生法律、法规的单位和个人依法进行处罚。

（6）积极参与对人体健康造成损害的公共卫生安全事故的调查处理。

（7）宣传卫生法律、法规，指导、协助有关部门对相关人员进行卫生知识培训。

（8）执行卫生行政部门、上级卫生监督机构交付的其他监督任务。

（周　令）

第八章　卫生系统绩效评价

案例 8-1

2000 年，WHO 年度卫生报告主题定为“提高卫生系统绩效”，首次从卫生绩效的角度对 191 个成员国的卫生服务绩效进行了评价。健康状况最好的国家为日本，其次为澳大利亚，排在第三位的是法国。我国居民的平均健康水平列 81 位，反应性第 105 位；筹资公平性列第 188 位（为倒数第四），卫生系统总体绩效列第 144 位。有人认为排名结果基本符合我国卫生系统的实际：健康水平不够高，健康分布不很合理，卫生信息系统不完善，当年在我国大多数城镇居民享有医疗福利和社会医疗保险，但 80%的农民没有被任何形式的医疗保险所覆盖，他们必须自付医疗费，医疗经济负担沉重，从而导致我国卫生筹资公平性在 191 个成员国中排倒数第四。也有学者认为 WHO 在 2000 年《世界卫生报告》中提出的绩效评估框架有许多局限性，所选择的方法和指标以及收集的信息也并非完美无缺，但它从全新的角度提出评价卫生系统的理念和方法，也提出了实现卫生系统目标和加强卫生系统绩效的努力方向。2006 年世界卫生报告中，又强调了卫生绩效-卫生人力绩效问题，提出了通过国家领导和管理保持高绩效劳动力的规划。

思考：

（1）什么是绩效？什么是绩效管理？

（2）如何理解卫生系统绩效的内涵？

（3）绩效管理对卫生系统发展有什么意义？如何开展卫生系统绩效评价？

第一节　概　　述

一、绩　　效

（一）绩效的概念

绩效（performance），在牛津字典中解释为“执行、履行、表现、成绩”等。

从管理学的角度来看，绩效指的是“组织期望的结果”，是组织为实现其目标而展现在不同层面上的有效输出，包括个人绩效、部门绩效和组织绩效等多个方面。从经济管理的角度来看，绩效是某一组织或个人在一定时期内的资源投入与产出情况的衡量。从社会管理的角度来看，绩效是每个社会成员按照社会分工应该承担并履行社会职责（义务）的能力与效果等。

绩效可以指过程，也可以是该过程产生的结果。以 Bernardin 为代表的研究者认为，绩效就是在特定时间内，在特定工作职能或活动中生产出的结果记录；以 Campbell 为代表的学者认为，绩效是行为的同义词，是人们实际采取的行动，并且可被观察到。近年来，大多数学者认为绩效应包括行为过程和结果两个方面。Brumbach 认为“行为是从事工作的人表现出来的；行为是达到绩效结果的条件之一；行为不仅仅是结果的工具，行为本身也是结果，是为完成工作任务所付出的脑力和体力的过程，并且能与结果分开判断。”概括起来，绩效是指有效的活动及其结果，因此绩效考核的内容也常常包括行为过程考核和结果考核。

从管理实践的角度来看，人们对于绩效的认识经历了一个不断发展的过程：从单纯强调数量，到强调质量，再到满足顾客需要；从强调“即期绩效”发展到强调“未来绩效”。这说明，无论组织整体还是个人，都应该以系统和发展的眼光来认识和理解绩效的概念，包括综合考虑绩效产生的过程、方式、时间以及结果等因素。

（二）绩效的特点

1. 绩效概念来源于组织目标 绩效的概念及其测量与评判的依据均来自于组织的既定战略目标，如果没有组织的目标，绩效便无从谈起。对一个组织来讲，绩效就是为实现组织目标，各部门和工作人员采取一系列行动后取得的成果。也就是说某个部门或个体的绩效首先是以组织目标的实现程度进行评判的，如果没有明确的组织目标，部门或员工个人的绩效便无从谈起。所以实施绩效管理的首要问题是搞清楚组织的宗旨、发展目标，战略规划等。

2. 绩效兼具质和量的规定性 绩效并不等于产出本身，也不等于任务或产品本身，绩效不仅有数量的规定性，而且也有质的规定性，例如卫生服务绩效不仅关注服务提供数量，也极其关注卫生服务提供的质量。

3. 绩效评价具有可度量性 在实际管理活动中，绩效评价的根本目的就是对绩效结果进行测量并对其影响因素进行研究，为进一步改善绩效提供对策与建议。那么，测评组织目标的实现程度、工作流程进展状况、公共服务提供质量等，成为绩效研究的主要内容。因此，对组织活动过程及其实际效果进行度量成为绩效研究必须解决的问题，尽管它有一定的难度。

4. 绩效形成过程具有周期性 从绩效形成过程来看具有一定的周期性，绩效形成具有从投入—中期结果—最终结果的周期性发展过程；时间维度对绩效形成具有重要的影响作用。

5. 绩效结果受多重因素的影响 影响绩效目标实现的因素包括：员工的技能、外部环境、内部条件以及激励效应。

（1）员工技能：是指员工应该具备的核心能力，经过培训和开发可以得到提升，所以针对人力资源绩效的测量常常体现为员工针对组织目标的岗位胜任特征。

（2）外部环境：是组织和个人面临的不受组织控制的客观因素；

（3）内部条件：是指组织和个人开展工作所需要的各种资源。

（4）激励因素：是指组织和个人为达成组织目标而工作的主动性、积极性。

在四个影响因素中，只有激励效应最具有主动性和能动性，人的主动性和积极性提高了，组织和员工的技能水平会提高，也会尽力争取内部资源的支持。因此，绩效管理就是通过适当的激励机制，提升组织和员工的技能水平，从而同时提升个人和组织目标的实现。

二、绩 效 管 理

世界银行经济学家曾指出：公立医院出现效率低下、资源浪费、患者不满、人才流失等问题，原因往往是由于公立医院不能根据其组织目标进行绩效管理，医院缺乏改善绩效的制度环境，运行动力不足、有效措施缺乏导致的。

（一）绩效管理的概念

绩效管理是各级管理者和组织的员工为了实现组织目标而共同参与的绩效计划制定、绩效辅导沟通、绩效考核评价、绩效结果应用、绩效目标提升的持续循环过程，绩效管理的目的是持续提升个人、部门和组织的绩效。

（二）绩效管理的特点

1. 以组织目标为核心 绩效管理特别注重组织战略目标的设计，在组织战略目标的基础上形成部门和个人的具体工作计划。这个过程比较耗时但非常重要。过去，摩托罗拉公司会用一个季度的时间拟定组织战略目标，可见组织层面的目标设计多么重要。它解决了部门和员工绩效目标的来源问题，解决了整体思想统一的问题。

2. 保证目标内在一致性 绩效管理强调组织目标和个人目标的一致性，强调组织发展和个人成长的同步性，最终形成多方“共赢”的局面。

3. 体现“以人为本”的思想 绩效是组织期望的结果，是组织为实现其目标而展现在不同层面上的有效输出。人是绩效的主体，产生绩效的结果与人的态度、知识、工作环境等因素有紧密联系。因此绩效管理的对象是人，对人的投资管理既是复杂的也是非常重要的。2006 年世界经济学会评估认为绩效管理是最难的管理难题，与此同时 2006 年的世界卫生报告强调了卫生人力绩效的重要性。随着平衡计分卡管理思想的日益普及，推动了绩效管理逐渐向组织战略目标实现和组织员工能力提升的方向靠拢。

（三）绩效管理发挥作用的机制

组织目标的实现是建立在个人绩效基础之上的，但个人绩效目标的实现并不一定保证组织期望结果的出现。但是，如果把组织目标按一定的逻辑关系层层分解到每一个工作岗位和每一位工作人员的时候，只要每一个人实现了组织要求的目标，组织期望的结果就可以实现。所以，绩效管理发挥作用的首要环节是建立组织目标，将组织目标分解为可操作的部门目标和个人工作指标，通过实施有效的激励与约束机制，使个人和部门工作向着组织期望的方向努力，从而最终实现个人成长和组织绩效的同时提升。

（四）绩效管理的关键步骤和原则

1. 绩效管理的关键步骤 目标管理、绩效考核和激励控制是实施绩效管理的三个重要环节。

（1）目标管理：该环节的核心是拟定组织战略目标，并保证组织目标、部门目标和个人目标的一致性。

（2）绩效考核：绩效考核的基础是建立客观、公平、公正的绩效评价系统，对绩效做出准确衡量，以便奖励绩效优异者，鞭策绩效低下者。如果没有有效的绩效评价系统，或评价结果不准确，绩效管理的激励系统也不可能有效发挥作用。设计绩效评价体系时，需要注意的是，绩效评价本质上是一种过程管理，而不仅仅是对结果的考核。将组织中长期目标分解成年度、季度、月度指标，不断督促员工实现、完成的过程，有效的绩效考核能帮助组织达成目标。

（3）激励与控制：根据绩效考核结果采取适当的激励与控制措施是进一步提升绩效目标的关键环节。

2. 实施绩效管理的原则

（1）清晰的发展目标：无论组织目标、部门目标还是个人目标，在三者内在逻辑统一的基础上，还要有清晰、准确的内容描述。

（2）量化的考核标准：实施绩效管理的考核标准要客观，准确，具有信度和效度的考核评价体系是最客观的测量方式。很多实施绩效管理的组织最终流于形式的主要原因就是考核标准模糊，难以形成量化、客观的考核体系。

（3）一定的组织文化和员工职业素养：绩效考核的推行要求组织具备一定的文化底蕴，如企业的核心价值观。管理大师德鲁克认为：“一个组织只能在其价值观内成长，一个企业成长被其所能达到的价值观所限制”。要求员工具备一定的职业素养，如企业与员工之间的心理契约，员工的成就动机和团队精神等。

（4）绩效考核体系要“三重一轻”：绩效考核重过程、重结果、重效率，同时考核体系具有轻便快捷、便于实施的特点。

三、绩效评价

评价就是对人或失误的价值做出判断的一种活动，需要明确评价目标、评价参照和评价所需的相关信息做支撑，最后形成评价结果。绩效评价意义在于它是组织强化管理、改善决策，提高整体绩效的基础，是绩效管理的核心环节。

（一）绩效评价的概念

绩效评价是以组织目标的实际实现效果为价值取向，运用数理统计和运筹学方法，采用特定指标体系，对照统一标准，按照一定的程序，通过定量和定性对比，对组织一定时期内的经营效益和业绩做出客观、公正和准确的综合判断，对被评价对象做出合理、量化的综合评判。

绩效评价是管理部门进行管理的重要工具，如果能围绕组织目标实现的过程，恰当选择绩效评价体系并正确实施将有助于组织价值创造，包括组织的经济价值和社会价值等。因此，绩效评价被广泛应用于现代社会的行政管理、教育科研管理、卫生管理以及企业经济管理等领域。但需要注意的是，绩效评价的基础和价值判断标准依然是以组织目标为依据的。

（二）绩效评价的分类

（1）根据评价的对象，可以分为成本业绩评价、财务业绩评价、综合业绩评价。20 世纪 90 年代后期，绩效评价倾向于财务评价和非财务评价的有机结合，美国哈佛大学卡普兰教授研究的平衡计分卡就具有典型代表性，改变了早期一味强调经营结果的评价。

（2）根据评价的层次，可以分为组织绩效评价、部门绩效评价、项目绩效评价和个人绩效的评价；

（3）根据评价的范围，可以是全方位绩效评价和局部性绩效评价；

（4）根据评价的阶段，可以进行事前评价，事中评价和事后评价。

（三）绩效评价要素

（1）评价者：是绩效评价的主体，可以是个人，也可以是团体。

（2）被评价对象：即绩效评价的客体，包括区域、机构、科室、岗位、个人和项目等。

（3）评价的维度和指标：将组织目标层层分解，将抽象的目标分解为二级指标形成评价维度，甚至更具体的三级指标（可测量的具体指标）。

（4）评价指标的权重系数：可以用德尔菲法、层次分析法、模糊聚类分析等方法来确定。

（5）选取单一指标或者多项指标进行综合评价：利用数学模型可以将多指标值综合为综合评价值。可用的方法也有很多，如：Topsis 法、模糊综合评价法，主成分分析法、模糊聚类分析法等。

卫生系统绩效评价是一项涉及定性和定量研究相结合的方法体系。同时，围绕卫生系统多变量与多层次的系统性工作，需要把多个指标综合成统一的评价指标。因此，卫生绩效评价是多种方法的综合使用。

（四）绩效评价的逻辑框架

绩效评价类型各不相同，但是从评价内容和评价过程来看都遵循一定的逻辑框架，即把组织目标的实现看作是“从投入到产出”的整个连续不断的系列过程，可分为相对独立的五个关键阶段，即：投入—过程—产出—结果—影响。

（1）投入（input）主要是指各种资源输入，它是卫生系统开展工作的第一个环节，也是一个非常重要的环节，投入决定了卫生系统的利用与产出，它包括传统的人力、物力和财力的投入。

（2）过程（process）是对卫生系统效率、质量等方面的评价，主要是指有组织、有步骤的工作或行动，如开展培训、实施干预措施等。

（3）产出（outputs）是指产品输出或卫生服务等。

（4）结果（outcome）指直接产生的结果。

（5）影响（impact）是指产生的长期效应，如卫生系统绩效评价关注人群利用卫生服务的健康效应和满意度等。

完整、准确、连续的绩效评价，对卫生系统认识自身潜力，正确评估卫生系统实力、确定长期战略目标，改善工作状况有重要的意义。目前，国内外已经开展了许多关于卫生系统绩效评价的研究，客观上促进了绩效评价研究，但卫生系统绩效评价还存在诸多不足，如绩效评价还不能全面反映卫生系统的进展及总体情况，同时多局限在理论方面的探讨，缺乏统一的评价标准等。

（五）绩效评价的信度和效度

在具体选择和应用绩效评价方法时，还需要注意评价的精确性问题。绩效评价的精确性代表了绩效评价结果的可信性和评价内容的有效性，往往要通过信度（reliability）和效度（validity）来衡量。

1. 信度　即可靠性，它是指采用同样的方法对同一对象重复测量时所得结果的一致性程度。衡量信度有两种指标，即考评者内部信度和再测信度。信度分析的方法主要采用克朗巴哈（Cronbach）α 系数法。克朗巴哈（Cronbach）α 系数法是目前运用最为广泛的信度测量方法之一，克朗巴哈 α 系数值越高，说明该问卷各项的结果越趋于一致，评价的信度就越高，反之亦然。

2. 效度　即有效性，它是指测量工具或手段能够准确测出所需测量的事物的程度。绩效评价的效度是指测试绩效与实际工作绩效之间的相关程度，衡量效度的最重要指标是绩效内容效度，即用来说明在绩效评价中所设置的测试项目和涉及的测试问题在多大程度上能代表被测试者的实际工作情景，或者真实地反映出被测试者实际工作中所存在的典型问题。

（六）绩效评价的影响因素

1. 评价目的　基于不同的评价目的会得到不同的评价结果。例如，以政治性为基础的绩效评价只求能达到其政治性的目的，并不过分强调评价的准确性。因此，绩效评价应该首先考虑评价目的。

2. 评价者　评价者一般是指与评价对象的利益密切相关、关心评价对象绩效状况的相关利益人。目前关于绩效评价主体有两种类型：

（1）单一主体评价：即由政府（上级卫生行政部门）单独对卫生系统进行绩效评价，依据评价结果对卫生系统进行监督和绩效管理。由于卫生系统绩效评价方法的不断改进，对于绩效评价的结果要求也更加精细，“单一主体观”已不符合卫生系统可持续发展的要求，不利于对卫生系统绩效做出客观评价，不利于调动各方面因素支持和关心卫生系统的发展。

（2）多元主体评价：评价主体为与卫生系统密切相关的各利益团体或关心其评价结果的组织或个人。“多元主体观”把绩效评价建立在相关利益人的充分关心上，有利于对卫生系统做出客观且全面的评价，有利于卫生系统决策者真实了解系统所处的优势和劣势，将评价工作和卫生系统运行有机结合起来，提高了系统的效率。

总之，成功的绩效评价需要具备以下条件：确定利益相关者并取得他们的合作；获得决策者的支持；合理制定评价目标和评价任务；构建合理的评价主题、评价维度和评价指标体系；评价方法科学简便、容易控制；有强大的技术支持。

第二节　卫生系统绩效

卫生系统对促进人群健康起着关键性作用，而绩效评价被认为是监督和管理卫生系统的有效科学方法。过去二、三十年的时间里，全世界开始广泛使用卫生绩效测量，许多国家尝试建立和发展卫生系统绩效评价框架，用于监测、评价和管理卫生系统的发展，从而保证人群健康实现的公平、效率和质量。

一、卫生系统

（一）卫生系统概念

卫生系统（health system）是在一定的法律、法规和规章制度范围内，提供以促进、恢复和维护健康为基本目的的活动总体。WHO 对卫生系统的定义是：以改善健康为主要目的的所有组织、机构和资源的总和。并指出卫生系统需要工作人员、资金、信息、用品、运输工具、通信以及全面指导和管理；此外，在体面对待民众的同时，它必须提供具有响应能力和经济上公平合理的服务。

（二）卫生系统的结构

凡是与改善人民健康有关的工作，以及任何个人、组织和团体等相关资源都属于这个系统的范畴，她是一个具有高度复杂性的系统。从服务功能上看，我国的卫生系统由卫生服务、医疗保障、卫生执法监督三部分组成。卫生服务是利用卫生资源，向人们提供各种卫生服务的机构。医疗保障系统是为卫生服务进行筹资的机构。卫生执法监督系统是政府管理社会卫生工作的重要保障，是依法对影响人民健康的物品、场所、环境等进行监督管理以保护人民健康权益的机构；从资源组成系统看，卫生系统包括城乡卫生机构、卫生经费、卫生人力、卫生设施等；从资源配置的运作机制上看，该体系交融着市场机制和政府计划机制进行卫生资源的配置。

二、卫生系统绩效

（一）卫生系统绩效

卫生系统绩效（the performance of health system）与卫生系统目标、资源配置和系统职能发挥有关，反映了绩效概念的行动范畴和结果范畴。卫生系统目标、资源配置和职能发挥为卫生系统绩效评估提供了理论基础。

（二）卫生系统的目标

卫生系统的目标由过去提供个人卫生保健服务基础上有了进一步发展。

1. 促进健康　促进健康是卫生系统的首要目标，但并不是唯一的目标。良好健康包含两层含义：即个体达到最优健康状况及个体健康的差异最小。措施有：健康期望寿命的增加和疾病负担的减轻；减少健康状况分布的不公平状况，尤其是改善贫困人口的健康状况。

2. 增强反应性　反应性（responsiveness）指卫生系统能够满足人民群众在享受医疗服务的过程中，对各种非医疗结果期望的满足程度。反应性可以通过“尊重个人的尊严”和“以服务对象为中心”两个方面来衡量。“尊重个人的尊严”即服务对象在就医时受到尊敬、患者具有自主权并具有对医疗方案的一定选择权、患者拥有隐私权和良好的交流等。“以服务对象为中心”即医疗机构能及时关注服务对象的需要、提供必要设施，服务对象具有自主选择权、能够自由地选择各种医疗机构和医疗卫生服务人员，卫生机构具有良好的社会支持功能，允许服务对象的亲友探访等。

3. 筹资的公平性　指每个家庭对卫生系统筹资的贡献率是否相同以及以及是否公平地拥有大病风险保护。公正合理的筹资应当是根据支付能力来合理分摊每个家庭因支付卫生费用而面临的风险，一个公平的卫生系统应该能保护社会上所有的人，特别是贫困人群，而不至于使一些家庭因支付医疗费用深陷贫困之中。大病风险关键是家庭成员患病时避免贫穷（因病致穷）。

卫生系统目标还可以分解为卫生服务质量、公平和效率三个方面。这些评价卫生系统绩效的主要目标也是可以被测量的，如人口健康和卫生系统反应性表示质量，三个指标的分布表示了公平，五个指标的产出可反映卫生系统绩效。

（三）卫生系统的职能

2000 年《世界卫生报告》中提出，卫生系统的职能可分为以下四种：规制（stewardship）、筹资（financing）、服务提供（provision）和资源筹措（resource generation）。卫生系统绩效水平的高低取决于卫生系统职能的发挥情况。

1. 规制功能　其核心内容是通过政府对卫生系统发展的战略规划，确定整个卫生系统的战略目标，制定公正的游戏规则。很多卫生改革都从提供卫生服务转向引导卫生系统改善工作绩效。在四个关键功能中，规制是最重要的，它可以影响其他三个功能。在规制方面最主要的挑战就是强化政府卫生行政部门对卫生系统发展的战略规划能力。

2. 筹资　包括三个环节：筹集经费、建立统筹基金以及资金的分配。首先，卫生系统筹资来源包括个人付费、商业保险、强制性社会保险、非政府机构捐款及政府的转移支付，不断提高筹资水平，改善各筹资渠道的筹资比例，有助于提升卫生系统的绩效。第二，建立抗风险统筹基金，用于疾病风险分担，可提高卫生系统绩效。但个人付费是不具备公共统筹基金风险分担作用的。第三，向提供卫生服务的机构或个人分配资金。有证据表明，为公众购买成本—效益好、可接受性强的卫生服务，有助于提高卫生系统的绩效，预付资金模式有助于上述目标的实现。总之，提高筹资水平、建立风险分担机制，使社会中的病人得到健康人的帮助，穷人得到富人的帮助，有助于提升卫生系统的绩效。那么，目前来看，各个国家和地区改善卫生筹资绩效的主要挑战在于：扩大公共筹资能力、增加公共资金管理能力和建立预付模式。

3. 服务提供　提供高质量的个人和公共卫生服务是卫生系统的主要职能。个人卫生服务是针对个人的诊断、治疗、预防和康复等服务内容；公共卫生服务是针对群体的健康教育、环境卫生等。这种区分是很重要的，因为他们的绩效提升机制略有相同。个人卫生服务的提供以公立和私立医疗卫生机构为主，提升绩效的挑战主要是减轻疾病经济负担、实现健康公平、提高效率、改善质量等。在个人卫生服务需求日趋多元化的时代，开展有管理的竞争是提高服务绩效的可选途径。公共卫生服务提供更多涉及政府职能，提升绩效的关键是增强服务提供的适应性、加强公共卫生资源供给和使用效率。这在一定程度上需要加强政府的公共管理能力，提升公共卫生服务绩效有赖于转变政府职能，权力下放等。

4. 资源筹措　卫生决策的关键问题是如何使卫生资源投入与卫生系统的要求相匹配，如卫生经费需要合理配置、人力资源需要合理规划。不能因此影响卫生服务的成功和加剧健康不公平性。资源筹措涉及卫生管理部门（如政府、政府卫生行政部门等）、卫生筹资部门（医疗保障部门）、服务提供部门（医院、门诊部、疾病预防控制机构等）等，也包括大学、研究机构、药品及医疗设备生产公司等。同样，对机构及技术的投资也应根据国家的重点来优先配置，使得卫生系统能够提供卫生服务。

（四）卫生系统职能与卫生系统目标之间的关系

图 8-1 描绘了卫生系统职能与卫生系统目标之间的关系：

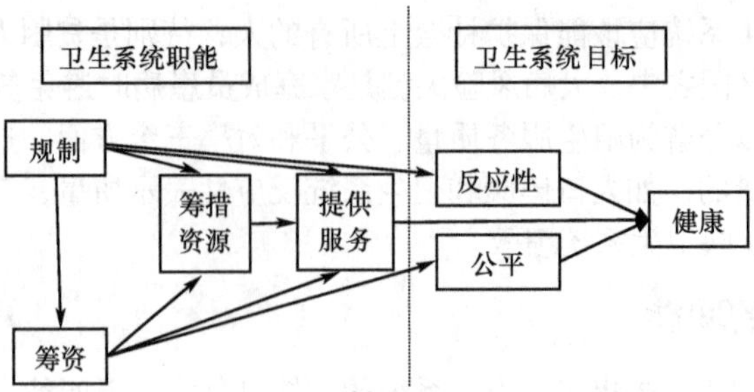

图 8-1 卫生系统职能与目标之间的关系图

然而，仅凭这三个总目标还不足以解释卫生系统绩效好坏的原因，也不能给出提高绩效的行动建议，我们还必须考虑卫生系统是如何发挥职能的。图 8-2 显示了卫生系统资源与目标之间的关系。图中下方线条表示绩效实现的“可能最小值”，表示最差卫生系统绩效；上方线条为系统绩效实现的“可能最大值”。由图 8-2 可以看出，A 地区尽管比 B 地区人群健康水平低，但都实现了最佳卫生系统绩效。从图中我们可以知道，其中卫生资源可以通过国家卫生账户来测量。卫生系统绩效就是卫生系统整体及其所属机构实现卫生总目标的执行力。说明卫生系统绩效水平还受资源配置水平之外的因素影响，如管理体制和运作机制等。

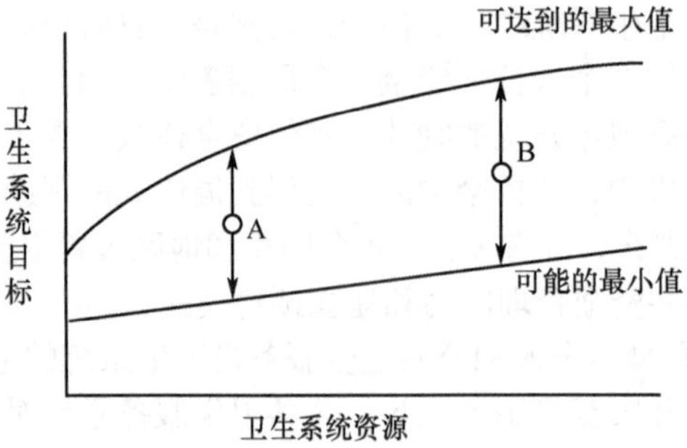

图 8-2 卫生系统资源配置与其目标的关系图

WHO 一直致力于发展系统化的、具有横向和纵向可比性的方法来监控各国的卫生绩效。2000 年世界卫生报告主题就一度将视角定位到“提高卫生系统绩效”，并将其作为四个战略方向之一。首次从卫生绩效的角度对各卫生成员国作了一个排名—即用反映公平性与效率等八个关键绩效指标做排序，评价各国卫生系统的绩效状况，从而引起世界各成员国的注意，并将改进绩效纳入各国卫生改革的核心任务。2006 年世界卫生报告中，又强调了卫生系统绩效中的人力绩效问题，提出了通过国家领导和管理保持高绩效劳动力的规划。卫生系统的绩效概念被 WHO 两次提出来，一方面说明了卫生系统运营（绩效）对健康的重要性，另一方面也说明了 WHO 成员国在卫生系统绩效方面暴露出了许多深层次问题。用卫生系统绩效评价指标不仅能量化政府及卫生部门处理卫生领域问题的能力，同时，绩效目标实施的好坏也可以衡量一个国家为保障国民整体健康所做的努力。

三、卫生系统绩效评价

卫生系统绩效评价就是对于卫生系统的关键产出结果和效率进行检测和评价的过程，并据此选用衡量指标和方法，分析影响绩效的因素，提出改进绩效的政策建议，提供卫生系统发展的可靠信息，增强决策者的监督管理能力。大多数国家都非常关注本国和别国的卫生系统绩效：我们国家的卫生系统是否能够尽其所能为公众提供良好的服务？为什么一些国家的卫生系统绩效良好，而有些则不行？为什么即使在那些卫生资源相近的国家，其卫生系统绩效也有较大的差别？为了切实解决这些问题和挑战，世界各国和国际都在积极探索卫生系统绩效评价。

第三节　卫生系统绩效评价理论

绩效评价起源于西方国家的商业实践，它经历了结果评价，侧重于行为过程评价，最终将两者有机结合起来并与公司发展战略融为一体的过程。卫生系统绩效评价的理论依据既有来源于商业企业的绩效管理理论，也有来源于政府公共管理绩效评估的一系列理论。在当今信息化时代，在公共行政民主化、经济市场化背景影响下，世界上许多国家要求进行政府绩效评估，确定绩效目标、进行绩效管理和绩效测定，并且不断地报告工作进展情况以便使他们的工作符合绩效目标要求；纳税人要求政府部门对他们所提供的经费及其使用过程负责。在这种社会历史条件下，从事具体公共管理活动的政府部门以及从事预算的部门，都非常急切地寻求一种有效途径来设计绩效管理的策略和评估体系。

一、经济价值增加理论

基于经济增值（economic value added，EVA）理论的绩效评价是针对将剩余收益作为单一业绩评价指标所存在的缺陷，从投资者（股东）角度考察企业收益，是扣除债务成本和权益资本成本后的资本增加能力，它体现了股东受益最大化的思想。实施 EVA 须将企业各级经理转变为“准所有者”（Quasi-owners），以使经理承担与股东同样的风险，与股东有相同的所有权理念，如此便建立了一个强激励与约束作用共存的报酬机制。EVA 可以帮助管理者为股东、客户和自己带来更多的财富。经过多年发展，EVA 已扩展成一个集业绩评价、财务决策、资本预算、价值评估、薪酬体系、管理激励等功能于一体的财务管理系统，是当今世界流行的管理工具之一，被美国《财富》杂志称为“现代公司管理的一场革命”。

二、利益相关者理论

（一）利益相关者理论内涵

利益相关者理论（stakeholder theory）的核心观点是：任何一个企业的发展都离不开各种利益相关者的投入和参与，他们对企业的发展进行投资并承担风险，企业的生存与发展取决于它能否有效处理与各种利益相关者的关系。20 世纪 90 年代，利益相关者理论受到经济学家和管理学家的高度重视，认为是帮助人们理解“现实企业”的工具，并开始影响企业绩效评价的方法。

（二）基于利益相关者理论的绩效评价模型

从利益相关者理论衍生出的绩效评价模型如下所述。

1. 社会价值模型　针对企业来讲的，除了营利目标还应强调其社会价值，企业社会价值绩效（corporate social performance，CSP）模型着重从企业承担社会问题和承担社会责任两方面来评价其绩效优劣。

2. 平衡计分卡模型　平衡计分卡（balanced score card，BSC）是将利益相关者理论和企业战略性竞争优势结合分析的方法。由哈佛大学教授 Robert S.Kaplan 和诺顿研究院的执行长官 David P.Norton 于 20 世纪 90 年代初提出。他们认为管理一个复杂性组织需要从最关键的 4 个方面来测评其绩效：财务、顾客、内部流程（internal business process）、学习与成长（learning and growth），并建立了一套完整的测评体系（Kaplan&Norton，1993）。

3. 组织行为模型 组织行为学家 Motowidlo 和 Borman（1993）提出的绩效模型将企业绩效划分为任务绩效（task performance）和周边绩效（contextual performance）。任务绩效是与具体职务的工作内容、个体工作能力、知识、完成任务的熟练程度密切相关，它主要包括两类行为：把原材料转化为产品和服务的活动；通过补充原材料供应来服务和维持技术核心，以便完成相应工作职能。周边绩效则与组织特征密切相关，是组织中利益相关者自身的随机行为所产生的绩效。这些行为虽然对组织的技术核心维护和服务没有直接联系，但是从更广泛的企业运转环境与企业长期战略目标来看，这种行为非常重要。Motowidlo 和 Scotter（1994）认为周边绩效主要包含五方面内容：主动完成并不是自己本职工作的任务；在工作时表现出超常的热情；帮助他人并与他人合作工作；坚持严格执行组织的规章制度；对组织目标的认可、支持和维护。通过 400 名空军机械师的测试研究表明，任务和周边绩效因素的确独立地贡献于整体绩效。

4. 绩效棱柱模型（performance prism，PP） 针对 BSC 只注重两个利益相关者（股东和客户）需求而忽略其他利益相关者需求的缺陷，Andy Neely 等人于 2000～2003 年开发了绩效棱柱模型，逐步关心组织中所有重要的利益相关者。它用棱柱的五个方面分别代表组织绩效存在内部因果关系的 5 个关键因素：利益相关者的满意、利益相关者的贡献、组织战略、业务流程和组织能力。该模型创新之处在于既强调了利益相关主体的价值取向，又测量了利益相关主体对组织所做的贡献。那些致力于长期成功的组织，必须非常清楚主要的利益相关者及其要求和对组织的贡献，如来自投资者的资金，来自顾客的忠诚和利润，来自员工的技术和想法，来自供应商的原料和服务等，这样就形成一个相互影响、互有联系、环环相扣的循环系统。PP 模型在企业、政府、学校、医院管理中得到广泛应用。

三、系统分析理论

系统概念对管理者认识复杂系统投入-产出运行过程提供了一个有效的分析框架，有助于认识影响系统运行的内、外部环境因素。在该理论指导下，绩效评估就是对组织运行的内、外环境，及其输入、转换、输出等环节的要素进行综合评价。在系统理论指导下形成特定的系统绩效评价框架，包括：系统外环境评价、工作系统结构评价、工作过程评价、中间产出结果和最终产出结果等五方面。系统分析理论衍生的两个绩效评价模型有：逻辑模型和通用模型。

四、“3E”和“4E”理论

英国 1983 年公布的《英国国家审计法》将政府绩效评估定义为：“检查某一组织为履行其职能而使用所掌握资源的经济（economic）、效率（efficiency）和效果（effectiveness）情况”。经济指用最低费用取得一定量的资源；效率指以最小投入取得一定的产出，或以一定投入取得最大产出，效果的是组织开展工作或提供服务后多大程度上达成了组织目标，并满足了公众需求。后来由于政府在社会中所追求的价值理念和“3E”评价法单纯强调经济效率之间存在矛盾与冲突，“3E”评价法在实践中暴露出一系列的不足。随着管理民主化的发展，在“3E”评价法的基础上逐渐形成了“4E”评价法，增加了第 4 个“E”，即公平（equity）。“公平”指标关注的是接受服务的团体或个人是否都受到公平的待遇，需要特别照顾的弱势群体是否能够享受到更多的服务。以此为基础，各国制定了相对比较具体的政府绩效评估指标体系。是目前用于政府绩效评价的理论指导框架，该方法随后推广到非营利部门的绩效评价。

五、卫生系统绩效评价框架

案例 8-2

1999 年澳大利亚成立国家卫生系统绩效委员会，负责发展和完善国家卫生系统绩效评价框架，以及制定相应的绩效指标。新的绩效框架包含的内容从原来仅是医院服务扩展到了社区卫生服务、全科服务和公共卫生等整个卫生系统内容。委员会制定了 3 个层面的绩效指标体系：健康状况和健康结果、健康的决定因素和卫生系统绩效。认为“只有当一个卫生系统在成本-效益原则下提供了高质量的服务，才能被看作是运作良好，才能体现出其良好的绩效”。

英国国家卫生体系（National Health System，NHS）被 WHO 认为是欧洲最大的公费医疗机构和世界最好的医疗服务体系。1999 年 NHS 就运用平衡计分卡构建绩效评价指标体系，它涵盖效率、质量、满意度三个层次，包括六个维度：①健康水平的改进；②卫生服务可及性；③卫生服务有效性；④卫生服务提供效率；⑤患者满意度；⑥卫生服务的最终产出。

美国为应对低绩效水平的现状，成立了卫生系统管理委员会，其职责是建设一个高效的卫生系统，着重关注社会弱势人群，并对卫生资源使用与医疗服务提供效率进行最大程度的优化，促进公平、可及、安全的医疗卫生服务提供。该委员会构建了二维矩阵的卫生绩效（质量）框架。

新西兰卫生部 2014 年 12 月公布了新的卫生系统绩效评估框架，被称为“整体绩效与激励框架（IPIF）”。它把地方社区需求和优先问题综合起来形成评估指标，如增加心脏病和糖尿病检查，为吸烟者提供戒烟帮助、增加计划免疫等，促进初级和二级卫生服务提供者向着共同的目标努力。该评估框架有两个主要目的，一是增强对纳税人的责任感，二是通过“整体系统”绩效评估方法来提升卫生系统各部门的绩效。IPIF 评估指标有两个水平：一是系统指标，测量全国水平，二是地区指标，反映地区卫生机构情况。

思考：

（1）如何根据绩效评价理论建立卫生系统的绩效评价框架？

（2）卫生系统绩效评价框架应包括哪些方面？

2000 年世界卫生报告（World Health Report，WHR2000）通过对 5 个问题的阐述提出了一个理解卫生系统范畴及其运行目标的整体框架：①WHR2000 认为，关于卫生系统的范畴不仅包括了卫生服务提供方，还应该包括卫生服务利用方，以便于从需方角度反映卫生系统的使命；②卫生系统运行的目的不仅要提高人群的平均健康状况，还要使健康状况在区域内分布均衡，因此改善健康公平也成为卫生系统运行的中心目标。除此，卫生系统运行还应该包括另外两个重要的目标，那就是对人群合理预期的反应性和资金筹集的公平性。反应性是一个全新的概念，它包括两方面的内容：一是对患者的尊重，包括维护患者尊严、保护患者隐私，以及保障患者个人和家庭有选择治疗方案的自主权；二是以患者为中心，包括对患者进行及时的关注、使患者在接受治疗和护理时仍能接触社会支持网络，保证基本设施的质量，并使患者享有选择供方的权利；筹资公平性是指一个国家内所有的家庭可以公平地支付卫生费用，每个人在面临疾病带来的经济风险时都能受到保护；③卫生系统要发挥自己的功能需要怎样的系统结构？卫生体系不仅包括卫生服务的直接提供，也包含了管理、财政和其他资源的筹集等系统结构及其功能，强调了规制、监管和领导在卫生体系中的重要作用；④改善卫生系统的第一步就是能够评价卫生系统的绩效，那么什么是卫生系统最有绩效的状态？⑤如何通过对卫生系统结构的研究进行绩效评价？

基于以上理论思考，WHR2000 提出卫生系统绩效研究的测量框架。该框架包括 5 个评价维度：

人群总体健康水平；不同人群的健康水平差异；卫生系统总体反应性；不同区域的卫生系统反应性差异；不同人群医疗卫生费用的分担情况。将这 5 个维度的指标按一定比例合并后，建立起“绩效指数”（performance index），即可得出一个国家卫生系统的绩效水平。

利用上述评价框架，WHR2000 对 191 个成员国的卫生服务绩效进行了评价。健康状况最好的是日本，其次成为澳大利亚和法国，我国列 81 位；健康分布状况排在前三位的是智利、英国和日本，我国列第 101 位。美国的平均反应性最好，但反应性的公平程度却排在倒数第三。我国的反应性水平列第 88 位，反应性的分布列第 105 位，筹资公平性列第 188 位，倒数第四，总体绩效列第 144 位。

一个国家卫生系统的绩效高低，直接影响到人们对医疗卫生保健的可及性、人群平均健康水平，以及健康公平性等。纵观世界各国，卫生系统绩效各有差异，因此表现出不同的卫生服务可及性，以及不同的人群健康公平性和健康公平性。卫生系统绩效评价为客观理解卫生系统绩效及其影响因素，为卫生决策者的政策研究和政策制定提供依据。

近年来，关于卫生系统绩效评价的研究还在进一步发展。2006 年 WHO 又提出卫生人力绩效评价的概念。美国、英国、澳大利亚等国家都构建了自己的卫生系统绩效评价框架。也有很多学者开始构建符合中国国情的卫生系统绩效评价体系。如刘远立等人利用卫生系统覆盖率和灾难性医疗支出作为主要目标，建立了一套国家层面及省级层面卫生系统绩效评价指标体系，在我国卫生系统绩效评价标准化领域迈出了一步。刘岳等人结合我国中西部卫生系统特点，将区域卫生视作整体进行研究。县、乡、村三个层级的评价框架涵盖了卫生服务提供、卫生服务管理、卫生筹资与支付三个子系统。虽然我国卫生系统绩效已有一定的发展，但还未规范化。2006 年卫生部建立了“国家卫生统计指标体系”。该指标体系首次将绩效评价与统计指标相结合，以体现我国国民健康状况和卫生系统的工作绩效。在国家层面上科学地收集所需卫生信息，为我国卫生系统评价提供客观依据。

我国卫生系统绩效评价方面的研究还很不成熟，通过比较分析，借鉴发达国家的先进做法，可以为我国卫生系统绩效评价指标方面的研究及国家卫生统计指标研究的规范化、标准化提供借鉴，探讨我国与发达国家卫生绩效差距的深层次原因，为我们改进和提高卫生系统的绩效提出具体建议和措施。

第四节　卫生系统绩效评价步骤与方法

一、卫生系统绩效评价步骤

（一）卫生系统绩效评价的一般步骤

根据 2000 年《世界卫生报告》，卫生系统绩效评价的一般步骤包括：形成绩效评价目标、根据目标选用衡量指标和方法、分析影响绩效的因素和提出改进绩效的政策建议等基本过程（如图 8-3）。

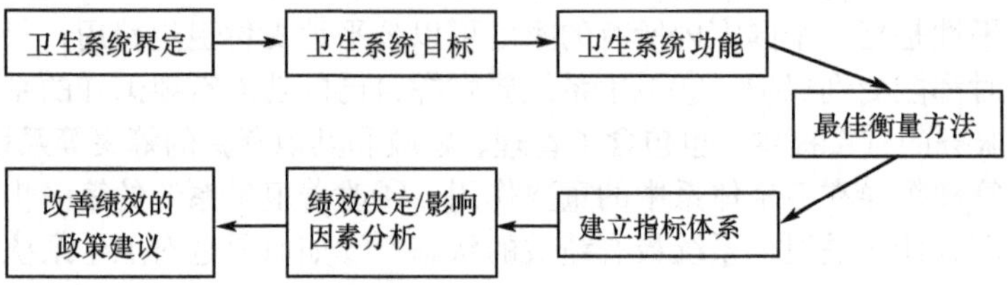

图 8-3　卫生系统绩效评价框架

具体来讲，卫生系统绩效评价应包括一系列的活动：

（1）测量卫生系统对社会期望目标的贡献情况；

（2）测量用于实现这些目标的卫生系统与非卫生系统资源情况；

（3）估计运用这些资源实现总体目标的效率；

（4）估计卫生系统功能影响哪些可以观察到的目标与绩效的途径；

（5）制定、贯彻改善绩效的政策并监控其实施效果。

（二）基于利益相关者理论的绩效评价步骤

基于利益相关者理论建立的绩效评价模型，一般都会遵循以下研究步骤（贾生华，陈宏辉，2002）：

（1）对企业或组织的利益相关者进行界定：可以从重要性、主动性和紧急性等维度对众多的利益相关者进行研究。

（2）明确每一类利益相关者的利益要求：通过实地访谈，德尔菲法归纳各种利益要求，明确哪些是合理合法的，哪些是无理荒谬的，构成组织对正当要求得以满足的基础。

（3）对利益相关者的利益要求进行排序：一个组织内即使所有的利益要求都是合理合法的，这些利益要求也会存在差异，甚至是冲突与矛盾，同时满足所有的利益诉求，只会让一个企业或组织充满争执与矛盾，导致运营瘫痪。因此，必须收集大量数据，对利益相关者的利益要求排出优先顺序。

（4）确定利益相关者利益诉求的多种实现途径：一个组织常常会有多种满足利益相关者诉求的途径，希望通过调查研究找到令利益相关者满意的途径，否则也会影响企业或组织的绩效。

（5）基于利益相关者的绩效评分：设计一份结构化问卷衡量企业或组织的绩效，并让利益相关者进行态度、意愿和行为的评分，计算企业绩效（任务绩效和周边绩效等）得分。

（6）考察企业/组织的绩效与利益相关者的利益诉求及其实现程度、实现方式之间的关系，为下一周期组织的绩效改进提供依据。

二、卫生系统绩效评价方法

（一）基于定性和定量研究相结合的方法

1. 定性方法　主要以实地访谈和德尔菲法等形式开展调查研究，并收集资料。

2. 定量方法　包括很多数理统计方法，例如，层次分析法、因子分析法、数据包络分析法、模糊综合评价等。

（1）层次分析法：是由美国运筹学家 Satty 在 20 世纪 70 年代提出的，是一种定性分析与定量分析相结合的多目标决策方法。

（2）因子分析法：基本思想是根据相关性大小对原有变量分组，使得同组变量相关性较高，不同组的变量相关性较低。每组变量代表一个公共因子，对于所研究的问题通过最少个数的公共因子的线性组合来表示。通过计算因子得分来对各个地区的卫生系统绩效进行排序。

使用和创造这些数理评价方法，对于拓展绩效评价的适用范围，保证评价效果的科学性和准确具有重要意义。

（二）几种常用的绩效评价工具

常用的卫生系统绩效评价的工具有：关键绩效指标（key performance indicators，KPI）考核法、360 度考核法、平衡计分卡法（balanced score card，BSC）等。

1. KPI 考核法　关键绩效指标法源自英国建筑项目的绩效评价，指通过对组织内部流程的输入端（投入）和输出端（产出）的关键参数进行设置、取样、计算及分析，用以衡量流程绩效的一种目标式量化管理工具。优点：目标明确；把握关键；可操作性强；结果客观、具有可比性。缺点：指标确定相对较难；指标确定后缺乏弹性。

2. 360 度考核法 指通过员工自己、上司、同事、下属、顾客等不同主体来了解其工作绩效，最早被英特尔公司提出并加以实施运用。这种评估方式能够全面体现出员工的成绩，但同时也存在缺陷，360 度评估方法取决于参与各方报告的客观程度。如果不能够让接受调查者的下属、领导和同级员工做出公正、诚实并开放的评价，那么这个方法将是毫无价值的。优点：取得的信息较全面，涉及不同层次的人群；结果趋于客观；操作方式较简单。缺点：定性成分高；定量成分少；易出现“老好人”结果，受主观因素影响较大；参与面广，工作量大。

3. 平衡计分卡 是 1992 年由美国哈佛大学商学院 Robert S. Kaplan 教授和复兴全球战略集团创始人兼总裁 David P. Norton 合作提出的战略管理方法。平衡计分卡对我国卫生系统绩效评价的意义在于它可以连接平行的部门，实现横向沟通；可使绩效考核指标兼顾社会公益性；它是目标管理的深化，使考核指标体现战略目标。优点：考核全面，分四个维度全面考查绩效；指标平衡；有利于培育组织价值观念；可操作性强、适用性强；结果客观。BSC 在现实应用中也存在不足：首先，在 BSC 实施过中，关键指标的确定以及对这些指标目标值的设定是个大难题；其次的缺陷还在于它的平衡性，第三无法体现股东财富的“最大化”。对多个领域都有程度较高的信息化要求，导致工作量大。

三、卫生系统绩效评价指标的选取

绩效评价指标是评价内容的具体体现，实现评价的具体手段，也是评价的外在表现形式。评价指标选择和确立是整个评价过程中最重要、最困难的工作。良好的评价指标体系应具有完整性、协调性和适宜的比例性。以下介绍卫生系统评价指标的选取原则和具体内容。

绩效评价指标的确立应遵循 SMART 原则（如图 8-4）：S 代表 specific，即绩效指标要切中特定的工作目标；M 代表 measurable，即绩效指标是可测量的、相关数据或信息是可以获得的；A 代表 attainable，即绩效指标是可以实现的，避免设立过高或过低的目标；R 代表 realistic，即绩效指标应与工作相关，是实际存在并可以证明和观察得到的；T 代表 time bound，即绩效指标中要设定完成这些指标的期限，一般以一年为单位，也可设立季度目标或 3～5 年的中长期目标。

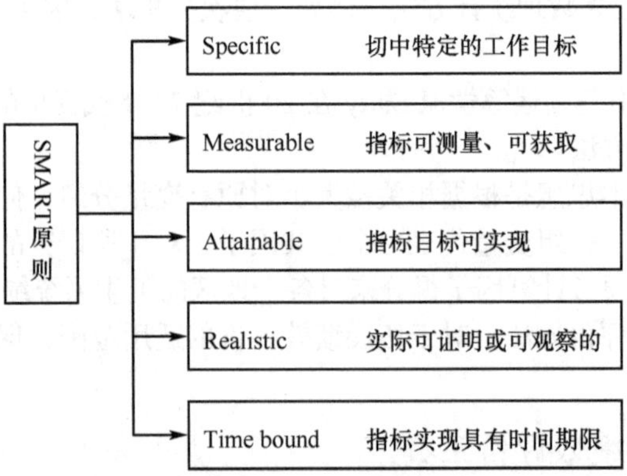

图 8-4 选取绩效评价指标应遵循的 SMART 原则

第五节　WHO 提出的卫生系统绩效评价指标体系

2000 年的 WHO 年度卫生报告首次从卫生绩效的角度对各卫生成员国作了一个排名—即用反映公平与效率的 8 个 KPI（key performance indicators）绩效指标做排序，评价各国卫生系统的绩效状况，指出许多国家对卫生总效果、系统反应性和费用分担的公正性之间的必需平衡仍有待作公开的说明。这 3 点后来演化为 WHO 关于卫生系统成就业绩目标应包含的 3 个方面：对健康状况（health status）的改进程度、对人群普遍、合理期望的反应性（responsiveness）以及筹资公平性（fairness of financial）。

对人群健康状况的衡量采用的指标是失能率校正的预期寿命（DALE）。DALE 依据三方面数据计算：①各年龄组人口的存活比率；②各年龄组各种失能流行状况；③每种失能的比例。与 WHO 和世界银行（Word Bank）曾提倡的失能调整生命年（DALY）相比，DALY 主要测定良好健康的丧失与长期无残疾状况的生存期比较，可以区别每种疾病对总体结果的影响，而 DALE 则可以与未经校正的预期寿命进行比较，以反映健康分布的差异。

对卫生系统的反应能力测量，选取弱势人群（老年人、妇女、贫困人群、少数民族）进行家庭调查，求得测量反应能力的数值。

卫生费用支出的公平性，主要体现在筹资的公正性与财务风险的保护。在指数测算时对因病致贫家庭的卫生费用进行了权重校正。

一、健 康 状 况

反映健康状况（health status）的指标很多，传统的衡量健康的主要指标包括以死亡率、婴儿死亡率、孕产妇死亡率以及预期寿命等为代表的生命统计指标，以及以发病率、患病率、感染率及残疾率等为主的反映人群发病、患病、感染、残疾情况的疾病统计指标。传统指标只是从死亡、疾病、发育等某一个侧面评价人群健康状况，由于社会、经济发展、医疗保健措施日趋完善，人群健康状况有了根本的改善和提高，死亡与寿命已达到比较稳定的水平；传统的生命指标对反映目前人群健康状况变化的敏感性有所降低，并有一定的局限性。为补充传统评价指标的不足，反映不断变化的人群健康状况，一些新评价指标应运而生。2002 年起 WHO 组织 70 多个国家开展了世界健康调查（World Health Survey），从多个维度对健康进行了测量。下面主要介绍一些评价人群健康状况的新指标。

（一）减寿人年数

减寿人年数（potential years of life lost，PYLL）亦称死亡损失健康生命年，是指某人群在一定时间内（通常为 1 年），在目标生存年龄（通常定为 70 岁或出生期望寿命年）内因死亡而使寿命损失的总人年数。该指标主要用于比较特定人群中不同死因，反映某死因对一定年龄的某人群寿命损失和危害程度它对死者的年龄给予相应的权重，作出定量计算，死亡时间越早，PYLL 值就越大，突出了过早死亡的危害。

（二）无残疾期望寿命

无残疾期望寿命（life expectancy free of disability，LEFD）期望寿命是以死亡作为观察终点，而无残疾期望寿命则以残疾作为观察终点。这是寿命表方法用于功能状态的研究。运用寿命表的计算原理，扣除处于残疾状态下所耗的平均期望寿命，从而可得出无残疾状态的期望寿命。LEFD 是质量较高的生命过程，能更好地反映一个国家、一个地区社会、经济发展和人民生活质量的综合水平。

（三）健康期望寿命

健康期望寿命（active life expectancy，ALE）亦称活动期望寿命，是以生活自理能力丧失率为基础计算而得。生活自理能力指正常人生存所必须具备的、日常生活所必须完成的活动，如吃饭、穿衣、上下床、上厕所、洗澡等活动。该指标目前已得到广泛的应用；它不仅能客观的反映人群生存质量，亦有助于卫生政策与卫生规划的制定。

（四）伤残调整寿命年

伤残调整寿命年（disability adjusted life year，DALY）指疾病死亡损失健康生命年与疾病伤残（残疾）损失健康生命年相结合的综合性指标。某一人群的 DALY 就是将该人群的死亡损失健康生命年（years of life lost，YLL）和伤残损失健康生命年（years lived with disability，YLD）进行综合计算，再以生命年的年龄相对值（年龄权数）和时间相对值（贴现率）作加权调整。

DALY 是生命数量和质量以时间为单位的综合指标，该指标可较好地评价疾病负担；也评价卫生规划及其实施效果等，而且 DALY 对不同社区、不同国家和不同种族均有可比性。一些学者认为，DALY 是一种合理的人群健康状况评价指标，适应于评价疾病负担。

（五）伤残调整期望寿命

伤残调整期望寿命（disability-adjusted life expectancy，DALE），是在寿命表的基础上，将人群的生存质量和死亡状况结合起来进行健康测量，并成功用于各成员国卫生系统的绩效评价。DALE 对不同个体的健康状况进行详尽描述后，将其在非完全健康状况下生活的年数，经过伤残严重性权重转换，转化成相当于在完全健康状况下生活的年数，从而进行人群健康状况的量化评价。DALE 是一种对人群存活率、死亡率、不同健康状况的流行率和严重程度都很敏感的健康综合衡量指标，相当于充分健康状态下的期望寿命。

与 DALY 相比，DALE 一种健康期望衡量，它衡量了除去死亡和伤残的影响后，人们在完全健康状态下生活的年数。DALY 可以区别不同疾病导致的期望寿命的损失，不同的疾病负担可以用于疾病控制和政策对疾病的不同倾向。但在用于所有原因所致健康状况的跨国家人群间的比较时，DALE 仍有其独特的优势，因此 WHO 在评价卫生系统绩效时，将 DALE 选定为最合适的居民健康总体衡量指标：利用 DALE 可以进行不同人群健康状况的比较，评价不同国家卫生系统的绩效可以确定重点人群和重点防治疾病，为卫生决策提供政策性支持。

二、卫生系统反应性

（一）卫生系统反应性的概念

卫生系统的反应性是指卫生系统对公众普遍合理需求与期望的认知和适当的反应。反应性不是指对个人期望的反应，而是公众对卫生系统在非医疗因素方面的普遍、合理期望的反应。反应性是为评价卫生系统运作绩效而设计的，是卫生系统的产出之一，是医疗卫生机构对个体普遍合理期望的认知和适当的反应，这对评价卫生系统是非常重要的。个人期望的形成主要根据个人或社会的经历，在评价卫生系统时，由于个人对卫生系统的期望不同，穷人和社会地位低下的人群往往期望较低，满意度较高；而富人和社会地位较高的人群的期望较高，满意度较低，要克服期望的差异，对“合理”期望进行界定是非常必要的。

反应性主要包含两方面的内容。首先是基本人权，如对人的尊重、治疗时的自主性和保密性；另一方面包括病人对卫生服务的满意度，如治疗的及时关注、社会支持网络、医疗卫生机构的基本设施以及对卫生服务提供者的选择性。反应性可从两方面进行分析：一是好的反应性是吸引消费者的主要手段之一；二是反应性与保护病人的权利和为病人提供优质、及时的卫生服务有关。一个反应性好的卫生机构除了要提供优质的医疗服务外，同时还要满足病人对非医疗因素的合理需求与期望。反应性是卫生系统三个内在目标（健康改善、公平筹资、反应性）的重要组成内容之一。

反应性同病人的满意度不同，表现在以下三方面：①范畴：病人的满意度主要体现在特定卫生服务环境下对医疗活动的反应，而反应性则是对整个卫生系统的评价。②范围：患者的满意度包括医疗和非医疗方面，而反应性仅指卫生系统的非医疗期望方面的满足程度。③原理：病人的满意度是根据个人的期望和医疗活动经历，对已接受的服务进行评价，而反应性是指个人对卫生系统的认知与合理的普遍期望满足程度的评价。

卫生系统反应性的测量主要通过了解当事人在接受医疗服务时的经历、体验和认知来反映他们对卫生系统的评价。目前 WHO 对卫生系统反应性的测量有两种方式，一是知情人访谈（key informant interview），二是家庭调查。

（二）卫生系统反应性的构成

WHO 提出的卫生系统的反应性主要由以下两部分、七方面的非医疗因素组成。第一部分是对个人的尊重，包括尊严、保密性、自主性三个方面；第二部分是以病人为中心，包括及时性、社会支持、基本设施质量和选择性四个方面。

1. 对病人的尊重

（1）尊严（dignity）：尊严是指病人在接受卫生服务时，应该受到尊敬；接受体检时，身体应受到保护。医疗行业也属于一种服务行业，患者是一种特殊消费者，因此患者在接受卫生服务过程中有权维护自己的尊严。医患之间的关系基本上是一种信托关系，在卫生服务过程中，患者往往处于被动地位，医生的言行都将对病人的心理活动产生明显的影响。病人获得尊敬从而获得心理上的满足，会给病人带来“未治先愈”的感觉。同时，伴随着物质生活水平的提高，人们的精神需求逐步上升，反映在卫生服务上，人们对卫生服务的需求也由以医疗需求为重点转向了开始追求非医疗需求方面的内容。医患双方是平等的，都有独立的人格，患者在接受卫生服务时理应受到尊重，这体现了病人的基本人权。

（2）自主性（autonomy）：自主性是指病人有权参与自己的治疗决定。虽然关于病人自主权的合理范围和程度目前尚有许多争议，但是病人有自主参与治疗决定的权利。卫生服务的提供者在对病人实施检查治疗前，应尽可能地向病人提供几个可供选择的方案，告知每个方案的利弊，并提出建议，以便病人就疾病和健康问题作出合乎情理和自身价值的选择；在执行任何治疗或化验前，卫生服务提供者应征得病人的同意，而病人有权拒绝他认为不合适的方案。避免诱导服务或提供不必要的服务，减少病人的经济和精神负担。

（3）保密性（confidentiality）：保密性指病人有权要求其医疗信息得到保密，在没得到病人允许的情况下，不得泄漏病人的隐私。病人信息有获得保密的权利。一个医生必须绝对保守病人的隐私，无论这些隐私是病人自己告知的，还是医生所见到、听到或意识到的。这符合病人利益是医疗卫生服务最高宗旨的观点，病人接受医疗服务的情况，包括病史、转归、结局以及治疗决定等应受到保密。当病人与医务人员进行交谈时，他们的交谈应受到保密，不应让其他人听到或知道。因为在某些情况下，病人的医疗信息和隐私需要面对一定的社会压力，一旦被泄漏出去，可能给患者造成精神上的巨大压力，延误治疗影响康复。医患交流有时不单独作为卫生系统反应性的一个因素，而是涵盖在病人尊严的内容之中，但目前多倾向于将其单独列为卫生系统反应性的一个因素。

2. 以患者为中心

（1）卫生服务的及时性（prompt attention）：病人应得到及时诊治。从病人住宅到卫生服务机构的地理距离应该短，路途花费时间不是太长，急诊服务应该及时；病人有权在合理的时间内获得诊治，包括门诊预约等候时间要短，非急诊手术的等候时间要合理，病人在医疗机构等候咨询和化验检查的时间不应太长。简单地说就是卫生系统为病人提供即时的医疗服务，使病人能尽快恢复健康，同时病人因为知道自己会得到及时诊治而获得一种良好的心境。健康是一种基本人权，提供及时的医疗服务能使患者的疾病得到及时的诊断、治疗，及时解除由于疾病带来的痛苦；有利于患者的健康促进。

（2）社会支持（social support networks）：良好的社会支持网络有助于病人康复，治疗过程中病人应该得到社会支持。病人作为一个完整的人，不仅是生物人，更是社会人，当其处于疾病状态时，对家庭、亲戚、朋友的心理依赖性增大，渴望在感情上得到更多的理解和关怀，在生活上得到更多的照顾和帮助。良好的社会支持网络有助于缓解病人的紧张情绪和精神压力。因此卫生系统有责任帮助病人及时得到亲人、朋友的关怀，支持参加一切有利于健康的活动，如允许病人亲戚、朋友的探视；允许亲戚、朋友提供食物或其他礼品；允许病人在不妨碍医院活动和其他病人情绪的基础上自由地进行宗教活动。从而增加病人战胜病魔的信心，争取早日康复。

（3）基本设施质量（quality of basic amenities）：随着物质生活、文化水平的提高和健康观念的改变，人们对卫生服务就会提出更高的要求。基本环境设施应该舒适整洁，良好的环境有利于促进病人的身心健康，卫生部门应以患者为中心，为病人提供良好的就医环境。因此医疗卫生机构应该具备：清洁的环境足够的家具；卫生营养的食品；良好的通风条件；清洁的饮用水；清洁的厕所干净的被褥以及医疗卫生机构建筑和设施的维护。

（4）选择性（choice of providers）：病人可以自主选择卫生机构和卫生服务提供者。病人有权根据自己的需要和特定情况选择合适的卫生服务提供者。给病人自由选择的权利，既尊重了病人的意愿，体现了“以病人为中心”的原则，又有助于改变医务人员的垄断地位，在卫生机构和卫生服务提供者之间形成竞争。因此卫生服务的消费者有权自主选择医疗卫生机构；有权选择卫生服务提供者；如果发生严重的或慢性的疾病，或者急症，可以对卫生服务提供者进行二次选择；病人有选择专家的权利。从而使患者能得到心理上的满足而有利于康复，更重要的是医疗卫生人员及机构通过参与竞争，为群众提供更满意的服务。

（三）测量卫生系统反应性的意义

（1）重视人们的合理需求是卫生系统的功能核心，卫生服务消费不同于其他消费，消费者在接受卫生服务的过程中往往处在被动地位，因此卫生系统应该为他们提供足够的信息以确保它们获得满意的服务，促进卫生系统与患者有效的信息交流是反应性的关键。

（2）反应性涉及基本人权问题，卫生、教育、经济、政治和文化系统都可将反应性作为其评价绩效的目标。任何一个系统要想取得成功的话，都必须了解公众的合理期望。反应性目标的核心就是保护和提高基本人权。

（3）卫生系统反应性的改善无需过多的投入，如改进卫生服务提供者的服务态度和尊重患者，无需投入资金就可做到，但并非所有反应性的改善都无需大的投入，如服务及时性及选择性的改善就必须有一定的投入。

（4）反应性的改善可实现于其他内在目标改善之前，在卫生系统的三个目标健康、反应性、筹资公平性中，反应性的改善明显的快于健康目标及筹资公平性的改善，反映性的改善无需同时强调健康和公平筹资的改善，但一旦改善反应性的目标得到实现，其他两个目标也会得到相应的改善。

三、公 平 性

在卫生决策的实际环境中，卫生服务公平的影响较为广泛。卫生服务公平性也被 WHO 等组织或国家用作卫生系统绩效评价的理念之一。卫生服务的公平性是指每一个社会成员都能有相同的机会获得卫生服务，而不因为其所拥有的社会特权不同而出现差别，无论在发达国家还是发展中国家，不公平现象比比皆是，因此世界各国非常重视卫生服务的公平性，WHO 在 2000 年的报告中把公平性作为一个国家绩效评价的目标之一，美国把公平性还纳入卫生服务质量考核范围，并在 2004 年的质量报告中重点评价其公平性。

卫生服务的公平性是指无论收入水平高低或支付能力的大小，居民对卫生服务应该具有相同的可及性，卫生服务的分配不应该取决于社会地位的高低与收入的多少，而应该取决于其需要水平（健康水平），即卫生服务的按需分配与按能力支付。

（一）筹资公平性的概念和测量

卫生系统绩效评价的第三个指标是筹资的公平（fairness of financing）和抗风险能力，即每个国家都有相应的卫生投入，个人或家庭对卫生的投入应当按照其收入水平和支付能力而定，而不是根据其所获得的服务成本来确定。

政府卫生支出来自于税收，税收是再分配的手段之一，政府卫生费用的筹集应减少社会贫富差距，促进社会公平。卫生筹资原则：垂直公平原则—不同支付能力的家庭应支付不同的卫生费用。政府不仅负责卫生资金的筹资，还通过卫生服务提供进行政府资金的再分配。“初次分配注重效率，再分配注重公平，加强政府对收入分配的调节，缩小社会贫富差距。”补助应该向贫困人群和弱势人群倾斜，起到社会再分配作用，提高分配效率和社会公平程度。

卫生服务筹资中的公平性是指在卫生服务筹资过程中，不同人群间的经济负担应该公平，存在着横向公平与纵向公平，前者是指不同社会类别人群，支付相同的费用应该获得相同的卫生服务利用。后者是指支付应当与支付能力成正比，即支付能力高的人应多支付。

2000 年在卫生系统评价过程中，WHO 提出卫生筹资公平性指数（Index of Fairness of Financial Contribution，IFFC）来表示卫生筹资的公平性。WHO 认为筹资的公平性主要表现在 2 个层面：一是健康人群与非健康人群之间的风险分担；二是不同经济收入人群之间的风险分担。可以看出，筹资公平性的本质就是在于避免因病致贫和因病返贫。公平性要根据人群的公共期望和卫生系统的筹资机制来确定，筹资的公平就是当家庭成员患病时避免出现贫穷。为了使患病人群避免疾病和经济的双重打击，应当建立抵御疾病的风险基金，从而使人在患病时可从疾病风险基金中受益。所谓风险分担就是指每个人对风险基金的贡献不一定相同，贡献的多少要依据其经济或收入来确定，经济状况越好其贡献越大。

（二）健康公平性

健康状况的公平性，这是 WHO 非常重视的一个公平性，正如 1978 年阿拉木图宣言提出的“享有最大可能的健康水准是一项基本人权”。健康状况的公平性指不同收入水平、职业、文化程度、种族、性别的人群具有同样或类似的健康水平。反映健康水平的指标主要有患病率（两周患病率、慢性病患病率）、死亡率、婴儿死亡率、孕产妇死亡率、期望寿命等，在不同的人群中应无显著差别。

尽管健康是一个重要的指标，但仅仅靠健康指标来反映卫生系统绩效是不够的。另一个关键的因素就是健康在不同人群中的分布，即健康不公平的程度。卫生领域的医疗卫生服务不公平和健康不公平由于其影响因素的不同，各自对卫生政策的方向和内容的要求产生差异。对于健康公平，卫生政策制定在纳入卫生服务和卫生支出等因素之外，尚需考虑个体差异、不良生活习惯、社会歧视等众多因素，在政策的可执行性和可操作性等条件上，较之卫生服务公平有所差距。

有两种测量健康不公平的方法：第一种是根据收入、受教育程度、民族等对人群进行分组，计算各组的婴儿死亡率、期望寿命和一些重要原因的患病率，并在各组之间进行比较；另一种是直接用一些健康指标连续测量人群健康状况的差异，如儿童死亡率变化幅度为 40 倍，从最贫穷国家的 200‰到发达国家的 5‰。两种方法都基于这样的观点，即健康的差异必须和收入、受教育程度等社会指标结合起来才有意义。WHO 认为健康的差异本身具有重要的意义，并不一定与社会经济因素相关，这是因为健康本身也是反映社会状况的因素之一。从健康本身的角度，WHO 发展了一种在人群中测量健康不公平的方法。上述两种方法都可以反映健康的不公平，而通过小范围的对比分析则可进行深入探讨。

卫生服务中不公平性现象应引起各级政府足够的重视，因为健康是人生存的基本权利，是每个国家追求的一个重要方面，实现卫生保健的公平，更多的是依靠国家的力量，所以政府有关部门负有义不容辞的责任。解决公平性的策略：追求卫生服务的公平性，是世界各国卫生政策力争达到的目标之一。但千差万别的经济体系、社会结构和文化环境，就实现卫生服务的公平性来讲，有可资借鉴的国际经验，却没有在各国通用的统一的解决方案。1997 年，国内外专家在深入分析我国实际情况的基础上，就如何改善我国卫生服务的极大不公平情况，提出了以下政策建议：①恢复政府大力支持公共卫生服务的政策，停止卫生机构对预防服务的收费；②确保贫困人群的基本卫生服务，由政府对贫困人口进行补贴；③改革价格和对卫生服务提供者的支付机制，尤其是纠正价格扭曲和不加限制的按服务项目收费；④通过改进区域卫生规划，加强对供方投资的控制，防止供方规模过大；⑤推动高效率的农村和城市地区的风险共担机制，这些建议至今对我国及我省仍然具有重要的参考价值。

总之，实现卫生服务的公平性，主要是依靠国家的力量，所以政府有关部门负有义不容辞的责任，卫生服务的公平性是体现卫生服务质量的综合指标之一。

四、卫生服务可及性、质量和效率

除外上述卫生系统绩效评价维度外，卫生服务可及性、卫生服务质量和卫生服务效率也常常构成机构、部门、项目的评价维度。以下对这些维度的具体评价指标进行介绍。

（一）可及性

卫生服务可及性反映了居民获得卫生服务的方便程度，是卫生服务公平性的重要体现。

1. 卫生服务的可及性 指通过个人实际发生的卫生服务利用来研究潜在的促进和阻碍服务利用的各种因素。可及性将卫生服务系统与服务人群联系在一起，可及性的评价也是卫生服务研究的一项很重要内容，卫生服务的可及性影响居民的卫生服务利用，影响居民的健康状况并进一步影响居民对卫生服务系统满意度的评价，即卫生服务质量的评价。正因如此我们在评价卫生服务质量时，必须对卫生服务的可及性进行评价，分析居民卫生服务有效需求的降低是真正需要的降低还是受其他因素影响。只有这样才能制定出合理的卫生政策，增加居民的卫生服务可及性。因此评价可及性是理解卫生政策、制定卫生政策的关键。

2. 可及性公平 指不同的人在遇到同样的健康问题时具有同样的可能来获得同样质量的卫生服务。可通过卫生服务的家庭调查来评价人们在产生卫生服务需要意识时的卫生服务需求、利用的地点与接收卫生服务的质量来评价其可及性的公平。可及性用来测量某人群获得其所需要的卫生服务的程度。它与经济、地理、文化或其他方面人们在利用卫生服务时可能遇到的障碍有关。

3. 可及性测量指标 在卫生领域通常考虑的主要是地理可及性、经济可及性和服务可及性。

（1）地理可及性评价指标：有社区卫生服务的布局、服务半径和居民到达最近医疗点的距离等。例如，如果在一个村庄合理的距离内连一所卫生机构都没有，那么对于那些居住在村庄里的居民来说，在卫生服务的可及性方面就存在着地理上的障碍。经济可及性测量居民能够支付卫生服务的程度，造成经济可及性的障碍主要是与寻求和利用服务的成本有关。提供医疗保障或提高保险的报销水平，可改善居民对卫生服务经济上的可及性。

（2）经济可及性的评价指标：医保的覆盖率、个人支付比例及起付线、家庭经济状况、次均就诊费用占人均年收入的百分比、次均住院费用占人均年收入的百分比、人年均医疗费用占人均年收入的百分比、因经济困难应住院而未住院的百分比等。例如，如果某些针对重点人群的卫生服务，包括儿童的预防接种、儿童和孕产妇的系统管理、老年人口的健康检查和妇女的两癌筛查等不能得到有效提供，那么相应人群在获得这些服务方面而就存在障碍。

（3）服务可及性：测量居民得到特定卫生服务覆盖的状况，分为医疗服务可及性及预防服务可及性。①评价医疗服务可及性的主要指标有就诊率、患者的就诊机构分布、年人均门诊次数、未就诊率、未就诊原因及一次就诊平均费用、住院率、患者的住院机构分布、年人均住院次数、未住院率、未住院原因及一次住院平均费用。②评价预防保健服务可及性的指标有平均产前检查次数、平均产后访视次数、母乳喂养比例、儿童计免建卡率、计划免疫疫苗接种率等。例如，如果某些针对重点人群的卫生服务，包括儿童的预防接种、儿童和孕产妇的系统管理、老年人口的健康检查和妇女的两癌筛查等不能得到有效提供，那么相应人群在获得这些服务方面而就存在障碍。

（二）质量

1. 卫生服务的质量 是卫生服务部门及其机构利用一定的卫生资源向居民提供卫生服务以满足居民明确的和潜在需要综合能力的特性，其特性指的是卫生服务活动区别于其他服务活动的标志。质量作为卫生服务的特性应该从两个不同的水平进行理解：广义上讲，卫生服务质量是一个整体系统，包括卫生服务资源、行为、管理和产出，质量则是系统在各个方面的优势体现。狭义上讲，质量被认为是卫生资源和行为的某一特性和属性相对应一系列评价指标而言是否与其目的相适应，即提供的卫生服务是否准确、及时、有效、服务时间长短、服务效率高低等。

构成卫生服务质量的要素：由卫生服务质量的定义可知，卫生服务的质量应包括功能性质量和技术性质量。从质量要素上讲，卫生服务质量应包含以下质量要素：安全性、有效、以患者为中心、及时性、效益、公平性、可及性等。

卫生服务质量可从以下几个方面进行评价：①病人安全，避免诊疗护理过程对病人造成伤害。②适宜性，所使用的诊疗手段与患者所需要的医疗服务相适应，不存在过度提供服务或服务提供不足的现象。③连续性，短期内不能完全康复的患者应该能够得到持续的关注，以获得最佳的治疗效果。④有效性，基于医学科学知识提供医疗服务，使得患者病情得到有效的控制。⑤可接受性，在提供医疗服务时以病人为中心，尊重病人的偏好、需求与价值观，使得患者乐于接受。

2.卫生服务的质量评价指标 构成卫生服务质量的要素包括技术性、安全性、可及性、公平性、反应性、及时性、卫生服务的效率及效益、效果等。

（1）公平性：评价指标有各组间差值，基尼（GNII）系数，差异指数（ID），不平等的斜率指数（SII）及其相对指数（RII），2000 年世界卫生组织工作报告中又提出了 2 个衡量健康状况公平性的指标：①儿童成活率分布指数；②伤残调整期望寿命（DALE）。

（2）卫生服务及时性：主要评价处理是否及时，如急诊、半急诊、非急诊的就诊等候时间长短评价，救护车到达急救现场的时间长短等指标进行评价，急性心梗患者在入院后 24 小时内是否能获得阿司匹林治疗百分比、肺炎病人在 4 小时内接受抗感染治疗的百分比。

（3）卫生服务安全性：可用药物副反应、获得性医院感染、输液反应、手术时异物在体内、产伤、术后肺栓塞、出生创伤等指标进行评价。

（4）卫生服务的效率：可用每位医生的年门诊量或日门诊量、负责的住院人次数、一张病床的一年标准工作天数、医疗设备的使用率等。

（5）卫生服务的效果：可用死亡率、发病率、人口平均寿命的变化等指标来评价。

（三）效率

效率指的是使所使用的资源发挥尽可能高的价格（或者使用最少的资源获得某种特定的结果）。两个通常使用的关于系统效率的概念是配置效率和技术效率。反映配置效率的常用指标有病床利用率、医师日均担负诊疗人次等。反映技术效率（生产效率）的常用指标有平均医疗费用、平均住院日等。

第六节　卫生系统绩效评价的发展

WHO 2000 年卫生报告主题将视角定位到“提高卫生系统绩效”。2006 年世界卫生报告中，又强调了卫生绩效—人力绩效问题，提出了通过国家领导和管理保持高绩效劳动力的规划。虽然有学者认为 WHO 在 2000 年《世界卫生报告》中提出的框架还有许多局限性，所选择的方法和指标以及收集的信息也并非完美无缺，但是毕竟是从全新的角度提出了评价卫生系统的理念和方法，也提出了实现卫生系统目标和加强系统绩效的努力方向。这种指导思想对于世界各国都具有重要的借鉴意义，特别是对于确定我国的卫生改革方向和策略选择是十分有益的，这也成为推动我国进行深化医改的主要原因之一。

对卫生系统绩效的研究，各国方法不尽相同，研究程度也不一样，澳大利亚国家卫生系统绩效框架包括 9 个方面；英国的卫生系统绩效框架包括 6 个方面；美国卫生绩效（质量）框架则表现为 2 维矩阵结构；而我国关于卫生系统绩效方面研究还不多。

一、美国卫生系统绩效评价

美国政府 20 世纪 40 年代就开始了政府绩效研究，他们对卫生质量指标的研究也比较早。在 1993 年美国颁布了《政府绩效与成果法》（GPRA），这部法律授予了政府权力：即政府有权要求各机构部门（当然包括卫生机构）对其每年的工作绩效实施及目标完成情况进行报告。在此法律基础上，政府审计办公室（The Government Accounting Office）确立了初步的绩效评估方法和步骤：①确立目标；②发展绩效指标；③收集数据；④数据分析结果报告。

在美国，对卫生绩效的研究是多部门参与的。其中，1997～1998 年，由美国联邦中心精神健康服务机构（CMHS）发起的主要针对美国县郡（州属的行政分支机构）一级的卫生评价的绩效指标计划，并且对所产生指标采用现场调查方法进行了检验。这些绩效指标对评价其县郡一级卫生工作发挥了重要作用。

美国医疗保健研究与质量局（The Agency for Healthcare Research and Quality，AHRQ）在卫生绩效评价研究方面发挥了更大的作用，AHRQ 的前身是医疗政策与研究机构，使命是支持全美医疗有关改善质量、安全、效率和有效性的研究。在 2002 年，AHRQ 制定了卫生质量发展的战略目标有三：支持卫生（服务）结果的改善；加强质量的测量和质量的改进；对如何改善服务可及性、如何加强合理利用开支，减少不必要花费策略的研究。在美国，AHRQ 一般同美国健康与人类服务部（The U.S. Department of Health and Human Services，HHS）领导下的其他机构一同开展工作，这些机构如美国国立卫生研究院（National Institutes of Health，NIH），疾病控制中心（CDC）等，由于美国在卫生费用方面的开支居世界之首，所以有关医药卫生开支方面指标的研究也比较多，譬如由 AHRQ 支持实施的医药费用小组调查（MEPS）就负责提供许多最新卫生相关数据。这些指标研究涉及卫生服务可性、病人/顾客满意度、卫生保险覆盖、健康状况及卫生服务利用及开支。

美国医学研究所（IOM）在卫生系统的绩效研究方面也作了重要的工作：在“关于美国医疗保健质量和不平等的第一个国家报告”中提出了国家医疗质量概念框架，框架结构为一个 2 维矩阵。与美国医疗保健行业消费者保护及质量咨询委员会对卫生质量评价基本相同，包括 6 个方面：即病人安全、有效性、以病人为中心、及时性、经济性、公平性。该研究机构关于卫生绩效研究方面的主要著述有：《绩效测量：加速改善》、《医疗质量改善组织计划：潜力最佳化》、《医疗绩效中的激励机制》等。对于美国的公共卫生，则由美国疾病控制与预防中心，有毒物质和疾病登记处主要负责提出其公共卫生绩效目标的实施及指标的产出。

在指标（值）及数据获取方面，则主要由 HHS 及卫生保健研究与质量局（AHRQ）负责。国家质量评价局（NQMC）为绩效指标的查询、浏览等服务提供平台，为方便查询在该系统中将绩效指标划分为 7 类，分别为：①可及性（20 个）、②结果（181 个）、③病人体验（247 个）、④人群健康（22 个）、⑤过程（548 个）、⑥结构（36 个）、⑦服务使用情况（10 个）。更新频率为每周 1 次。在美国，政府卫生机构、非营利性医疗机构、营利性卫生机构几乎同样重要。他们也都提供指标给 NQMC，然后通过这里发布。因此指标产出渠道多。在美国，卫生指标的研究比较完善、成熟。

国家卫生系统的目的是不断地减少疾病、损伤和残疾的负担，改善人民的健康和功能。国家水平的卫生系统绩效评价框架包括国家卫生系统改善框架、人口健康改进模型和国家卫生服务质量报告（national healthcare quality report，NHQR）。非国家级但广泛使用的框架有健康计划用户评价研究（consumer assessment of health plans study，CAHPS）和健康雇主数据信息集（health employer data information set，HEDIS）。

IOM 的国家卫生系统改善框架是由六个部分组成：安全、效果、病人的中心性、及时性、效率和公平性。IOM 认为“在这六个方面取得重要进展的卫生服务系统在满足病人需要方面将会做得非常好”。

病人安全指标有六个，包括医院性感染、药物误用和术后并发症等。及时性有三个指标，它们是疾病和损伤保健的及时性、急诊服务的及时性和心脏病后溶栓治疗的及时性。

IOM 将卫生服务的效果定义为“根据科学知识为所有能够受益的人提供服务，避免为那些可能不会受益的人提供服务（避免过度使用或使用不足）”。保健组织认证联合委员会（JCAHO）认为效果是“在当时的知识状况下，以正确的方式提供服务并为病人取得想得到的或计划得到的结果的程度”。从 2003 年开始以国家卫生服务质量报告的形式报告国家卫生系统的质量。2005 年的报告中反映卫生服务质量的 46 个指标分为四类：安全、效果、病人的中心性、及时性。其中效果指标有 33 个涉及 9 个临床状态和保健环境。它们是癌症、糖尿病、晚期肾脏疾病、心脏病、艾滋病病毒感染和艾滋病、妇幼卫生、精神卫生和药物滥用、呼吸性疾病、家庭护理和家庭卫生保健。

病人中心性指标有四个，反映的是卫生服务机构对病人的反应性如何。其说明两个主要维度的概念：卫生服务的质量和消费者对卫生服务需求的看法。与国家卫生服务质量报告平行的国家卫生服务差异报告（national healthcare disparities report，NHDR）。NHDR 使用和 NHQR 相同的指标以描述不同种族、民族、教育水平、收入和重点人群间卫生服务质量的差别。差异既反映服务质量的不同也反映服务可及性的不同。

美国的卫生质量/绩效框架体现了以“病人的医疗保健需要为驱动，追求卫生高质量”的主题。美国框架中体现了如下内涵：①质量评价替代绩效研究，在美国，政府部门很早开展了工作绩效的研究，但他们的卫生系统则强调“卫生质量”（“卫生绩效”的使用频率低），质量包括了“安全性，病人中心性，有效性及服务及时性”。质量评价是从卫生服务的组织和结构、工作活动表现和过程、结果和影响等多方面作评价，诸如态度，满意度等软性条目都包括在内。因此在某种程度上质量评价几乎代表了卫生系统的绩效评价。狭义的医疗质量指服务的及时性，有效性和安全性，而广义的服务质量则包括工作效率，医疗技术经济效果（投入-产出关系）以及医疗的连续性和系统性，又称医院（医疗）服务质量。（人力资源的质量则包括员工工作能力，工作效果、结果，工作态度等。美国早期的卫生系统指标研究中几乎都体现了质量主题。如美国“2005 医疗保健的不平等报告”中强调了“提供高质量医疗服务，减小不平等”。②以病人/疾病为中心。美国对指标（如健康指标和卫生服务使用指标）的列举多按病种，这种做法是从病人/疾病角度，而非卫生机构角度出发。美国卫生质量概念框架二维结构中，其中一个维度就是患者的保健需要。

二、新西兰卫生系统绩效评估方法

2014 年 12 月,新西兰卫生部公布了一项新的专家咨询组（EAG）推荐的评估新西兰卫生系统绩效的框架。该措施有两个主要目的：一是增强对纳税人的责任感，二是通过“整体系统”绩效评估方法来提升卫生系统各部门的绩效。这一新的框架被称为“整体绩效与激励框架（IPIF）”。新西兰需要一个绩效管理框架来反应作为一个整体卫生系统的状况，综合地方社区的各种需求，促进初级和二级卫生服务提供者向着共同的目标努力，从而进一步促进卫生服务质量的提升。

其实，该框架是一些绩效评估指标的组合，既能用于系统内部机构的绩效评估又能用于整个系统的绩效评估。IPIF 评估指标有两个水平：一是系统指标，测量全国水平；二是地区指标，反映地区卫生机构情况。第一年是过渡的一年，IPIF 仅应用系统指标测量，并仅评估初级卫生保健服务绩效。应用于初级卫生保健服务的评估仅包含 5 种高水平的指标（称为“系统指标”）。从 2015 年 7 月起，将应用更为广泛的指标体系。另外，每个地区都要求提供一套“促进措施”，应用于当地卫生服务提供者。该框架将进一步完善，并逐步扩展到卫生系统各个领域，包括残疾人服务，老年人保健，孕产妇保健和药房。随着时间推移，IPIF 会不断发展，并逐步覆盖卫生系统较大的范围，其改善卫生系统绩效方面的成功关键取决于卫生部门员工能密切参与绩效评估过程的意愿。

和其他许多国家一样，新西兰卫生政策也逐渐根据“三方目的”来促进卫生系统的发展。绩效评估框架也将围绕着三方目的来实施：改善所有人群的健康和公平性；更好地利用公共卫生资源；改善卫生服务的质量、安全及经验。该框架的绩效评估措施将贯穿整个生命周期：如，婴儿期，儿童期，青春期，成年期以及晚年时期。

三、澳大利亚国家卫生绩效评价框架

澳大利亚国家卫生绩效框架是建立在健康决定因素模型基础上，框架强调影响卫生服务投入、过程、产出和结果的背景变量，框架不是等级的，而是关系型的。框架分为三个层次：健康状况和结果、健康的决定因子和卫生系统的绩效。公平性被看作这三层都包含的特性。框架的“健康状况和结果”部分包括四个维度：健康状况、人体功能、期望寿命以及完满健康和死亡。健康决定因素部分由环境和社会经济因素、社会能力、健康行为、与个人相关的维度构成。卫生系统的绩效拥有九个维度，它们是：效果、适宜性、效率、反应性、可及性、安全性、连续性、能力和可持续性发展的能力。

绩效指标强调国家的卫生服务重点，并将绩效和其他维度用投入、产出、结果模型来操作。绩效指标框架试图用人群健康模型的方法将项目有效性和国家政策框架结合在一起，并探讨绩效指标在地方的推广应用。框架下的指标有严格的标准，这包括指标要值得测量，具有良好的信度和效度，注重重点人群，易于理解，能够导致国家、省和地方的具体行动。同时，指标还应和国家的政策相关、反映卫生服务活动的结果、获得指标数据的成本要合理等。

绩效评价的范围非常广泛，涉及卫生服务的整个过程—群体健康项目、初级保健、急诊服务和连续性保健服务等。

四、公共卫生系统绩效评价框架

公共卫生系统是相当复杂的，要测量公共卫生系统的绩效，单靠一个或几个单一指标是不足的，需要由建立在概念框架基础上的、结构合理的、分布均衡的指标体系构成。概念框架是依据公共卫生理论对公共卫生系统的高度抽象，概念框架下的维度和子维度反映公共卫生系统的具体概念，可以阐明各个维度之间的相互关系。概念框架可指导指标体系的构建，是指标体系构建的蓝图，可反映公共卫生指标体系的内涵，并和公共卫生系统的目标和目的密切相关。概念框架下的指标和指标体系将更有意义，数据的解释也更容易。所以概念框架不是可有可无的，它应是指标体系构建不可缺少的步骤。

从广义上讲，公共卫生的目标是致力于保护、促进并最终改善人群的健康。公共卫生服务范围非常广、比如妇幼保健、精神卫生、计划免疫、传染病（包括性传播疾病）筛检与防治、环境卫生等。1988 年美国医学科学院提出公共卫生服务具有评价、政策发展和保障三大核心功能评价主要是收集、分析并公布人群健康状况，卫生问题、高危人群、服务的质量及可及性的信息；政策发展是针对多种卫生问题选出优先重点，并制定相关政策及计划保障是确保政策或项目的实施。根据以上这些功能就可以对公共卫生系统进行绩效评价。

20 世纪 90 年代，美国学者 B.Turnock 和 A.Handler 提出了公共卫生机构的概念性框架，将整个系统分为全国、地区和社区、内部 3 个层次，并将持续性质量改善模式中的“结构、过程、产出和结果”与系统监测联系在一起，希望在此框架基础上不断改善公共卫生系统绩效。

公共卫生实践的最终结果是人群健康状况，要达到这一目标必须要有合理的投入，包括信息、机构、物质、人力、财力等，良好的运作机制，即公共卫生服务、相应的公共卫生政策和相关干预。系统从投入、过程到产出，影响了公共卫生系统的实践活动绩效。在评价公共卫生系统绩效的框架中，除系统目标、投入、过程和结果外，系统也要受到宏观环境（包括直接或者间接影响公共卫生系统存在和功能的大环境和微环境）的影响。通过这一框架就可以评价公共卫生系统的绩效以及公共卫生机构和项目的绩效，并可对各子系统及其相互关系进行测量。

通过上述概念框架和功能分析，可以使整个公共卫生系统绩效评价活动系统、有序、高效地进行，避免目前一些只强调对系统的产出或者单个干预结果进行评价的现象。随着公共卫生几大基本服务概念的日臻完善，测量公共卫生的通用方法也将更加成熟。

我国卫生系统绩效评价研究也在不断发展中，逐渐构建了农村卫生服务质量绩效评价、社区卫生服务绩效评价和公共卫生服务绩效评价以及医院绩效评价体系等。绩效评价的方法体系和应用范围都得到了不断发展与完善。

五、绩效评价及其应用总结

绩效评价方法经历了一个漫长的发展过程，随着评价目标的不断扩展和深化，评价的内容逐渐从单一发展到全面，由简单变得复杂。从初始的关注经济价值，到社会价值以及利益相关者价值最大化。

绩效管理体系中很重要的是对绩效评价结果的运用。目前，由于管理体系的薄弱，使得大部分绩效评价结果的应用只与薪酬相挂钩，效评价结果应用过于单一。实际上绩效评价最大的作用在于其可以与组织发展的战略目标相联系，从影响组织或系统长远发展的角度，设计和完善绩效评价体系。因此，我们有必要根据西方绩效评价的思想，探索一种适合我国现状的卫生系统绩效评价模式。首先，克服短视行为，使绩效评价体现前瞻性，最根本的是确定一个长期战略规划；其次，推行平衡计分卡，平衡计分卡不仅重视短期的财务目标，还重视非财务目标，而后者是驱动财务目标的相对长远的目标；第三，在管理实践中往往追求指标体系的全面和完整，所采用的绩效指标看上去似乎面面俱到，但实际上操作性不强。因此，建议结合发展现状选取一些具有可操作性的指标，然后随着绩效评价体系的逐步发展而完善。我国卫生系统绩效评价应用范围越来越广泛，只有通过不断地学习与创新，将先进的管理理论转化应用于卫生事业管理实践中，才能逐步提升我国卫生事业管理水平。

附录 8-1 卫生系统反应性调查案例

知情人访谈

1. 病人尊严 请在下面的问题中画圈

A1.1	病人在接受治疗过程中是否受到尊重?	从不 1	有时 2	经常 3	总是 4
A1.2	对患有传染性疾病如艾滋病。麻风的患者，其权益是否得到保护?	从不 1	有时 2	经常 3	总是 4
A1.3	卫生保健系统是否鼓励病人就其关心的是问题自由地进行讨论?	从不 1	有时 2	经常 3	总是 4
A1.4	是否鼓励病人就其疾病、治疗和康复提出问题?	从不 1	有时 2	经常 3	总是 4
A1.5	在治疗和检查过程中，病人的隐私是否得到保护?	从不 1	有时 2	经常 3	总是 4

A1.6 综合考虑上述因素，请你对 S 省卫生保健系统中对病人的尊严一项进行综合评分，分值为 0 到 10 分，其中 0 分为最差，10 分为最好，将分值填写在下面的空格中。

2. 病人自主性 请在下面的问题中画圈

A2.1	病人在治疗过程中是否能得到各种治疗方案的信息?	从不 1	有时 2	经常 3	总是 4
A2.2	病人对其治疗方案的偏好能否进行咨询?	从不 1	有时 2	经常 3	总是 4
A2.3	在检查或治疗之前病人是否可获得某种承诺?	从不 1	有时 2	经常 3	总是 4

A2.4 综合考虑上述因素，请你对 S 省卫生保健系统中的自主一项进行综合评分，分值为 0 到 10 分，其中 0 分为最差，10 分为最好，将分值填写在下面的空格中。

3. 保密性 请在下面的问题中画圈

A3.1	在医疗咨询过程中医生是否以保密的姿态对待病人?	从不 1	有时 2	经常 3	总是 4
A3.2	病人提供的信息能否被保密（除非其他医务人员需要）?	从不 1	有时 2	经常 3	总是 4
A3.3	能否对病人的医疗记录保密（除非其他医务人员需要）?	从不 1	有时 2	经常 3	总是 4

A3.4 综合考虑上述因素，请你对 S 省卫生保健系统中的隐私一项进行综合评分，分值为 0 到 10 分，其中 0 分为最差，10 分为最好，将分值填写在下面的空格中。

4. 及时关注 请在下面的问题中画圈

A4.1	从地理分布上看，多少人能享受到卫生服务?	<25% 1	25%～49% 2	50%～75% 3	>75% 4
A4.2	假如需要，多少人知道能尽快获得急救服务?	<25% 1	25%～49% 2	50%～75% 3	>75% 4
A4.3	在病人等待医疗咨询和治疗时，等待时间的长短是否合理?	从不 1	有时 2	经常 3	总是 4
A4.4	在非急诊情况下，普通外科手术等待的时间是否合理?	从不 1	有时 2	经常 3	总是 4

A4.5　综合考虑上述因素，请你对 S 省卫生保健系统中的治疗及时性一项进行综合评分，分值为 0 到 10 分，其中 0 分为最差，10 分为最好，将分值填写在下面的空格中。

5. 社会支持网络　下面的问题涉及住院病人获得社会支持的可能性，请在下面的问题中画圈。

A5.1	病人是否能经常得到探视？	从不 1	有时 2	经常 3	总是 4
A5.2	病人是否能经常得到家人和朋友对他们的照顾？	从不 1	有时 2	经常 3	总是 4
A5.3	病人是否参加宗教活动？	从不 1	有时 2	经常 3	总是 4

A5.4　综合考虑上述因素，请你对 S 省卫生保健系统中的治疗及时性一项进行综合评分，分值为 0 到 10 分，其中 0 分为最差，10 分为最好，将分值填写在下面的空格中。

6. 基本服务设施质量　综合考虑 S 省医疗卫生服务机构请在下面的问题中画圈

A6.1	医疗机构的卫生状况如何？	很差 1	差 2	好 3	很好 4
A6.2	医疗机构建筑的维护状况如何？	很差 1	差 2	好 3	很好 4
A6.3	医疗机构是否有足够的家具？	很差 1	差 2	好 3	很好 4
A6.4	医疗机构对住院病人提供的饮食营养及卫生状况如何？	很差 1	差 2	好 3	很好 4
A6.5	在医疗机构获得清洁水的状况如何？	很差 1	差 2	好 3	很好 4
A6.6	医疗机构厕所的卫生状况如何？	很差 1	差 2	好 3	很好 4
A6.7	医疗机构的被服卫生状况如何？	很差 1	差 2	好 3	很好 4

A6.8　综合考虑上述因素，请你对 S 省卫生保健系统中的基本服务质量一项进行综合评分，分值为 0 到 10 分，其中 0 分为最差，10 分为最好，将分值填写在下面的空格中。

7. 就医选择性　请在下面的问题中画圈。

A7.1	病人是否可以自由选择医务人员？	从不 1	有时 2	经常 3	总是 4
A7.2	病人是否有权选择医疗机构？	从不 1	有时 2	经常 3	总是 4
A7.3	如果需要，病人是否有机会看专家门诊？	从不 1	有时 2	经常 3	总是 4

A7.4　综合考虑上述因素，请你对 S 省卫生保健系统中的治疗及时性一项进行综合评分，分值为 0 到 10 分，其中 0 分为最差，10 分为最好，将分值填写在下面的空格中。

8. 对整体卫生系统的评分　综合考虑以上七个方面的因素，请你对整个 S 省卫生保健系统进行评分，分值为 0 到 10 分，其中 0 分为最差，10 分为最好，将分值填写在下面的空格中。

（郑建中）

第九章 卫生资源管理

第一节 概 述

案例 9-1

国家卫生服务体系建设规划

2015 年 3 月，国务院办公厅印发《全国医疗卫生服务体系规划纲要（2015-2020 年）》。

规划纲要充分考虑经济社会发展水平和医疗卫生资源现状，统筹不同区域、类型、层级的医疗卫生资源的数量和布局，首次明确了各级各类公立医疗机构的建设数量和规模，即：每个行政村应当设置 1 个村卫生室。每个乡镇办好 1 所标准化建设的乡镇卫生院，在每个街道办事处范围或每 3 万至 10 万居民规划设置 1 所社区卫生服务中心。县级原则上设 1 个县办综合性医院和 1 个中医类医院。地市级区域依据常住人口数，每 100 万至 200 万人设置 1 至 2 个市办综合性医院，含中医类医院，服务半径一般为 50 公里左右。地广人稀的地区人口规模可以适当放宽。省级区域划分片区，依据常住人口数，每 1000 万人规划设置 1 至 2 个省办综合性医院。京津冀、长三角、珠三角等地区探索建立跨区域医疗卫生机构。同时，按照统筹规划、提升能级、辐射带动的原则，在全国规划布局设置若干部门办医院。

规划纲要还提出要根据常住人口规模合理配置公立医院床位规模，重在控制床位的过快增长。各地应结合当地实际情况，参考以下指标研究制定本地区公立医院床位层级设置：每千常住人口公立医院床位数 3.3 张（含妇幼保健院床位）。其中，县办医院床位数 1.8 张，市办医院床位数 0.9 张，省办及以上医院床位数 0.45 张，国有和集体企事业单位等举办的其他公立医院床位数调减至 0.15 张。实行分类指导，每千常住人口公立医院床位数超过 3.3 张的，原则上不再扩大公立医院规模。到 2020 年，按照每千常住人口不低于 1.5 张床位为社会办医院预留规划空间，同步预留诊疗科目设置和大型医用设备配置空间。

思考：

（1）为什么要对机构和床位的数量进行控制？

（2）对床位的布局进行规划的意义在哪？

一、卫生资源概念

（一）资源

资源（resource）的概念源于经济学科，首先是作为生产实践的物质基础提出的，是为了创造物质财富而投入到生产活动中的一切要素。中国《辞海》中对资源的定义是“资源就是资财的来源，一般是指天然的财源”。联合国环境规划署认为，资源是“在一定实践和技术条件下，能够产生经济价值、提高人类当前和未来福利的自然环境因素的总称。”还有的关于资源的定义是列举性的，如“资源指一个国家用于生产商品和服务的一切东西，包括劳动力、土地、能源、地下矿藏、原材料等人力和物力资源。”

（二）卫生资源

卫生资源（health resource）是提供卫生服务的基础和前提，是指用于卫生保健事业的社会经济资源，是人类开展卫生保健、维护健康活动的一切社会经济要素。卫生资源有广义和狭义之分，广义的卫生资源是指人类开展一切卫生保健活动所涉及的社会经济资源；狭义的卫生资源主要是指卫生部门及其他部门直接用于卫生事业的社会经济资源，一个国家或地区所拥有的卫生机构数、床位数、卫生人员数及人均卫生费用和卫生总费用占国民生产总计的百分比等，是衡量一个国家或地区在一定时期卫生投入的重要指标，也在一定程度上反映卫生发展水平。任何一个国家的卫生资源都是有限的，因此对卫生资源进行科学、有效管理，充分发挥其作用，对于促进卫生事业发展具有十分重要的意义。

（三）卫生资源的特点

1. 稀缺性　卫生资源是一种稀缺资源，总的来看社会可提供的卫生资源与人民群众卫生保健实际需要之间总是处于供不应求的状态。特别在我国，卫生资源短缺状况十分突出，人均卫生资源拥有量同发达国家和一些发展中国家相比均存在明显的差距。

2. 选择性　在卫生资源稀缺性的基础上，人们面临着选择的问题，卫生资源有各种不同的用途，如医务人员开展各种卫生服务，卫生经费也可以有不同的投向。因此，任何卫生资源使用时都应该考虑机会成本的问题。制定卫生发展战略目标和计划，配置卫生资源，都应依据卫生资源使用的成本与效果、效益及效用，按照卫生事业总体结构发展的需要，把有限的卫生资源投入到效益或效果最大的项目，使现有卫生资源发挥最大的经济效益。

3. 多样性　卫生工作的总目标的实现包含了许多具体的目标，如医疗、预防、保健、康复、计划生育、环境保护、医学教育与科研等。加上人民群众的医疗保健需求具有多样性、层次性和差异性，因此，合理配置与有效利用卫生资源，有利于促进卫生部门内部各个系统之间的协调发展，满足人民群众的多种多样的卫生保健需要。

4. 高质性　卫生资源是为人服务的，而且与人最宝贵的健康与生命息息相关。因此人民对卫生资源质量有较高要求，卫生人员不仅准入门槛高，而且也要求有高尚医德，同时要求医疗器械、设备等也要有较好质量，相应地也要求卫生资源管理具有较高水平。

二、卫生资源管理概念

卫生资源管理是指合理利用卫生组织资源，以有效地实现卫生组织目标的过程。具体来说是指根据一定的原则，通过一定方式，组成卫生资源的各种要素在某地域内适应居民对不同层次卫生服务的需要和需求，以解决基本卫生服务和主要卫生问题为目标，以优化卫生资源配置为核心，充分有效地利用卫生资源的过程。

三、卫生资源管理的内容

卫生资源管理的基本内容包括以下两个部分的内容：①卫生资源的合理配置；②最大限度地提高卫生资源的使用率，从而发挥其最大效能。具体包括以下内容：

（一）卫生资源的配置

卫生资源是卫生事业发展和人们健康水平提高的物质基础，卫生资源配置的合理与否决定了卫生服务系统运行的表现。在国家经济能力有限、卫生资源总量增长到一定水平的前提下，通过优化资源配置效率、转变资源结构，发挥卫生资源的最佳效率，可以以最大限度地满足人群不断提高的健康需求，促进社会经济文化的发展，因此卫生资源配置的问题始终是我国医药卫生体制改革中的核心问题之一。

卫生资源配置管理应包含：

1. 数量与规模管理 包括卫生资源的总体数量和单个卫生机构的规模总量。开展卫生资源配置时必须首先核定该区域的基本卫生服务需求，这些需求来自哪些人，哪些因素影响人群的卫生服务需要和需求。然后要研究和核定每一个医疗卫生机构的服务人口数、服务项目和服务量，按照服务项目和服务量确定医疗卫生机构的规模，实事求是地确定卫生资源配置的数量，使得卫生服务的总供给与社会人群健康的总需求达到动态平衡。

2. 布局管理 我国卫生资源布局和结构的现状是在长期计划经济体制下形成的,资源配置条块分割，居民对医疗服务的需求无法得到满足。因此，卫生资源配置的布局要遵循可及性和层次合理布局的原则。

（1）可及性：可及性是指卫生服务的消费者在需要卫生服务的时候，能够很快得到所需要的卫生服务。要达到合理布局，必须考虑到不同地区经济、文化状况、考虑到地理、交通各方面因素，保证大部分人群能及时得到基本医疗卫生服务。

（2）层次布局合理：层次布局合理是指按照不同层次设置医疗卫生机构，提供不同的卫生服务。层次布局合理是医疗卫生系统资源管理的最大特点。医疗卫生服务布局合理的核心就是确保医疗卫生机构和医疗卫生服务有合理的层次性。层次布局合理要求明确规定不同层次的卫生机构承担不同的卫生服务任务，互相之间在经济上和技术上互相补充而不是互相争夺，建立指导与被指导的网络关系和双向转诊体系。

3. 结构管理 目前，我国卫生资源总量水平较高，但在资源配置结构上却不够合理，存在着较为严重的失衡现象。第一，从地域上来看，卫生资源在不同经济发展水平的地区、城乡间的配置严重失衡，造成了卫生服务供给极大的不公平；第二，从卫生资源投向的领域来看，卫生资源在医疗服务和公共卫生服务之间分配不见，传统“重医疗轻预防”思想影响下的行为特征明显。因此，开展卫生资源配置要求优化资源分配的结构比例，以满足社会对医疗卫生系统不断提升的期望。

（1）地域结构：目前我国卫生资源发展不平衡，各地区卫生资源长期存在差异，卫生资源主要集中于经济发达地区，而老少边穷地区卫生资源极其有限。因此要调整卫生资源在地域分布上的不平衡，就必须采取一定的倾斜政策。经济水平上，富裕地区向贫困地区倾斜；地理上，城市向农村倾斜，平原向老少边穷地区倾斜；行政区划上，沿海向内地倾斜。

（2）功能结构：在开展卫生资源管理时必须处理好医疗和公共卫生的资源结构，尤其要建立适应各地的国家级、省级、地市级、县级和乡村的应对突发公共卫生事件的应急体系，坚持预防为主，满足人民群众预防疾病促进健康的需求。

（二）卫生资源的利用

卫生资源的利用主要是指卫生人力、财力、物力的利用，具体包括卫生资源在利用方面的公平性、有效性和卫生资源分配的均衡性。

1. 公平与效率的管理 卫生资源配置的公平性和效率是卫生事业可持续发展必须解决的两个关键问题。保障社会成员得到公平有效的卫生服务是政府在卫生领域追求的重要目标之一，卫生资源配置的公平与效率问题直接关系到人民群众的卫生利益。

（1）公平在卫生服务领域一般有两层含义，即在卫生服务提供中存在着横向与纵向公平性，横向公平指具有同样卫生服务需求的人可以得到相同的服务，纵向公平是指卫生服务需求多的人比那些卫生服务需求少的人应获得更多所需的卫生服务。而卫生资源配置的公平性主要体现在卫生服务产品的提供在不同区域、不同群体和不同阶层的合理化。

（2）效率，简而言之，就是让稀缺的资源产出最大化。效率主要包括三层含义：一是不浪费资源，即技术效率、经济效率和规模效率；二是具有成本-效果（效益），三是生产人们赋予价值最高的产品类型和数量，即配置效率。卫生效率既是一个经济学概念、也是一个伦理学概念。如果卫生资源得不到合理的配置，既缺乏效率，也不道德。

（3）以市场经济为主导，分阶段处理公平和效率的关系。这里的分阶段是指政府应当根据经济发展水平和卫生资源状况，制定分阶段发展医疗卫生事业和卫生服务系统的具体方案，确立卫生服务公平性的具体目标，逐步扩大卫生保障的覆盖面。公平性发展的阶段性是由卫生服务水平与经济发展水平的相关性决定的。因此，目前，在处理两者关系时，考虑到经济发展水平和卫生资源的现状，应当以效率为先，兼顾公平，一方面，要充分发挥市场机制的作用，使有限的卫生资源发挥更大的作用，加快医疗卫生事业改革与发展的速度；另一方面，在进一步发挥市场机制的同时，加大政府调控能力，分阶段逐步解决公平性问题。

2. 卫生资源供给与卫生服务需求平衡管理　卫生服务的总需求和卫生资源的供给能力之间必须平衡。要求我们在资源管理时必须正确判断供求形势，采取正确的政策，利用规划手段进行合理疏导，使供求之间处于相对平衡。

卫生资源供给和卫生服务需求之间平衡一般可以从两个方面来判断：

（1）个人医疗卫生服务需求与卫生资源供给能力平衡。

（2）公共卫生服务的供需平衡。进行卫生资源管理首先要正确预测人民群众的医疗卫生服务需求，保健和健康促进需求、卫生监督和监测和疾病预防、控制的社会需求。根据不同的需求合理配置和使用卫生资源。

第二节　卫生人力资源管理

案例 9-2

石狮市医院人事制度改革

石狮市是国家卫生计生委县级公立医院改革重点联系县，石狮市医院在推行推行院长聘任制、年薪制的基础上，实行了一系列人事制度改革。

一是实施人员考录聘用备案制

医院按照公立医院改革管理委员会所确定的人才发展规划提出当年度用人需求计划，经公立医院改革管理委员会同意后，报市委编办、市人力资源和社会保障局和卫生计生局备案，由医院在当年度内自行组织实施招聘工作，实现了人员招聘从审批制转向备案制。

二是全面实施岗位管理

医院以实施主诊医师负责制和护理分层管理为突破口，将岗位分为医疗、护理、医技、药剂、行政、后勤 6 大体系，348 个岗位，每个岗位配套撰写岗位说明书，明确了岗位职责。以科室的人员数为基数，按照一定的比例核定科室中、高级职称的编制数；在此基础上，分批分期组织全员竞聘上岗工作；对进行业务素质考核，考察履行岗位必备的专业知识和业务能力，建立以能力为导向的职称聘任机制。

三是实施岗位绩效工资制

将职工工资分成两部分：一部分为固定工资占 50%，由国家规定的基础工资（即岗位工资和薪级工资）和系数岗位工资组成，其中国家规定的基础工资与职工所聘的专业技术职称及资历有关，系数岗位工资与职工所聘用的岗位有关，医院通过评估和衡量岗位对医院的责任、风险、对知识与技能的要求以及工作的压力和付出等因素，科学分析岗位价值，建立了岗位系数表，每个系数岗位分别对应不同的工资标准；另一部分为奖励性工资即绩效工资，占 50%，根据对工作数量、工作质量和服务满意度等指标进行综合量化考核后发放。其中的首席医师，最高年薪可以达到30万元，最低可以达到21万元。

通过推行人员招聘录用备案制，医院在选人、用人方面享有高度的自主权，有利于医院根据自身发展需求，选拔录用所需人才，避免了“圈外人管圈内人”的现象。每年落实的招聘人数在县级医院中排在前列、职工的积极性、职工的收入和患者的满意度均有了大幅度的提高。

思考：

（1）石狮市医院人事制度改革的亮点有哪些？

（2）石狮市医院绩效工资制度的核心是什么？

一、卫生人力资源管理概述

（一）人力资源

人力资源是能够推动国民经济和社会发展的具有智力劳动和体力劳动能力的人们的总和。人力资源具有数量和质量两方面，其中数量指的是一个国家、地区的劳动力人口总数，或一个组织拥有的员工总数；质量指的是劳动者的健康状况、教育水平、价值态度和行为能力等综合素质。人力资源宏观上是以国家或地区为单位进行划分和计算的，微观上是以各类企业、事业单位进行划分和计算的。人力资源是生产活动中最活跃的因素，也是一切经济资源中最重要的资源，被称之为“第一资源”。

（二）卫生人力资源

卫生人力资源是卫生资源中最重要的资源，是保障人民健康，进行社会生产最基本、最重要的资源。世界卫生组织在2006年的世界卫生报告《通力合作，增进健康（Working Together for Health）》中提出：“在全球范围内从事保护和提高人民群众健康的卫生工作者的总和称为全球卫生人力”。此外，还有人认为卫生人力资源承担着提高全体人民的健康水平，延长寿命和提高生活质量的任务；他们是受过不同卫生执业培训，并能根据人民的需要，通过贡献自己才能和智慧来达到提供卫生服务的卫生工作者。

由此，我们发展出卫生人力资源的定义，即在一定时间和一定区域范围，存在于卫生行业内部的具有一定专业技能的各类卫生工作者数量和质量的总和。卫生人力资源是受过不同卫生职业培训，能够根据人民的需要提供卫生服务，贡献自己才能和智慧的人力资源。卫生人力资源包括：

（1）实际拥有的卫生人力：即正在医保保健，疾病预防，医学科研，卫生监督，卫生服务场所等工作的人员。

（2）潜在卫生人力：即受过卫生执业训练，但目前没有从事卫生工作的人员。

（3）预期卫生人力：即正在接受卫生专业或卫生管理教育和训练，将来准备从事卫生工作的人员。

（三）卫生人力资源的特点

与其他人力资源相比较，卫生人力资源具有鲜明的特点。

（1）与物质生产资料部门的人力资源相比较，卫生人力资源是知识密集型资源，它开发周期长，培养/培训成本高，准入门槛高，培养难度大；而且在工作以后还需要参加多种形式的继续教育、终身学习，需要不断补充新知识，新信息，因此必须以发展的眼光来考虑和培养卫生人力资源。

（2）卫生人力资源的劳动强度高、工作难度大。卫生服务劳动即包含脑力劳动，又经常需要体力劳动，且对准确性、精细性、实践性要求非常高，因此卫生人力资源的劳动是高强度高风险劳动，这就需要管理者给他们更多的帮助与关心。

（3）人力资源不具有可储藏性，其培养需要一定周期，再加之其职业性质的要求，社会对卫生人力资源的职业道德和沟通能力的要求要高于其他行业的人力资源水平。因此，将来若是需要某种卫生人力，就要预先在数量和质量上做好规划和准备工作。

（4）卫生人力资源与设备、财政等资源不同，是有感情、思维、有创造力的资源，其知识层次、潜能、激励因素不尽相同，因而卫生人力资源的使用、配置和管理相对复杂，极具挑战力。

（5）卫生工作由于它的复杂性，一项工作需要多方协作才能完成，所以就不仅需要员工精通各自领域的专业工作，还需要发扬团队精神，相互配合，共同协作完成工作任务。这不仅需要对不同机构中的各类人才进行优化组合，而且需要员工具有强烈的团队精神和精诚合作意识。这也要求卫生人力资源管理者在管理中要注重团队建设，注重人与人、人与全体、人与社会关系及利益的协调整合，培养互助合作精神。

（四）卫生人力资源分类

1. 卫生技术人员　包括执业（助理）医师、注册护士、药师（士）、检验技师（士）、影像技师（士）、卫生监督员和见习医（药、护、技）师（士）等卫生专业人员。不包括从事管理工作的卫生技术人员（如院长、副院长、党委书记等）。

2. 其他技术人员　指从事医疗器械修配、卫生宣传、科研、教学等技术工作的非卫生专业人员。

3. 管理人员　指担负领导职责或管理任务的工作人员。包括从事医疗保健、疾病控制、卫生监督、医学科研与教学等业务管理工作的人员，主要从事党政、人事、财务、信息、安全保卫等行政管理工作的人员。

4. 工勤技能人员　指承担技能操作和维护、后勤保障服务等职责的工作人员。工勤技能人员分为技术工和普通工。技术工包括护理员（工）、药剂员（工）、检验员、收费员、挂号员等，但不包括实验员、技术员、研究实习员（计入其他技术人员），也不包括经济员、会计员和统计员等（计入管理人员）。

（五）卫生人力资源管理

卫生人力资源管理贯穿于卫生人力资源的整个运动过程，它包括了宏观和微观两个方面的内容。

宏观上的卫生人力资源管理是政府从一个国家和地区的角度，通过协调卫生卫生人力资源的数量、质量、结构、层次、分布等关键环节，采用政策、法规、经济等手段，促进卫生人力和卫生服务协调发展。

微观上的卫生人力资源管理指的是在各类卫生组织中，对卫生人力的规划、准入认证、使用与开发等一系列工作进行计划、组织、领导、控制的过程。

具体而言，一定数量和质量的卫生人力资源是卫生系统运行的基础，而卫生人力资源的结构、地理分布和层次关系是关系到卫生人力资源在卫生系统中科学合理配置的关键。同时，卫生系统本身是一个需要不断调整的动态系统，卫生人力资源的合理流动就是调整卫生人力资源结构、分布科学合理的重要手段。但要实行卫生系统合理的数量、规模、结构和配置均衡，就需要实施卫生人力资源规划管理、卫生人力资源准入和认知管理、卫生人力资源的使用与开发管理等。这相辅相成的内容体系体现了卫生人力资源管理内容和过程的统一，也凸显了卫生人力资源管理的丰富内涵和科学持续的运作过程。

（六）中国卫生人力资源现状

1. 卫生人力数量稳速发展 2014年末，我国每千人口医生数达到2.12人。每千人口护士（师）数达到2.20人，虽然仍然低于世界上大多数发达国家，但是已经超过了亚洲平均水平和世界平均水平，并且保持稳速发展的态势。

2. 城乡分布不均衡，农村医疗卫生人才供给不足 2014年末，我国每千城市人口拥有卫生技术人员为9.70人，医师3.54人，而每千农村人口拥有卫生技术人员3.77人，医师仅为1.51人。直接面向农村居民提供基本医疗卫生服务基本医疗卫生服务的人员数量远远少于城市，而且还有不断减少的趋势。

3. 人员分布向医院尤其是大医院倾斜，基层医疗机构人才缺乏 2014年末，我国社区卫生服务中心与乡镇卫生院所拥有的卫生人员仅占卫生人员总数的19.38%，人员分布主要集中在医院尤其是城市大医院。

4. 卫生人力内部结构不断优化整合 整个社会卫生人力资源的学历结构将由宝塔形向橄榄形转变。中、高级卫生技术人员增多，一方面可以填补职称结构中年龄断层的问题，另一方面又可以解决高级职称队伍的年龄老化现象。总的来说，内部结构朝着合理化、良性化的方向不断调整。

5. 专业管理人才缺乏 医院管理人才、卫生事业管理人才、医疗保险管理人才培养体系不健全，卫生管理人员多从卫生技术人员中选拔，缺乏专业管理知识和训练。

二、卫生人力资源的规划

（一）卫生人力资源规划概述

卫生人力资源规划指的是在分析当前内外环境的基础上，对卫生行业未来发展所需要的人力资源进行预测，并为满足这一需求所进行的活动过程。

卫生人力资源规划可以从不同的角度进行划分，从内容角度可以划分为数量规划、质量规划、结构规划、分布规划和流动规划等；从时间上可以分为长期卫生人力资源规划、中期卫生人力资源规划和短期卫生人力资源规划；从层次上可以分为国家卫生人力资源规划、省级卫生人力资源规划、市级人力资源规划、县级人力资源规划以及基层人力资源规划。

《医药卫生中长期人才发展规划（2011-2020年）》提出我国卫生人力资源发展的基本原则是：促进发展，强化基层；优化结构，提高素质；完善制度，创新机制。目标是到2020年，造就一支数量规模适宜、素质能力优良、结构分布合理的医药卫生人才队伍，营造人才发展的良好环境，为加快我国医疗卫生事业改革发展，实现人人享有基本医疗卫生服务提供强有力的人才保障。这些原则和目标是我国卫生人力配置和卫生人力资源管理的政策性依据

（二）卫生人力资源规划的内容

1. 卫生人力资源的数量规划 卫生人力资源的规划，首先是卫生人力资源数量的规划。开展卫生人力资源的数量规划，实质就是对卫生人力生产和使用之间的平衡进行研究。如果卫生人力资源数量不足，将导致卫生设备闲置，新项目不能正常开展，阻碍技术进步，降低竞争力，公众的卫生服务需求无法得到满足。如果卫生人力资源过多，也会导致资源浪费，甚至造成高额医疗服务成本，影响卫生系统健康发展。因此，根据社会经济和卫生状况，合理规划本国或本地区卫生人力资源数量，是卫生系统发展的基本保障。

卫生人力资源数量规划既包括对当前卫生人力资源市场的供应情况和未来供给趋势进行分析，也包括对卫生系统内卫生人力资源当前和未来一段时间内的需求情况进行科学预科。在规划中，通常使用全国或各地区执业（助理）医师、注册护士、药剂人员、检验人员、管理人员和工

勤人员的绝对数量（如执业医师总量）或相对数量（如每千人口执业医师数）来反映卫生人力资源的现存状况。

2. 卫生人力资源质量规划 卫生人力资源质量不仅关乎人民健康和生命安全，更是卫生系统绩效高低的基础。卫生行业不仅需要一定数量的卫生人才，更需要一批质量合格、技术和管理过硬的专门人才。同时，卫生服务需求的变化和生活水平的提高，都对卫生人力资源素质提出了更高的要求。

卫生人力资源质量规划与医学教育、人员培训息息相关。一般通过以下 5 个方面评价卫生人力资源的质量：一是健康，即卫生人员的身心健康；二是经验，包括综合性与工作相关的经验；三是知识，即对本专业领域内有用信息的组织和利用的能力；四是技能，是指结构化运用知识完成某项工作的能力；五是忠诚，体现在卫生人员有良好的职业价值观、职业操守、职业动机和态度等。

3. 卫生人力资源的结构规划 卫生人力资源结构主要包括年龄结构、性别结构、学历结构、类别结构、职称结构、职位结构、地区结构和部门结构等。年龄结构分析通过统计卫生系统人员的年龄分布状况，求出卫生系统或不同层级卫生组织卫生人力的平均年龄，从而分析卫生人力的年龄是否适应卫生系统的发展。人力资源的学历结构分析最主要分析卫生系统中卫生人力资源的教育程度和培训程度高低，从而判断他们的只是和工作能力是否与岗位匹配。职称结构分析主要是分析目前义务人员中初级、中级、高级职称人员的比例，以及在卫生系统的层级分布是否得当。职位结构分析主要是分析组织内主管职位和非主管职位之间的比例是否恰当。人力资源的地区和部门结构主要分析卫生人力资源的整体布局在地区和部门层面上是否配置公平合理。

通过以上结构分析，可对卫生人力资源结构失当的居民进行重新规划，然后通过人事安排、招聘或者教育培训等方式对人力资源结构进行优化、调整和完善。

4. 卫生人力资源的分布规划 卫生人力资源分布规划体现在卫生人力的地理空间布局上。合理的区域卫生人力资源分布是卫生保健系统整体发展的内在要求，也是最大限度地发挥卫生人力资源使用效率的重要前提。通常情况下以城乡之间、省与省之间、地区之间以及城市内不同地区之间这几个维度来规划卫生人力的分布。

卫生人力资源分布规划必须确切分析当前卫生系统，特别是卫生保健系统的人力资源数量、质量、结构分布状况，然后确定规划期内卫生保健系统中卫生人力资源的整体配置目标。根据目标和现实的差距确定卫生系统中卫生人力资源的整体布局以及在不同层级卫生人力资源的合理和公平配置。

三、卫生人力资源的准入

鉴于卫生行业关乎公众身心健康和生命安全，许多国家都以严格的教育、考试和资格认证来保证医生的质量。

（一）准入对象

卫生人力资源准入对象主要可分为三类：①传统的医疗卫生执业人员，如各类医师、护士（师）、技师、药师等；②卫生领域中新兴的执业人员，如营养师、人力资源管理师等；③从事一些管理和辅助的人员，如会计师、人力资源管理师等。随着医疗卫生体系与健康服务业的不断发展壮大，新的工种出现，准入对象的范围将会有所扩大。

（二）准入制度

1. 国外卫生人力资源的准入制度 以美国为例，虽然存在医生高收入并供不应求，但它没有放松进入门槛来提高医生供给，而是对医学院校的招生人数严加控制。究其起源，美国教育家弗莱克斯纳在1910年发表了《美国和加拿大的医学教育：致卡内基基金会关于教育改革的报告》，报告中提出了美国医学院校入学标准正规化、医学教育和医学考试认证的标准化等观点，被认为是美国医学教育改革的里程碑，它推动医学教育向高质量、标准化和低招生人数方向发展。从培养过程来看，医学教育在美国属研究生教育，必须在修完大学本科所需课程，并通过美国医学院入学考试（MCAT）后，方有资格申请医学院。医学院四年毕业后获医学博士（M.D）学位。还必须通过美国医生执照考试（USMLE），并经过3～8年不等的住院医及专科训练和考试，通过国家医学考试委员会第三部分考试（NBME Ⅲ）后，方可取得行医执照。

同样，英国对于卫生人力进入卫生领域也有严格的规范，实行考试、培训、再考试、再培训的循环的制度。以外科医生为例，外科医生首先应进行至少两年的外科基础训练，然后通过由多选、口试和临床考察三个部分组成的考试后将会成为皇家外科学会中的一个学会成员。之后才能进行更高级别的外科培训，该培训以专科医生培训为主，持续5～6年时间，受训完成并且通过口试和临床两个部分考试后将获得专科培训证书（CCST），如此方可成为专科医生。

2. 中国卫生人力资源的准入制度 就培养模式来看，我国目前采取的是“5+3”的医生培养模式，即在5年医学类专业本科教育结束后，进行3年的住院医师规范化培训，结业考核合格后，即具有医生的从业资格。除此之外，中国对卫生人力的准入有着非常严格的制度，需要先通过专门的执业资格考试并经过执业注册才能从事医疗卫生服务。

（1）医师准入制度：医师资格考试是中国的卫生行业准入考试，通过对医学生的医学实践技能和医学综合笔试两个部分进行测试，评价医学生是否具有独立从事临床医师工作所需的专业知识和临床技能。此外，2012年，我国卫生部门尝试开展心血管内科专科医师准入及心血管疾病介入诊疗考试工作，开启我国专科医生准入与管理的新体系。

（2）护士准入制度：参加护士执业资格考试成绩合格后，方可获得护士执业资格证书并申请护士执业注册，从事护士工作。

（3）医技科室技术人员准入制度：药师需要参加执业药师资格考试，经全国统一考试获得《执业药师资格证书》，向所在省（区、市）药品监督管理局申请注册，取得《执业药师注册证书》后方可执业；临床医学检验技师要进行工作和晋升也要需要参加相应的临床检验技士/技师/主管技师考试。

（4）行政后勤管理人员准入制度：除医生和护士等医务人员外，行政管理人员、财务人员、信息技术人员、后勤工程人员等都是卫生人力资源的重要组成部分，在各自的专业领域内也有相应的资格认证制度。例如随着卫生事业的不断发展，对专业的卫生管理人才需求增加，卫生管理人才评价考试应运而生。

四、卫生人力资源的开发

（一）卫生人力资源开发的概念

卫生人力资源面对的是人的生命和健康，其工作往往是复杂而且具有风险的，因此提高卫生保健的服务质量，维护医疗安全，必须进行卫生人力资源的开发与能力提升。具体而言，它指的是通过对卫生人力资源开展教育与培训，借助各种激励手段提升员工的技能、知识、态度和行为以满足卫生服务岗位的需要，并使之工作更为出色，能承担更多的责任，最终提升卫生系统的整体绩效的过程。

（二）卫生人力资源开发的内容

1. 卫生人力资源教育 卫生人力资源教育的主要功能就是挑选、培训并社会化那些有意愿、有能力承担卫生保健事业的公民。卫生人力资源教育主要包括三种途径：在校基本医学教育、毕业后教育（postgraduate medical education，PME）和继续医学教育（continuing medical education，CME）。在校基本医学教育有初等医学教育、中等医学教育和高等医学教育，分别培养不同层次的卫生人才，培养未来能够执业的“准医务人员”；毕业后教育医务人员在完成基础医学教育以后实施的,以训练独立工作能力为目标的,导师指导下的教育阶段，是提高医学人才临床素质,培养其独立从事专业技术工作能力的重要阶段，最主要形式是住院医师规范化培训、专科医师培训和医学研究生教育；继续教育是指完成基础医学教育和毕业后医学教育之后进行的在职进修教育，其目的旨在使在职卫生人员不断学习同本专业有关的新理论、新知识、新技术和新技术,跟上医学科学的发展属于成人教育的范畴,是专业教育的继续、补充和完善。

2. 卫生人力资源培训　卫生人力资源培训就是以提高卫生人力资源专业水平和综合能力为目的，对卫生人力进行各种形式的继续教育以最终实现卫生系统整体绩效的提升。卫生人力资源培训可以按照不同类型划分：新员工培训和在职员工培训；在职培训和脱产培训；知识性培训、技能性培训和态度性培训。

3. 卫生人力资源激励　激励机制广泛存在于卫生系统中，大致可以分为经济激励与非经济激励两种方式。相对而言，卫生系统中作为经济的外在激励措施如果可以变为薪酬管理，对提高卫生服务人员的绩效会更为明显，将会促进卫生人力资源主动提高技能水平，改善服务态度。

第三节　卫生财力资源管理

一、卫生财力资源的概念

卫生财力资源是指国家、社会和个人在一定的时期内，为达到防病治病、提高人民健康水平的目的，在卫生保健服务所投入的经济资源。

卫生财力资源是卫生资源的货币体现，也可以说是以货币形式表现的、在一定时期内卫生部门可以动用的卫生资金。它以货币的形式流入卫生领域，通常表现为卫生机构的财务收入，即上级拨款和业务收入等；同时，卫生资源在卫生领域中通过各种形式的卫生服务，实现其消耗和补偿，又使货币流出卫生领域，表现为卫生机构费用支出，这一资金的流入、流出的过程形成了卫生财力资源的运动与周转。

二、卫生资金筹集

卫生筹资是卫生资金筹集的简称。狭义的卫生筹资是指卫生资金的筹集，包括卫生资金筹集的渠道、数量和结构等。广义的卫生筹资不仅包括卫生资金的筹集，而且还包括卫生资金的分配和使用，不仅要研究卫生资金从何而来，而且还要研究卫生资金的去想，即卫生资金的分配流向及资金的使用效率、公平性等问题。

（一）卫生资金筹集形式

随着市场经济体制的建立和社会卫生服务供需矛盾的日益突出，我国采取了多层次、多渠道、多形式的卫生资金筹集政策，以不断拓宽筹资领域。随着新医改的不断推进和卫生保障制度的不断完善，政府和社会卫生支出会进一步增加，个人卫生支出将进一步减少。

我国主要的卫生筹资方式有以下几种：

1. 政府筹资 我国政府历来对卫生事业发展和人民群众的医疗卫生保健工作给予高度重视，近年来随着国民经济发展与新医改的不断推进，政府不断增加卫生投入，发挥了卫生筹资主渠道的作用。

政府筹资可以采取多种形式，如普通税收、财政赤字、通货膨胀、政府规费、专项税以及发行彩券、组织赌博业等形式。最主要的三种政府筹资方式是普通税收、通货膨胀以及专项税。

2. 社会健康保险 社会健康保险（social health insurance）是国家通过立法，由劳动者、用人单位或社区（集体）、国家三方面共同筹集资金，在劳动者及其直系亲属遇到疾病等风险时给予经济补助，以保障其基本生活的一种制度。一般具有强制性，符合条件的个人都必须参加。

3. 商业健康保险 商业健康保险（private health insurance）是由非营利性或营利性保险公司经营，投保人可以自主选择最符合本人自身利益的一系列健康保险险种。商业健康保险一般不具有强制性，保险费根据个体疾病风险特征和选择风险的保险业规定

4. 消费者个人付费 消费者个人付费（out-of-pocket payment，OOP）是指病人在接受医疗服务时，个人或家庭为购买医疗卫生服务和药品所支付的直接费用，它来自于消费者可支配的生活消费资金。由于消费者个人合理负担部分医药费是筹集卫生资金、增加卫生收入的一种有效办法，在国家财力有限，政府不能全部负担所有卫生项目经费的情况下，个人付费将缓解卫生资金紧张的矛盾；从经济行为上看，个人付费还可以增加卫生服务使用者的费用意识，抑制不合理的医疗消费，减少卫生资源浪费，提高卫生资源的使用效率。不过，消费者个人付费存在极大的垂直不公平问题，因为现金支付是极度累退的筹资模式，尤其是将低收入和低健康状态的关系考虑进来时，这种情况更为突出

5. 社区筹资 社区筹资是以社区内配合协作和社区独立自主能力为基础的，它是一个社区中（也可以是一个地区、行政区、其他地理区域，或者同一个社会经济或种群的群里）的各个家庭为既定的一系列卫生服务筹集资金的卫生筹资机制。

社区筹资满足了特定人群的需要，如让农村的低收入人群能获得卫生服务，增加了卫生服务的可及性。但是由于社区卫生筹集的能力有限，往往会出现可持续性差，贫困人群收益水平有限，对医疗卫生服务的提供行为影响有限等局限。

（二）卫生筹资水平的评价

一般通过卫生筹资总额（或卫生总费用）、人均卫生总费用、卫生总费用占 GDP 的比重、政府卫生支出占财政支出的比重等指标来衡量。其中卫生总费用占 GDP 的比重是公认的衡量各国、各地区卫生筹资能力的评价指标。

1. 卫生总费用 是一个国家、地区在一定时期内（通常为一年）为了接受卫生服务而支付的卫生资金。卫生总费用数据的收集有以下几种方法：

（1）费用来源法：即按照资金筹集来源收集各种渠道、各种形式的卫生资金然后求和。从出资者的角度看，卫生总费用表现为政府预算卫生支出、社会卫生支出、居民个人卫生支出以及医疗保险卫生支出。由于费用来源法收集数据比较方便，因此该方法较经常被使用。

（2）分配流向法：即以卫生机构的各项收入反映的卫生资金的数量，加以汇总求和。从机构划分的角度看，卫生总费用具体表现为不同级别的医疗机构费用、公共卫生费用、药品零售机构费用、卫生行政管理费用及医学科研机构留用等。

（3）实际使用法：即通过消费者对不同卫生服务实际利用的调查，收集和整理各类卫生服务项目的数量和费用数据，测算消费者接受卫生服务时所消耗的费用总额。从卫生服务的功能和产品使用的角度看，卫生总费用表现为个人卫生费用、卫生发展费用和其他卫生费用。

2. 人均卫生费用 是消除人口增长因素对卫生总费用绝对值的影响，反映人均卫生费用享受水平的重要指标。

3. 卫生总费用　占国内生产总值的百分比是衡量世界各国卫生事业与国民经济是否协调发展的最综合的评价指标。

三、卫生资金分配

（一）卫生资金分配概述

卫生资金筹集到之后，我们面临这样的一系列问题：即该怎样使用，以及为谁使用，这些决定了谁能获得卫生服务，获得何种类型的卫生服务，以及确保服务的数量和治疗。因此，可以将卫生资金分配的概念定义为：

卫生资金分配是指一个国家或地区为了提高卫生资金的使用效率，通过优化卫生资金分配结构，选择最适宜的卫生资金投入方式和支付方式，将从全社会筹集到的卫生资金在各区域、各级各类医疗机构、各类医疗卫生服务、各类患者之间进行分配的过程。

（二）卫生资金分配的基本原则

卫生经费的分配在卫生资源优化配置中有着举足轻重的作用，卫生管理部门通过卫生经费的合理分配来实现卫生服务的效率与公平。卫生资金分配应遵循以下原则：

1. 成本-效益原则　为保证投入的有效和高效，还应防止盲目投入。投入前应有科学决策程度，进行充分论证；投入后应有阶段性效益评估，及时发现问题，并进行阶段性调整（增加或削减）；在投入完成后，应进行末端评估，其内容包括：投资目的实现程度并总结经验教训，找出提高投入-产出效益的新渠道，保障效益的逐步提高。

2. 主要卫生问题优先原则　各地区根据区域卫生发展规划中提出的主要卫生问题进行经费分配，优先解决主要卫生问题的投入，如农村卫生问题、重大疾病控制、社区综合性卫生服务开展，以及当地急需的重点卫生服务设施的建设等。

3. 向预防保健和农村倾斜的原则　随着医学模式的转变，卫生资金向预防、保健倾斜将是低投入高产出的有效投资途径，也是保障分配公平的有效形式。同时，我国卫生资源分配的城乡差别很大，农村和基层仍旧是我国卫生条件较落后地区。因此，增加对农村和社区卫生服务投入的比例，有利于建立和完善农村及社区卫生服务体系，保障农村居民获得价格合理，比较优质的医疗卫生服务。

4. 与当地国民经济发展相适应的原则　卫生经费的增量分配，必须与当地财政及居民承受力、经济发展程度相适应。经费分配的原则在于优化，而并非大搞超前项目，否则必然造成新的卫生资源分配失调。

（三）卫生资金的分配结构

确定卫生资金的投入方向，优化投入结构是卫生资金分配过程中的一项重要任务。优化卫生资金的分配结构可以从不同地区、不同机构、不同层级和不同人群等多个维度加以考虑，从而确定卫生资金的投入方向，优化卫生资金的投入结构。

1. 地域结构　中国是一个典型的城乡二元化社会，中国农村人口占绝大多数，农村医疗卫生基础相对薄弱，随着农村经济和经济发展，人民生活水平不断提高，广大农村居民对卫生服务的需求也不断增加，只有将卫生资金重点向农村倾斜，切实提高农村卫生工作，才能使中国的卫生状况在整体上有一个大的改观。

2. 部门结构　中国的卫生机构大致可以分为医疗机构、疾病预防控制机构、妇幼保健机构、药品零售机构及其他机构。从卫生资源配置的角度上来看，中国仍然存在“重医疗，轻预防”的现象。预防保健费用低、效果好，是卫生工作能实现投入少、社会效益高的关键。因此从部门结构上，为了改善卫生资金的配置效率，卫生资金尤其是政府的财政资金应重点向预防保健部门倾斜。

3. 层级结构 在中国，医疗结构按照层级可以划分为提供基本医疗和公共卫生为主的基层医疗服务机构和以提供综合医疗服务为主的非基层医疗服务机构。从卫生资金的分配现状来看，无论是城市还是农村，向基层医疗机构分配的资金都是显著低于非基层医疗机构的。然而，根据WHO的推荐，80%的疾病是可以在基层医疗机构解决的。另外，基层医疗机构提供的公共卫生服务重在预防为主，防治结合。因此，政府投入重点转向基层可以节约政府卫生资源，维护人群健康，实现更大的成本-效益。

4. 人群结构 由于在社会经济状况等方面存在差异，不同人群在卫生服务利用也存在不公平现象。为了改变这种不公平现象，需要强调政府的责任，向弱势群体提供风险保护，以确保不同人群可平等享受医疗卫生服务。

（四）卫生资金的投入方式

1. 市场补偿方式 市场补偿方式是指卫生机构按照一定的价格“出售”服务以获得收入。在卫生资金的分配过程中存在交易双方：卫生服务提供方和需求方，双方按照一定的价格出售和购买服务。购买方可以是患者个人，也可以是社会医疗保险、商业医疗保险机构或政府。购买的方式可以是按单位服务价格购买、按合同方式购买和卫生服务代金券等形式。

由于在市场补偿过程中，提供者直接面对买者，买者的数量以及购买的服务量对服务成本补偿及机构收入产生直接影响，因而市场补偿方式的优点在于在一定的价格下，激励提供者为获得更多收入积极、主动地提供卫生服务，并通过改善服务质量和高水平的服务来吸引服务对象或更多的政府补偿。

2. 非市场补偿方式 非市场补偿方式是指卫生机构不需要通过市场交易即获得收入，通常是政府以财政补贴形式投入到卫生机构。非市场补偿方式对卫生机构行为的影响主要取决于政府资金的投入水平和投入方式。政府资金投入量占卫生机构收入的比重越大，政府对卫生服务机构行为的影响也越大。在政府资金量一定的情况下，政府资金对卫生服务机构行为的影响主要取决于补贴成本的类型、补贴依据和标准等。

四、卫生资金管理

（一）卫生资金管理概述

医疗卫生事业单位的资金管理，是以卫生服务为中心，以资金运动为对象，利用价值形式进行的综合管理工作。它是医疗卫生事业单位经济管理的一个重要组成部分，主要内容包括：根据卫生事业单位资金运动的特点，分析需要与可能，筹集、供应资金；搞好增收节支，提高资金使用效果；实行财务监督，执行财经纪律，保护社会主义财产；正确处理国家、集体和个人三者之间的利益关系。

卫生事业单位的资金来源主要有国家预算拨款、企事业单位福利基金拨款、集体经济补助款、业务收入、其他收入、外部借（存）入资金等。

（二）卫生资金管理的主要内容

1. 单位预算管理 单位预算管理是指对卫生事业单位根据事业发展计划和任务编制的年度财务收支计划的管理。卫生机构预算是国家预算的重要组成部分，卫生机构的预算管理贯穿于单位预算编制和执行的全过程，是卫生机构进行各项财务活动的前提和依据。加强卫生机构的预算管理，有利于从资金上保障单位各项业务任务的完成，有利于规范和控制单位的财务活动，有利于提高卫生工作的社会效益和经济效益。

2. 收入管理　收入是指事业单位为开展业务及其他活动依法取得的非偿还性资金，事业单位收入包括财政补助收入、上级补助收入、事业收入、经营收入、附属单位上缴收入、其他收入六大类。卫生事业单位要按照《事业单位财务规则》、《事业单位会计准则》和有关规章制度，进行会计核算和财务管理，各项资金要全部纳入预算，统一核算，统一管理。

3. 支出管理　支出是指卫生事业单位开展业务及其他活动发生的资金耗费和损失。事业单位支出包括事业支出、经营支出、对附属单位补助支出和上缴上级支出。事业单位的支出应当严格执行国家有关财务规章制度规定的开支范围及开支标准；国家有关财务规则制度没有统一规定的，由事业单位规定，报主管部门和财政部门备案。

4. 结余及其分配管理　结余是指事业单位年收入与支出相抵后的余额。事业单位的结余可以按照国家规定结转下年度继续使用，可以按照国家有关规定提取职工福利基金，剩余部分作为事业基金用于弥补单位以后年度的收支差额。

5. 卫生机构专用基金的管理　卫生机构专用基金的管理是指事业单位按照规定提取或者设置的有专门用途的资金，包括修购基金，职工福利基金、医疗基金和其他基金四类。各项基金的提取比例和管理办法，国家有统一规定的，按照统一规定执行，没有统一规定的，由主管部门会同财政部门确定。专用基金管理的原则应遵循“先提后用、专设账户、专款专用”的原则。

6. 资产管理　卫生机构的资产，是指卫生就占有或者使用的能以货币计量的经济资源，包括各种财产、债权和其他权利，包括流动资产、固定资产、无形资产和对外投资等。事业单位应当建立健全现今及各种存款的内部管理制度，应当定期或不定期地清查盘点存货、固定资产。

7. 负债管理　卫生机构的负债是指单位所承担的能以货币计量，需要以资产或者劳务偿还的债务，包括借入款项、应付款项、暂存款项和应交款项。事业单位应当对不同性质的负债分类管理，及时清理并按照规定办理结算，保障各项负债在规定期限内归还。

第四节　卫生物力资源管理

一、卫生物力资源的概念

（一）卫生物力资源管理概述

通常我们将医疗卫生机构开展服务过程中所需要的物质资源的总和，称为卫生物力资源。包括用于防病治病的房屋设备、药品、器械、卫生材料、能源等。而卫生物力资源管理指的是政府及卫生行政部门对卫生系统物力资源的管理和控制的过程，具体包括对卫生物资、卫生设备、卫生建筑规划的管理等。

现代物力资源管理在降低成本、提高服务质量方面的作用越来越被人们认可，通过引入现代化的管理理论和技术，合理开发和利用物力资源，可以盘活资源存量减少积压，加快物资使用周转率，这对医疗卫生系统的长远发展也有着战略性的意义。

（二）卫生物力资源管理的内容

1. 物资管理　物资在这里主要是指低值易耗品、药品和相关卫生材料等。物资管理是指对卫生机构所需的物资，进行采购、供应、保管、分配、维修而进行的各项组织工作，包括组织领导、人员培训、采购运输、验收入库、保管发放、统计核算、合理作用，综合利用等。物资管理在卫生物力资源管理中具有重要地位，是卫生物力资源管理的重要环节。物资管理是否科学、合理，直接影响到卫生机构的成本控制，关系着卫生机构的生存与发展。

2. 设备管理 设备是指用于医学领域，并具有显著专业特征的物质和装置的统称。主要包括医疗器械、仪器、设备、实验装置、器具、材料等物质及它们所需要的软件。设备管理，既是技术工作，又是经济工作。一方面涉及卫生设备的购置、安装、调试、使用、维修等方面的管理，另一方面又涉及卫生设备购置的资金来源、经费预算、财务管理和经济效益方面的管理。

3. 卫生建筑规划管理 卫生建筑是适合卫生活动的房屋设备。它与一般民间建筑不同，有它独特的功能要求与卫生学要求，特别是卫生机构的布局、交通路线、出入口、污染和清洁分区等，在建筑上都有严格的卫生学要求。卫生建筑规划管理是卫生行政主管部门根据依法制定的卫生机构规划及有关的卫生法律规范和技术规范，对各类卫生建筑建设进行组织、控制、引导和协调，一般保健卫生建筑规划编制、审批、实施及有关工作的管理。

二、卫生建筑规划管理

（一）卫生建筑规划概述

1. 卫生建筑规划的概念 卫生建筑通常指那些服务于卫生机构开展医疗卫生活动的建筑设施。卫生建筑规划管理包括卫生建筑规划编制管理、卫生建筑规划审批管理和卫生建筑规划实施管理。它涉及建筑学、医学、经济学、美学、心理学、管理学等学科，是科学性和艺术性的有机统一，这也凸显了卫生建筑规划设计和实施管理在卫生资源管理中的重要地位。

2. 卫生建筑规划的原则

（1）以人为本：卫生建筑的规划应坚持以人为本、方便患者的原则，在满足各项功能需要的同时，注意改善患者的就医条件和员工的工作条件。

（2）因地制宜：卫生建筑的规划应按照立足当前、考虑发展的原则，根据当地卫生事业发展规划的要求和建设单位的实际情况，切实做好项目论证等前期工作。

（3）整体效益：综合医院的建设应符合所在地区城市总体规划、区域卫生规划和医疗机构设置规划的要求，充分发挥卫生服务体系的整体功能和效益。

（4）可及性：各级各类卫生机构服务半径的规划、确定要适宜，交通便利、布局合理，易于群众得到服务。

3. 卫生建筑规划管理过程 卫生建筑规划管理的过程主要包括申请程序、审核程序、合法建筑工程规划许可证和竣工验收前的规划核实及报送竣工验收材料。

（二）卫生建筑规划管理的具体内容

1. 医院 医院建筑作为民生工程和生命线工程，首先应确保其安全性，同时应注意其使用的便利性、投资和运营的高效性，具体规划如下：

（1）选址与布局：总的来说应符合城镇规划和医疗卫生网点的布局要求，除应尽量用地规整、工程地质和水文地质条件良好、对外交通便利外，还应能充分利用餐饮、住宿、通信、金融服务等公共服务资源。

（2）用地构成：包括医疗用地、教学科研用地、行政后勤保障用地、院内生活用地、院前广场及道路交通和停车用地、绿化及休闲用地等。其中医疗用地包括门急诊楼、医技楼和住院楼用地等，是医院医疗用地的核心，医保占总用地的50%～60%。

2. 基层卫生机构 基层卫生机构的建设规划，必须遵守国家有关法律、法规，和国家有关卫生工作的政策，正确处理需要与可能、现状与发展的关系，做到规模适宜、功能适用、装备适度、经济合理、安全卫生。

（1）选址与布局：基层卫生机构的建筑规划，应贯彻适用、经济和在可能条件下注意美观的原则，按照经济水平和地域条件合理确定。经济较发达地区的社区卫生服务中心建设可由地级以上市及区（市/县）统筹安排，按照街道办事处所辖范围或按照 3 万～10 万人的居民数量规划 1 所社区卫生服务中心；经济欠发达地区以街道办事处为单位，一个街道只改造或新建一所政府举办的基层卫生机构（社区卫生服务中心或乡镇卫生院）。

（2）用地构成：主要包括诊疗室、检查室、预防保健用法、病房及医护办公室等。值得注意的是，基层卫生机构门诊用房应根据不同建设规模、专科特长和业务需求合理设置诊疗室，规模小的乡镇卫生院可按业务性质、业务量设置综合性诊室。

3. 专业公共卫生机构　专业公共卫生机构主要包括疾病预防控制中心、专科基本防治院（所、站）、健康教育所、妇幼保健院（所、站）、急救中心（站）、采供血机构、计划生育技术服务机构等。

（1）选址与布局：选址的具体原则如下：①地理位置适中、交通方便；②节约用地，不占或少占农地；③便于利用城市公共基础设施；④环境安静，不宜与市场、学校、幼儿园、公共娱乐场所毗邻，且不宜远离居民区；⑤地形力求规则，场地干燥，并且有必要的防洪排涝设施

（2）建筑面积：根据所在地区的人口数量及谜底、经济、地理、交通和服务半径等因素，合理确定建设规模。

三、卫生设备管理

（一）卫生设备管理概述

卫生设备是指医疗卫生机构中用于医疗、教学、科研、预防、保健等工作，具有卫生专业技术特征的仪器设备、器械、耗材和医学信息系统等的总称。它是卫生物力资源的重要组成部分，是医疗卫生机构中的有形资产，是开展医疗卫生服务所必需的硬件，是实现医疗卫生社会、经济效益的重要条件。

卫生设备管理是指卫生组织管理者依据一定的程序、方法、原则对卫生设备与物资在整个生病周期加以规划配置、指导协调、控制和监督，同时采用各种技术手段保障设备与物质安全，有效地为群众服务，达到良好的社会经济效益。

（二）卫生设备管理基本内容

卫生部于 2011 年 3 月颁布、实施的《医疗卫生机构卫生装备管理办法》是各类医疗卫生机构仪器设备管理的基本制度。它包括了计划与采购、使用管理、处置管理等方面的内容。

1. 计划与采购管理

（1）医疗卫生机构应当根据国家相关法规、制度和本机构的规模、功能定位和事业发展规划，科学制定医学装备发展规划。规划的制定要优先考虑配置功能适用、技术适宜、节能环保的装备，注重资源共享，杜绝盲目配置和闲置浪费。

（2）成立设备采购领导小组，制定医学装备发展规划、年度装备计划和采购实施计划，对配置必要性、社会和经济效益、预期使用情况、人员资质等内容开展可行性验证。

（3）纳入集中采购目录或采购限额标准以上的医学装备，应当实行集中采购，并首选公开招标方式进行采购。采取公开招标以外其他方式进行采购的，应当严格按照国家有关规定报批。未纳入集中采购目录或集中采购限额标准以下的医学装备，应当首选公开招标方式采购。不具备公开招标条件的，可按照国家有关规定选择其他方式进行采购。

2. 使用管理

（1）医疗卫生机构应当健全医学装备档案管理制度，按照集中统一管理的原则，作到档案齐全、账目明晰、完整准确。档案保管期限至医学装备报废为止。国家有特殊要求的，从其规定。

（2）医疗卫生机构应当严格依据国家有关规定和操作规程，加强医学装备安全有效使用管理。

生命支持类、急救类、植入类、辐射类、灭菌类和大型医用设备等医学装备安全有效使用情况应当予以监控。国家有特殊要求的，从其规定。

（3）医疗卫生机构应当对医学装备使用人员进行应用培训和考核，合格后方可上岗操作。大型医用设备相关医师、操作人员、工程技术人员须接受岗位培训，业务能力考评合格方可上岗操作。

3. 处置管理

（1）医学装备处置方式主要包括调拨、捐赠和报废等。

（2）医学装备符合下列情形的，应当报废处置：国家规定淘汰的；严重损坏无法修复或维修费用过高的；严重污染环境，危害人身安全与健康的；失效或功能低下、技术落后，不能满足使用需求的；国家有明确要求的。

（3）公立医疗卫生机构处置医学装备，应当按照国有资产处置管理有关规定，严格履行审批手续，未经批准不得自行处理。

（三）大型医院设备的配置

1. 大型医用设备的概念 大型医用设备是指列入国务院卫生计生行政部门管理品目的医用设备，以及尚未列入管理品目、省级区域内首次配置的整套单价在 500 万元人民币以上的医用设备。2004 年 12 月，原卫生部发布了《大型医用设备配置与使用管理办法》，对大型医用设备的配置规划、配置审批、使用管理、监督管理都进行了具体的规定。

2. 大型医院设备的分类 大型医用设备管理品目分为甲、乙两类。资金投入量大、运行成本高、使用技术复杂、对卫生费用增长影响大的为甲类大型医用设备（以下简称甲类），由国务院卫生计生行政部门管理。管理品目中的其他大型医用设备为乙类大型医用设备（以下简称乙类），由省级卫生计生行政部门管理。

（1）甲类

1）X 线正电子发射型电子计算机断层扫描仪（PET-CT,包括正电子发射型断层仪即 PET）。

2）伽马射线立体定位治疗系统（γ 刀）。

3）医用电子回旋加速治疗系统（MM50）。

4）质子治疗系统。

5）其他未列入管理品目、区域内首次配置的单价在 500 万元以上的医用设备。

（2）乙类（省级卫生行政部门管理）

1）X 线电子计算机断层扫描装置（CT）

2）医用磁共振成像设备（MRI）

3）800 毫安以上数字减影血管造影 X 线机（DSA）

4）单光子发射型电子计算机断层扫描仪（SPECT）

5）医用电子直线加速器（LA）

3. 大型医用设备的管理实行配置规划和配置证制度 甲类大型医用设备的配置许可证由国务院卫生计生行政部门颁发，乙类大型医用设备的配置许可证由省级卫生行政部门颁发。大型医用设备的配置必须适合我国国情，符合区域卫生规划原则，同时充分兼顾技术的先进性、适宜性和可及性，实现区域卫生资源共享，不断提高设备使用率。

4. 配置大型医用设备的程序是 ①甲类大型医用设备的配置，由医疗机构按属地化原则向所在地卫生行政部门提出申请，逐级上报，经省级卫生行政部门审核后报国务院卫生行政部门审批；②乙类大型医用设备的配置，由医疗机构按属地化原则向所在地卫生行政部门提出申请，逐级上报至省级卫生行政部门审批；③医疗机构获得《大型医用设备配置许可证》后，方可购置大型医用设备。

第五节　卫生信息资源管理

案例 9-3

厦门市卫生信息建设

厦门市政府在2003年提出建设“厦门市市民服务信息系统”的目标，并将“市民健康信息系统”作为“市民服务信息系统”的重要组成部分。卫生部门提出了建设全市区域卫生信息系统，并确定了以居民个人为中心的建设理念，旨在建立一套涵盖市民从生到死所有健康信息的居民健康档案，2009年，厦门市民健康信息系统建成并正式投入运营。厦门市先建设一套覆盖所有基层医疗卫生机构的信息平台，然后结合医疗重组计划，采取先易后难、逐步深入的形式将医院的信息系统接入。2009年还整合了妇幼、公共卫生等信息系统，形成了完整的区域卫生信息平台，建立了厦门市民健康信息系统，2010年，厦门市按照原卫生部关于居民电子健康档案和以电子病历为核心的医院信息系统最新标准，对厦门市民健康信息系统及相关医疗卫生信息系统的标准化进行了改造。2013年建设了厦门市健康医疗云，实现了硬件资源的集约、软件的应用迁移、机房的托管。除就诊预约、健康查询、自助健康监测与管理、健康保险理赔查询等服务外，还建立了健康管理公共服务平台，实现了各类健康管理终端设备的智能接入，满足了身高、体重、体温、血压、血糖、心电、腰围、血氧、肺功能、骨密度、人体脂肪测量、血脂检测仪、动脉硬化、运动（计步、距离、消耗卡路里）等14项健康管理终端指标的收集，实现了健康管理终端数据与社区卫生服务中心、医疗机构之间的及时推送，并与厦门市民健康信息系统有机融合。

厦门市根据慢性病诊断、治疗和后期管理的需要，借助信息化管理平台，提出了高血压、糖尿病等慢性病“三师共管”的管理模式。通过这种管理模式，慢性病的规范治疗率、成本效果比均明显提高，主要的健康行为形成率也明显提升，不良预后显著降低，对老百姓而言，最直接的感受是医疗费用的降低。

思考：

（1）如何理解卫生信息化是医改的技术支撑作用？

（2）厦门市卫生信息化建设有哪些特点？

一、卫生信息资源管理概述

（一）信息概述

随着全球信息技术的飞速发展，信息成为了国家经济的重头戏，先进的信息产业将带动整个国家经济的发展；与此同时，信息也不断也渗透到我们生活的方方面面，深刻改变我们的生活方式。从管理学的角度出发，管理学的目标在于实现社会和经济效益的最大化，而这一目标的最终实现也是在掌握充分的信息的基础上实现的。

虽然信息与人类社会的发展以及人类自身的生活息息相关，但人们对信息的具体内涵始终没有形成一个统一的认识。“信息”这一概念的最早提出者哈特莱将信息理解为选择通信符号的方式，并用选择的自由度来计量这种信息的大小；美国科学家维纳则认为信息、物质和能源是人类社会的三大基础性资源，也是推进社会发展的三大要素，信息为社会提供思维、知识和决策；而意大利学者朗格从事物的差异对信息进行定义，他提出信息是事物之间的差异，而不是信息本身……。目前最为广为接受的定义是按照香农经典定义而来的，信息是不确定性的描述，或者说就是信息是可以使得不确定度减小的一切。简单来说，信息不是事物本身，它反映了事物特征与特性，不同的事物有不同的特征，并在不同的条件下发生变化。

（二）卫生信息及特点

卫生信息是指卫生工作领域和与卫生工作密切相关的社会生活领域一切活动的指令、情报、数据、信号、信息和知识的总称，它反映卫生工作的过程、状态变化和特征。卫生信息有广义与狭义之分，广义的卫生信息是指与卫生工作直接相关的任何形态的信息，包括社会经济信息、科技信息、文教信息以及人权健康状况信息等。狭义的卫生信息是指国家为了保护和促进人民健康有效提高劳动者健康素质而收集、处理、存储、分配和利用开发的各种信息，主要包括卫生服务活动信息、卫生资源分配和利用信息、健康和疾病信息，影响健康的各种因素、疾病、治疗和处置信息等。

卫生信息是卫生管理者制定计划、实施计划、指导工作、保证各项工作正常运行的依据和手段，也是卫生相关人员从事临床诊疗和开展医学科研的前提和条件，更是培养卫生人才、发展业务技术的重要资源。

卫生信息是信息的一部分，因此它具备信息的一般属性，如客观性、普遍性、可存储性、可传输性等。同时，他又具有以下特殊的性质和特点：

1. 专业性 由于以下是一门专业性十分强的学科，所以卫生信息的内容也具有十分鲜明的专业特殊，非专业人员相对来说难以理解、掌握以及科学利用。

2. 社会性 卫生信息与人民群众的生活、生产、健康、生命密不可分，休戚相关，具有广泛的社会性。

3. 不对称性 卫生信息的不对称性主要表现在卫生信息的供方和需方上。医疗市场上，卫生信息的不对称主要体现为医疗机构和医务人员通常拥有比较完全的医疗专业知识和信息，而患者及家属则处于相对的信息劣势。

4. 保密性 卫生信息如病人的身体状况、病情、治疗等信息均属病人的隐私，一般不得向他人透露（传递），具体信息可以参照国家保密局颁布的《卫生工作中国家秘密及其密级具体范围的规定》。

（三）卫生信息管理

狭义的卫生信息管理是指卫生行业收集、整理、存储并提供信息服务的工作；广义的信息管理涉及对卫生行业领域的信息活动和各种要素进行合理的计划、组织与控制，以实现信息及有关资源的合理配置，从而有效地满足卫生事业信息需求的过程。卫生信息管理包括以下步骤：

1. 卫生信息的收集与整理 卫生信息的收集是指根据特定的目的和要求，按照一定的程序与方法，将分散、无序、凌乱、存在于不同载体的信息收集起来的过程。信息搜集的主要渠道有：日常工作中的公文、卫生统计报表、图书情报、专题调查、信访、档案等。而信息的整理和加工是卫生信息资源管理的中心环节只有经过整理和加工处理才能进行信息的传递与存储，并在管理中发挥作用。对信息的加工一般包括以下基本内容：信息分类、信息鉴别与筛选、信息计算、信息编纂、建立数据库等。

2. 卫生信息的储存与传递 收集取得的信息经过整理加工后变成有用的信息，就必须进行储存管理。信息储存要考虑储存介质的选择、存储位置分配、数据安全性、使用方便性、冗余度代销和数据一致性保证等问题。储存的形式是多样的，如纸质档案文件、音像文件、电子文件等。储存的地点主要是档案室，收集的信息要及时归档，防止丢失。

信息传递包括六个基本要素，即传播者、媒介、接受者、信息、符号和环境。具体而言，卫生信息的传播者要求有一定的医学背景，拥有丰富的医院卫生知识，是专业技术人才，有特定的专业素质，富有卫生信息传播或医疗卫生服务职能的机构和人员是卫生信息传播的主体；传播交流的内容是卫生信息，它泛指一切与人类生命健康有关的任何形态的信息，既包括卫生系统内部的管理信息、业务信息、医疗活动信息、医学科技信息、医学图像信息、医学标准信息等，也包括卫生系统外部的医学科技文献信息、卫生政策信息及通过有组织、有目的的调查获取的各种医药卫生信息；卫生信息的传播交流涉及每一个人，而不是仅针对某一群体或某一特定组织，传播交流的对象是不特定多数人，具有广泛性的特征。

3. 卫生信息的分析与研究　卫生信息的分析与研究是卫生信息资源管理和使用者根据需要、围绕特定的课题、有目的地收集和占有信息资料，通过整理、评价、筛选、运用分析和综合等手段，进行系列研究的活动。

许多社会学、医学科学研究的方法都可以在卫生信息的分析与研究中使用。总的来说可以归纳为综合分析、比较性研究以及预测性研究三类。

①综合研究指的是将零散的信息资料分门别类地加以整理、排列、条理化进行考察、分析、整理研究，高度浓缩信息资料和观点，概括出事物的总体面貌，抓住实质，解释内在的规律，这种研究方法主要集中于描述性的研究。

②比较性研究将事物在不同人群、时间、空间状态、发展的比较，通过比较和发现差异来分析差异的原因，这种研究方法的特点是结论明确、直接、具体。

③预测性研究是根据现有情况的分析研究，对事物未知或未来状况作出估计、判断，常常要借助统计学方法，数学模型等，这种研究方法的特点是具有创造性与前瞻性。

4. 卫生决策　卫生决策是在分析卫生信息的基础上，运用卫生领域相关理论与方法得出若干个可能的策略（行动或方案），然后从中选取效果最好的策略，最终达到卫生系统目标的过程。一个完整的卫生决策包括 7 步：确立目标、收集卫生信息并进行分析预测、拟订方案、评估方案。选择方案、执行方案、评价和控制。

常用的卫生决策方法包括：

（1）判别分析方法：一种根据观察变量判断研究样本如何分类的多变量统计方法，判别分析的过程分为两个部分，首先是依据已知样本及其预测变量建立起一系列分类规则或判别规则，其次是运用这一规则对样本原有分类进行检验以确定原有分类错判率，常用方法有 Bayes 判别与 Fisher 判别。

（2）人工神经网络：它是一种模仿动物神经网络行为特征，进行分布式并行信息处理的算法数学模型。神经网络的工作过程可以分成学习阶段和工作阶段两个阶段，在学习阶段中对网络进行训练，使其达到理想的稳定工作状态，工作阶段则是将训练好的网络用于实际工作。

（3）循证卫生决策：当面临两个及两个以上卫生干预方案时，通过获取全球当前可得最佳证据，考虑当地可得的卫生资源和公众价值取向，结合管理者实证经验，做出价有所值并行之有效的选择的过程。询证决策强调证据的重要性，其最大特点体现为“全面证据，本地决策”。

二、卫生信息系统

卫生信息系统是卫生体系中的一个功能实体，卫生信息系统能够为卫生服务体系中每一级的合理决策的制定过程提供信息。信息系统在医疗卫生、医院行政、公共卫生、医疗保险等领域的实施与应用大大提高了卫生工作效率，有效避免了卫生资源的浪费。

（一）医院信息系统

1. 医院信息系统的概念和功能　医院信息系统是指利用计算机软硬件技术、网络通讯技术等现代化手段，对医院及其所属各部门对人流、物流、财流进行综合管理，对在医疗活动各阶段中产生的数据进行采集、存贮、处理、提取、传输、汇总、加工生成各种信息，从而为医院的整体运行提供全面的、自动化的管理及各种服务的信息系统。医院信息系统是现代化医院建设中不可缺少的基础设施与支撑环境。

由于医院信息系统适用场所是医院，操作者是医护人员，主要用来支持医院行政人员和医护人员的行政工作与临床诊疗工作，与挽救人的生命息息相关，因此其除具有一般信息系统的特征外，还具有自己特殊性：①需要大规模、高效率的数据库管理系统的支持；②需要 24 小时不间断运行，保障医疗活动的正常开展；③落实以患者为中心原则，系统的人机界面友善，易操作；④为了适应信息技术的发展，需要具有开放性和可拓展性，方便后续新系统的配置与融合。

2. 医院信息系统的结构 医院信息系统是一个十分庞杂的业务功能体系，从不同的视角，其有不同的功能体系。如从功能角度，医院信息系统可以分为三个层次：窗口事务处理功能、部门级事务功能、院长级决策支持功能；从专业深度又可分为一般日常事务处理功能、主业业务支持功能、专业知识处理功能；从信息处理角度，又可以分为管理信息功能，临床信息处理功能，外部接口功能。

以下将从信息处理角度介绍医院信息系统：

（1）医院管理信息系统：其主要目标是支持医院的行政管理与事务处理业务，减轻事务处理人员的劳动强度，辅助医院管理层决策，提高医院的工作效率，从而使医院能够以较少的投入获得更好的社会效益与经济效益。包括财务管理系统、药品管理系统、病案管理系统、物质设备管理系统等。

（2）临床信息系统：其主要目标是为临床医护人员和医技科室医师服务，以患者为中心，支持医护人员的临床活动，收集和处理患者的临床医疗信息，丰富和积累临床知识，并提供临床咨询、辅助诊疗、辅助临床决策，提高医护人员的工作效率，为患者提供更多、更快、更好的服务。其包括医生工作站、护士工作站、实验室管理信息系统，放射科信息系统、图像存储与通讯系统、电子病历系统等。

（3）外部接口：主要目标是实现与其他医疗相关信息系统的集成，实现与外部信息系统的数据交换，包括医疗保险借口、远程医疗接口、社区医疗接口、上级卫生行政管理部门接口等。

一般来说，一个完整的医院信息系统应包括以上三个部分。但是当一个医院的医院信息信息刚刚起步，或是由于经济条件限制，其往往是先建立医院管理信息系统，随着经济条件的改善或技术的进步，然后再逐步完善。其原因是因为医院管理信息系统所需的资源较少，技术简单，投入少，可以解决医院管理中最直接的问题，如挂号、收费等。

（二）公共卫生信息系统

1. 公共卫生信息系统概述 公共卫生的发展与人类健康的进步息息相关，公共卫生信息系统是卫生系统建设的重要组成部分。通常来说，公共卫生信息系统是利用计算机、网络和通讯技术，对各类卫生机构所涉及的各种信息进行规划和管理，收集人群的疾病发生状况和健康状况的资料，进行数据分析与处理，得到有价值的信息，并向各级卫生机构的管理层传递信息，为卫生管理者的计划、控制、决策提供支持。

2. 公共卫生信息系统的分类 目前我国的公共卫生系统大体可以分为：突发公共卫生应急信息系统、公共卫生监测信息系统、社区卫生信息系统、妇幼保健信息系统等。

（1）突发公共卫生应急信息系统：2003 年，传染性非典型肺炎在我国广东爆发，在此期间发生了一系列事件：引起社会恐慌，包括医务人员在内的多名患者死亡；与此同时，也暴露了我国公共卫生管理体制的缺陷，尤其是信息渠道的不畅通，促使疫情蔓延，造成了国民经济的重大损失。这场疫情的深刻教训使我们认识到了突发公共卫生信息系统建设的重要性，此后由国家主导、统筹规划、地方参与的国家及省市的突发公共卫生信息系统不断建立和完善。

突发公共卫生应急信息系统通过利用计算机技术，可以实现对“准备”和“应急”这两方面工作的支持。准备工作是利用计算机自动化技术，生存电子化的突发公共卫生预案，并进行及时更新，对应急工作需要用到的人员。物资、机构等资源信息进行实时更新；应急工作是要求利用计算机计算及时调用这些预案和信息，并分析当前突发事件发展状况，提供辅助决策，实现实时通讯等。

（2）公共卫生监测信息系统：传统的卫生监测通常于依赖于实验室诊断，这种监测方式比较耗时、费力，而法定传染病的报告往往迟缓而不完整，于是人们在计算机技术的基础上发展出一种新的公共卫生监测信息系统。这一系统具有显著提高传染病爆发监测能力的潜力，建立及时准确、经济高效的监测报告系统，早期发现和监测疾病，可大大减轻对国民健康和生命安全的损害。公共卫生监测的对象主要针对生物恐怖、传染病爆发、事物重度、化学性重度等各类公共卫生事件。

自 2003 年国家开始进行公共卫生监测信息系统的全面建设，主要是运用现代通讯技术、计算机技术和网络技术以及广泛的社会力量和各级医疗机构，及时快速地将疾病尤其是传染病信息和其他公共卫生信息反馈给突发公共卫生事件监测数据库及各级疾病控制中心，以达到早发现、早预警、早采取措施。国家还可以通过监测系统获得相关基本数据，确定当前公共卫生工作重点，制定相应的政策和措施。

（3）社区卫生信息系统：社区卫生信息系统是人-机系统，它不仅仅是一个技术性的问题，他的建立本质上是一场管理的提升或管理的革命。

社区卫生信息系统是以满足社区居民的基本卫生服务需求为目的，融健康教育、预防、保健、康复、计划生育技术服务和一般常见病、多发病的诊疗服务信息为一体的信息系统；系统利用计算机技术、网络通讯技术等现代化手段，具有易用、高效、安全、可靠的特点，对社区卫生服务进行规范化、科学化管理；系统通过对社区卫生服务过程中产生的数据进行采集、存储、处理、提取、传输、汇总和分析，从而提高社区卫生服务的能力和工作质量，提升社区卫生服务管理水平。

（4）妇幼保健信息系统：妇幼卫生信息化是卫生信息化的重要组成部分，准确地把握和分析妇幼卫生信息化的需求，特别是建立一个健全、完备且具有区域化性质的妇幼保健信息系统，以满足健康档案、妇幼保健领域以及各方面的需求是至关重要的。

妇幼保健信息系统是指按照国家有关法律法规和政策、标准的要求，以计算机技术、网络通讯技术等现代化手段，对妇幼保健机构及相关医疗保健机构开展的妇幼保健服务工作各主要阶段所产生的业务、管理等数据进行采集、处理、存储、分析、传输及交换，从而为卫生行政部门、妇幼保健机构及社会公众提供全面的、自动化的管理及各种服务的信息系统。妇幼保健信息系统是妇幼保健机构对其服务对象进行长期、连续的追踪管理和开展优质服务的基础，是妇幼保健机构现代化建设中不可缺少的基础设施与支撑环境

（三）社会医疗保险信息系统

1. 社会医疗保险信息概述　社会医疗保险信息是为识别参入社会医疗保险活动的各主体在医疗保险过程中发生的流程性、状态性和结果性的属性资料。具体包括：①社会医疗保险政策信息，包括各类医保的年缴费比例、月缴费额度等信息；②社会医疗保险基本信息，包括各类保险的经办机构、定点医疗机构、参保单位、参保人员的基本情况等；③社会医疗保险业务信息，包括参保单位登记和申报、缴费核定、费用征集、个人账户管理、门诊住院补偿费用审核、补偿费用支付等信息；④社会医疗保险基金管理信息，包括基金的收入、支出、结余等信息；⑤社会医疗保险覆盖区内国民经济和社会发展情况。

2. 社会医疗保险信息系统概述　该系统是综合利用计算机技术、数据库技术、网络技术和数据通信技术对社会医疗保险信息进行采集、存储、处理、传输、展示和维护，从而为社会医疗保险提供全面的、自动化管理的信息系统。加强社会医疗保险信息系统的建设和管理，不仅有利于提高社会医疗保险自身工作效率，也是保障国民经济健康发展和社会安定团结的需要。

3. 社会医疗保险信息系统的组成及其功能

（1）社会医疗保险中心信息管理子系统：社会医疗保险中心信息管理子系统是整个系统的核心部分，该系统的功能包括系统管理、基础信息管理、信息审计、基金管理、网络通讯管理、IC 卡管理、查询检索和统计报表等，除了本身的系统的功能以外，还具有对其他系统的调节控制功能。

具体的功能模块包括：基金筹集管理模块、基金支付管理模块、基金投资管理模块；注册管

理模块、健康档案管理模块、就医行为管理模块、个人IC卡管理模块；医疗机构资格审查模块、医疗机构质量检测模块、药品和服务项目检测模块；日常常务管理模块、财务经费分析模块、财务监督控制模块；人事管理模块、内部财务管理模块、物资设备管理模块等。

（2）医疗服务管理子系统：医疗服务管理子系统是指对定点医疗机构包括定点医院、定点药店管理的信息子系统，它是社会医疗保险基本信息的重要采集点，是社会医疗保险信息管理系统的终端应用者。根据定点医疗机构的规模和承担的社会医疗保险服务水平，医疗服务管理子系统一般分为综合定点医疗机构、门诊定点医疗机构和定点药店。其中综合定点医疗机构可以向统筹地区内的参保职工提供门诊、住院、转诊和规定的可由统筹基金支付的门诊部分病种的医疗服务；门诊定点医疗机构只承担统筹区内参保者的门诊医疗服务；定点药店提供由定点医疗机构出具处方或外配药品的服务。

具体的功能模块包括：系统管理模块、数据字典维护模块、医疗服务机构日常业务管理模块、门诊慢性病与大病补偿模块、住院补偿模块等。

（3）社会医疗保险信息社会化服务子系统：随着互联网技术的高速发展，信息服务已经打破了单个系统的壁垒，能够实现跨时空的互联互通。社会医疗保险信息也将以互联网为平台，实现了网上参保申报、信息查询等。各级社会医疗保险管理部门都建立了服务网站，通过互联网开展网络式服务，实现社会医疗保险的申报、缴费、支付、查询等功能。通过社会医疗保险网站不仅可以查询到社会医疗保险的法律法规和各类账户信息，还可以查询个人缴费情况、个人账户累积情况等。

三、卫生信息管理的未来展望

（一）大数据时代下中国的卫生信息化

当今世界正处于大数据时代的变革之中。从我正在感受到计算技术带来的生活便利，云计算渗透到生活的方方面面，它正在深刻地改变我们的生活方式。所谓大数据是指：随着数据量的几何级增长和计算能力的显著提高，人们可以突破数据结构的限制，从中获得比以往更丰富的信息，从而去预测商业趋势、提升研究质量、预防疾病、打击犯罪、汇报实施交通流量等等大数据时代将机制设计从理论变为现实。在商业领域，google、facebook 等正在利用客户的上网浏览数据了解消费者的潜在需求，从而有针对性地投放广告，提高效率；在生活领域，netflix、豆瓣等新型媒体库正在通过我们的评价了解我们喜欢的电影电视类型，除了可以为我们更好地推荐节目外，甚至还为我们专门拍摄节目；在公共卫生领域，google 成功地预测了流感病毒的爆发,使得“预防为主”的理念得到智能解决。

回到医疗卫生领域，医疗信息化正在帮助我们产生前所未有的大数据。在过去，医改是一道世界性难题。今天，我们将有机会看到一种新的解决方式。2009 年出台的“新医改方案”（中共中央国务院，2009）明确提出，“建立实用共享的医药卫生信息系统”，即“以推进公共卫生、医疗、医保、药品、财务监管信息化建设为着力点，加快信息标准化和公共服务信息平台建设，逐步建立统一高效、资源整合、互联互通、信息共享、透明公开、使用便捷、实时监管的医药卫生信息系统”。

为了更好地配合和支持医改工作顺利进行，致力于完善卫生信息领域的顶层设计，2011 年年初，原卫生部完成了“十二五”卫生信息化建设工程规划编制工作，初步确定了我国卫生信息化建设路线图，简称“3521 工程”所谓“3521 工程”是对三级卫生信息平台、5 项业务应用、2 个基础数据库和 1 个专用网络的简称，即建设国家级、省级和地市级三级卫生信息平台，加强公共卫生、医疗服务、新农合、基本药物制度、综合管理 5 项业务应用，建设健康档案和电子病历 2 个基础数据库和 1 个专用网络建设。

同时，各地实践已经贡献出很多宝贵经验。上海闵行区是我国建设区域医疗信息化的排头兵，已经形成了以电子健康档案（EHR）和电子病历系统（EMR）两大数据库为基础的全面的区域医疗信息系统。每个月门诊诊断数据观测量超过五十万条，就诊数据十万条。截止至今，所有公立医疗机构都已建立了 EMR，包括 5 家公立医院和 13 家社区服务中心，70%以上的常住居民都已建立了 EHR。

从理论到现实，让我们更有信心做好机制设计的是我们所处的大数据时代，以及医疗卫生信息技术的快速发展。

（二）卫生信息管理的发展

1. 网络化趋势　网络技术尤其是互联网的发展，不仅仅为信息管理带来外在技术形式的变化，更触发信息管理实质内核方面的改变。卫生信息管理从以收集、保存为主转向卫生信息的高度共享，这不仅仅大大提升卫生工作效率，也将促进卫生工作的规范。例如，电子病历档案联网共享的实现，一方面有效减少了患者重复检查的线性；另一方面，医师在给患者诊断病情时可以通过查阅电子病历，全面了解患者的过往病史及各个医院、各种设备的检查结果，帮助医生准确诊断，提高了医疗质量。

2. 标准化趋势　标准化是卫生信息化建设的重要内容，信息标准化也是进行信息交换和共享的基础。近年来我国不断加大卫生信息标准化工作力度，并且呈现出了良好的发展势头。但总体而言，目前我国卫生信息的标准化工作仍滞后于卫生信息化的建设与发展，束缚了信息资源的广泛共享、高效利用，由此造成的“信息孤岛”、“信息烟囱”等现象给社会带来了众多不便和经济上的巨大浪费。因此，卫生信息管理必将致力于概述、促进标准化和规范化。

3. 价值化趋势　发挥信息的价值是信息的交流与传递的目的。现代信息技术为卫生信息的收集、存储提供了良好的条件，卫生信息管理现在面临的主要问题是如何加快卫生信息资源的传播、如何在卫生信息的汪洋大海中挖掘出有价值、有意义的信息，以及如何运用信息进行知识创新和技术创新。可以预计，卫生信息海量数据的存储和检索，卫生信息数据加工和挖掘，卫生知识管理和知识共享理论与应用研究都将成为卫生信息管理的研究热点。

4. 集成化趋势　集成化主要体现在通过统一制定卫生信息资源管理基础标准，规范应用信息系统的开发行为，整合现有卫生信息资源，构建一个格式统一、资源共享、功能集成的卫生信息系统大平台。通过卫生信息集成平台的建设，使得内部各系统的信息资源实现有效分享、相互协作、使关键数据能够被多业务系统所复用，最终实现跨业务系统的实时数据处理。

5. 人本化趋势　所有的卫生信息管理工作最终都要落脚到卫生信息服务上。在新医改以人为本的方针指导下，卫生信息管理工作将人性化地统筹各方利益，把强化人性化卫生信息服务作为工作的出发点和落脚点。医院信息系统的研究与开发也将以人为本，逐渐实现从以经济财务为主线的信息管理系统转向以病人为中心的临床信息管理系统。

（李跃平）

第十章 健康管理

第一节 健康管理产生的背景及发展历程

案例 10-1

美国的全民健康管理计划

自 20 世纪中期以来，美国医疗费用持续增加。美国政府和社会尝试了许多经济管理手段来控制医疗费用，基本上是不成功的。人口老化、慢性病和残疾、全国缺乏统一协调的医疗服务，这是让美国政府头痛的三大医疗健康难题。人群中最不健康的 1%和患慢性病的 19%共占用了 70%的医疗卫生费用；最健康的 70%人口只用了 10%的医疗费用。美国现在每年国内生产总值的 17%用于医疗开支，但还有 4200 万人（约占美国人口的 16%）没有医疗保险。

美国政府认为健康管理和促进是关系国家经济、政治和社会稳定的大事情，因而制定了全国健康管理计划，即“健康人民”计划。美国政府制定了全国健康管理计划——“健康人民”。由联邦卫生和社会服务部牵头，与地方政府、社区和民间及专业组织合作，从 1980 年起，每 10 年一个计划，执行，评价循环，旨在不断地提高全国的健康水平。2010 年 10 月，美国卫生福利部（DHHS）颁布了健康促进与疾病预防新的 10 年战略目标《健康人民 2020》，该计划包括四个总体目标，42 个优先领域和 600 项具体健康指标。主要目标是：①避免遭受可预防的疾病、残疾、伤害和早死，获得高质量长寿的生命；②实现健康公平、消除差异、促进各类人群健康；③创造能够改善全体公民良好健康的社会和自然环境；④提升人生各阶段生活质量、促进健康发展和健康行为。在 600 项健康指标中，有 12 个优先领域和 26 项是主要健康指标，包括卫生服务可及性，医疗预防服务，环境质量，伤害和暴力，母亲、婴儿、儿童的健康，心理健康，营养、体育活动和肥胖，口腔健康，生殖和性健康，社会因素，酗酒及药物滥用，烟草。

思考：

（1）健康管理的内涵是什么？

（2）健康管理出现的背景是什么？

（3）从美国的健康管理计划中，我们能得到哪些启示？

一、健康观的演变与现代健康观

人类对健康的认识过程是不断发展和变化的，随着社会、经济、现代医学科学等的发展，健康观也在发生着演变。生物医学的发展为人类健康作出了卓越贡献，使危及人类生命安全和健康的急慢性传染病、营养不良性疾病、自然疫源性疾病、地球生物化学性疾病等，大部分得到了控制，有些已经绝迹。但是，生物医学把人简单地当作生物有机体，忽略人的社会性和人丰富的内心世界，把健康与疾病理解成人体各器官系统是否发育良好和机体的功能运转是否正常。因此，早期人们主要从生理角度定义健康，认为“无病即健康”。

后来，不同专业领域的学者逐渐对健康有了不同的认知和理解。社会学家认为：健康不仅以生理功能为依据，且应该纳入社会角色和能力视角。经济学家认为：健康不仅是一种经济物品，它能给人们带来效用和收益，也是一种资源。政治学家认为：健康是人的一种基本自由和权利，是人类社会普遍认同和追求的价值和目标取向之一。

1977 年，美国纽约州罗彻斯特大学精神病学和内科学教授恩格尔首先对生物医学模式提出挑战，主张建立生物-心理-社会医学模式。1985 年，英国《简明不列颠百科全书》把健康定义为："健康，是个体长时期地适应环境的身体、情绪、精神及社交方面的能力。"这一定义明确涉及了个体生理、心理、社会三个方面的功能状态。1986 年，世界卫生组织在宪章中规定："健康乃是一种身体上、精神上和社会适应上的完满状态，而不仅仅是没有疾病和虚弱的现象。"1990 年，世界卫生组织又增加了"道德标准"，进一步把健康的内涵概括为躯体健康、心理健康、社会适应良好和道德健康。健康概念的内涵和外延不断拓展和深化，在很大程度上影响着健康管理活动。

现代健康观的内涵经历了从个体到群体，从单维到多维，从疾病到健康，从个人到家庭、组织、社区、社会等多方面的拓展。因此，健康管理也更重视群体的健康管理，关注生命周期不同阶段的健康保护，将单纯的疾病管理，扩展到亚临床、亚健康、健康等不同生命状态健康管理。

二、健康管理产生的因素

健康管理的出现迄今 50 多年，主要与以下因素有关：

（一）人口迅速增长和人口老年化

目前按照世界卫生组织标准，我国已步入老龄化社会。老年化社会是指 65 岁以上的老年人口占总人口的 7%或 60 岁以上的老年人口占总人口的 10%。随着人类寿命的明显延长，老龄人口的比重不断上升，我国老龄人口的比重到 2020 年将上升到 15%以上，"健康长寿"将成为社会的迫切要求，老年卫生保健将成为重大的卫生任务。老龄化社会可能带来诸多问题：

（1）劳动系数下降，经济负担重。

（2）健康问题多，卫生需求大。

（3）生活能力减退，需要社会、家庭的支持。

随着世界性人口老龄化日益突出，除非人类寿命的延长与老年人健康状况的改善同步，否则社会的、经济的和道德伦理的医疗保健支持体系将不堪重负。

（二）疾病谱和死因谱变化

随着社会的发展，生活条件的改善以及医疗卫生事业的发展，人们所得疾病的种类正在发生变化。通常，疾病分为传染疾病和非传染性疾病两大类：传染性疾病，如肝炎、痢疾等等，非传染性疾病，如高血压、脑血管意外、冠心病、癌症等。目前，我国疾病谱的特点为传染病和寄生虫病不断下降，非传染性性疾病不断上升，如心脑血管疾病、恶性肿瘤、意外伤害等。然而令人震惊的是：在传染性疾病逐渐减少的同时，我国非传染性疾病却在逐渐增多、形成巨大威胁，据有关统计资料表明，慢性非传染性疾病所引起的死亡已占我国人口死亡数的 2/3。也就是说，每 3 个死亡人口中，就有 2 个是死于癌症、脑中风、冠心病等非传染性疾病。

（三）医学模式的转变

医学模式是指人们认识医学、健康和疾病的一种观念。随着工业、农业的发展，科学技术水平的提高，人类对健康和疾病的思考，医学模式在历史上有着几次重要的演变。总的来讲，可以概括为以下几种：神灵主义医学模式、自然哲学的医学模式、机械医学模式、生物医学模式、生态医学模式和生物-心理-社会医学模式。医学界在20世纪70年代末提出了医学模式需要从生物医学模式向生物-心理-社会医学模式转变。目前，各种慢性病成了人类健康最大的威胁。虽然对于慢性病的防治目前尚未取得突破性的进展，但人类对这类疾病有了较深入的认识，明确了慢性病的发生和发展是多因素综合影响的结果，除了生物学因素外，还与人的生活习惯、行为方式、环境污染等有密切关系，有学者提出人类已进入慢性病、生活方式病或现代文明病

（四）医疗费用的高涨与卫生资源的不合理的分配

目前，“看病难、看病贵”仍在一定程度上存在。不少居民因缺医少药、小病拖大、大病拖难，最终直接来到城市大医院、甚至还可能被送到更高端的医院，一般价格低廉的药品已经不能有效挽救生命，医疗费用高就是很自然的事情了。卫生资源配置不合理，中国用世界1%左右的卫生总费用，解决了世界22%人口的基本医疗卫生需求，人口健康状况在发展中国家处于领先水平。但中国基层医疗比较薄弱，三级医疗预防保健网没有有效地建立起来，造成城市卫生资源浪费。中国现在应该加强基层医疗服务能力，小病到社区花少钱看病，大病在大医院经过处理后立刻转回基层再花少钱康复，同时基层医疗应该发挥健康教育、预防保健等功能。

专业健康管理机构开展健康管理可以为人们从出生就建立起一套从“摇篮到坟墓”的健康档案，及时监控人群的健康，预防疾病，同时作好健康保健的宣教工作。这种做法，可以抑制医药费用的上升，而且对引导人们的健康生活方式、提高全民素质有极大推动作用。

三、健康管理的发展历程

健康管理的思路和实践最初出现在美国，随后英国、德国、日本等发达国家也积极效仿和实施。20世纪六、七十年代美国保险业最先提出健康管理的概念，伴随着保险业的发展健康管理应运而生。美国的医疗保险主要是商业保险，出于经济目的考虑，保险公司希望参保人员尽可能少生病、少看病、少花费，因此主动对客户进行一些健康教育、健康管理服务。保险公司将客户依据健康状况进行分类，那些可能成为高血压、糖尿病等疾病的人群被分别交给不同专业的健康或疾病管理中心，他们采用健康评价的手段来指导病人自我保健，并对其进行日常后续管理，以促进健康，大大降低医疗费用和减少赔付，从此为保险公司控制了风险，为健康管理事业的发展奠定了基础。90年代，企业决策层意识到员工的健康直接关系到企业的效益及发展，这种觉悟使健康管理第一次被当成一项真正的医疗保健消费战略，企业决策层开始为员工健康内阁进行投资。与此同时，德国、英国、芬兰、日本等国家逐步建立了不同形式的健康管理组织。欧盟国家和日本的医疗保险主要由政府和社会主导，随着人口老龄化、慢性病负担加重、医疗费用不断上涨，国家经济负担越来越重，因此纷纷开始推动健康促进和健康管理。日本从1963年开始，每年公布一次百岁寿星人数，1963年日本百岁寿星只有153人，以后每年都有所增加，1994年达到5000人，1998年超过1万人。日本是众所周知的长寿之国，现在的平均寿命已经接近90岁，居世界第一位。日本居民之所以长寿，原因在于许多日本人一生都在进行健康投资，日本家庭普遍都享有健康管理机构的保健医生长期跟踪服务，为家庭建立健康档案，负责居民健康管理。

国内于20世纪90年代开始引进健康管理的理念，自2000年以来，受到发达国家开展健康管理、发展健康产业的影响，健康管理以健康体检为主要形式兴起；特别是2003年SARS之后，随着国民健康意识和健康需求的不断提高，健康管理组织和机构明显增多，行业及市场化发展越来越迅猛。

第二节 健康管理概述

案例 10-2

某公司员工参加健康管理

王某，男，35 岁，身高 168cm，体重 76kg，东北人。大学毕业后，来到广州在某软件公司从事游戏软件开发工作，经常加班熬夜。因为工作忙，很少参加体育运动，三年前买了网球、羽毛球等，但迄今未利用过。平时饮食，嗜盐（如腌香椿、大头菜、萝卜等），爱吃油条、炸鱼、方便面等食品，偶尔吸烟，好喝酒，有时大醉。近 1 年来，感觉工作压力大，经常失眠多梦，长期感到乏力，好像患了重感冒一样，以至于上班多次迟到、缺勤，影响工作。遂到某健康管理机构参加了健康管理。

该机构工作人员首先发给他一份调查问卷（客户的一般情况、既往患病情况、家族史、日常生活行为方式），让他自己填写，并给他做了健康体检。2 天后，健康管理报告显示：总胆固醇正常高限，低密度脂蛋白增高；目前存在的不良生活习惯：高脂饮食习惯，久坐，运动少；家族疾病史：糖尿病、高血压。以上因素可能会增加患中风、冠心病等慢性病的可能性，即并同性别、同年龄人风险增高了 10 倍以上。最后，健康管理机构设计了干预方案。

饮食建议：①饮食的重点是限制总热量，要控制高脂肪、高能量食物的摄入。②含高胆固醇的食物有：蛋黄，动物内脏，动物脂肪，墨斗鱼（乌贼），蟹黄，蟹膏，甜食等，对这些食物尽量不要食用。③洋葱，香菇，黑木耳，金针菜，大豆，苹果，黄瓜，茄子，玉米，酸奶，荞麦，海带等食物可降低胆固醇，可多食用。瘦肉类、新鲜蔬菜可增加食物纤维及饱腹感，又可供给丰富的维生素和矿物质，可适量摄取。④低盐饮食：高盐饮食会导致血压升高，因此应该养成低盐饮食的习惯，每天摄入盐量应少于 6 克（约小汤匙半匙／天）。

运动处方：①游泳：每周 2～3 次，至少坚持每周一次，每次一小时；②快走或散步：可在用餐半小时后进行，必须坚持 30 分钟以上，每天一次，养成习惯；③也可选择慢跑，每周 2～3 次，每次 30 分钟以上，但不要在饱餐后；④少乘电梯，选择登楼梯，或步行上班。

该员工参加健康管理 3 个月，调整了生活方式，饮食睡眠趋向于正常，体重减轻到 70kg，但工作中从来没有缺勤现象，效率得到了提高，并取得了良好的工作业绩。

思考：

（1）健康管理的步骤包括哪些？

（2）健康管理和健康体检的区别与联系是什么？

一、健康管理的概念

健康管理作为一门新兴的学科和行业，实践应用先于理论研究，目前世界上还没有一个达成共识的健康管理（health management）的定义。广义的健康管理包括疾病预防、临床诊疗、康复保健等应用医学的各个方面。根据管理对象不同可有个人、社区、社会的健康管理之分。针对个人实施的健康管理就是个体化的健康管理，即是狭义的健康管理。目前大家比较能接受的健康管理定义为：对个体或群体的健康状态以及危险因素进行全面监测、分析、评估，提供健康咨询和指导以及对健康危险因素进行干预、管理的全过程。健康管理的宗旨是调动个体和群体及整个社会的积极性，有效地利用有限的资源达到最大的健康效果。健康管理的具体做法就是为个体和群体提供有针对性的、科学的健康信息并创造条件采取行动来改善健康。

也有人认为健康管理是健康管理循环的不断运行，即对健康危险因素的检查监测（发现健康问题）→评价（认识健康问题）→干预（解决健康问题）→再监测→再评价→再干预……，不断循环往复，其中健康危险因素干预和管理（解决健康问题）是核心。健康管理是随着人们对健康关注程度的增加而逐渐发展起来的，是运用管理学的思维理念和方法对人类健康相关的信息和资源进行计划、组织、指挥、协调和控制的系统过程，旨在提高大众健康意识，改善人群健康行为。其服务的对象既包括疾病人群，也包括健康人群和高危人群，涉及疾病预防、保健、临床诊疗、康复等多个领域。健康管理的核心思想是对影响健康的各种相关因素进行干预和控制，变疾病的被动治疗为主动的健康干预，最大程度地促进健康。

二、健康管理的原理——健康风险评估

健康风险度评估（health risk appraisal，HRA）是研究致病危险因素和慢性病发病率及死亡率之间数量依存关系及其规律性的一种技术，是健康管理的基础和关键技术。它将生活方式等因素转化为可测量的指标，预测个体在一定时间发生疾病或死亡的危险，同时估计个体降低危险因素的潜在可能，并将信息反馈给个体。简而言之，健康风险评估是对个人的健康状况及未来患病和/或死亡危险性的量化评估。

（一）健康风险评估的基本模块

健康风险评估包括三个基本模块：调查问卷、风险计算、评估报告。下面分别对这三个模块进行阐述。

1. 调查问卷 调查问卷是健康风险评估进行信息搜集的一个重要手段，是建立个人健康档案（health record）的基础。根据评估的重点与目的不同，所需的信息会有所差别。一般来讲，问卷的主要组成包括如下内容。

（1）个人健康状况信息

1）身体健康：生理、生化数据，如身高、体重、血压、血脂等；传染病、地方病、职业病及癌症、心脑血管疾病等的发病（患病）与死亡情况等；

2）心理健康：主要精神疾病（紧张、抑郁症等）的患病情况等；

3）社会健康：社会交往与人际关系障碍情况以及社会适应能力等。

（2）个人生活习惯信息。

1）吸烟行为：吸烟总人数及其人群分布，以及吸烟量大小、开始吸烟的年龄、吸烟时间长短等；

2）饮酒行为：饮酒人数与分布，饮酒量与频度，饮酒起始年龄与时间长短等；

3）饮食习惯：居民的主食品种、口味，以及偏食和烟熏等食品的摄入情况等；

4）吸毒与性乱：有无吸毒现象存在，有无同性恋、性关系混乱、商业性性服务等现象的存在等；

5）就医行为：居民计划免疫、妇幼保健等服务的接受与参与程度，居民生病后就医的及时程度及对医嘱的依从性大小等。

（3）慢性病随访记录信息慢性病随访监测记录，内容包括症状、体征、实验室检查、合并症、转诊、指导、用药等。

（4）个人或家族健康史信息。

1）个人药物过敏、月经史（女）等；

2）如家族中常见慢性病、肿瘤、精神疾病等发病情况。

这些信息可由个人自行填报或由医务人员帮助提供，不论通过何种途径取得数据，其准确性都是首先需要保证的，它直接关系着后续的风险度计算及其结果，故应分清和强调各方提供问卷

数据的责任和义务。

2. 风险计算 健康风险评估是估计具有一定健康特征的个人会不会在一定时间内发生某些疾病或健康的结果。常用的健康风险评估一般以死亡为结果，由于技术的发展及健康管理需求的改变，健康风险评估已逐步扩展到以疾病为基础的危险性评估；因为后者能更有效地使个人理解危险因素的作用，并能更有效地实施控制措施和减少费用。

在疾病危险性评估及预测方面一般有两种方法。第一种是建立在单一危险因素与发病率的基础上，将这些单一因素与发病率的关系以相对危险性来表示其强度，得出的各相关因素的加权分数即为患病的危险性。由于这种方法简单实用，不需要大量的数据分析，是健康管理发展早期的主要危险性评价方法。目前也仍为很多健康管理项目使用。比较典型的有美国卡特中心（Carter Center）及美国糖尿病协会（ADA）的评价方法。很多健康管理公司都是在这些方法的基础上进行改进而推出自己的评价工具。

第二种方法是建立在多因素数理分析基础上，即采用统计学概率理论的方法来得出患病危险性与危险因素之间的关系模型。为了能包括更多的危险因素，并提高评价的准确性，这种以数据为基础的模型在近几年得到了很大发展。所采取数理手段，除常见的多元回归外，还有基于模糊数学的神经网络方法及基于 Monte Carlo 的模型等。这种方法的典型代表是 Framingham 的冠心病模型，它是在前瞻性研究的基础上建立的，因而被广泛地使用。Framingham 模型也被很多机构作为建立其他模型的基础，并由此演化出适合自己项目的评价模型。

3. 评估报告 健康风险评估报告的种类和各种报告的组合千差万别，较好的情况是评估报告包括一份给受评估者个人的报告和一份总结了所有受评估者情况的人群报告。同时，与健康风险评估的目的相对应，个人报告一般包括健康风险评估的结果和健康教育信息。人群报告则一般包括对受评估群体的人口学特征概述、健康危险因素总结、建议的干预措施和方法等。

评估结果是健康风险评估报告的主要内容，其表达方式可是多种多样。为方便个人理解，评估提供者一般都会辅之以报告的简要解释和医生的详细解读，健康教育信息则依据个人的评估结果针对性地给出，其形式也可以是多种多样的。可以预见的是，随着互联网的不断普及，由于具有受众广、更新快、可及性强等特点，通过网络发布健康教育信息会成为一种重要的教育形式。

（二）健康风险评估的种类与方法

从不同的角度出发，健康风险评估可进行多种分类。

按应用的领域区分，健康风险评估可分为：临床评估，包括体检、门诊、入院、治疗评估等；健康过程及结果评估，包括健康状况评估、患病危险性评估、疾病并发症及预后评估等；生活方式及健康行为评估，包括膳食、运动等的习惯评估。按服务人群，可分为个人健康健康风险评估和人群健康风险评估，其中后者包括公共卫生监测与人群健康评估，从人群的角度进行环境、食品安全、职业卫生等方面的健康评估。

按健康与疾病发生、发展与转归的过程，可分为一般健康风险评估和疾病风险评估。一般健康风险评估即前面所述，包括问卷、危险度计算和评估报告三个基本模块。疾病风险评估（disease specific health assessment）目的区别于一般的健康风险评估，疾病风险评估指的是对特定疾病患病风险的评估。其目的主要有：①筛查出患有指定疾病的个体，引入需求管理或疾病管理；②测量医生和/或患者良好临床实践的依从性与有效性；③测量特定干预措施所达到的健康结果；④测量医生和/或患者的满意度。

疾病风险评估作为健康风险评估的一个主要类型，与健康管理的措施有着密切的联系。某种程度上说，疾病风险评估起着健康管理分流器的作用，通过疾病风险评估可对人群进行分类，对处于不同风险类型和等级的个人或人群实施不同的健康管理策略（图 10-1），实现有效的全人群健康管理。

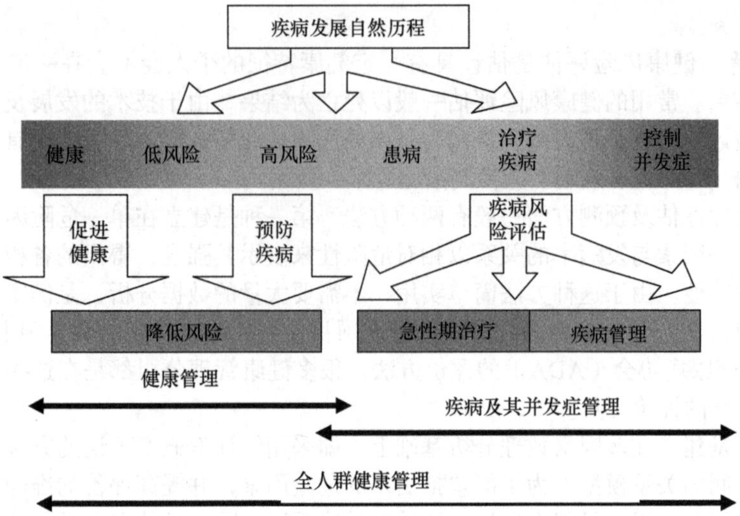

图 10-1 健康风险评估与疾病风险评估

三、健康管理的基本流程和步骤

健康管理是一种前瞻性的卫生服务模式，它以较少的投入获得较大的健康效果，从而增加了医疗服务的效益，提高了医疗保险的覆盖面和承受力。一般来说，健康管理有以下三个基本步骤。第一步：健康状况的信息采集，即发现健康危险因素的过程。第二步：健康状况评估和预测，即认识健康危险因素的过程。第三步：健康促进行为干预及咨询指导，即干预健康危险因素的过程。健康管理服务就是遵照上述的步骤不断循环，解决存在的健康危险因素，实现走上健康之路的目的。

目前，健康管理基本上已经实现了信息化、网络化。利用健康管理软件进行健康管理的流程图见图 10-2。

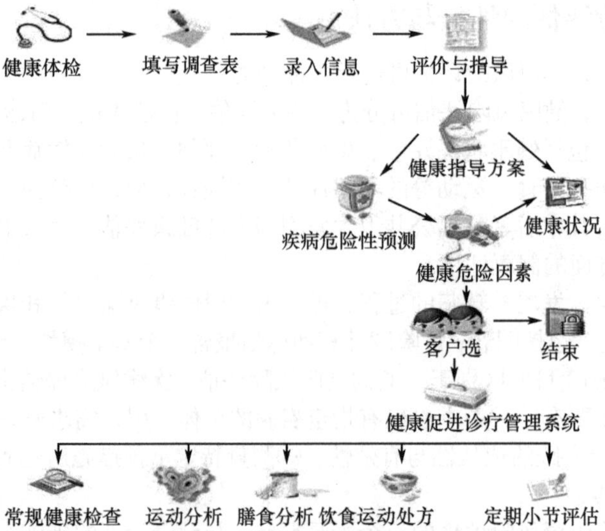

图 10-2 健康管理流程图

（一）个人健康信息及相关风险因素收集管理

以软件及互联网的形式收集和管理个人健康信息及相关风险因素信息，了解其健康需要、发现其存在的健康问题、查找健康危险因素，用于健康及疾病危险性评估、跟踪、健康行为指导等。个人健康信息主要包括：①个人一般情况：性别、年龄；②测量指标：身高、血压等；③实验室指标：血糖、血脂等相关生物医学信息；④生活方式指标：膳食、体力活动、吸烟、饮酒等。

（二）个人健康与慢性病危险性评估

在完成个人健康信息收集的基础上，综合运用多种方法分析和评估健康问题及健康风险，预测个人在以后一段时间内发生某种疾病或存在健康危险的可能性，出具评估报告，制定健康管理和健康风险干预计划。这一步是整个健康管理的核心部分。健康评价也是一个广义的范畴，它包括了简单的风险分级以及复杂的人群风险评价模型。

（三）个人健康干预计划及改善的指导

一旦明确了个人患某种疾病的危险性及疾病危险因素分布，健康管理服务即可根据健康风险评价结果，通过个人健康改善的行动计划及指南对不同危险因素实施个性化的健康促进指导干预。由于每个人具有不同危险因素组合，因此会针对个人自身危险因素筛选出个人健康管理处方，使每个人都能更有效地针对自己的危险因素采取相应的措施。充分调动个人、家庭和社会的积极性，帮助其实施健康计划，通过生活方式干预、膳食营养指导、心理健康干预、运动干预、健康教育和指导等个性化干预措施的综合运用来实现促进健康、降低属地人口发病率和医疗费用发生率的目的。

此外，健康管理还可汇总、评价群体健康信息，作出人群健康管理资讯报告，为企事业单位提供人群健康需求的参考信息。

四、健康管理产业

健康管理产业是基于全程干预的健康理念，围绕健康管理手段与生物医学技术、信息化管理技术、大数据利用等的应用创新，在个性化健康检测评估、咨询服务、调理康复、保障促进、健康保险等领域实现的市场、业态创新。未来学家利奥•莱菲多在其著作《第六次康德拉捷夫周期》中，预测健康产业将会替代信息产业引领第六次康德拉捷夫周期，对健康的投资将成为获取生产利润的最重要途径。随着世界人口年龄结构的老化、慢性疾病的增加，以及世界各国不断上涨的医疗支出，强调以病前预防和病后康复以节约医疗支出、并获得经济收益的健康管理产业，正成为健康经济发展最重要发展方向。

健康管理产业与医疗服务产业、医药产业、保健品产业构成了健康产业的四大基本产业群体，健康管理服务包括健康状况检测、健康风险评估、健康风险干预和健康促进三个基本服务内容，既要依据个体和群体的具体情况提供动态的个性化健康管理服务，又要注重服务的可重复性。健康管理产业作为一个“朝阳产业”，与其他产业相比，具有其自身特点，主要体现在需求的广泛性、服务的个性化和持续性三个方面。

（一）需求的广泛性

随着医疗技术的快速发展、人类寿命的不断延长、急性传染病和慢性病的威胁以及自然环境的恶化，人们对健康的需求意愿不断加强。每个人在其生命自然周期的各个阶段，身体都会伴随各种不同的健康危险因素，都需要相应的健康管理服务。另外，随着以疾病为中心的生物医学模式向以健康为中心的生物-心理-社会模式转变，传统的生理健康问题之外，社会生活压力和心理失衡导致的健康问题也成为健康管理服务的主要内容。

（二）服务的个性化

健康管理服务往往由客户主动选择，由于个人健康状况的差异，客户对健康服务的需求也各不相同。因此，提供个性化健康管理服务就成为健康管理产业发展的关键之一。在健康管理服务过程中，要以客户真实可靠的健康信息为依据，提供个性化健康风险评估服务，从而调动客户降低自身健康风险的积极性，在此基础上制定个性化健康干预策略。

（三）服务的持续性

健康是人类永恒的追求，对健康管理的需求也是永恒存在的。在健康干预措施实施一个阶段后，需要对干预的效果进行评价，调整或重新制定干预措施。可见，以人的健康为中心，健康管理服务是一个持续的、周而复始的服务过程。

我国健康管理产业起步较晚，第一家健康管理公司于 2001 年才注册成立，但是发展很快，健康管理机构以每年 25%的速度增长，2005 年共有 2000 余家，2009 年共有近 7000 家，到 2011 年 10 月，我国已有健康管理机构 8000 多家。目前，在我国绝大部分命名为健康管理的机构都以健康体检为主营，提供建立健康档案、健康体检、健康评估、健康干预、就医通道等服务，同时医疗机构、体检中心、保险公司、健康产品厂商等上下游之间尚没有形成完整的产业链和运营体系，处于产业发展初级阶段。2007～2008 年，中华医学会、中华预防医学会、中国医师协会、中国健康教育协会、中国女医师协会、中国医院协会六大主流医学团体联合组织的调查显示，在收集到的 5744 家健康管理相关服务机构中，名称使用数量最多的是体检中心，占 64.5%，其次为健康咨询公司，占 14.0%，第三是健康管理公司，占 6.1%。按经营模式，国内健康管理机构可以分为三类。

体检咨询型：以体检为主导，提供体检后的健咨询与就医服务是现今健康管理产业中最成熟的经营模式。体检咨询模式具有市场需求量大、客户接受程度高、利润高、资金回流快、专业技术成熟的优势。在这一模式下，体检中心为了吸引客户，挖掘客户的消费潜力，在原有的健康体检服务的基础上引入健康管理服务，其中多数体检中心提供的咨询服务以健康教育和讲座为主，少数体检中心开展了健康风险评估与干预服务。此外，许多健康管理机构由于没有能力自己建设体检中心，从而选择与体检中心合作，体检中心从中获得大量客户，健康管理机构也可以此为基础进行健康管理咨询服务。

中医调理型：中医学“治未病”理念与现代健康管理倡导的“防患未然”有异曲同工之妙。首先，中医作为国粹，容易被大多数人所接受，有着广泛的市场基础。其次，中药药方注重对人体的调理，在临床上效果好，且副作用小。此外，中医的一些内病外治方法，如针灸、拔罐、刮痧等，都可作为中医特色的健康干预手段。因此，许多以中医学为基础的中医调理健康管理机构应运而生。

技术研发型：技术研发型健康管理机构主要以健康管理的信息化研发为主要业务，可以分为两种：一种是致力于医院导医挂号平台、云健康管理平台、中医体质辨识系统、健康体检报告管理系统等软件平台研发的机构；另一种是把物联网、RFID 等最新信息技术与健康管理服务相融合，以健康监测设备、健康评价设备等健康管理硬件工具研发为主的机构。

第三节　慢性病健康管理

案例 10-3

安钢社区心脑血管疾病管理实践

目前高血压、心脑血管疾病、肿瘤、糖尿病等慢性病已成为我国疾病负担、医疗费用过度上涨和威胁人民生命健康的重要公共卫生问题。为降低慢性病的患病率，提高社区居民健康水平和生活质量，安阳钢铁集团公司社区自 1997 年开始对辖区内的居民进行了为期 5 年的心脑血管疾病管理，并成为我国 24 个社区慢性病综合防治示范点之一，也是全国唯一企业社区慢性病综合防治示范点。

安钢社区以“健康教育、改变居民不良生活方式和控制高血压”为主要内容进行综合防治。采取的干预措施有：①加强安钢职工医院慢性病防治机构的组织建设，在工厂、社区建立免费测血压点，开展15岁以上人群首诊测血压制度，并记录在病历首页；②建立居民健康管理档案，开展“KYN”健康管理（KYN健康管理项目是由北京博益美华健康管理公司与美国BioSignia健康管理公司合作推出的Know your number，简称KYN健康管理）；③开展社区健康教育宣传活动，引导居民改变不良生活方式，合理膳食，科学运动，综合防治心脑血管疾病。

安钢社区心脑血管疾病综合干预5年后观察发现，安钢社区居民脑卒中的发病率和死亡率有明显的下降（$P<0.05$），而对冠心病的干预效果不如脑卒中明显（$P>0.05$），见表10-1、表10-2。

表10-1 安钢社区居民1997～2002年脑卒中和冠心病的发病率（1/10万）

时间（年）	脑卒中		冠心病	
	干预组	对照组	干预组	对照组
1997～1998	141.6	138.2	61.7	69.6
1999～2000	128.3	169.6	57.1	66.8
2001～2002	149.7	223.5	41.8	40.0

注：与对照组相比，*$P<0.05$，** $P<0.01$。

表10-2 安钢社区居民1997～2002年脑卒中和冠心病死亡率（1/10万）

时间（年）	脑卒中		冠心病	
	干预组	对照组	干预组	对照组
1997～1998	68.1	68.9	47.3	51.1
1999～2000	53.3	69.6	39.4	44.8
2001～2002	35.2	52.2	26.8	23.5

注：与对照组相比，$P<0.05$。

思考：

（1）什么是慢性病管理？

（2）在社区层面，如何开展慢性病管理？

（3）安钢社区心脑血管疾病管理实践的优势在哪里？

随着人口的老龄化以及社会经济发展所引起的人们生活方式与习惯的变化，慢性病已成为影响人民健康和死亡的首要原因。慢性疾病与生活方式的关系有一些共同的特点，它们都与不健康饮食、体力活动减少、吸烟、饮酒、长期精神紧张、心理压力大等几种危险因素有关。因此，慢性病的健康管理主要从这些危险因素的干预开始。

一、高血压健康管理

（一）概述

高血压（hypertension）是由于心输出量和总外周阻力关系紊乱导致血流动力学异常，引起的以动脉收缩压和（或）舒张压持续增高为主要表现的临床综合征。高血压既是一种疾病，又是其他心血管疾病主要的危险因素。在大部分国家中约有20%的成年人受到影响，是值得关注的严重公共卫生问题。高血压可分为：①原发性高血压：病因不明，以血压升高为主要表现的一种独立疾病，占高血压中的95%以上；②继发性高血压：有明确而独立的病因，血压升高是某些疾病的一种临床表现，在高血压中不足5%。70%以上继发性高血压由肾脏疾病引起。

（二）流行特点和危险因素

我国的高血压具有以下流行特点：第一，患病率呈上升趋势 1959、1979、1991 年进行的 3 次全国 15 岁以上人群抽样调查全国高血压患病率分别为 5.11%、7.73%和 11.88%，1959 年到 1979 年的 20 年间患病率上升了 51%；1979 到 1991 年的 12 年患病率上升了 54%。2002 年中国居民营养与健康状况调查显示，18 岁以上居民高血压患病率为 18.8%，与 1991 年相比，15 岁以上人群高血压患病率增长了 31%。目前我国有高血压现患病人 1.6 亿。第二，患病率北方高于南方，城市高于农村，自东北向西南递减，但近年农村高血压患病率快速上升，“城乡差别”明显减弱。第三，患病率男性高于女性，并随着年龄增加而升高，集中于老年人口；但近年来年轻人群的高血压患病率的增加趋势比老年人更明显，具有年轻化趋势；体力劳动者患病率低于脑力劳动者。

原发性高血压是遗传因素与环境因素长期相互作用的结果，其中可改变的危险因素是高血压干预中可以有所作为的部分。不可改变的危险因素包括：年龄、性别、遗传因素。可改变的危险因素包括：

1. 高盐饮食 食盐中的钠离子是促使血压升高的因素。人群的人均食盐摄入量越多，高血压的发病危险性也越高。中国人群膳食食盐摄入量高于西方国家，北方人群约为每天 12～18g，南方人群约为每天 7～8g，均超出世界卫生组织（WHO）建议的每天 6g 以下的标准。

2. 超重和肥胖 超重人群患高血压的危险性比正常人群高 3～5 倍，如果能预防和控制超重，将使高血压的发病人数减少 30%。

3. 过量饮酒 大量研究表明，过量饮酒使高血压的发病危险升高。男性持续饮酒与不饮酒者比较，4 年内发生高血压的危险性增加 40%。

4. 缺乏体力活动 久坐生活方式者与同龄对照者相比发生高血压的危险性增加 20%～50%。规律和至少中等强度的需氧体育运动，对预防和治疗高血压有益处。

5. 长期精神紧张 国内外已有心理社会应激或内向（压抑）愤怒，造成血压升高或高血压患病率增加的人群研究报道。

（三）诊断标准和分类

《中国高血压防治指南（2005 年修订版）》将高血压的诊断界定为：在未用抗高血压药的情况下，收缩压≥140mmHg 和/或舒张压≥90mmHg，按血压水平将高血压分为 1、2、3 级。收缩期≥140mmHg 和舒张压<90mmHg 单列为单纯性收缩期高血压。患者既往有高血压史，目前正在用抗高血压药，血压虽然低于 140/90mmHg，亦应诊断为高血压。

将 18 岁以上成人的血压，按不同水平进行分类（见表 10-3）。

表 10-3 血压水平的定义和分类 （单位：mmHg）

类别	收缩压		舒张压
正常血压	<120	和	<80
正常高值	120～139	或	80～89
高血压	≥140	或	≥90
1 级高血压（轻度）	140～159	或	90～99
2 级高血压（中度	160～179	或	100～109
3 级高血压（重度）	≥180	或	≥110
单纯收缩期高血压	≥140	和	<90

若患者的收缩压与舒张压分属不同的级别时，则以较高的分级为准。单纯收缩期高血压也可

按照收缩压水平分为 1、2、3 级。

（四）高血压的健康管理程序

由于每个人的生活习惯和存在的问题都不一样，因此高血压的健康管理应强调个体化的原则。同时，生活习惯的矫正和改善，只有达到很长的时间才会体现出健康效应，所以，健康管理应重视连续的过程。在开展社区居民的高血压预防及管理时，应从下列几方面开始：

1. 基本资料收集 基本资料收集包括下列内容：

（1）年龄、性别、身高、体重、腰围。

（2）血脂、血糖检查。

（3）既往史、家族史调查。

（4）吸烟。

（5）身体活动状况。

（6）饮食习惯及营养调查。

（7）饮酒习惯。

2. 人群分类管理策略和方法 根据社区基线调查资料，将其管理的人群分为三类：一般人群、高危人群及高血压人群。划分条件及管理规范如下：

（1）健康人群：指血压＜140/90mmHg，不伴有任何危险因素者。

1）管理策略：以健康教育、提高自我保健意识、主动接受血压测量为主。由于高血压是危险因素长期积累的结果，因此要预防高血压，人们必须减少危险因素，采取健康教育手段，改变人们的不良生活行为方式。即健康的生活方式是高血压一级预防的关键，健康的生活方式的内涵是：合理膳食、戒烟限酒、适量运动、心理平衡。

2）具体措施：每人每年测量血压≥1 次；可通过广播、电视、报纸的专题宣传，发放宣传教育资料到户，建立健康档案，发放健康教育处方，开展健康教育处方，全面实施社区全人群的健康教育，使其深入到社区的每一个家庭，影响社区每一个人。

（2）高危人群：血压在正常高限（120～139mmHg/80～89mmHg），伴有下列危险因子中 1 项以上（含 1 项）者：①体重指数≥25kg/m^2；②饮酒＞平均 0.5 斤黄酒或 1 两白酒/日；③吸烟；④高血压家族史（直系亲属）；⑤习惯性高钠饮食（平均每食盐≥10g）；⑥高脂血症（血胆固醇≥200mg/dl 或 5.2mmol/L，甘油三酯≥150mg 或 1.7mmol/L）。

1）管理策略：以非药物干预为主，掌握非药物干预的方法和技能。通过干预使高危人群的各类危险因素的比例下降（酗酒、血压偏高、超重、戒烟率、高脂高盐膳食等等）。建立起健康的生活方式，降低发生高血压的危险。

2）具体措施：除了一般人群的措施外，每人每半年测量血压≥1 次、接受面对面健康教育≥1 次，强化对个体危险因素的针对性干预，增强对危险因素的认识和改善。并对人群建立疾病监测系统。以控制或延缓高血压及其他疾病的发生和发展。

（3）高血压人群：指血压≥140/90mmHg（包括原有高血压病史，近二周内仍在服降压药，血压正常者）。并对高血压患者管理进行分级：

1）管理策略：进行分级管理，①1 级管理：针对 1 级高血压（血压在 140～159mmHg/90～94mmHg）和高血压危险分层为低危者（不伴有危险因素）；②2 级管理：针对 2 级高血压（血压在 160～179mmHg/95～104mmHg）和高血压危险分层为中危者（伴有 1 个以上危险因素，但无靶器官损害及糖尿病）；③3 级管理：针对 3 级高血压（血压在≥180/105mmHg）者和血压虽未持续≥180/105mmHg，但伴有靶器官损害者和（或）伴糖尿病，同时伴有或不伴危险因素者。应予非药物干预与药物干预相结合，使血压降至目标水平。

2）具体措施：

①对高血压患者进行分级管理：1 级管理：三个月测血压≥1 次，以健康教育和非药物干预

措施为主。若干预 3～6 个月无效再进行药物干预；2 级管理：每人 2 个月测血压≥1 次，并进行健康教育及用药指导；3 级管理：每人每月测血压≥1 次，并建议到高血压专科门诊加强规律性降压治疗及发放健康处方；使血压降至目标水平；②健康教育形式多样化：可进行面对面咨询可提高他们的健康意识、技能、自信心和与合治疗的顺从性。在有条件的地方可以采用通讯设备作为咨询工具。也可组建高血压联谊会、高血压俱乐部、互联网等积极参与的形式开展专题教育。

二、糖尿病健康管理

（一）概述

糖尿病（diabetes）是遗传和环境因素共同作用所致的一种常见的全身性代谢性疾病，由于体内胰岛素分泌相对或绝对不足而引起的糖、脂肪、蛋白质以及水和电解质的代谢紊乱，主要特点是高血糖及尿糖。糖尿病可导致失明、心脑血管疾病、肾衰竭、神经病变、肢体坏疽以致截肢、昏迷等多种并发症，严重影响生活质量。

（二）流行特点和危险因素

近 20 年来，随着社会经济的发展，人口老龄化，肥胖、生活方式等危险因素的迅速增加，使糖尿病患病率无论在发达国家还是发展中国家都明显增长，发达国家糖尿病的患病率已高达 5%～10%。我国糖尿病具有以下流行特点，第一，糖尿病发病率呈上升趋势。2002 年中国居民营养与健康状况调查显示，我国 18 岁以上人群糖尿病患病率为 2.60%，糖尿病患病人数约为 2300 万，与 1996 年相比，大城市 20 岁以上人群糖尿病患病率由 4.58%上升到 6.37%，中小城市由 3.37%上升到 3.89%，同时，我国 18 岁以上居民空腹血糖患病率也高达 1.90%。估计目前我国有糖尿病患者达 2300 多万人，已成为仅次于印度的世界第二大糖尿病大国。预测到 2025 年中国糖尿病人数将达 5000 万。第二，城市地区的糖尿病患病率比农村地区高，但增长幅度农村大于城市。第三，随着年龄增加患病率升高。40 岁以下患病率较低，40 岁以后急剧上升，但近年有发病年轻化的趋势。第四，体力活动不足人群的患病率大于体力劳动者。

2 型糖尿病主要的危险因素主要包括：

1. 遗传因素 不同国家和民族之间 2 型糖尿病患病率不同，如美国为 6%～8%，中国为 3.21%，而太平洋岛国瑙鲁高达 40%；同一国家内不同民族间的患病率也不一样，如美国白人为 6%～8%，美国土著 Pima Iindian 人高达 50%；2 型糖尿病有家族聚集性，糖尿病亲属中的患病率比非糖尿病亲属高 4～8 倍。

2. 超重和肥胖 超重和肥胖是 2 型糖尿病重要的危险因素。世界各地的资料表明，不论地理、环境、经济发展程度及种族如何，2 型糖尿病发病率均与超重和肥胖有明确相关性。

3. 体力活动不足 体力活动不足增加糖尿病发病的危险，活动最少的人与最爱活动的人相比，2 型糖尿病的患病率相差 2～6 倍。有规律的体育锻炼能增加胰岛素的敏感性和改善糖耐量。

4. 膳食不平衡 糖尿病患病率升高与生活方式，特别是饮食结构改变有明显关系。我国 1996 年比 1980 年糖尿病患病率增加了约 5 倍，在此期间的 1978～1987 年，我国人均粮食消费只增加了 30%，而人均肉类、蛋、含糖饮料的消费增长了 200%，而与此同时，人们的活动量反而减少了。目前认为，摄取高热量、高脂肪、高蛋白、高碳水化合物和缺乏纤维素的膳食容易发生 2 型糖尿病。

（三）临床分型和诊断标准

1999 年世界卫生组织公布了新的分型标准，将糖尿病分为 4 种类型，分别是：①1 型糖尿病：

约占全部糖尿病人总数的5%左右，多发生在儿童和青少年。这病人其胰脏不能正常分泌胰岛素；②2 型糖尿病：由于人体对胰岛素的作用不能给予正常的反应而发病，占糖尿病病人总数的 90%左右，多见于成人，发病年龄多数在35岁以后，但近年有发病年轻化趋势；③妊娠糖尿病：指妊娠妇女原来未发现糖尿病，在妊娠期，通常在妊娠中期或后期才发现的糖尿病；④其他特殊类型糖尿病：指除以上三种类型外的糖尿病，比较少见。

此外，按照糖尿病的自然史，新的分型标准分出了空腹血糖受损（IFG）和糖耐量损伤（IGT），二者是介于血糖正常和糖尿病之间的过渡状况。

1999 年 WHO 新的诊断标准，将符合下述标准之一，在次日复诊仍符合三条标准之一者，诊断为糖尿病：

（1）有糖尿病症状，并且任意时间血浆葡萄糖水平≥11.1mmol/L（200mg/dl）。典型的糖尿病症状包括多尿、烦渴和无其他诱因的体重下降。

（2）空腹血浆葡萄糖（FPG）水平≥7.0mmol/L（126mg/dl），空腹状态定义为至少 8 小时内无热量摄入。

（3）口服葡萄糖耐量试验（OGTT）中，2 小时血糖（PG）水平≥11.1mmol/L（200mg/dl）。OGTT 仍然按 WHO 的要求进行。

IGT 的诊断标准为：OGTT 时 2 小时血糖≥7.8mmol / L（140mg/dl），但＜11.1mmol / L（200mg/dl）；IFG 诊断标准为空腹血糖≥5.6mmol / L（100mg/dl）但＜7.0mmol / L（126mg/dl）。

（四）糖尿病的健康管理程序

和高血压的健康管理一样，糖尿病的健康管理也应强调个体化的原则并重视长期连续的过程。因为，生活习惯的矫正和改善，只有达到很长的时间才会体现出健康效应。糖尿病的相关检查比高血压复杂，所以在开展社区居民的预防及健康管理时，应从充分理解糖尿病的相关检查开始；社区居民 35 岁以上的每年应作体检，检查项目应包括血糖；高危人群应更加注意。

1. 基本资料收集 包括下列内容：

（1）一般情况调查：包括年龄、性别、身高、体重、腰围等。

（2）糖尿病的相关检查：血糖、糖化血红蛋白、尿糖、经口葡萄糖负荷试验、胰岛素抵抗等检查。

（3）血脂、血压检查：糖尿病能大大增加脑卒中和冠心病的风险，而且常常与高血压及其他代谢异常同时存在，而血脂、血压是进行心血管疾病综合风险评估时的重要参数；

（4）既往史、家族史调查：家族史的调查对于遗传因素的考虑、疾病风险的评估以及把握家族生活习惯的特点也有意义。一些家系研究和双生子研究表明，有家族史的人 2 型糖尿病患病率要高于没有家族史的人，同卵双生子的同时患糖尿病的一致病率高于异卵双生，这说明 2 型糖尿病的发生受遗传因素的影响。但近来的研究表明，家族聚积现象除了与遗传因素有一定的关系以外，一半以上是由于家庭共有的生活习惯所致。

（5）吸烟：吸烟是循环系统疾病发生的重要危险因素，从综合健康促进的立场出发，掌握吸烟的情况、实施戒烟指导非常重要。

（6）身体活动和体育运动情况：上班的距离、上下班交通工具、日常散步的步数以及运动习惯等资料非常重要，因为身体活动和运动不足是糖尿病发病的重要原因。

（7）饮食习惯及营养调查：饮食习惯与糖尿病密切相关，所以掌握个体的饮食情况对糖尿病的健康管理十分重要。一个人的饮食习惯非常复杂琐碎，包括许多项目，但是重点项目主要有：每日摄入总能量、脂肪摄入量、是否喜欢吃甜食、肥肉、零食等。每日摄入总能量可对被检查者进行 1～3 天的营养调查，掌握总能量摄入情况，也可通过体重检测来判断；三大营养素的供能比，蔬菜、瓜果的摄入量；脂肪摄入量可询问是否喜欢吃肥肉，香肠，吃鸡肉时是否习惯连皮吃等。

（8）饮酒习惯：包括每周饮酒的次数，酒的种类，饮酒量等。大量饮酒可升高血压，易于引发心血管并发症，和糖尿病一起增加整体心血管疾病的风险；而且饮酒常常伴随食物摄取的超量，不利与体重管理，而体重管理是糖尿病预防的关键。

（9）肾功能、眼底及末梢神经检测：糖尿病性神经病变和糖尿病肾病、糖尿病性视网膜病变一起，被称为糖尿病的三大并发症。对已确诊为糖尿病的患者，应每年检测肾功能、眼底及末梢神经病变（尤其是足部的感觉），以便及早发现并发症并采取措施。

2. 糖尿病危险因素评估

（1）结合年龄、性别，体重指数，对血压、血脂、血糖的检查结果，进行心血管疾病综合风险评估：近年来，国内外研究者开发了许多方法和图表用于心血管疾病综合风险评估，如根据国家“十五”攻关冠心病、脑卒中综合危险度评估及干预方案的研究建立的Cox比例风险模型，以及中国协和医科大学阜外医院心血管病流行病学研究所建立的冠心病、缺血性脑卒中、出血性脑卒中的风险预测模等。

（2）对生活习惯进行评估，发现主要的问题，开展相应的指导：即从上述糖尿病的预防与健康管理的3个方面（营养指导、减肥、体力活动和体育运动）展开，同时加强控烟和节制饮酒。

（3）对糖尿病患者，结合肾功能、眼底及末梢神经检测结果，进行合并症的风险预测与评估。

3. 开展糖尿病生活方式指导和干预 在评估的基础上，对糖尿病患者进行生活方式指导。在开展生活方式指导后的一定期间，应对其实际效果进行评估，面谈（询问生活习惯和体重变化）一般以2个月为宜，因为无论是营养指导或是身体活动指导，2个月都应该显示其健康效应，将面谈结果和第一次进行比较、分析，总结成功的经验和失败的教训，修正指导计划与指导方法，继续下一步的健康管理、健康促进。要强调的是，即使被检查者仅有较小的改善（生活习惯或体检指标），也要充分予以肯定并大加鼓励，以便被检查者坚持下去，取得较大的健康效应。血糖，血压、血脂的检查在一般人群应间隔半年或一年。

对高危人群和糖尿病患者，健康管理的中心任务是长期的将血糖控制在理想范围内（3.3～5.6 mmol/L或60～100 mg/dl），因为糖尿病的所有危害和并发症都是由长期高血糖引起的。营养指导、减肥、运动干预及药物治疗均围绕控制血糖这个中心，非药物方法如能将血糖控制在理想范围，则不必用药，如不能有效地控制血糖，就应该用降血糖药；如一般的降糖药仍不能控制血糖，则毫不犹豫地使用胰岛素。当然，在药物治疗时，也应积极开展营养指导、减肥、运动干预，因为它们可以加强药、巩固药物治疗的效果。

三、肥胖症健康管理

（一）概述

肥胖症（obesity）是一种由多因素引起的慢性代谢性疾病，早在1948年WHO已将它列入疾病分类名单。肥胖症的一般特点为患者体内脂肪细胞的体积和细胞数增加，体脂占体重的百分比（体脂%）异常高，并在某些局部过多沉积脂肪。如果脂肪主要在腹壁和腹腔内蓄积过多，被称为“中心型”或“向心性”肥胖，则对代谢影响很大。肥胖既是一个独立的疾病，又是多种慢性病的重要危险因素。肥胖，特别是中心性肥胖，是2型糖尿病、心血管病、高血压、中风和多种癌症的危险因素，被WHO列为导致疾病负担的十大危险因素之一。

无内分泌疾病或找不出可能引起肥胖特殊病因的肥胖症为单纯性肥胖。单纯性肥胖者占肥胖症总人数的95%以上。

（二）流行特点和危险因素

近几十年来，经济发展和生活方式现代化、膳食结构改变和体力活动减少，使超重和肥胖症的患病率，无论在发达国家或发展中国家的成年人或儿童中，都在以惊人的速度在增长，经济发达国家和经济迅速增长的国家中的增长更为突出。在过去 10 年间，大多数欧洲国家肥胖症患病率增长 10%～40%。随着我国改革开放后经济的迅速发展，超重和肥胖发生率也同时迅速增长。2002 年全国居民营养与健康状况调查结果显示，我国居民超重率为 17.6%，肥胖率为 5.6%，两者之和为 23.2%，已接近总人口的 1/4。我国人群超重和肥胖症患病率的总体规律是北方高于南方；大城市高于中小城市；中小城市高于农村；经济发达地区高于不发达地区；很显然，肥胖与经济发展密切相关。

超重和肥胖症是能量的摄入超过能量消耗以致体内脂肪过多蓄积的结果。科学研究发现，不同个体对能量摄入、食物的生热作用和体重调节反应不同，受遗传特点和生活方式影响。即使存在遗传因素影响，肥胖的发生发展也是环境因素及生活方式等多种因素间相互作用的结果。遗传因素对肥胖形成的作用约占 20%～40%。超重肥胖的危险因素在行为方面主要包括：

1. 进食过量 高蛋白质、高脂肪食物的过量摄入，使能量的总摄入往往超过能量消耗。此外，进食行为不良，如经常性的暴饮暴食、夜间加餐、喜欢零食，是许多人发生肥胖的重要原因。

2. 体力活动过少 随着现代交通工具的日渐完善，职业性体力劳动和家务劳动量减轻，人们处于静态生活的时间增加。大多数肥胖者相对不爱活动，成为发生肥胖的主要原因之一。

（三）肥胖程度的评价和分类

在临床诊疗和流行病学调查中，评价肥胖程度最实用的人体测量学指标是体重指数（BMI）和腰围（WC）。

1. 体重指数（BMI） BMI 和身体总脂肪密切相关，涉及身高和体重。BMI 不能说明脂肪分布，但研究表明，大多数个体的 BMI 与身体脂肪的百分含量有明显的相关性，能较好地反映机体的肥胖程度。BMI 的具体计算方法是以体重（公斤，kg）除以身高（米，m）的平方，即 BMI=体重/身高^2（kg/m^2）。在判断肥胖程度时，使用这个指标的目的在于消除不同身高对体重指数的影响，以便于人群或个体间比较。

肥胖程度的分类以体重指数为指标。

（1）世界卫生组织（WHO）肥胖程度分类标准是体重指数在 25.0～29.9 为超重，大于等于 30 为肥胖。

（2）针对亚太地区人群体质及其与肥胖有关疾病的特点，WHO 西太区提出亚洲成年人肥胖分类标准为 BMI 在 23.0～24.9 为超重，≥25 为肥胖，并建议各国应收集本国居民肥胖的流行病学以及疾病危险数据，以确定本国人群的体重指数的分类标准。

（3）我国卫生部发布的《中国成人超重和肥胖症预防控制指南（试用）》中规定的中国的分类标准是 BMI＜18.5 为体重过低，18.5～23.9 为体重正常，24～27.9 为超重，≥28 为肥胖。

2. 腰围（WC） 是指腰部周径的长度。目前公认腰围是衡量脂肪在腹部蓄积（即中心性肥胖）程度的最简单、实用的指标。脂肪在身体内的分布，尤其是腹部脂肪堆积的程度，与肥胖相关性疾病有更强的关联。腹部脂肪增加（腰围大于界值）的中心型肥胖，是心脏病和脑卒中的独立的重要危险因素。同时使用腰围和体重指数可以更好地估计与多种相关慢性疾病的关系。

中国成人超重和肥胖症预防与控制指南（试用）指出，中国成年人男性腰围≥85cm，女性≥80cm 时，则患高血压、糖尿血脂异常的危险性就增加。

（四）肥胖的健康管理程序

1. 一般情况调查

（1）饮食习惯及营养调查：饮食习惯与肥胖密切相关，所以掌握个体的饮食情况对高血压的健康管理十分重要。重点调查的项目主要有：口味的咸淡、每日摄入总能量、脂肪摄入量、是否喜欢吃甜食、肥肉、零食等。

（2）身体活动状况：上班的距离、上下班交通工具、日常散步的步数以及运动习惯等构成基本资料。

2. 肥胖危险因素评估及生活方式指导

（1）控制总能量摄取量：限制每天的食物摄入量和摄入食物的种类。减少热能必须保证人体能从事正常的活动为原则。一般成人每天摄入热能控制在1000kcal左右，最低不能低于800kcal。还应控制三大营养素的生热比，即蛋白质占热能的25%，脂肪占10%，碳水化合物占65%。

理想总能量摄入＝理想体重×生活强度（25～30）

理想体重=22×身高（米）^{2}；生活强度：轻度－25，中度－30，重－35；由于每个人的基础代谢和胃肠的吸收率不同，因此，在总能量摄入评估时，除了参考营养调查的结果外，应重点观测体重的变化。三大营养素的供能比提倡：脂肪低于25%，碳水化合物60%～65%；蛋白15%。

（2）合理膳食：食物选择上应多吃瘦肉、奶、水果、蔬菜和谷类食物，少吃肥肉等油脂含量高的食物。一日三餐食物总摄入量应控制在500g以内。为防止饥饿感可以多吃纤维含量高的食物。减少饮食摄入量：日常生活中，所有的饮食都含有能量，包括饮料，水果，零食，但这些往往不易引起注意。摄入水果、零食或含糖饮料，就应相应减少正餐的量。

减少脂肪的摄入量：由于脂肪提供能量较多，当饮食中所含脂肪过量，机体不能充分消耗，多余的脂类就会在体内转化成脂肪蓄积起来，造成肥胖，引起血压升高；而且脂肪摄入过多，也会引起血脂紊乱，进而造成动脉粥样硬化，与高血压互为恶性循环。为了防止摄入过多热量，脂肪的摄入量应控制在总热量的25%以下，胆固醇限制在300mg/日以下。

（3）运动方法：在进行身体活动指导时，推荐每周消耗2000kcal能量，大约每天300kcal，对体重为60kg的成年人，走1万步大约消耗300kcal能量。因此，大概的标准是一天1万步。有氧运动如快走、慢跑、游泳，一般会感到呼吸加快或微微出汗，脉搏数每分钟大概在100～120之间。以走路为例，四十分钟左右走三公里的速度亦可视为有氧运动。

（4）减肥：使用药物减肥时要慎用，应在医师指导下服用。关于减肥的速度，一般认为，急速减肥对身体造成过重的负担，降低减肥者的生活质量，不容易坚持下去，而且宜反弹。合理的减肥应控制在每月1～2公斤为宜。

第四节 健康管理国际经验

一、美国管理型医疗下健康管理的实践与效果

1929年蓝十字和蓝盾保险公司率先开展了健康管理服务，随后梅奥医疗集团等组织也进行过类似的尝试，直到1978年首个健康管理研究中心在密执安大学成立，健康管理才正式在美国兴起，而兴起的直接原因正是为了抑制日益增长的卫生费用。美国的卫生费用从1960年的274亿美元，增长到1980年的2558亿美元，1996年首次突破1万亿美元，到2010年，已达到25 936亿美元。“重诊断治疗”的医疗系统是卫生费用快速增长的主要原因，小部分最不健康和患慢性疾病的人群却占用了绝大部分卫生费用。关注患病人群而忽视相对健康人群，会造成患病人数的不断增加，使医疗费用进一步上涨。降低卫生费用并非简单地削减患病者的医疗费用，而是要建立起针对所有人的健康维护和管理的体系，使患病者的病情得到有效控制，也使未患病者尽可能保持健康的状态。

美国实行的是以商业保险为主的医保体系，与普通商业保险不同，美国的医疗保险已发展成为一体化的管理型医疗保险。其最大特点是将保险公司与医院的职能有效联合，保险组织直接参

与医疗服务体系的管理。保险组织为追求更高的利益，期望降低医疗费用赔付，因此一方面会严格监督医患双方行为，防止不合理费用的产生，另一方面也会对参保人进行健康管理，减少赔付发生的可能。管理型医疗改变了医疗服务费用的支付方式，通过强化管理，规范医患双方的行为，保证医疗质量的同时也控制了卫生费用，实现了医、患、保三方的相互联系和相互制约。

采用管理型医疗模式的保险机构和公司很多，如健康维护组织、优先选择提供者组织、独有提供者组织等，它们承担着美国公民的健康管理服务。在这些组织的大力推动下，如今在美国，每 10 个人就有 7 个享受着健康管理服务。在市场机制的作用下，健康管理主要形成了以下三种模式：以专业公司为依托的健康管理、以医疗机构为平台的健康管理以及社区医疗机构进行的健康管理。不同模式的目标服务群体并不同，它们主要分别面向高端人群、中层人群和普通人群提供服务。因此，不同收入水平的美国人，能够享受到不同水平的健康管理。同时健康管理内容也在不断丰富，包括生活方式管理、需求管理、疾病管理、残疾管理等，管理全面而深入，对改善国民健康状况起到了实质性作用。

虽然管理型医疗更多的是通过市场机制进行调节，但美国政府依然积极介入对医疗服务的管理，发挥着重要的监督、引导作用。从 1980 年开始，美国政府每 10 年便会发布一份健康人民计划，该计划是政府用于指导健康促进和疾病预防实践以改善公众健康的 10 年目标规划。2010 年 10 月，美国卫生福利署颁布最新健康战略《健康人民 2020》，或将为美国人民健康水平提高带来里程碑式作用。政府通过不断制定健康计划，充分调动了各大职能部门、组织机构及个人的积极参与，共同为计划目标的实现而努力，引导着美国健康管理的持续发展。

美国通过长期的健康管理在慢性病防治上取得了显著成果；1965～1975 年，冠心病患病率下降 40%，脑血管疾病患病率下降 50%；1969～1978 年，心血管疾病死亡人数减少 80 万人；1978～1983 年，胆固醇水平下降 2%，血压水平下降 4%，冠心病发病率下降 16%。另据《赫芬顿邮报》报道，2000～2010 年，美国人死于心脏病的人数下降了 30%，死于癌症的人数减少了 13%；1988～1994 年，美国成年人中，血压未收到严格控制的比例为 74%，患有高胆固醇的比例 20%，但在 2007～2010 年，前者的比例下降到 49%。后者下降到 14%。

健康管理的成效也间接体现在对卫生费用的控制上。从表中可以看出，20 世纪 60～90 年代初是美国卫生总费用的高速增长期，基本保持着两位数的年均增长率。而从 1990 年起，增长速度开始走低，到 2000 年的年均增长率仅为 6.6%，2000～2010 年的年均增长率为 6.5%，增长速度开始趋于平稳。从小范围来看，2009～2010 年，美国的卫生总费用的年增长率其实已下降到 2.7%。而这 20 多年也正是美国健康管理高速发展时期，这在一定程度上反映出健康管理在控制卫生费用增长上已经取得了良好的效果。美国多年的实践与探索得出这样一个结论，即 90%的个人和企业通过健康管理后，医疗费用降到原来的 10%；10%的个人和企业没有进行健康管理，医疗费用比原来上升 90%。

美国健康管理的成果一方面表现在从很大程度上节约了医疗费用，为企业、国家解决了医疗费用增长的问题，提高了工作效率，对国家的经济、政治以及稳定都有一定的促进作用；另一方面有效地改善了人们的不良生活方式，提高了健康和生活质量。

二、芬兰社区健康管理干预实践与效果

芬兰从 20 世纪 70 年代开始，逐步探索了一种通过改变人群生活习惯、发挥基层社区卫生服务组织的预防功能、从源头上降低疾病危险因素的新型健康管理模式。这种模式不仅改善了人口健康状况，提高了其生命质量，而且还大大提高了医疗资源的利用效率，得到了世界卫生组织的高度赞赏，并建议向世界各国推广。

在 20 世纪 60 年代和 70 年代早期，芬兰冠心病和其他心血管疾病的死亡率特别高，其中男性

的死亡率是全球最高的。研究人员发现导致心血管疾病的风险因素——高胆固醇含量，与芬兰人的饮食有密切关系。芬兰的科研人员、医学专家和决策者经过仔细研究后，决定实施干预措施。1972年，北卡累利阿省干预项目开始实施。该省位于芬兰东部，以农业为主，人口约20万。当时它是芬兰心血管疾病发病率最高的省份，居民代表请求国家帮助解决此问题，因此，它成为干预的试验地区。

干预项目以社区为基础，通过与社区开展合作，改变自然和社会环境，从而影响并改变人们的饮食习惯等行为方式，引导人们选择健康的生活方式。项目干预采取了多种策略：①进行创新型的媒体宣传和交流活动，在电视上开展专题节目，由医生对那些具有危险习惯的人群进行对话，劝说他们改变自己的行为；②发动基本医疗服务人员的系统性参与，特别是全科医生和公共卫生护士；③与国家健康政策密切互动，国家发起了许多健康活动，国家电视节目针对吸烟宣传，并进行健康指导，开展减少吸烟的竞赛，在村庄、年轻人和学校中开展降低胆固醇竞赛等。

国家公共卫生学院定期对心血管疾病的危险因素水平进行评估。为了确保社区的广泛支持，项目成立了包括大量社区代表在内的各个工作小组（如健康教育、吸烟、营养）。项目办公室工作人员确定项目目标，培训参与人员，协调并促进各项活动，大部分的具体工作由社区成员完成。最初，顾问委员会管理并实施项目，工作小组在理事会和顾问委员会的指导下开展工作。后来，项目的管理更加集中，主要由项目办公室进行工作。项目开始主要针对心血管疾病，以后扩展到其他非传染性疾病。项目实施5年后，该省居民的行为和风险因素有了很大改变，干预项目在芬兰全国推广。

实施健康管理模式项目后，人们的行为有了很大的改变，危险因素也大为降低。1972年，约90%的芬兰人吃面包时涂黄油，到1992年时仅有15%的人这么做。水果蔬菜的消费量从1972年每人每年20公斤增加到1992年的50公斤。在1972～1997年的25年内，北卡累利阿省的男性吸烟率下降了一半，胆固醇的平均水平下降了约20%，血压也得到控制。1972～1997年，北卡累利阿省25～64岁男性心血管疾病、冠心病、肺癌死亡率分别下降68%、73%、71%，男性和女性的期望寿命分别增长了约7年和6年。1997年健康管理项目推广到芬兰全国，全国的指标也发生了显著变化。1969～2001年，北卡累利阿省和芬兰全国的心血管疾病死亡率分别从每600/10万人和每450/10万下降到约150/10万人，分别下降75%和66%，效果显著。2006年芬兰总医疗支出136亿欧元，占全国GDP的8.2%，同期OECD国家为9%，是北欧医疗服务平均支出成本最低的国家。

三、英国全民福利下的商业健康保险补充模式

英国是典型的福利国家，自1948年开始建立了以英国国民卫生服务体系（简称NHS）为主体，社会医疗救助、私人健康保险为辅的健康保障体系。NHS覆盖99%的国民，全民免费医疗使健康保障成为一种纯公共产品，公立医院服务效率普遍低下，医疗资源过度消费、医疗成本上升、医患矛盾等突出问题。因此更多的人转向私营医疗服务，催生了为高收入人群提供高端医疗健康服务的私营医疗机构、商业健康保险，在英国医疗健康保障领域中发挥着日益重要的作用。1979年300万人拥有私人健康保险，2007年增长到726万（约占总体的12%），2006年英国商业健康保险收入达30亿英镑，商业健康保险支出约占健康保险支出总体的16%。

四、日本健康管理特色和经验

健康手册开启了日本的健康管理。日本的健康管理始于1959年，通过建立人手一本的健康手册开始，通过一年一次的健康诊断并坚持记载与健康有关的情况，同时建立全村的村民、每户和每人的健康手册。健康手册内容覆盖健康维护各个环节，重视健康教育，改善了人们的不良生活

方式和健康理念，旨在建立一个健康环境。

在日本，健康管理计划非常有效，不到2亿人口就有60多万人为人们提供专业的健康管理服务，由政府和民间健康管理组织合作，对全部国民进行健康管理，其健康管理组织多且成熟，如PL东京健康管理中心、赤十字社熊本健康管理中心等。日本的直接的效果就是人的平均寿命达到84岁，现在是排在世界第一位。日本健康管理得成功主要在于其健全的法律、配套的健康管理制度和网络，还有较强的国民健康意识。

第五节 健康管理国内实践新模式

一、家庭医生制健康管理模式

家庭医生是健全的医疗服务体系中必不可少的环节，家庭医生制度是欧美国家普遍采用的一种有效的健康管理模式，家庭医生制的健康管理是满足人人享有初级卫生保健的有益探索，部分地区也开展了尝试，上海市松江地区就对基于家庭医生制的健康管理模式做了一些探索。

家庭医生制的实施涉及卫生、社保、财政等众多部门，松江区各镇、街道相继成立家庭医生制工作领导小组，形成部门联动机制，以各社区卫生服务中心作为实施单位主体，整合辖区内各种资源和力量，形成以家庭医生为主角、家庭医生工作室为依托、重点人群所在家庭为重点、建立签约关系的服务形式、从生命孕育到临终关怀全生命周期的健康管理模式。具体实施方法如下：

（一）采集多渠道健康信息，建立电子式动态居民健康档案

健康相关信息的采集是健康管理的基础，采集信息要全面、客观并能动态更新，一是健康体检，松江区免费对农民、妇女开展健康体检，高危人群开展大肠癌、乳腺癌，宫颈癌筛查；二是医疗卫生机构诊疗信息，依托医院、社区、服务站点信息化系统，患者就诊信息实时导入区域信息平台；三是家庭医生主动上门的随访信息；四是健康管理工作站，社区百姓在健康管理工作站监测的血压、血糖数据自动传输进入区域信息平台，上述四种渠道的数据通过松江区域信息平台匹配进入百姓个人电子健康档案系统。

（二）开展健康危险因素评估，寻找健康危险因素

首先社区卫生服务中心每隔3 年开展一次社区诊断。其次家庭和个人危险因素评估，家庭医生对签约家庭和家庭成员的健康体检、慢病管理和健康档案信息每年做一次个体化的危险因素评估。松江区在公共卫生信息平台上开设健康危险因素评估系统，自测后系统生成评估报告，并保存至个人健康档案系统

（三）制定健康干预计划，实施疾病社区综合干预

健康管理的最重要环节就是干预健康的危险因素，家庭医生实时对签约家庭人员进行健康咨询，指导患者开展自我管理、细节管理等多样化管理模式；依托信息化优势，利用动态健康档案，家庭医生定期筛查慢病控制不良患者，制定个体化的药物、膳食和行为等综合干预方式，对疑难患者通过区级综合医院进行双向转诊，对脑卒中等患者在社区开展康复工作，对终末期癌症等患者做好舒缓治疗和临终关怀。

（四）做好健康管理效果评价，适时调整干预措施

效果评价贯穿于健康管理过程的始终，疾控、妇保所等区级预防保健机构每年对全区慢性病、重点人群等社区疾病综合防治结果进行专业评估并下发到社区卫生服务中心，社区卫生服务中心

在社区诊断的基础上定期开展过程评价和效果评价，家庭医生结合上述评价资料，进行家庭和成员的健康管理年度效果评估，根据效果的评估可以适时调整干预计划和具体措施。

通过开展家庭医生制健康管理，取得成效如下：

1. 营造了健康管理的工作环境 形成以家庭医生为主体，整合辖区内各种资源的健康管理联动机制。辖区所有医疗机构光缆互联，居民电子健康档案实现动态管理和区域共享，家庭医生可以随着调阅健康档案。建立综合医疗机构和社区之间分工协作的工作机制，建立区域转诊平台，协调社区转诊。培养了一支全科医师为主体的健康管理队伍。

2. 确立了家庭医生健康管理的新型服务模式 目前全区均开展了家庭医生的健康管理模式，成立了家庭医生工作室和家庭医生健康管理信息化工作平台，签约家庭 5.2 万户，2011 年健康咨询 27.5 万人次，主动随访 18.3 万人次，对签约居民开展健康筛查 9.5 万人，制定健康干预指导方案 3.8 万份。

3. 探索了多元化的慢病社区综合防治 通过家庭医生对家庭和个人的健康危险度评估，慢性病是影响社区居民的主要健康问题，健康管理模式实践中，依托健康管理工作平台，35 岁及以上首诊测压率达 95.4%，利用区域动态健康档案筛查慢病高位人群，慢性病高危人群筛查社区筛查覆盖率为 90.6%，高血压和糖尿病发现率不断增加，目前高血压、糖尿病管理人数分别为 7.19 万人和 1.84 万人，管理率达 60.72%和 38.76%，并形成了社区慢性病分组管理、自我管理、细节管理等多元化的管理模式。

4. 开展了高危人群中重点疾病的早发现 根据社区诊断结果，肿瘤占松江区死因构成的 33.4%，位居第 1 位，其中乳腺癌、大肠癌的发病率位居持续上涨速度最快的前 2 位。2011 年对 57 572 人开展妇女病普查，共检出乳腺癌宫颈癌 29 例；大肠癌筛查 42 415 人，肠镜检查人数 812 人，肠镜诊断恶性肿瘤 19 人，均得到了早发现早治疗。

5. 构建了生命全周期的健康管理模式 家庭医生的健康管理从孕前的预防保健到晚期肿瘤患者的临终关怀全过程的健康维护。2011 年 3105 人接受了孕检服务，为 300 名准备怀孕的农村妇女发放叶酸，新生儿疾病筛查率 98.2%，新生儿听力筛查率 98.6%，产后访视率 85.6%。社区卫生服务中心设立临终关怀科，为肿瘤晚期等患者提供居家或住院舒缓疗护和临终关怀服务。

二、4CH8 社区健康管理模式

4CH8 社区健康管理模式是由中华医学会健康管理学分会的健康管理专家于 2013 年首次正式提出的社区健康管理模式，并经上海市浦东新区三林社区卫生服务中心实践，证实 4CH8 社区健康管理模式在顺应国家政策，满足民众健康需求，切实应对人口老龄化、疾病谱变化等方面具有一定优势。

什么是 4CH8 社区健康管理模式？4CH8 社区健康管理模式是指通过健康管理的 4 个环节，针对健康管理的 4 个重点人群，通过 8 个居民自测的健康模块进行个体及人群的健康管理。

“4C”是指健康管理的 4 个环节，包括：①社区诊断和健康档案建立；②健康风险评估；③社区健康风险干预；④健康干预和效果评价。

“4H”是指健康管理的 4 个人群及对应的管理场所，包括：①老年人健康关爱家园；②慢性病患者健康关爱家园；③妇女健康关爱家园；④儿童健康关爱家园。

“8”是指 8 个健康管理模块，包括：生物学健康管理（血压和血糖）模块、心理学健康管理模块、社会学健康管理模块、睡眠健康管理模块、眼保健管理模块、体质量管理模块、膳食管理模块和体质分析模块。在实际操作中，将 8 个模块转化为不同的检测指标，即血压监测、血糖监测、体质量监测、人体成分分析、骨密度检测、眼视光检测、心理干预、中医综合评估 8 个模块服务项目，针对上述不同家园健康人群和疾患人群的健康危险因素进行全面监测。

通过“4C”进行逐级健康管理；通过“4H”将社区需要关注的人群进行分类纳入；以“8”个健康管理模块为健康管理相关数据的获取手段，三者有机结合起来，就是4CH8社区健康管理模式的核心内容。

（一）“4CH8”——4个健康关爱家园的归并与建设

2012年，上海市三林社区卫生服务中心共接待慢性病门诊约472 271人次，老年患者约318 332人次。其中，慢性病主要集中在高血压、糖尿病、骨质疏松及心血管疾病等几个方面，约占了总体慢性病患者的67.1%。与此同时，老年人（≥60岁）在社区进行就诊时出现上述慢性病的患者约为慢性病就诊人数的73.0%。研究发现，慢性病患者与老年疾病患者具有相当大的重合性。主要体现在两方面：①慢性病患者多为老年人，而老年人又多为慢性病患者；②这两部分人群在病种上具有集中性，以高血压、心脑血管疾病和糖尿病为高发病和常见病，其次为骨质疏松。基于以上状况，2013年3月三林社区卫生服务中心结合全科医生家庭责任制，开始计划实施“4CH8”健康管理模式，将慢性病健康关爱家园和老年健康关爱家园归并一处，在社区卫生服务中心内开辟了面积为80m^{2}的关爱家园，以利于医疗资源的集中及人员对就诊患者进行健康管理。在关爱家园内设立了“健康关爱室”“专家指导室”“中医关爱室”“心理关爱室”“康复咨询室”“健康教育室”6个特定区域。

此外，妇女儿童保健是社区卫生服务的主要内容。国家和上海市政府对妇女保健与儿童保健社区卫生服务项目均有明确规定，4CH8健康管理模式将其进一步细化。妇女关爱家园主要针对“妇”与“孕”两方面内容，建立“孕妇建册室”“妇女健康教育室”“妇科诊室”“计划生育指导咨询室”“乳腺疾病咨询室”“妇女疾病治疗室”6个关爱小屋，总面积为100m^2，专职管理人员6人。针对社区的孕期妇女，展开早孕建册、孕中期监测、产后家庭病床访视的全孕期健康管理服务，对于非本社区常住人口的孕期妇女展开流动人口孕产妇管理。同时，以“计划生育指导咨询”为中轴线，针对非孕期妇女，展开以乳腺疾病和妇科疾病为重点的疾病管理、健康评估以及随访工作。

儿童关爱家园的服务对象主要为0～36个月的新生儿及学龄前儿童。以《国家基本公共卫生服务规范》为指导、卫生局工作要求为工作原则，设置“咨询处”、“候诊区”、“预防接种处”、“儿童保健门诊”、“心理关爱室”、“儿童营养咨询室”、“健康教育室”7大模块区域。总面积为150m^2，专职管理人员8人。以儿童从出生到生长发育的时间轴线为线索，开展新生儿体检建册、预防接种、学龄前儿童生长发育指导、全年龄段必要辅助检查和疾病预防等卫生服务，同时辅以心理咨询辅导和健康宣教工作。

通过对4个健康家园的整合，归并以及内部机制构建，三林社区卫生服务中心初步建立起了对重点健康管理人群的分流、分类、分层管理。4CH8实施至今，健康家园建档并展开健康管理的人数约为2734人，占总就诊人数的24.21%。

（二）“4CH8”——4个健康管理流程对重点人群的全流程健康管理把控

“4CH8”健康管理模式中的4C要求对于上述老年人、妇女、儿童、慢性病需健康管理的重点人群进行全面、全流程的把控，包括在社区卫生服务中心实施建立健康档案、健康风险评估、健康干预和效果评价4个服务环节.

通过对4个健康关爱家园的服务流程进行细化，三林社区卫生服务中心在4个服务环节上已经有了初步的服务特色。通过对健康管理4个环节的全面把控，三林社区卫生服务中心初步完成了重点健康管理人群的建档、评估、干预、再评估的科学流程，做到了基本公共卫生服务与基本医疗的有机结合。纳入健康管理的人群在进入社区卫生服务中心进行诊疗时，无论是患者自身或是进行诊疗的全科医生，对于患者目前的健康状况、疾病状况、管理状况均形成了整体的把控与认识，以便于进一步的健康干预与管理。

（三）"4CH8"——8 个健康管理模块的归纳与统一

4CH8 健康管理模式中，要求在健康管理基地提供血压监测、血糖监测、体质量监测、人体成分分析、骨密度检测、眼视光检测、心理干预、中医综合评估 8 个模块服务项目。三林社区卫生服务中心充分利用自身的场地优势，在中心内开辟了"健康小屋"，将 8 个健康管理模块纳入到健康小屋中。在面积为 $60m^2$ 的健康小屋中，提供血压、血糖、体质量、身高、人体成分、骨密度、视力等基础指标的监测。同时，利用信息化系统，设立了专门的心理评估系统和中医综合评估系统，重点管理人群进入健康小屋后，只需使用已在三林社区卫生服务中心建立的病历卡或档案卡，就可以一次性统一地进行全面的健康自测，并根据客观指标进行健康情况评估。同时将所有指标纳入电子化信息系统，在基本医疗服务中同步更新。健康小屋中已进行过的健康测评项目，在进行基本医疗服务时无需重复测量。健康小屋内有专人管理，进行仪器的使用指导、日常维护和信息更新。

与此同时，中心将 8 个健康管理模块充分外展，在各个健康关爱家园设立了自评及宣教平台。通过对话框式的信息一体机器，将心理评估和中医评估的健康管理模块充分延伸至各个健康关爱家园。此外，针对妇女健康关爱家园，儿童健康关爱家园，在信息一体机中同时增加孕产期健康宣教，儿童营养宣教等内容，保证了信息的最大利用。以 8 个模块的输出结果作为评价工具，三林社区卫生服务中心建立了重点人群重点指标监测的评价机制。以高血压为例，除了常规的血压测量值外，其他高血压疾病的高危因素如体质指数、人体成分、心理状态均能得到完整的体现，而眼底检查情况作为高血压疾病累及小血管的重要参考指标也被纳入进来，从而方便对这一群体患者进行全面、客观的病情评估和干预措施抉择，对健康管理起到了全面化、统一化的作用。

通过社区卫生服务中心对进入管理的人群进行随访，发现进入健康管理模式后，重点人群的依从性、管理率、控制率、满意度均有上升。

第六节　健康管理发展趋势及挑战

一、健康管理国内发展现状与不足

（一）国内健康管理主要开展形式

1. 依托社区卫生中心　我国社区卫生服务的功能定位已经体现出在人群中实施健康管理的理念。借发展社区卫生服务形成城市社区卫生服务网络之机，将相关健康管理策略融合到社区卫生服务中去，逐渐形成健康管理的系统流程，完成健康调查、报告反馈、干预与教育、疾病管理等一系列健康管理行为。

2. 依托医疗机构　国内不少高水平医疗机构都在不同程度上开展健康管理服务，其形式各异，包括在开设健康体检中心、建立所谓"特需门诊"（或病房），以及在干部保健功能区（高干病房／门诊）开展健康管理等。

3. 体检中心模式　近年来，体检机构发展迅速，通过增加体检机构的服务功能，完善服务体系，逐渐将体检机构由单纯的健康体检转变为健康管理机构。大型综合医院的体检中心借助医院强大的医生团队的优势，充分完成健康管理的系列工作，如慢病管理、灾难性疾病救治等工作

（二）我国健康管理事业仍存在一些不足

（1）健康管理专业人力资源匮乏，高层次团队难以形成。

（2）缺乏有效的信息系统支撑，标准不统一，信息共享难、后续的连续性健康指导受限。

（3）健康管理筹资渠道单一，仅靠政府补助明显不足，而营利性监看管理机构以社会贵族群体自行支付为主，未能体现健康管理的社会性和公平性。

（4）健康管理保险业发展滞后，缺乏事前风险管理。

（5）健康管理缺乏相关法律法规、专业规范，行业标准、行为准则缺失。

（6）健康管理服务范围和模式局限，主要集中在健康体检和社区慢性病建档，风险评估、行为干预等关键环节及个性化健康管理服务还有待加强，同时服务对象主要为重点特殊人群，覆盖率有限。

二、我国健康管理发展趋势

（一）健康管理与社区卫生服务紧密结合

很多发达国家和一些发展中国家的经验都已证明以社区卫生服务机构为平台开展健康管理的经济有效性。我国社区卫生服务集预防、医疗、保健、康复、健康教育、计划生育指导六位一体，其宗旨在于给社区居民提供经济、方便、有效、综合、连续的卫生服务，其服务对象不仅是病人，还要包括亚健康人群和健康人群。社区卫生服务机构的服务内容和对象与健康管理有着密切的联系。同时健康管理实施过程的连续性、长期性等特点，也适合以社区卫生服务机构为平台稳步发展。全科医生、社区护士等应作为慢性病健康管理的主力军，并以专业的健康管理师作为辅助补充。社区医疗机构开展健康管理，可与大医院以治疗为主的服务形成互补，形成不同的经营特色，有利于增强核心竞争力。

结合我国社区卫生服务的特点和需要，健康管理可在以下三个方面提供帮助。第一，建立健康档案，识别、控制健康危险因素，实施个性化健康教育和生活方式指导；第二，指导医疗需求和医疗服务，辅助临床决策；第三，实现全程健康信息管理。健康管理个性化的健康评估体系和完善的信息管理系统，有望成为社区利用健康管理服务的突破点和启动点。搭建个人健康信息网络平台，方便社区和指定大医院之间的患者信息共享。

（二）健康管理与医院服务紧密结合

随着现代医学模式从以“疾病为中心”向“以健康为中心”的转变，医院的功能和内涵也应该进一步的调整，正确引导现代人的健康需求和健康消费。这就要求医院除面对病人，还要涵盖占人群 90%～95%的亚健康和健康人群。医院拥有强大的病人资料库，其门诊病人可成为其潜在的医疗服务需求者和消费者，而且医院发展健康管理的优势还有医院的人力物力都比较齐全，可设置专门的健康管理科室，对健康和亚健康人群提供健康咨询，健康评估，健康教育和指导，减少疾病发生的危险因素，并对他们的健康状况进行循环评价；对慢性病病人进行生活方式、运动、心理情感等各方面的指导，定期开设慢性病健康教育讲座和发放健康小手册；为出院康复期病人提供正确、规范、科学的康复指导，及时纠正和解答病人在康复期的不正确行为和困惑。广州军区总医院健康管理中心 3 年前同博益美华进行合作，通过进行对慢性疾病评估，指导干预，患病率明显下降。健康管理不仅给医院带来了经济效益，提高其社会影响力，还提高了广大居民的满意度。

（三）健康管理与健康保险紧密结合

健康保险/医疗保险是健康管理在国外应用的一个主要方面。事实上，在美国，首先广泛应用健康管理服务的正是保险行业。最典型的代表——美国健康维护组织（HMO），为 17 个州的 800 万国民提供健康和疾病管理服务，包括系统的健康保险业务。控制投保人群的健康风险、预测投保人群的健康费用，是健康管理在其保险业中的主要“用武之地”。从国际健康产业发展的历程来看，健康保险公司要实现业绩和利润的提升，必将要进入健康管理领域。据美国霍普金斯医学会的统计，由于健康管理公司的出现，健康保险公司的直接医疗开支降低了 30%。另一方面，兼营健康保险业务对健康产业自身来说也有重要作用，将解决健康管理服务消费支付的"瓶颈"问题，推动健康管理服务产业快速发展。

根据我国现有的健康保障运行体系和国家的财力情况，解决措施之一就是加紧构建健康保险与健康管理密切结合的健康保障体系，从而根本上激活健康保险与健康管理两大领域的市场运用和各自的事业发展，实现健康费用利用率最大化。

在我国，为实质性推动健康保险专业化经营的发展，2004 年，中国保监会连续颁发了人保健康、平安健康、正华健康、昆仑健康、阳光健康 5 家专业健康保险公司的筹建批文。其中，人保健康于 2005 年率先获准开业，成为我国第一家专业健康保险公司，其业务内容和服务模式也在一定时间内起到了"范板"的作用。人保健康由中国人保控股公司、德国 DKV 商业健康保险公司、中国华闻投资控股有限公司等五家中外资企业投资设立。根据中国保监会核准的经营范围，人保健康可经营各种本外币健康险、意外险业务，与健康险有关的咨询服务、代理、再保险业务以及资金运用业务。开业初期首先推出医疗、重大疾病和意外伤害三大类保险。此事件在国内引起了广泛的关注。相信不久的将来，国内的健康保险市场会快速发展起来。

健康保险是人身保险的一种，其覆盖的范围却因国家而异，因此对健康保险概念的界定也有不同的阐述。在有的国家，比如美国，健康保险是包括意外保险、疾病保险、医疗费用保险、失能收入保险以及意外伤害残疾保险等多个险种的统称，涵盖的范围相当广泛。

我国《保险法》第 91 条规定："人身保险业务，包括人寿保险、健康保险、意外伤害保险等保险业务。"而中国保险监督管理委员会下发的《关于印发＜人身保险产品定名暂行办法＞的通知》（保监发[2000]142 号）第六条指出"按保险责任，健康保险分为疾病保险、医疗保险、收入保障保险"。过去我国的保险实践中，健康保险习惯上多称为医疗保险，是以约定的医疗费用为给付保险金条件的保险。

（四）健康管理与体检机构紧密结合

健康管理在中国刚刚起步，是一个朝阳的产业。目前国内绝大多数公立医院先后成立体检中心，民办专业体检机构也迅速发展，仅在广州地区就有数百家。健康管理的从业人数没有准确的数据，估计全国在 10 万人以上，但是绝大部分集中在医院及体检中心等部门。新兴的健康管理行业将有非常广阔的发展前景。建立一支健康管理专业队伍，对于改善和提高我国国民身体素质，全面建设小康社会有着重要意义。健康人群只要拿出 1%～5%的医疗费用用于健康投资、预防疾病，这部分市场需求便会非常大。

（五）健康管理与专业健康管理公司紧密结合

所有从事健康管理的公司都看好健康服务巨大的市场，都知道在未来十年，这个市场会以惊人的速度增长。在美国，健康服务业甚至占到 GDP 的 10%以上，这是一个不可思议的数字。目前国内以健康管理名义服务社会的服务机构至少已有 2000 家以上，他们从不同层面来完成相关健康管理服务，如健康体检、健康评估、健康指导等。但是国内真正意义上的健康管理公司还不多。

专业健康管理公司开展健康管理可以为人们从出生就建立起一套从"摇篮到坟墓"的健康档案，及时监控人群的健康，预防疾病，同时作好健康保健的宣教工作。这种做法，可以抑制医药费用的上升，而且对引导人们的健康生活方式、提高全民素质有极大推动作用。

（六）健康管理与其他有关机构的紧密结合

如疾病预防控制机构（职业病防治院等）、中小学卫生保健机构、健康教育部门（省市健康教育所）、药物研发部门、疗养院、老人院等，针对其特殊人群，均可进行适宜可行的健康管理。

三、健康管理在发展过程中的挑战

（一）健康危险评价工具的制定

由于不同地区、不同人群之间健康危险因素及危险程度的不一致，健康危险评价计算机软件是根据所研究地区的人口统计学资料、死亡率资料及流行病学研究资料来开发的。而我国危险因素的流行病学调查及研究资料不是很完善，在进行某些疾病的危险因素量化时仍然利用国外的危险因素暴露率，甚至一些指标沿用国外的量化标准，这些危险因素量化标准不完全适合我国的实际情况，完全套用会影响疾病预测的准确性。要赢得广大居民对健康管理工作的信任和支持，就必须制定出适合我国国民的健康危险因素评价工具。

（二）健康管理专业人员队伍的建立

健康管理是一门综合性的交叉学科，涉及预防医学、临床医学、社会科学等领域，其中，循证医学、流行病学、生物统计学、生物信息学、健康促进学（包括心理学、社会学、行为科学等）、运动学和营养学都是与健康管理密切相关的重要学科。2005 年我国才成立健康管理师职业，到目前国内尚无一家医学院校培养健康管理专业人才，现在的健康管理师都是经过一些健康管理培训机构短时期的培训和考核，获得健康管理师职业证书，就可以在健康管理机构担任健康管理师。在社区卫生服务机构，人才队伍建设还是相对的落后，医生护士素质不高、数量不足、服务水平有限，且大多数医护人员对健康管理这一概念还没有真正的认识。在中国健康管理发展的过程中，怎样培养出合格的健康管理师和怎样完成社区卫生医务人员向健康管理师的提升是至关重要的。

（三）信息系统的建设

健康管理是建立在信息化管理技术模式上，其有效运行离不开一个资料完整、资源共享、更新及时的信息网络平台，美国奥巴马新政的重点之一就是投入巨资进行健康信息化建设。目前，我国医疗卫生信息系统主要有三类：社区卫生服务管理信息系统、体检管理信息系统、医院信息系统，各单一的信息系统技术较为成熟，而真正将以上三大类信息系统进行较好的整合，成为完整个人健康信息管理系统还需探索研究。另外，计算机软硬件、网络技术飞速发展，尤其是移动终端迅速普及，各类手机应用应有尽有，穿戴设备异军突起，健康保险、保健食品、保健用品、健身旅游等健康管理支撑行业也迅猛发展，为健康管理的发展提供了无限的可能、空间。

（四）健康管理服务的筹资来源

新医改中提出了加大对基层卫生经费的投入，但具体投放到健康管理这一项目的资金会有多少还未知。因此，卫生事业的投入总量、分布和结构如何确定能最大限度实现保障公民健康的目标是需要重点考虑的问题。而在健康管理结合健康保险业务的模式中，保险公司成为健康管理服务的购买者，其购买的标准和付费方式目前在全国还没有成熟的先例，且不同的健康管理内容所带来的健康管理所要支付的费用是不一样的，这就需要健康管理公司和健康保险公司之间进行协商以确定最终的价格和付费方式。

（五）规范健康管理行业

健康管理行业很流行，但市场混乱。各种体检中心、健身会所、导医机构、保健品推销商、休闲娱乐中心等众多的组织和机构都称自己从事的是健康管理事业。市场上的“百家争鸣”和无序竞争给大家造成了思想上的混乱和心理上的茫然。目前，我国还没出台有关健康管理方面的相关政策及行业规范。仅就健康管理师培训这一领域来说，国家的职业标准还未最终确定，各种各样的培训班就已四面开花，如火如荼了。所有的这一切都表明了一个事实，即国内目前的健康管理市场还很无序，品牌企业和产品/服务还未确立，具有中国特色的健康管理服务系统与运营模式尚未建立。这就要求我国相关职能部门尽快完善健康管理这一行业相关政策的制定，规范健康管理服务市场的运行，有效的在全国推广健康管理服务。

（罗桢妮）

第十一章 疾病预防与控制管理

第一节 概 述

案例 11-1

疾病的危害及其负担

据世界卫生组织报道，全球60亿人口中，约20亿人曾感染过乙型肝炎病毒，其中3.5亿人为慢性乙型肝炎病毒感染，每年约有100万人死于乙型肝炎病毒感染所致的肝衰竭、肝硬化和原发性肝细胞癌。在世界范围内，每15秒就有一人死于肺结核，每天有5000人因此丧生，仅2006年，就有200万人死于该病。据联合国世界卫生组织1997年的统计，全世界现有17.22亿人感染了结核病菌，每年有900万新结核病人，约300万人死于结核病。目前，结核病已成为传染病中的第一杀手。现在许多国家内肺结核病例直线上升，20年内将增加10亿结核病患者。结核是成年人最主要的传染病杀手，也是艾滋病毒携带人群死亡的最主要感染原因。每年，全球在结核方面的经济支出至少在120亿美元以上。1987年底至1988年3月间，上海市31万人患上甲肝，死亡47人，甲肝流行给全市人民的身体健康和生产、交通以及对外交往等方面都造成很大的危害和损失，严重影响了正常的社会秩序，为治疗疾病，控制甲肝蔓延，投入了大量的人力、物力和财力。我国每年大约有260万人死于心脑血管疾病，每12秒钟就有一人被心血管疾病夺去生命。据统计每年因疾病死亡的人中，死于心血管疾病的人占全部死亡人数的40%，而其中17%的人第一次心脏病发作的时候也就是最后一次发作。而发生脑中风后的死亡率为30%，每21秒就有一人死于中风，脑中风让人最为可怕的是它的高致残率，这一点要超过癌症、心脏病等任何疾病的危害。我国生存的脑中风患者有700万，其中四分之三都留有不同程度的后遗症，重度致残约占40%以上。每年还要新发病例250万，死亡150万，且每年还以10%的速率增加，如防治不当，到2020年我国生存的脑血管病患者将增加1倍而达到1400万人，不但病人感到痛苦，且家属也要被经济和精神上两副重担压得不堪重负，痛苦难当；社会负担同样加重，目前我国每年脑中风患者的医疗费用已高达300亿。更为可怕的是在我国36岁以上的人群中，患心脑血管疾病的人已达到16%，这是一个多么令人震惊的数字！

2003年全世界31个国家和地区，报告发生严重急性呼吸道综合征（serve acute respiratory syndromes，SARS）病人8422例，死亡916例，SARS暴发所造成的全球损失估计为110亿美元。中国控制SARS工作的直接费用估计约50亿人民币，国家统计局测算的经济损失高达933亿元人民币，约占2003年GDP 0.8%。2014年2月爆发于西非的埃博拉病毒疫情，据世界卫生组织（World Health Organization，WHO）发表数据显示，截至2014年12月17日，埃博拉出血热疫情肆虐的利比里亚、塞拉利昂和几内亚等西非三国的感染病例（包括疑似病例）已达19031人，其中死亡人数达到7373人。2014年10月14日，联合国开发计划署非洲地区宣布，埃博拉出血热已经给疫情最严重的几内亚、塞拉利昂和利比里亚三国造成了约130亿美元的经济损失。过去几年，几内亚、塞拉利昂和利比里亚三国经济增长显著，但是自埃博拉疫情爆发以来，三国经济增长率均已下降了3到5个百分点，负面影响有可能在疫情结束后十年内依然难以消除。还有糖尿病、肿瘤、伤害、精神疾病等其他许多疾病造成的危害和负担。前世界卫生组织总干事中岛宏博士说：许多人不是死于疾病而是死于无知！

思考：

（1）疾病的危害有哪些？

（2）疾病预防与控制管理的意义是什么？

一、疾病预防与控制管理的意义

疾病预防与控制管理是指一个国家或地区通过法律法规和相关政策组织卫生资源，对影响人群健康的重大疾病采取有效的防控措施，消除或减少其对居民健康的影响，提高人群健康水平的过程。

随着人类生活水平的提高和医疗条件的改善，人类期望寿命在不断延长，但人类与疾病的斗争并没有停止，而是更为复杂化。一方面，传染病谱发生明显的变化，一些新出现的恶性传染病（艾滋病、病毒性肝炎等）对人类健康威胁极大；同时，一些基本控制的传染病（结核等）又卷土重来。另一方面，肿瘤、心脑血管疾病、糖尿病等慢性疾病对人类健康的危害日益严重严重。随着经济的快速发展，我国医疗费用也在迅速增长，卫生总费用在2009年时达到了17541.9亿元，，给国家和人民带来了巨大的经济负担。基于以上背景，2009年《中共中央、国务院关于深化医药卫生体制改革的意见》中明确指出每位中华人民共和国公民，都应当平等地获得基本公共卫生服务，这是公民健康权的基本体现，也是中国2009～2011年医药卫生体制改革的重要阶段性目标。公共卫生服务中主要内容之一即是疾病预防与控制服务，是我国卫生工作的重要组成部分。通过此项服务以期合理的分配医疗卫生资源，使得有限的资源最大效益化，做好预防工作，减少疾病发生，加强健康教育，提高人民群众的保健意识，经济有效的提高健康水平，最终达到最大限度保护人民健康的目的。卫生部提出的卫生监督体制改革意见（2000年）将卫生防疫工作中关于疾病预防与控制和卫生监督的工作分开，分别成立了相应的机构——疾病预防控制中心（Center For Disease And Prevention，CDC）和卫生监督所（Sanitary Supervision Institute），揭示了我国进入21世纪之后，疾病控制管理工作的新思路，表明疾病控制管理工作的重要性。这就为预防和控制疾病的发生与流行，保护公民的健康权益建立了新的保障体系。

疾病控制管理关乎国计民生，疾病预防与控制管理工作做好了，可以确保人民群众身体健康，安居乐业；可以保护好劳动力，为国民经济发展做贡献；可以安定民心，维护社会稳定；可以创造良好的社会环境，招商引资，发展各行各业；可以促进物质文明和精神文明建设。相反，疾病若失于控制，则会对国家财产，人民生命安全及家庭造成不可估量的损失。疾病控制管理工作，于国于民，均意义重大。

二、疾病预防与控制管理的内容

疾病控制管理包括传染病控制管理，慢性病控制管理，地方病控制管理，寄生虫病控制管理，职业病控制管理以及突发公共卫生事件应急管理等。

近年来，我国加强了对重大传染病的预防控制与管理工作。其中，中央艾滋病防治专项经费逐年增加，《中国预防与控制艾滋病中长期规划（1998-2010）》正在得到很好的落实。由于防病抗病能力的增强，以及广大医务人员、卫生防疫工作者的艰苦努力，1998年、1999年两次重大洪涝灾害均能实现大灾之后无大疫的目标。2000年，我国完成了无脊髓灰质炎证实工作，实现了消灭本土脊髓灰质炎的目标。自2002年开始，我国政府将乙肝疫苗纳入儿童计划免疫范围；2006年2

月出台了《2006～2010 年全国乙型病毒性肝炎防治规划》，这对我国乙型肝炎防治起了重要作用。根据我国卫生部 2006 年 4 月 18 日公布的 2005 年度 27 种法定报告传染病疫情显示，肺结核发病率和死亡率均居国内传染病首位；2006 年肺结核的发病率和死亡率数据仍高居传染病报告之首；耐药是我国未来结核病控制需要重点关注的问题，全球结核病药物研发联盟和中国医学科学院药物研究所的研发合作，是为发展和扩大抗结核药物品类所迈出的关键步伐。血吸虫病等地方病防治面临新的挑战；一些新发传染病的威胁日益增加；食物中毒等突发事件频频发生。由此可见，我国部分重大传染性疾病的防治形势依然严峻。

全国已基本达到消除碘缺乏病阶段目标，克山病，大骨节病等地方病得到基本控制，麻风病基本消灭。

为了遏制艾滋病在我国的流行，国务院建立了艾滋病性病协调会议制度，明确了各有关部委在预防与控制艾滋病工作中的职责，制定了中国预防与控制艾滋病中长期规划及中国遏制与防治艾滋病行动计划，明确要求各级政府及有关部门做好艾滋病的综合预防和控制工作。各地卫生部门加大宣传教育力度并在高危人群中开展行为干预。2001 年，全国新建、改建血站、血库 459 个，对控制经采血供血途径传播艾滋病发挥了积极作用。

全国各地积极推进疾病预防控制体制的改革，建立起集卫生检测与评价，健康教育与健康促进，业务培训与指导为一体的各级疾病预防与控制机构。国家疾病预防控制中心也于 2002 年年底正式成立运行。各省（市、自治区）、各地级市、县（市、区、旗）也相继成立了疾病控制中心和卫生检测机构，形成网络健全，机构层次明晰的新型疾病控制系统。为提高对重大灾害的应急指挥能力和对重大疾病的控制能力，卫生部已建立了国家卫生信息网。自 2002 年起，国家卫生信息网卫生防疫信息系统已在全国范围内启用。

疾病控制与管理工作在中央政府及地方各级政府的高度重视下，在卫生行政部门的规划、监督和指导下，在广大医务人员，卫生防疫人员及相关工作人员的努力下，中央继续投入二十一亿多元人民币支持中西部和东部部分地区疾病预防控制机构建设，地方也投入相应资金，改善重大疾病防治工作条件。在部门协调、群众参与下，抓住重点、兼顾其他、科学管理，相信在 21 世纪的未来 10 年，我国疾病控制与管理工作将取得更加辉煌的成就。

三、疾病预防与控制管理

疾病管理是指以疾病发展的自然过程为基础的综合的、一体化的保健和费用支付体系。其特点是以人群为基础，重视疾病发生发展的全过程，强调预防、保健、医疗等多学科的合作，提倡资源的早利用，减少发病之后的医疗花费，提高对卫生资源和资金的使用效率。疾病管理的目的是通过各医疗机构的低成本高效益的疾病管理和相应的医疗保险补偿机制，降低医疗费用，提高卫生保健的质量。

（一）构建疾病管理体系的要点

1. 部门协作　疾病管理体系是一个集干预、测量和持续改进为一体的连续性系统。疾病管理是跨部门的，因此，合作是成功的要素。合作部门包括政府、卫生保健行业（付费者、医疗卫生机构、医药公司、顾问等）均要共享风险、共享收益和共享信息。医疗机构内部从社区卫生服务机构到三级医院、康复中心等之间也应密切协作，建立双向转诊关系，共享信息，强调患者整体保健结果，预防疾病，尽量减少并发症。

2. 机构与管理体系　①建立信息系统。信息系统包括资料库的建立、资料收集、资料整合与管理。资料收集的内容包括患者的一般情况，临床结果，经费及卫生资源利用情况，行为指标，健康教育等。②持续的质量改进系统。包括患者、医务人员和信息系统。③医疗保险。医疗保险由按服务项目收费转向按人头支付的方式导致卫生保健提供的方式越来越转向疾病管理的方式，将患者的健康危险分担在患者和医生双方，通常是将经费付给医务人员或其所在的单位，医生的考核指标包括医疗经费和质量两方面，因此医生要考虑患者整体的健康水平，必然重视预防和健康教育。

（二）疾病管理过程

1. 确定疾病管理的病种 疾病管理病种的入选标准：一是治疗费用昂贵，二是通过健康教育和临床治疗能够减轻患者经济负担，提高患者的生活质量。因此，首先要了解疾病的自然发展过程、主要经费特点和医疗质量结果以及病情变化过程；还需了解疾病的发病率、患病率、住院频率等。某些疾病尽管患病率不高，但是对人类健康危害极大大，如人类免疫缺陷病毒（human immunodeficiency virus，HIV）感染，也可考虑选择。

2. 确定干预受益的目标人群 慢性疾病的大部分卫生保健经费受众面并不理想，如果能够确定和管理高危个体，可明显减少资源的消耗，并取得良好的效果。最有效的措施是对高危险度、高医疗费用的人群开展早期预防和治疗。

3. 强调预防和有效的治疗 将资源集中用于疾病的一级、二级预防上，避免并发症的发生，及时进行有效的治疗。为此，要开展健康教育，提高患者的依从性、自我管理能力和行为矫正能力。要培训医生，令其贯彻临床指南，发展帮助临床实践服务的工具，并建立临床路径。

4. 测量结果 包括临床结果测量：并发症、发病及死亡情况，医生的临床实践水平等；经费结果测量：医疗费用、住院、急诊和门诊次数、误工天数、生活质量；行为结果测量：患者和医生的依从性、患者的自我管理能力；服务质量结果测量：患者的满意度。

第二节　传染病的预防与控制管理

案例 11-2

人感染高致病性禽流感发病

2003 年 11 月，我国确诊第一例人感染高致病性禽流感。此病毒尽管只在局部地区出现，但考虑到人类对禽流感病毒普遍缺乏免疫力，以及人类感染 H5N1 型禽流感病毒后的高病死率和可能出现的病毒变异等，WHO 认为该疾病可能是对人类存在潜在威胁最大的疾病之一。

2004 年以来，我国已初步建立了人禽流感检测系统，主要包括全国不明原因肺炎病例报告系统，以及在动物禽流感疫情和人禽流感病例发生后，在疫情发生地区 3 公里内要按照《人感染高致病性禽流感应急监测方案》的要求，对发热伴流感样症状病例和密切接触者开展主动监测工作。此外，我国自 2005 年以来，也积极开展疫苗研制工作。

思考：

（1）什么是传染病？

（2）传染病预防与控制管理的法律法规有哪些？

（3）传染病管理的内容是什么？

（4）传染病预防与控制管理的措施是什么？

一、传染病的预防与控制管理

传染病是指由各种致病性微生物或病原体引起的具有传染性的疾病，对人群健康水平有及其重要的影响。随着人类社会的发展，医药学科也获得了长足的发展，医学模式已发生了转变。医疗卫生条件的改善，抗生素的应用和免疫疫苗的不断问世，影响着疾病防制的重点由传染病逐渐向非传染性慢性疾病过渡和转移。然而，近年来全球传染病发病率大幅回升，部分已经被控制的传染病卷土重来，同时新发传染病的危害也日益严重。因此，预防和控制传染病在未来相当长的时间里，仍将是我国疾病控制管理的主要任务。

案例 11-2 中，本世纪初 SARS 的全球爆发流行是对人类身心健康造成威胁、阻碍了社会、经济发展的新发传染病；案例 11-3 中手足口病的爆发和案例 11-4 中人感染高致病性禽流感的发病，均证明传染病的预防和控制是我国乃至全球一个突出重点。

（一）我国传染病控制管理的现状

1. 传染病和寄生虫病发病相对稳定，但仍不容忽视 据国家卫计委公布的疫情数据显示，2013 年，全国甲乙类传染病共报告发病 304.64 万例，死亡 1.63 万人，总报告发病率为 225.80/10 万，总报告死亡率为 1.20/10 万，总报告病死率为 0.53/10 万，与 2010 年相比，发病情况有所缓解，下降了 5.40%，但死亡率与病死率存在缓慢上升现象，上升幅度分别为 12.15%、17.78%。

2013 年报告发病率居前五位的传染病病种依次为：病毒性肝炎、肺结核、梅毒、痢疾、和淋病，与 2010 年相比，病毒性肝炎、肺结核、痢疾和淋病的报告发病率有所下降，梅毒的发病率有所上升；报告病死率居前五位的依次为：人禽流感、狂犬病、流脑、新生儿破伤风和艾滋病。2013 年影响人群健康的前十位传染病发病与死亡情况见表 11-1。

表 11-1 2013 年全国发病率、死亡率及病死率居前 10 位的甲乙类法定报告传染病

顺位	发病率		死亡率		病死率	
	疾病名称	1/10 万	疾病名称	1/10 万	疾病名称	%
1	病毒性肝炎	92.45	艾滋病	0.84	人感染高致病性禽流感	100.005
2	肺结核	66.80	肺结核	0.19	狂犬病	96.2
3	梅毒	30.04	狂犬病	0.08	流脑	9.86
4	细菌性和阿米巴性痢疾	13.93	病毒性肝炎	0.05	新生儿破伤风	9.15
5	淋病	7.36	流行性出血热	0.01	艾滋病	6.61
6	布鲁氏菌病	3.21	梅毒	0.0.01	人感染 H7N9 禽流感	5.26
7	艾滋病	3.12	流行性乙型脑炎	0.00	流行性乙型脑炎	2.94
8	猩红热	2.53	新生儿破伤风	0.00	霍乱	1.89
9	麻疹	2.04	麻疹	0.00	钩端螺旋体病	1.42
10	伤寒和副伤寒	1.04	流脑	0.00	流行性出血热	0.85

资料来源：2014 年中国卫生统计年鉴

2. 当前传染病的疫情特点

（1）传统病种虽然得到控制，但仍有散发疫情。如鼠间鼠疫疫情活跃，人间鼠疫偶有发生：由本案例显示，疫源地不断扩大，疫情时有发生，国家将加强监测，控制鼠间疫情，防止出现人间鼠疫。

（2）肠道传染病在农村的发病水平依然很高。

（3）结核病、乙型肝炎仍是我国的主要传染病种，结核病发病率持续上升且防治面临耐多药结核病、结核病/艾滋病双重感染、流动人口相对高发及不易防治等重大挑战。

（4）新中国成立初期已被控制的性病等传染病发病率快速上升。

（5）艾滋病呈现新的流行特点：疫情呈上升趋势；经性途径特别是男男同性传播速度加快；感染者已达到一定基数，且正在由高危人群向一般人群扩散；既往报告感染者陆续进入发病期，晚期患者死亡数量增加。

（6）SARS、禽流感的威胁日益严重，多种新生传染病如疯牛病、西尼罗病毒等危险潜伏，埃博拉、马尔堡出血热等烈性传染病存在传入的危险

（7）血吸虫流行区域有扩大的趋势。

二、传染病管理的法规及范围

（一）传染病与寄生虫病管理的法规

传染病管理的最终目标是保护每个公民的健康，其工作的性质具有社会性，因此，必须再相关法律法规的框架下保证各项工作的有序进行。新中国成立后，党和政府十分重视传染病预防与控制管理工作，国务院于1955年批准颁布了《传染病管理办法》，于1978年将该办法修订为《急性传染病管理条例》。在这两个法规实施的基础上，于1989年2月21日经七届全国人大常委会第六次会议通过并正式公布了《中华人民共和国传染病防治法》，新中国成立以来第一部有关传染病管理的卫生法律正式诞生，该法于1989年9月1日起施行，标志着我国传染病管理走上了法制化管理的轨道。2004年8月28日第十届全国人民代表大会常务委员会第十一次会议进行修订，并于2004年12月1日起实施。国家卫生计生委网站2013年11月4日发布《关于调整部分法定传染病病种管理工作的通知》，《通知》中根据《中华人民共和国传染病防治法》相关规定，将人感染H7N9禽流感纳入法定乙类传染病；将甲型H1N1流感从乙类调整为丙类，并纳入现有流行性感冒进行管理；解除对人感染高致病性禽流感采取的传染病防治法规定的甲类传染病预防、控制措施。

除此之外，与传染病管理相关的法规还有：《铁路交通检疫管理办法》，国务院批准（1985年9月19日），铁道部、卫生部公布（1985年12月12日）；《中华人民共和国国境卫生检疫法》，全国人大常委会通过，国家主席颁布，1986年12月2日；《消毒管理办法》，卫生部1987年9月18日颁发；《艾滋病监测管理的若干规定》，国务院批准（1987年12月26日），卫生部、外交部、公安部等颁布（1988年1月14日）；《结核病防治管理办法》，卫生部颁布，1991年8月12日；《性病防治管理办法》，卫生部颁布，1991年8月12日；《中华人民共和国传染病防治法实施办法》，国务院批准（1991年10月4日），卫生部颁布（1991年12月6日）；《国内交通卫生检疫条例》，国务院公布，1998年11月26日，自1999年3月1日起实施；《传染性非典型肺炎防治管理办法》，卫生部颁布，2003年5月12日；《突发公共卫生事件应急条例》，总理温家宝签署国务院令，2003年5月9日；《艾滋病防治条例》，总理温家宝签署国务院令，2006年3月1日起施行；《血吸虫病防治条例》，总理温家宝签署国务院令，2006年5月1日起施行等。在这些法律法规的基础上，国家卫计委近年来还制定颁布了各项标准、部门规章，从各个层面确保传染病的预防、控制和管理落到实处。对提高我国传染病管理水平，保障人民身体健康，促进社会发展，起到了积极的作用。

（二）传染病管理的范围

根据修订后《中华人民共和国传染病防治法》的规定，传染病分为甲类、乙类和丙类，共38种。

甲类传染病是指：鼠疫、霍乱，共2种。

乙类传染病是指：传染性非典型肺炎、人感染高致病性禽流感、病毒性肝炎、细菌性和阿米巴性痢疾、伤寒和副伤寒、艾滋病、淋病、梅毒、脊髓灰质炎、麻疹、百日咳、白喉、新生儿破伤风、流行性脑脊髓膜炎、猩红热、流行性出血热、狂犬病、钩端螺旋体病、布鲁氏菌病、炭疽、流行性乙型脑炎、肺结核、血吸虫病、疟疾、登革热、人感染H7N9禽流感，共26种。

丙类传染病是指：流行性感冒（包括甲型H1N1流感）、流行性腮腺炎、风疹、急性出血性结膜炎、麻风病、流行性和地方性斑疹伤寒、黑热病、包虫病、丝虫病，除霍乱、细菌性和阿米巴性痢疾、伤寒和副伤寒以外的感染性腹泻病、手足口病，共11种。

上述规定以外的其他传染病，根据其暴发、流行情况和危害程度，需要列入乙类、丙类传染病的，由国务院卫生行政部门决定并予以公布。

三、传染病防控管理的策略与措施

国家对传染病实行预防为主、防治结合、分类管理的方针。

（一）总体要求如下：

（1）各级政府卫生行政部门对传染病防治工作实施统一监督管理。

（2）各级政府领导传染病防治工作，制定传染病防治规划并实施。

（3）各级各类医疗保健机构承担责任范围内的传染病防治管理任务，并接受有关疾病预防控制机构的业务指导。军队的传染病防治工作，依照传染病防治法和国家有关规定办理，由中国人民解放军卫生主管部门实施监督管理。

（4）中国领域内的一切单位和个人，必须接受医疗保健机构、疾病控制机构有关传染病的查询、检验、调查取证以及预防、控制措施，并有权检举、控告违反传染病防治法的行为。

（二）预防

（1）各级政府应当开展预防传染病的健康教育。

（2）各级地方政府应有计划地建设和改造公共卫生设施，改善饮水条件，对污水、污物、粪便进行无害化处理。

（3）实行计划免疫接种制度。

（4）传染病人，病原携带者和疑似传染病病人，在治愈或者排除传染病嫌疑前，不得从事国务院卫生行政部门规定禁止从事的易使该传染病扩散的工作。

（5）疫源地管理，传染病菌种、毒种管理，与人畜共患传染病有关的家畜家禽的管理要严格按传染病防治法有关规定进行，以预防传染源的扩散。

（6）医疗保健机构、疾病控制机构和从事致病性微生物实验的单位，必须严格执行国务院卫生行政部门规定的管理制度、操作规程，防止传染病的医源性感染、医院内感染、实验室感染和致病性微生物的扩散。

（三）控制与管理

（1）医疗保健机构、疾病控制机构发现传染病时，应严格按有关规定，依传染病的类型和传染性强度，采取隔离、必要的治疗和控制、医学观察等措施。

（2）传染病暴发、流行时，当地政府应当立即组织力量进行防治，切断传染病的传播途径。甲乙类传染病暴发、流行时，县级以上地方政府级经上一级地方政府决定，可以宣布疫区，并采取相关紧急措施。发生重大传染病疫情时，国务院卫生行政部门有权在全国范围或跨省、自治区、直辖市范围内，地方各级政府卫生行政部门有权在本行政区域内，调集各级各类医疗保健人员、疾病控制人员参加疫情控制工作。

（3）患鼠疫、霍乱和炭疽死亡的，必须将尸体立即消毒，就近火化；患其他传染病死亡的，必要时应当将尸体消毒后火化或按规定深埋，必要时可以对尸体进行解剖查验。

（4）医药部门和其他有关部门应及时供应预防和治疗传染病的药品和器械，交通部门必须优先运送卫生行政部门批准的处理疫情的人员、防治药品、生物制品和器械。

《我国卫生事业发展“十二五”规划纲要》明确指出，要加强重大疾病防控体系建设。开展重点疾病监测，加强传染病网络直报系统的建设和管理，继续开展重大传染病、寄生虫病防治。继续落实艾滋病“四免一关怀”政策，扩大艾滋病防治宣传教育、监测检测、预防母婴传播、综合干预、抗病毒治疗的覆盖面，加强血液管理、医疗保障、关怀救助、权益保护、组织领导和防治队伍建设。继续落实现代结核病控制策略和措施，发现并治疗肺结核患者 400 万人，扩展耐多药肺结核规范化诊治管理工作，以市（地）为单位开展耐多药肺结核诊治工作覆盖率达到 50%。提高免疫规划疫苗常规接种率和流动人口预防接种管理质量。恢复并维持无脊髓灰质炎状态，努力实现消除麻疹的目标。加强重点人群乙肝疫苗接种工作。实施以传染源控制和阻断传播途径为主的血吸虫病综合防治措施，所有血吸虫病流行县（市、区）达到传播控制标准，已达到传播控制标准的县（市、区）力争达到传播阻断标准。加强疟疾、黑热病等虫媒传染病防控，落实包虫病综合防治措施。

《中国疾病预防控制工作进展（2015 年）》总结了近年来我国传染病防控工作能几个突出的成就包括：建成了全球规模最大的法定传染病和突发公共卫生事件网络直报系统。实现了消灭天花、无脊髓灰质炎和消除丝虫病、新生儿破伤风的目标。5 岁以下儿童慢性乙肝病毒感染率控制在 1%以下，提前实现了世界卫生组织乙肝控制目标。免费接种的国家免疫规划疫苗扩增至 14 种，以乡镇为单位适龄儿童国家免疫规划疫苗报告接种率总体保持在 90%以上。艾滋病疫情总体保持低流行水平。传染性肺结核患病率由 2000 年的 122/10 万下降至 2010 年的 66/10 万。98.9%的血吸虫病流行县达到传播控制或传播阻断标准。有效应对传染性非典型肺炎、甲型 H1N1 流感、人感染 H7N9 禽流感等突发传染病疫情，实现了四川汶川地震、青海玉树地震等特大自然灾害之后无大疫

总之，传染病预防与控制管理的任务繁重，措施是综合的、多方面的。经过长期艰苦的努力，一定可会把传染病、寄生虫病的发病率及其对人民健康的影响降到最低程度，为国家的社会发展和经济建设做出应有的贡献。

第三节　慢性病的预防与控制管理

案例 11-3

芬兰慢性病防控项目

20 世纪 60 年代和 70 年代早期，芬兰冠心病和其他心血管疾 病的死亡率特别高，其中男性的死亡率是全球最高的。芬兰的科研人员、医学专家和决策者经过仔细研究后提出，要改变这种状况必须抓好三个因素，即创造健康的环境、引导人们建立健康的生活方式和提供优质的卫生服务，并决定从这三个方面着手实施综合干预措施。过上此项干预，芬兰慢性病防控（North Karelia）项目创造了发挥基层社区卫生服务组织的预防功能，并从源头上降低疾病危险因素的新型慢性病防控模式。实施新型慢性病防控项目后，人们的行为有了很大的改变，危险因素也大为降低。1972 年约 90%的芬兰人吃面包时涂黄油，到 1992 年时有 15%的人还这么做，至 1997 年仅有不到 7%的人食用黄油。水果蔬菜的消费量从 1972 年每人每年 20kg 增加到 1992 年的 50kg。1972～1997 年 25 年内，North Karelia 省男性吸烟率从 52%下降至 31%，胆固醇平均水平下降约 20%，血压也得到控制。同期，该省 25～64 岁男性心血管疾病、冠心病和肺癌死亡率分别下降 68%、73%和 71%，男性和女性期望寿命分别增长约 7 年和 6 年。1997 年新型慢性病防控项目推广到芬兰全国，全国的指标也发生了显著变化。1969～2001 年 North Karelia 省和芬兰全国的心血管疾病死亡率从 600/10 万和 450/10 万均下降到 150/10 万，分别下降约 75%和 66%。可见，新型慢性病防控模式显著地改善了人群的健康状况，提高了生命质量和对医疗资源的利用效率，得到了 WHO 的高度赞扬，并建议向世界各国推广。

思考：

（1）什么是慢性病？包括那些类型疾病？

（2）如何理解慢性病的负担？

（3）怎样进行慢性病预防和控制管理？

一、概 述

（一）慢性病的定义及分类

广义的慢性非传染性疾病（noncommunicable disease，NCD）是指长期的、不能自愈和几乎不能完全被治愈的疾病。需要加以预防与控制管理的主要是指发病率、死亡率、病死率、致残率较高，同时费用等负担很重的那些疾病。当前，备受关注的慢性病主要包括下面几种类型：①心脑血管疾病；②恶性肿瘤；③慢性阻塞性肺疾患；④代谢性异常；⑤精神异常与精神病；⑥慢性职业病；⑦遗传性疾病；⑧其他疾病等。

（二）慢性病发展的现状

慢性病是当今世界最主要的死亡原因。2008 年全球有 5700 万人死于慢性病，占所有死亡人数的 63%，预计 2030 年这一比例将上升至 75%。2002～2012 年十年间缺血性心脏病、中风、下呼吸道感染和慢性阻塞性肺病在全球均属于位居前列的主要杀手。艾滋病毒导致的死亡略有下降，从 2000 年的 170 万例（3.2%）死亡降至 2012 年的 150 万例（2.7%）。腹泻病不再位居前五个主要死因之列，但仍位居前十，2012 年使 150 万人丧命。慢性病在全世界造成的死亡数字不断加大。肺癌（连同气管和支气管癌症）在 2012 年造成 160 万（2.9%）例死亡，比 2000 年的 120 万（2.2%）例死亡数有所上升。同样，糖尿病在 2012 年造成 150 万（2.7%）例死亡，比 2000 年的 100 万（2.0%）例死亡有所上升。

影响我国人民群众健康的慢性病主要有心脑血管疾病、恶性肿瘤、糖尿病、慢性呼吸系统疾病等，我国已进入慢性病高负担期，其在总疾病负担重所占比重达到了 70%，已成为重大公共卫生问题和社会问题。尽管慢性病对流行病学和经济的影响日益显著，但是全世界仍未对该问题做出足够的反应。各国政府、世界卫生组织以及联合国其他机构、学术研究团体、非政府组织、民间机构均持有大量资金，而大多数发展中国家缺乏相关财政支持，因而阻碍了慢性病防治、研究能力的拓展。其原因包括：决策者手中未掌握有关慢性病负担特点的最新证据；群众接受关于慢性病的健康教育不够，慢性病正确预防的依从性不高、加以控制没有效果、费用又高，因此慢性病应在传染病问题得以解决后再考虑。全球经济因素影响着慢性病的患病危险，阻碍着该领域的发展，这一情况类似于医疗卫生体系对急症的取向。

国家卫生计生委公布的《中国疾病预防控制工作进展（2015 年）》数据显示，慢性病作为一种非传染性疾病，其致死率已居全国总死亡率之首。近年来，我国慢性病发病呈快速上升趋势，心脑血管病、恶性肿瘤等慢性病已成为主要死因。慢性病导致的死亡人数已占到全国总死亡人数的 86.6%，其导致的疾病负担占总疾病负担的 70%。1993 年，我国的疾病经济负担为 3208 亿元，占 GDP 的 9.3%；2003 年，疾病经济负担达到 1.2 万亿元，占 GDP 的 10.3%。疾病经济负担的涨幅已大大超过 GDP 的涨幅，因病致贫、因病返贫的现象在农村地区较为普遍。

在我国，慢性病的防治与控制管理工作也面临着越来越大的挑战，具体表现为：

1. 疾病死亡结构的变化 中国慢性病死亡人数占总死亡人数的比例，已由 1991 年的 73.8% 上升到 2012 年的 86.6%，数量已将近 2.7 亿人。2013 年城市和农村慢性病死亡人数占总死亡人数的比例高达 6.77%和 79.5%。10 年中，支气管肺癌、肝癌、乳腺癌、脑血管病、冠心病、糖尿病以及交通伤害死亡率均呈上升趋势。传染性、感染性疾病死亡率快速下降，慢性非传染性疾病迅速上升，成为我国居民疾病别死亡率变化的突出特征。此外，慢性病在我国农村地区已然非常严重，城市和农村的恶性肿瘤病死率差异不大，心脑血管疾病的病死率农村高于城市，农村的脑卒中病死率高出城市约 20%，对于 COPD，农村地区的病死率远高于城市，西部地区农村尤为严重。

2. 疾病患病结构的变化 与疾病死亡结构变化相一致，疾病患病结构的变化也表现在传染性、感染性疾病患病率快速下降、慢性非传染性疾病患病率迅速上升。1993 年和 2013 年两次国家卫生服务调查慢性病患病率的情况发现，20 年间，无论城市，还是农村，各种传染性、感染性疾病患病率均呈明显的下降趋势，相反慢性非传染性疾病患病率呈明显上升趋势。

近几年来，在慢性非传染性疾病中，糖尿病、损伤中毒患病率上升最为明显。糖尿病迅速上升除了中老年人口增加因素外，与生活方式、饮食习惯、缺少运动密切相关。据有关调查推算，2013 年全国 15 岁以上糖尿病患病率高达 35.1‰。损伤中毒事件的增加，主要与交通事故、意外工伤有关，尤其是城乡汽车拥有量迅猛增加，交通道路条件差和执法监督不力。慢性非传染性疾病患病率迅速上升，已成为城乡居民的常见病、多发病，这些疾病不仅增加了失能和残障的机会，也加速疾病诊断、治疗费用的上涨，加大社会和家庭的疾病经济负担。

3. 危险模式的转变 人口年龄结构改变是疾病模式流行病学转变的重要因素。除此之外，中国经济与社会发展正在使不同疾病的危险因素发生改变。

（1）城市化和人口老龄化：1980 年我国前城镇人口不足 20%，2000 年达到 38%，2010 年达到 50%。一方面，目前每年约 8 千万至 1 亿农村多余劳动力拥入城市，同时城镇化进程加快，县改市，乡改镇，部分农村人口相对集中转为城镇人口，从农村家庭经济到以市场为主导的工业经济的快速转变必将带来新的健康问题；另一方面自 2000 年至 2011 年 65 岁及以上人口占总人口比例上涨了 2.1%，预计 2030 年此比重将达到 16.3%，且带病生存的老年人口比重会逐渐增大。

（2）环境因素：我国工业化、城市化和生态破坏引起的环境污染有逐年加重的趋势。据《中国绿色国民经济核算研究报告 2004》披露，2004 年我国仅由于大气污染就造成 35.8 万人死亡，约 64 万呼吸和循环系统病人住院，以及约 25.6 万新发慢性支气管炎病人，造成的直接经济损失高达 1527.4 亿元。在统计的 338 个城市中，67%的城市超过国家空气质量二级标准，41%的城市超过三级标准。中国严重缺水，人均水资源占有量仅相当于全球平均值的 1/4。中国 600 个城市中约有 400 个城市缺水。近些年来，乡镇工业崛起，污染物排放量急剧增长，河流大多受到污染：其中 60%的河流受到 4 级污染，3.2 亿农民尚未用上自来水。20%的大城市供水不符合标准。我国水环境面临水体污染和水资源短缺的问题，日趋严重的水污染进一步加剧了水资源短缺的矛盾，严重地威胁到城乡居民饮水安全和人民健康这些高风险污染水平最终将会带来高发病率和过早死亡的负担，并造成巨大经济损失，增加卫生保健成本。环保总局和国家统计局 2007 年 4 月公布，2004 年我国因环境污染造成的经济损失为 5118 亿元，占当年 GDP 的 3.05%。

（3）不良生活方式和行为：人群超重和肥胖患病率快速上升，根据 2002 年的统计，全国有近三亿人超重和肥胖，中国肥胖人群有 6000 万人，肥胖超重上升 39%，肥胖上升 97%，其中 18 岁以上超重率为 228%；特别指出的是过去 10 年，青少年学生中肥胖患病率，女生从 3.38%上升至 7.18%，男生从 2.75%上升至 8.65%。超重与肥胖，正成为影响我国人口健康的一大公害。高血压是心、脑血管病的一个重要危险因素。1959 年、1979 年和 1991 年三次高血压调查表明，我国 15～74 岁人群高血压患病率分别为 5.11%、7.33%和 11.88%，患病率有较大幅度升高。最近新研究结果表明 18 岁及以上居民高血压患病率为 18.8%，全国患病人数约为 1.6 亿多，遗传、环境和行为因素可能是高血压致病原因，目前研究至少表明：高血压与食盐的摄入过多、心理紧张、肥胖及喝酒有关。

4. 我国人群健康转型的结果及其政策意义 健康转型对国家卫生政策的主要影响是：疾病流行模式转变前和转变后的卫生问题并存。今后 25 年间人口统计学、社会经济状况变化共同作用对卫生部门的影响主要分为四方面：

第一，疾病负担不断增加。包括疾病急性期持续天数、慢性期正常功能丧失天数和因早死而损失寿命天数。疾病负担快速增加一是取决于人口总数的增加，二是人口老年化，三是疾病流行模式的变化，慢性非传染性疾病成为主要流行疾病。老年化与慢性病相交叉，使得疾病持续天数更长，健康危险因素的增多和危险性强度增加，将导致某些健康问题的发生率增高，尤其是肺癌、乳腺癌、交通事故、性病、艾滋病等。

第二，卫生服务需求不断增加。卫生服务需求增加取决 3 种因素：①健康需求的增加；②经济发展、居民收入增加、教育水平提高、居民得到卫生知识与信息增多，使得需要转变为需求的阈值降低；③卫生服务，特别是医疗服务的增加，也就是说城市化、城镇人口比例增加，交通方便使得卫生服务可及性提高。

第三，卫生服务技术复杂化。慢性非传染性疾病及其失能、残疾客观上会使满足卫生服务需求在技术上变得更加复杂，包括疾病诊断、治疗、康复，预防保健的干预措施和手段的技术要求增高，要求卫生工作者有更高学历和专业水准。

第四，卫生服务费用不断上涨。所有上面提到几个方面都会增加卫生服务的费用。目前，卫生费用迅速上涨已经成为抑制居民合理利用卫生服务的最大障碍。如何区别疾病的诊断和治疗的技术含量所致费用的增长和不合理用药、需求诱导所致费用增加，以控制不合理费用上涨是重要环节。

二、慢性病的控制与管理

（一）慢性病预防与控制的战略目标

WHO 确定的慢性病控制与管理的战略目标是：建立全球性的预防和控制慢性病的公共卫生方法，发展多种国际的预防活动，促进多数成员国家采取行动，将慢性病的预防和控制作为卫生工作的重点领域，发展综合防治措施和多部门参与的活动与计划，共同进行慢性病的预防与控制，改变全人口的健康状况。

（二）慢性病控制与管理的行动原则

1. 以公共卫生系统为主导　实施多部门合作，以人群为基础的健康促进与慢病预防；进行系统重组，使之适应医学模式与疾病谱的改变；借鉴传染病预防与控制的手段与方法进行慢病的预防与控制。

2. 建立支持环境，强调个人责任　健康是一项基本人权，而维护自己的健康也是每个人的责任。个人应对预防疾病和健康负责，应主动参与健康教育与健康促进，与此同时，应建立支持性环境，以利于健康决策。

3. 立足社区　慢病的预防与控制是社区卫生服务的重要内容之一，也是社区建设的范畴，应在加强社区建设的同时加强社区卫生服务建设，把主要慢病问题解决在社区。

4. 建立广泛的伙伴关系　慢病预防与控制不是卫生部门一家的事，而是大家的事。健康涉及各个部门，涉及每个人。在慢病防治上，应建立广泛的联盟，加强多部门、多学科协作，让各方面的力量，社会团体积极参与，寻找共同关心的问题和结合点，共同对与健康有关的发展决策出谋贡献，在有机协调机制的基础上，形成广泛的健康伙伴关系。

5. 依据科学行动　慢病预防与控制是一个涉及面很广的社会问题，慢病的病种也很多，应该从哪里入手，控制哪些疾病，慢病预防与控制的长远规划与方向如何，都是值得深入探讨的。因此，应有基线调查，应进行慢病问题分析，根据对人群健康影响的面与重要性选择主要健康问题，选择预防与控制的方向，选择最有效的控制与管理方法。

6. 利用现有资源，在现有卫生体制中加强慢性病的工作　在农村，扩大初级卫生保健的作用；在城市，发展社区卫生服务，建立全科医生、护士、卫生辅助人员与公共卫生的关系；调整现有卫生体系，重新确定服务方向，加强健康促进和慢性病防治；建立卫生服务模式，充分发挥卫生人员在慢性病防治与管理中的作用；提高卫生保健系统对疾病与残疾的早期诊断、治疗和康复的能力。

（三）慢性病控制与管理的策略与措施

1. 发展国家政策和规划，增强发展和实施的能力　国家在慢性病控制与管理中的作用是巨大的，在科学分析—预测的基础上，在国家领导及政府对初级卫生保健的承诺前提下，应研究和开发相关政策；建立政府内的慢性病负责机构和多部门的政策和协调机构；将慢性病防治规划纳入各级的社会发展计划；加强初级卫生保健，社区卫生服务与公共卫生服务的关系。

2. 健康促进与三级预防 健康促进的目的是使人群认识慢性病是个人与环境相互作用的结果，提高大众认识水平，促使大众相信通过自身的努力与参与，通过采取有效的预防措施，改变不良生活习惯与行为，就可避免或延续慢性病的发生，最终能为自己的健康付诸行动，达到知、信、行的统一。健康促进还可促使大众强身健体，及早采取行动，预防疾病的发生。

三级预防的重点在于一级预防。世界卫生组织在总结各国防治慢性病方面的经验和教训时指出，专科医学服务控制慢性病的效果很有限，对改善人群健康状况没有多大的贡献，且费用昂贵，即使是经济发达的国家，也不堪重负。相反，应以公共卫生系统为主导，实施以全人群为基础的健康促进和一级预防方法，倡导积极的应对方式，如养成良好的生活习惯和行为，创造良好的生活、工作和学习环境，适当的体育锻炼等。同时，鉴于慢性病的迁延性，高残疾率和不可治愈性，在广泛开展人群预防的同时也要积极开展二、三级预防，注重患者的早发现、早诊断、早治疗、规律用药、预防残疾、康复指导和病人的系统管理等。

3. 慢性病防治与农村初级卫生保健、城市社区卫生服务密切结合 我国农村初级卫生保健经过上个世纪后十年的努力，已取得很大成效，当前，正进入另一个十年的发展，实现从县到镇（乡）、村的转移。农村居民的慢性病控制管理应成为农村初保的重要内容，在农村初保网络中落到实处。

城市社区卫生服务是新时期城市卫生工作的重点，也是城市社区建设的重要组成部分。在实施社区卫生服务的过程中，应逐渐实现慢性病控制管理工作规范化、日常化、科学化和制度化，并把防治工作的成效纳入绩效评价与考核。

4. 慢性病社区防治监测 慢性病监测是指长期、系统地观察某种慢性病的发生和传播，调查其影响因素，确定其变化趋势及分布动态，及时采取防治对策和措施，并对防治效果进行评价，以期达到控制和减缓慢性病发生的最终目的。一般而言，可考虑监测如下内容：①监测支持人们改变行为的政策，媒体导向和社会支持因素的变化；②监测人群中慢性病的主要危险因素相关的知识态度和行为的变化；③监测人群中慢性病的发病和死亡水平的变化。系统、长期、客观、规范的监测对于评价慢性病的发病和死亡变化，对于慢性病的防治决策意义重大。当然，监测的目的在于服务在于干预，干预的实施及其效果是慢性病防治的最终目的。

5. 慢性病防治中的社区干预

（1）社区健康促进：根据慢性病的不同危险因素选择干预活动的内容，包括政策和环境支持、公共信息、社区发展、个人技能发展、社区综合服务等。

（2）干预场所的确定：干预场所包括全市、医院、居民社区、工作场所、学校等 5 类。每个场所可根据干预战略和不同危险因素采取相应干预措施。以高血压防治为例，干预包括两大方面，一是公共信息，包括让大众知晓高盐饮食和肥胖是高血压的主要危险因素，正常人需每年量一次血压；高血压病人需终身治疗；高血压的非药物治疗包括：①盐摄入量少于 5 克/天；②饮酒量少于 1 两/日（白酒）；③控制体重在理想值内；④经常中等量的有氧运动；⑤对其他心血管病的危险因素如高血脂、吸烟要更积极地干预；⑥避免口服避孕药。二是政策，包括：①建立首诊病人测血压制度；②医院内建立健康促进科室，为病人讲高血压防治课；③在社区卫生服务时为居民测量血压并登记；④家庭保健服务包括量血压；⑤定期为职工测量血压；⑥对高血压病人进行随访，治疗和评价。

（3）社区干预评价：社区干预评价是社区干预的重要组成部分，并贯穿于干预的始终。其目的是通过评价监测干预活动的进展和效果，进行信息反馈，以便及时调整计划，达到预期目标。干预评价包括：①过程评价：把干预活动开展后的情况与制定的目标和工作计划进行比较，检查计划的执行动态。内容包括干预目标的完成情况；干预人群覆盖情况及人群对干预活动的态度及满意度；干预计划进展情况及干预活动的可行性等；②效果评价：包括近期效果评价和远期效果评价。近期效果评价包括目标人群的知识、态度和行为改变情况，政策出台情况、环境改变情况、费用等。远期效果评价包括疾病及其危险因素的变化情况，经费效益比等。

6. 推行健康的生活方式　除了部分原因来自遗传因素外，慢性病的主要发病因素是不健康的生活方式和行为习惯。针对这种特点，慢性病的真正治疗在于预防，预防的重点在于推行健康的生活方式，即维多利亚宣言提出的四大健康生活方式——合理膳食、适当运动、戒烟限酒、心理健康（平衡）。

第四节　地方病的预防与控制管理

一、概　　述

（一）地方病的定义

地方病（endemic disease）是指相对局限于某些特定地区、在特定的自然条件和社会因素作用下，因长期暴露于有致病因素的环境中而经常发生或造成地方性流行的疾病。从广义的概念看，具有地区性发病特点的疾病都属于地方病范畴；从狭义的概念出发，地方病是指发生与当地地球化学因素有密切关系的疾病。我国的地方病已知有 70 余种，列入国家重点防治的地方病有鼠疫、血吸虫病、布鲁氏菌病、碘缺乏病、克山病、大骨节病、地方性氟中毒和地方性砷中毒等 8 种，前 3 种属于自然疫源性疾病，后 5 种属于地球化学性疾病。

案例 11-4

布鲁氏菌病

2013 年 7 月，甘肃省临泽县发现了疑似布鲁氏菌病患者疫情暴发点依据《甘肃省布鲁氏菌病监测方案》的要求，2013 年 7 月，在部分养羊农户中开展了线索调查，并对发现的疑似患者进行了流行病学调查，结果显示：本次对暴发点 131 户养羊户家里的 520 人进行了血清学与流行病学调查，共采集重点人群血样 100 份，虎红平板凝集实验证实阳性 5 份，试管凝集试验证实强阳性 3 份、弱阳性血样 3 份，阳性率 50.0%；从事养殖 5 例，占 83.3%，学生 1 例，占 16.7%；患者具有家庭聚集的特点，6 例患者分布在 3 个家庭，分别为 3 例、2 例、1 例；共同于 2012 年 3 月 24 日从山东济宁购买羊 160 只，密切接触时间 1.3 年，均有放牧、剪羊毛、接羔和屠宰接触史、随后疫情上报张掖市疾病预防控制中心复检确诊后，立即通报临泽县畜牧兽医部门、卫生局、政府应急办公室和张掖市疾病预防控制中心地方病防治科，地方病防治科在大疫情网络上进行了直报，并成立疫情处置小组，赴疫区开展流行病学调查。并对当地对养殖农户，开展有针对性的布鲁氏菌病健康教育，发放材料 500 份，召开村民会议 1 场次，累计参加会议 5840 多人。通过宣传、讲解布鲁氏菌病的防病知识，提高群众的防病水平，防止布鲁氏菌病的流行和再次发生。

思考：

（1）什么是地方病？其流行特征是什么？重点防治的地方病有哪些？

（2）怎样进行地方病预防和控制管理？

（二）地方病流行特点

1. 疫情重、范围广　地方性氟中毒和地方性砷中毒是我国流行严重的两种地方病。据 2013 年统计，全国有地方性氟中毒（水型）病区的县达 1137 个，病区县人口 8599.6 万人，有氟斑牙患者 1961.60 万人，氟骨症患者 132.22 万人；地方性氟中毒（燃煤污染型）病区的县达 173 个，病区县人口 3328.6 万人，有氟斑牙患者 1455.81 万人，氟骨症患者 187.67 万人。在饮水型地方性氟中毒病区，东北、华北和西北等我国北方地区疫情较重，南方地区病情较轻。

地方性砷中毒是我国 20 世纪 80 年代新发现的一种地方病，是由于人们长期饮用高砷水和燃用高砷煤所引起的慢性中毒性疾病。它严重损害病区居民健康，而且造成各种恶性肿瘤的高发。据 2013 年报告，饮水型地方性砷中毒分布于 10 个省份，117 个县（旗、市），受影响人口 51.2 万人，砷中毒患者 18628 人；燃煤污染型地方性砷中毒分布于陕西与贵州 2 个省份的 12 个县（旗、市），受影响人口 104.6 万人，砷中毒患者 14820 人。与 10 年前发布的数据比较现实，2003 年报告，地方性砷中毒分布区域有扩大趋势，受累人口增多，患病人数绝对值增加。目前发现的地方性砷中毒病区有山西、内蒙古、吉林、安徽、湖北、云南、陕西、贵州、甘肃以及新疆。

全国主要地方病的流行与防治情况见表 11-2、表 11-3、表 11-4 和表 11-5。

表 11-2　2013 年血吸虫病防治情况

总计	流行县数（个）	流行村人口数（万人）	现有病人数（人）	晚期病人数（人）	达到传播控制标准县数(个）
	454	6905	184943	29796	296
上海	8	263.2	1	0	8
江苏	68	1355.5	2960	2960	53
浙江	55	944.1	1090	1076	55
安徽	51	697.5	19816	5980	17
福建	16	86.9	0	0	16
江西	39	495.6	63818	7634	24
湖北	63	999.5	52699	4614	22
湖南	41	644.0	41877	4853	10
广东	13	35.6	0	0	13
广西	19	91.0	0	0	19
四川	63	1102.6	1874	1874	48
云南	18	189.6	838	805	11

表 11-3　2013 年地方性氟中毒防治情况

	病区县数	病区县人口数(万人）	氟斑牙人数(万人）	氟骨症人数(万人）	基本控制县数	防治受益人口(万人）
饮水型	1137	8599.6	1961.60	132.22	217	5920
煤烟污染型	173	3328.6	1455.81	187.67	9732	3264.7

表 11-4　2013 年克山病、大骨节病、碘缺乏病防治情况

	病区县数	病区县人口数（万人）	现症病人（万人）	累计控制（消除）县数
克山病	326	13342.5	3.90	257
大骨节病	378	10450.5	45.18	89
碘缺乏病	28.1	130332.7	493.67	—

表 11-5 2013 年地方性砷中毒防治情况

	病区县（个数）	病区村（个）	病区村人口数（万人）	病人数（人）
水型	117	742	51.2	14820
燃煤污染型	12	1476	104.6	18628

资料来源：《2014 中国卫生统计年鉴》

2. 危害大 血吸虫、鼠疫、地方性氟中毒等地方病，可以使大批病人致残甚至致死。在国务院公布的 592 个贫困县中，有一种以上地方病的县就有 581 个，占 98%，在这些地区，贫病交加，互为因果，成了制约经济发展，影响当地人民生活和读书、工作的重要因素。

3. 病因单一，疾病流行地方性明显 地方病的病因大都是单一的，病因作用于人体的途径往往也是单一的，一旦解决该病因，疾病流行即告终止。一旦解决了饮水安全，氟斑牙、氟骨症等相应疾病的发生就可逐渐消除。地方病的发病范围相对稳定，有明显的地方性，是当地的自然环境所特有。

4. 病区偏远，病种多，防治难度大 我国地方病病种多，病情复杂，多数地方病主要发生在广大农村、山区和牧区等偏远地带。病区的自然环境与生俱来，很难改变。控制或根治地方病，涉及改变自然环境，消除中间宿主媒介动物、严格控制畜间疫情，补充或降低某种元素等措施，要落实这些措施难度很大，加上地方病病区经济落后，群众生活水平低下、文化水不高，生活习惯不易改变等，严重影响了防治工作的开展。

5. 季节性，易反复 地方病常因病区自然环境，生产生活条件的改变而呈明显的年度性、季节性变化，地方病发生有“波浪形”现象。有些地方病反复性在，如鼠疫，只要自然疫源地不被消灭，人间鼠疫就可能发生。

二、地方病的预防与控制管理

（一）指导思想

充分认识地方病防治工作的长期性和艰巨性，将地方病防治工作纳入疫区地方各级人民政府的责任目标，紧密结合国家经济建设和当地经济发展整体战略，通过建立和完善“政府领导，部门协作，社会参与”工作机制，保证地方病防治工作扎实、有效、深入、持久地开展，确保地方病防治工作的科学性和经常性；按照“因地制宜，分类指导”的原则，对不同类型病区分别采取相应的防治策略；坚持“综合治理、科学防治”的方针，依靠科技进步，提高防治水平。要针对心脑血管疾病、肿瘤、糖尿病等严重危害人民健康且负担较大的疾病，重点开展健康教育，行为干预，早期诊断和病人规范化管理，普及老年保健知识，增强老年人自我预防和保健技能。

（二）地方病控制管理措施

1. 加强组织领导 病区地方各级人民政府，各有关部门要把地方病防治工作作为关心群众疾苦，密切党群干群关系的大事来抓，将其纳入本地区经济和社会发展总体规划，切实建立和完善政府领导，部门协作、群众参与的防治工作机制。

2. 加强部门间的协作 各级各有关部门要认真贯彻国务院、卫生部等颁发的有关地方病防治的法规、工作规范等文件精神，切实履行各自的职责，加强协作，共同做好地方病防治工作。

3. 加大依法管理力度 要根据《中华人民共和国传染病防治法》、《中华人民共和国动物防疫法》以及有关的法规和地方性法规，明确各级人民政府及其相关部门在地方病防治工作中的职责、任务和社会团体、公民义务。加强法制宣传，加大执法力度，有法必依，执法必严，使地方病防治工作纳入法制管理的轨道。

4. 加强应用性科学研究 要坚持科研为地方病防治服务的理念，大力促进高新技术在地方病防治工作中的应用。要加强专家对地方病防治工作的技术咨询和指导，加强国际间和国内省间的科研合作，不断引进、应用先进的技术和方法，力争在技术上有所突破。

5. 切实加强队伍建设 病区地方各级人民政府要注意加强基层地方病防治工作机构建设，要关心和爱护第一线防治专业人员，为他们创造必要的工作和生活条件。要分层次、多渠道、多形式地开展地方病防治工作者的培训，加强岗位培训和继续教育，培养和造就一批地方病防治专业人才和学科带头人。

6. 落实防治资金 要按照“国家、集体、个人合理负担”的原则，落实地方病防治资金，要广开财路，利用各种可利用的力量，加强地方防治经费的筹措，并做到专款专用。要争取社会各界支持，打好地方病防治的持久战。

总之，要完善重点地方病监测体系，落实防治措施，基本消除重点地方病危害。坚持以食盐加碘为主的碘缺乏病综合防治措施，到2015年，总体保持消除碘缺乏病状态的县（市、区）比例达到95%。全面落实地方性氟、砷中毒病区的改水和改炉改灶工作。

第五节 职业病的预防与控制管理

一、概 述

（一）基本概念

职业性危害是劳动者在从事职业活动中，由于接触生产性粉尘、有害化学物质、物理因素、放射性物质等有害因素对身体健康所造成的损害。而职业病是指企业、事业单位和个体经济组织的劳动者在这也活动中，因解除粉尘、放射性物质和其他有毒、有害物质等因素而引起的疾病。我国规定的职业病共10大类115种疾病。

（二）我国职业卫生的现状

职业危害是社会经济发展的必然产物，我国正处于工业化加速发展的阶段，约有2亿劳动者解除各种职业病危害因素，劳动者的职业健康问题越来越突出，各种新的职业卫生问题不断出现，我国每年因职业伤害造成的直接经济损失达到1000亿元，间接经济损失约达到2000亿元。目前，我国职业病发病呈现以下的特点：

1. 尘肺病是我国最严重的职业病 尘肺病是由于在职业活动中吸入生产性粉尘而引起的以弥漫性肺纤维化为主的全身性病变，主要发生在采矿、石英砂粉碎和坑道工程建设等作业。截止到2009年年底，全国累计报告尘肺病65.3万例，尘肺病例数占职业病总数90%以上。

2. 急性职业中毒率居高不下 职业中毒是指在职业活动中由于解除生产性毒物而引起的机体功能性或器质性损害，包括剂型职业中毒和慢性职业中毒。近15年来，单起事故的中毒率一直居高不下，中毒死亡率年度变化总体维持在25%左右。

3. 恶性、群体性职业病事件时有发生 苯中毒、聚集性尘肺病事件、慢性镉中毒时间等近年来屡次出现。

4. 职业危害后果严重 很多职业病发生后很难治愈，不仅给劳动者本人带来痛苦，也给其家庭带来巨大不幸，许多劳动者因病致贫；由于职业病诊断纠纷导致群体性时间时有发生，严重影响社会稳定。

二、职业病的预防与控制管理

（一）前期预防

产生职业病危害的用人单位的设立，应当既符合法律、行政法规的设立条件，又符合职业卫生对工作场所的要求；在卫生行政部门中建立职业病危害项目的申报制度；新建、扩建、改建建设项目和技术改造、技术引进项目可能产生职业病危害的，建设单位在可行性论证阶段应当向卫生行政部门提交职业病危害评价报告；建设项目的职业病防护设施所需费用应当纳入建设项目工程预算，并与主体工程同时设计，同时施工，同时投入生产和使用；职业病危害评价、职业病危害控制效果评价由依法设立的取得省级以上人民政府卫生行政部门资质认证的职业卫生技术服务机构进行；国家对从事放射、高毒等作业实行特殊管理。

（二）劳动过程中的防护与管理

劳动者享有下列职业卫生保护权利：获得职业卫生教育、培训；获得职业健康检查、职业病诊疗、康复等职业防治服务；了解工作场所产生或者可能产生的职业病危害因素、危害后果和应当采取的职业病防护措施；要求用人单位提供符合防止职业病要求的防护设施和个人防护用品，改善工作条件；对违反职业病防治法律、法规以及危及生命健康的行为提出批评、检举和控告；拒绝违章指挥和强令进行没有职业性防护设施的作业；参与用人单位职业卫生工作的民主管理，对职业病防治工作提出意见和建议。

用人单位应当采取下列职业病防治管理措施：设置或者指定职业卫生管理机构或者组织，配备专职或者兼职的职业卫生专业人员负责本单位的职业病防治工作；制定职业病防治计划和实施方案；建立、健全职业卫生管理制度和才做规程；建立、健全职业卫生档案和劳动者健康监护档案；建立、健全工作场所职业病危害因素监测及评价制度；建立、健全职业病危害事故应急救援预案。

（三）职业病诊断与职业病病人保障

职业病诊断应当由省级以上人民政府卫生行政部门批准的医疗卫生机构承担，后者在进行职业病诊断时应当组织 3 名以上取得职业病诊断资格的执业医师集体诊断；职业病病人依法享受国家规定的职业病待遇，如果其变动工作单位，依法享有的待遇仍然不变。

（四）监督检查

县级以上人民政府卫生行政部门依照职业病防治法律、法规、国家职业卫生标准和卫生要求，依照职责划分，对职业病防治工作及职业病危害检测、评价活动进行监督检查；发生职业病危害事故或者持有证据证明危害状态可能导致职业病危害事故发生时，卫生行政部门可以采取责令暂停、封存和组织控制职业病危害事故作业、材料设备、现场等临时控制措施；职业卫生监督执法人员应当经过资格认定，出示监督执法证件，依法执行职责，不得存在任何违法行为；卫生行政部门依据《中华人民共和国职业病防治法》对违反该法律的建设单位、用人单位依情节予以警告，责令限期整改、罚款或者提请有关人民政府按照国务院规定的权限责令停建、关闭等处罚，对违反本法的从事职业卫生技术服务的机构和承担职业健康检查、职业病诊断的医疗卫生机构、职业病诊断鉴定委员会组成人员处以通报批评、警告、没收非法所得、降级、撤职或开除等行政处。

（马　莉）

第十二章　医政管理

第一节　概　述

案例 12-1

XX 医院超范围开展诊疗活动及虚假宣传案

2014 年按照国家卫生计生委等 6 部门部署，全国各地加强组织领导，扎实开展了为期 1 年的进一步整顿医疗秩序打击非法行医专项行动，取得了明显的成效。2014 年专项行动期间，全国共查处无证行医案件 4.4 万件，医疗机构、计划生育技术服务机构违法违规案件 4.1 万件，“两非”案件 6833 件，医托行骗案件 966 起，罚没款 2.2 亿元，吊销执业许可证 165 户，移送公安机关案件 2833 件，刑事立案 1256 起，刑事拘留 1373 人，打掉犯罪团伙 32 个。

案情简介：2014 年 10 月，根据媒体报道 XX 医院涉嫌超范围开展诊疗活动、虚假宣传等线索，XX 市及 XX 区两级卫生计生委联合公安、工商等部门，深入调查，检查发现，该院一层内科一诊室，门口侧面墙壁贴有内科二级科目的宣传牌，例如神经内科、呼吸内科等，但该院并未取得内科二级诊疗科目。检查人员在现场检查药房时发现，有包括富马酸喹、奥氮平片等治疗精神病的药品，并有从 XX 医药有限公司购进此类药品的清单，监督人员当即查封了科室，并对媒体曝光涉及的诊疗科目、人员、设备、检验以及医疗文书等问题开展深入调查取证。经调查发现 XX 医院存在超出登记诊疗科目范围擅自开展精神科诊疗活动、擅自将口腔科出租给非本院人员开展诊疗活动，以及发布虚假医疗广告等违法行为。

处理情况：根据现场检查结果，工作组随即采取了 3 项措施：一是按照属地管理和行业管理原则，由 XX 区卫计委立即暂停 XX 医院所有执业活动；二是进一步深入调查医院人员资质、处方管理、医疗广告、互联网保健服务信息宣传等方面的问题；三是将按照调查结果依法作出严肃处理。XX 区卫生计生委依据《医疗机构管理条例》、《医疗机构管理条例实施细则》的有关规定，给予该院罚款人民币 8000 元，并吊销《医疗机构执业许可证》的行政处罚；区工商局给予该院罚款人民币 5 万元，并吊销《工商营业执照》的行政处罚。

思考：

（1）结合本案例简述医政管理中的几种管理手段？

（2）结合本案例简述医政管理的对象包括哪几方面，本次案例查处是否全面？

一、医政管理的概念

医政管理（medical administration）指卫生行政部门依照法律法规及有关规定对医疗机构、医疗技术人员、医疗服务及其相关领域实施行政管理活动的过程。

与医院管理不同，医政管理是政府卫生行政机关对医疗卫生机构和医疗服务的管理，体现国家政策、法律和公共政策的强制性，属国家公共行政管理。而医院管理是运用现代管理手段，使医院的人力、物力、财力等资源得到有效配置，达到医疗服务的最佳社会效益与经济效益，属经营管理和公共事业管理。

二、医政管理的对象

1. 医疗机构 指从事疾病诊断和治疗活动的所有各级各类医疗及其相关机构，包括政府办和非政府办、民营、私营、中外合资合作医疗机构以及急救、康复、疗养、采供血等机构，包括营利性和非营利性医疗机构。

2. 从业人员 指执业医师（含助理执业医师）、执业护士等卫生技术人员。

3. 医疗活动 指医疗技术活动、医疗环境秩序、标准（诊疗规范、操作规程等）、规章制度、医疗广告等。

4. 医疗设备 指纳入卫生行政主管部门管理的大型医疗仪器设备。

5. 医疗技术 指各级各类医疗机构和卫生技术人员的技术许可范围，特殊技术的引用许可等。

6. 医疗市场 指全行业管理医疗市场环境及条件，利用医疗市场调节供求关系等。

三、医政管理的工作性质及职能

（一）医政管理的工作性质

（1）医政管理工作是医政管理人员代表政府对医疗机构实施指导、督导、直接领导的职能性工作，而并非是单一的医疗业务工作。

（2）既具有很强的计划性，又具有一定的随机性。

（3）在对医疗机构实施管理的过程中，起枢纽作用。

（4）主要行使监督、指导和评价职能。

（二）医政管理的职能

（1）拟定医疗机构的发展规划、管理法规和服务标准，并监督实施。

（2）拟定医务人员执业标准，服务规范，并监督实施。

（3）负责医疗机构、卫生技术人员、医疗新技术（项目）准入审批和监督管理工作。

（4）监督管理医疗服务质量。

（5）依法监督管理采供血机构的采供血和（或）临床用血质量。

（6）协助政府及有关部门对重大人员伤亡事件实施紧急救护。

（7）负责其他相关医疗政务的综合管理。

四、医政管理的组织与基本原则

（一）医政管理的组织

医政管理组织是各级政府卫生行政机构中管理医疗机构、从业人员及医疗活动的职能部门。上下级医政组织之间是工作指导关系。医政管理的行政主体是政府各级卫生行政部门。在我国现行各级卫生行政机关组织机构中均有独立设置的医政管理职能部门，具体负责履行对医疗机构、医务人员和医疗服务的监督管理工作。中华人民共和国卫生与计划生育委员会内设医政医管局，各省、市、自治区卫生与计划生育委员会内设医政医管处，各市（地卫生与计划生育委员会内设医政医管科，各县（旗）、县级市、市辖区卫生与计划生育委员会内设医政医管股（科）。

（二）医政管理的基本原则

（1）贯彻执行国家卫生工作及有关方针、政策和法规，坚持依法行政。

（2）坚持多渠道投资发展医疗卫生事业，以公有制为主导，民营、个体私营共同参与，多种形式兴办医疗机构。

（3）坚持以社会主义精神文明建设和全心全意为人民服务为宗旨。

（4）依靠科学技术发展医疗卫生事业；实行全面质量管理、目标管理和标准化管理；坚持质量第一、安全第一、信誉第一。

（5）卫生工作的重点在农村，重点加强农村卫生事业建设；坚持以医疗为中心，扩大预防、指导基层和社会卫生工作。

（6）坚持以社会效益为最高准则，同时讲究经济效益，贯彻勤俭办事业的方针。

五、医政管理的手段

1. 行政手段 行政手段是政府体现公共权力的一种传统方式，也是医政管理的基本方法。其优点是强大有力、集中统一、灵活应变和善于保密；缺点是民主性与稳定性较差，容易滋生官僚主义和长官意志。

2. 法律手段 法律手段能够体现最广大人民的意志，是现代社会最为重要的管理手段，主要特点是概括性、规范性、强制性和稳定性。法律手段在医政管理中的地位和作用越来越重要，应实现医政管理的依法行政、全行业监督管理以及政府职能转变。

3. 经济手段 经济手段是政府运用经济规律和经济杠杆对社会实施管理的一种方法，主要适用于各类经济活动的管理。医政管理主要利用医疗服务项目价格审批、政府财政补助、税收减免政策等经济手段对不同类型的医疗机构实行全行业管理。

第二节 医疗行业准入管理

一、概　　述

医疗卫生活动是以保护和促进人民的健康为宗旨，同时由于医疗卫生活动具有专业性和技术性、高质量性和无误差性，卫生服务的供给涉及人的健康和生命。因此医疗卫生行业有必要实行行政许可制度与准入管理（entry administration）.

行政许可是行政主体应行政相对方的申请，通过颁发许可证、执照的形式，依法赋予行政相对方从事某种活动的法律资格和实施某种行为的法律权利的行政行为。其中执业注册是行政机关行使许可权的一种形式。其内涵表现在：首先，许可是行政机关或行政主体实施的一种行政行为，实施这种行政行为的依据是法律法规，对我国卫生行业机构、人员、技术准入来说，就是各级卫生行政部门依法实施的一种行政行为；其次，许可是被动的行政行为，即公民法人或其他组织申请在先，行政机关许可在后；再次，许可是准许申请人从事某种活动的行为。

实现卫生行业准入制度的目的是保证医疗机构、人员、技术的水平达到基本的标准和条件，提供安全有效的诊疗及其他卫生服务，从而保障人民群众的生命健康权益。

2000年国务院办公厅又转发了国务院体改办等部门《关于城镇医药卫生体制改革的指导意见》的通知，其中，特别提出了卫生行政部门要转变职能，政事分开，打破医疗机构的行政隶属关系和所有制界限，积极实施区域卫生规划，用法律、行政、经济等手段加强宏观管理，并逐步实现卫生全行业管理。有关部门要建立和完善医疗机构、从业人员、医疗技术应用、大型医疗设备等医疗服务要素的准入制度。同时，还要积极开展医院药品准入制度管理。

中共中央国务院于 2009 年 3 月 17 日提出的“关于深化医药卫生体制改革的意见”中指出建立协调统一的医药卫生管理体制。实施属地化和全行业管理，所有医疗卫生机构，不论所有制、投资主体、隶属关系和经营性质，均由所在地卫生行政部门实行统一规划、统一准入、统一监管。强化区域卫生规划，省级人民政府制定卫生资源配置标准，组织编制区域卫生规划和医疗机构设置规划，明确医疗机构的数量、规模、布局和功能。充分利用和优化配置现有医疗卫生资源，对不符合规划要求的医疗机构要逐步进行整合，严格控制大型医疗设备配置，鼓励共建共享，提高医疗卫生资源利用效率。使得医疗资源的许可和准入制度更趋于完善。

自此，我国医疗卫生行业行政许可制度进入全面实施阶段，特别是随着我国城镇职工基本医疗保险制度、医疗机构和药品生产流通体制“三项改革”的不断推进，《中华人民共和国执业医师法》、《中共中央国务院关于深化医药卫生体制改革的意见》等法律、法规、规章的出台，我国卫生行业行政许可制度和准入管理逐步走向法制化、科学化、规范化轨道，有力地推进了医疗卫生服务质量和水平。

二、医疗机构准入制度及管理

医疗机构是以保护和促进人体健康为宗旨，从事疾病诊断、治疗、康复活动的组织。为了加强对医疗机构的管理，促进医疗卫生事业的发展，保障公民健康。国务院于 1994 年发布了《医疗机构管理条例》，自 1994 年 9 月 1 日起施行。卫计委于同年 8 月 29 日发布了《医疗机构管理条例实施细则》，随后，全国各省政府先后制定了实施《医疗机构管理条例》办法等文件。《条例》适用于从事疾病诊断、治疗活动的医院、卫生院、疗养院、门诊部、诊所、卫生所（室）以及急救站等医疗机构，《条例》的核心内容主要是订好一个规划，即区域卫生规划。依据规划进行设置审批、按照基本标准进行执业登记、按照评审标准进行综合评审的三大制度。

（一）医疗机构的概念

凡从事医疗卫生服务，符合国务院《医疗机构管理条例》及卫计委《医疗机构管理条例实施细则》有关规定，经登记取得《医疗机构职业许可证》的机构，均通称为医疗机构。按照开展业务分类，医疗机构可分为：

（1）综合医院、中医医院、中西医结合医院、民族医医院、专科医院、康复医院。

（2）妇幼保健院。

（3）社区卫生服务中心、社区卫生服务站。

（4）中心卫生院、乡（镇）卫生院、街道卫生院。

（5）疗养院。

（6）综合门诊部、专科门诊部、中医门诊部、中西医结合门诊部、民族医门诊部。

（7）诊所、中医诊所、民族医诊所、卫生所、医务室、卫生保健所、卫生站。

（8）村卫生室（所）。

（9）急救中心、急救站。

（10）临床检验中心。

（11）专科疾病防治院、专科疾病防治所、专科疾病防治站。

（12）护理院、护理站。

（13）其他诊疗机构。

（二）医疗机构的准入管理

为保证医疗机构的医疗服务质量，我国对医疗机构的管理实行设置、登记和评审制度。

一是医疗机构设置审批制度，即按医疗机构规划设置审批医疗机构。这一关把好了，医疗机构布局不合理、重复投资设置、资源浪费的问题有可能逐步得到纠正。

二是医疗机构登记制度。医疗机构执业必须登记，领取《医疗机构执业许可证》。无证不得从事医疗活动。这一关把好了，有利于保证医疗服务质量，也有利于对医疗机构实行行业管理。

三是医疗机构评审制度。这是对医疗机构的执业活动、服务质量进行综合评价的重要措施。这项工作做好了，可以促使医疗机构的管理走上标准化、规范化和法制化的轨道。

1. 医疗机构的设置规划

县级以上地方人民政府卫生行政部门应当根据本行政区域内的人口、医疗资源、医疗需求和现有医疗机构的分布状况，制定本行政区域医疗机构设置规划。机关、企业和事业单位可以根据需要设置医疗机构，并纳入当地医疗机构的设置规划。

县级以上地方人民政府应当把医疗机构设置规划纳入当地的区域卫生发展规划和城乡建设发展总体规划。

为制定好医疗机构设置规划，卫计委于 2009 年 8 月颁发了《医疗机构设置规划指导原则（2009 版）》，明确了医疗机构设置规划的含义，指出《规划》应当以该区域内居民的实际医疗服务需求为依据，以合理配置利用医疗卫生资源、公平地向全体居民提供高质量的基本医疗服务为目的；通过实施属地化和全行业管理，将各种所有制、投资主体、隶属关系和经营性质的医疗机构均纳入所在地卫生行政部门的统一规划、设置和布局，实行统一准入、统一监管。

医疗机构设置应遵循：公平性原则、整体效益原则、可及性原则、分级原则、公有制主导原则、中西医并重原则等。

设置医疗机构应当符合医疗机构设置规划和医疗机构基本标准。医疗机构基本标准由国务院卫生行政部门制定。单位或者个人设置医疗机构，必须经县级以上地方人民政府卫生行政部门审查批准，并取得设置医疗机构批准书，方可向有关部门办理其他手续。

2. 医疗机构的登记制度 医疗机构执业，必须进行登记，领取《医疗机构执业许可证》。

国家统一规划的医疗机构的执业登记，由所在地的省、自治区、直辖市人民政府卫生行政部门办理。机关、企业和事业单位设置的为内部职工服务的门诊部、诊所、卫生所（室）的执业登记，由所在地的县级人民政府卫生行政部门办理。

医疗机构改变名称、场所、主要负责人、诊疗科目、床位，必须向原登记机关办理变更登记。医疗机构歇业，必须向原登记机关办理注销登记。经登记机关核准后，收缴《医疗机构执业许可证》。

床位不满 100 张的医疗机构，其《医疗机构执业许可证》每年校验 1 次；床位在 100 张以上的医疗机构，其《医疗机构执业许可证》每 3 年校验 1 次。校验由原登记机关办理。《医疗机构执业许可证》遗失的，应当及时申明，并向原登记机关申请补发。

3. 医疗机构的评审制度 国家实行医疗机构评审制度，由专家组成的评审委员会按照医疗机构评审办法和评审标准，对医疗机构的执业活动、医疗服务质量等进行综合评价。

（1）医疗机构的等级评审：为深化医药卫生体制改革，加强对医院的监督管理，逐步建立由卫生行政部门、行业学（协）会、医疗保险机构、社会评估机构、群众代表和专家参与的医院质量监管和评审评价制度，促进医院加强内涵建设，保证医疗安全，持续改进服务质量，提高医院管理水平和服务效率，统筹利用全社会医疗卫生资源，充分发挥医疗体系整体功能，根据卫计委卫医管发〔2011〕75 号《医院评审暂行办法》，医院评审坚持政府主导、分级负责、社会参与、公平公正的原则和以评促建、以评促改、评建并举、重在内涵的方针，围绕质量、安全、服务、管理、绩效，体现以病人为中心。

评审机构：指在卫生行政部门领导下，具体负责医院评审的技术性工作的专门机构。评审组织可以由卫生行政部门组建或是受卫生行政部门委托的适宜第三方机构。

评审程序：各级医院应根据评审标准先行自查，认为符合标准后，向相应的评审委员会提出申请，医院在提交评审申请材料前，应当开展不少于 6 个月的自评工作。卫生行政部门在受理评审申请后，应当在 20 个工作日内向医院发出受理评审通知，明确评审时间和日程安排。

新建医院在取得《医疗机构执业许可证》，执业满 3 年后方可申请首次评审。医院设置级别发生变更的，应当在变更后执业满 3 年方可按照变更后级别申请首次评审。卫生行政部门对医院发出评审受理通知后，应当于 5 个工作日内通知评审组织；评审组织接到通知后，应当从医院评审专家库中抽取专家组建评审小组，在规定时间内完成评审工作。评审小组应当在评审结束后 5 个工作日内，完成评审报告，并经评审小组长签字后提交给评审组织。评审工作报告经评审组织审核同意后，报卫生行政部门。卫生行政部门在收到评审工作报告后，应当在 30 个工作日内作出评审结论。评审周期内，卫生行政部门应当组织对医院的管理、专科技术水平等进行不定期重点评价，分值应当不低于下次周期性评审总分的 30%。各级医院评审结论分为甲等、乙等、不合格。甲等、乙等医院，由省级卫生行政部门发给卫计委统一格式的等级证书及标识。卫生行政部门应当对评审结论为“不合格”的医院下达整改通知书，给予 3～6 个月的整改期。医院应当于整改期满后 5 个工作日内向卫生行政部门申请再次评审，再次评审结论分为乙等或者不合格。

（2）医疗机构的分类管理：2000 年国务院办公厅转发八部委《关于城镇医药卫生体制改革的指导意见》，提出建立新的医疗机构分类管理制度，将医疗机构分为非营利性和营利性两类。

医疗机构性质划分的依据：非营利性和营利性医疗机构划分的主要依据是医疗机构的经营目的、服务任务，以及执行不同的财政、税收、价格政策和财务会计制度。

非营利性医疗机构是指为社会公众利益服务而设立和运营的医疗机构，不以营利为目的，其收入用于弥补医疗服务成本，实际运营中的收支节余只能用于自身发展，如改善医疗条件、引进技术、开展新的医疗服务项目等。其中，政府所属医疗机构由政府投资建立，承担政府赋予的任务，主要是向群众提供基本医疗服务，承担突发性事件的医疗应急处置，贫困人口医疗救治和社区卫生服务，以及传染病、精神病、职业病的防治，妇幼保健，医疗支边、支农、援外，医学教育，医学科研，发展传统中医药等任务。政府所属医疗机构严格执行政府定价，不得追求经济收益，确保为群众提供安全、可靠、低廉的医疗服务，政府财政给予补助，并享受免税政策。由企事业单位、社会团体和其他社会力量以及公民个人单独投资或参与投资举办，不以营利为目的的医疗机构，称为社会非营利性医疗机构，其功能是向群众提供基本医疗服务或承担其他公益性任务。社会非营利性医疗机构也按政府定价收费，享受免税政策，其收支结余主要用于改善医疗服务条件和提高技术水平，对其执行政府特定的公益性任务，国家给予相应的经费补偿。

营利性医疗机构是指医疗服务所得收益可用于投资者经济回报的医疗机构。营利性医疗机构根据市场需求自主确定医疗服务项目，医疗服务价格放开，依法自主经营，照章纳税，参照执行企业的财务、会计制度和有关政策。

医疗机构性质划分应遵循以下原则：自愿选择和政府核定相结合的原则；非营利性医疗机构在医疗服务体系中占主导和主体地位的原则；符合区域卫生规，优化卫生资源配置的原则。

医疗机构分类的核定程序：医疗机构按《医疗机构管理条例》进行设置审批、登记注册和校验时，需要书面向卫生行政部门申明其性质，由接受其登记注册的卫生行政部门会同有关部门根据医疗机构的投资来源、经营性质等有关分类界定的规定予以核定，在执业登记中注明“非营利性”或“营利性”。取得《医疗机构执业许可证》的营利性医疗机构，按有关法律法规还需到工商行政管理、税务等有关部门办理相关登记手续。医疗机构改变其性质，须经核定其《医疗机构执业许可证》的卫生行政部门和有关部门批准并办理相关变更手续。

4. 医疗机构的执业管理 任何单位或者个人，未取得《医疗机构执业许可证》，不得开展诊疗活动。医疗机构执业，必须遵守有关法律、法规和医疗技术规范。医疗机构必须按照核准登记的诊疗科目开展诊疗活动。医疗机构不得使用非卫生技术人员从事医疗卫生技术工作。

医疗机构对危重病人应当立即抢救。对限于设备或者技术条件不能诊治的病人，应当及时转诊。未经医师（士）亲自诊查病人，医疗机构不得出具疾病诊断书、健康证明书或者死亡证明书等证明文件；未经医师（士）、助产人员亲自接产，医疗机构不得出具出生证明书或者死产报告书。

医疗机构施行手术、特殊检查或者特殊治疗时，必须征得患者同意，并应当取得其家属或者关系人同意并签字；无法取得患者意见时，应当取得家属或者关系人同意并签字；无法取得患者意见又无家属或者关系人在场，或者遇到其他特殊情况时，经治医师应当提出医疗处置方案，在取得医疗机构负责人或者被授权负责人员的批准后实施。

医疗机构发生医疗事故，按照国家有关规定处理。对传染病、精神病、职业病等患者的特殊诊治和处理，应当按照国家有关法律、法规的规定办理。医疗机构必须按照有关药品管理的法律、法规，加强药品管理。医疗机构必须按照人民政府或者物价部门的有关规定收取医疗费用，详列细项，并出具收据。

医疗机构必须承担相应的预防保健工作，承担县级以上人民政府卫生行政部门委托的支援农村、指导基层医疗卫生工作等任务。发生重大灾害、事故、疾病流行或者其他意外情况时，医疗机构及其卫生技术人员必须服从县级以上人民政府卫生行政部门的调遣。

三、从业人员准入制度及管理

医疗卫生技术人员是指受过高等或中等医药卫生教育或培训，经卫生行政部门审查合格，从事医疗、预防、药剂、护理、医技、卫生技术管理等专业的专业技术人员。国家卫生行政部门对每一种卫生技术从业人员都从执业准入角度作了规定。这里主要介绍医师和护士的准入管理。

（一）医师准入管理

医师是指依法取得执业医师资格或者执业助理医师资格，经注册在医疗、预防、保健机构（包括计划生育技术服务机构）中执业的专业医务人员，包括执业医师和执业助理医师。为了加强医师队伍的建设，提高医师的职业道德和业务素质，保障医师的合法权益，保护人民健康，1999 年 5 月 1 日施行的《中华人民共和国执业医师法》对执业（助理）医师的考试、医师资格认定、执业注册作了明确的法律规定，未经许可批准，不得从事医师职业。

1. 医师资格考试 我国从 1999 年起实施医师资格考试制度，每年举行一次考试。医师资格考试是测试和评价从事医疗工作的人员是否具备必需的基本知识、基本理论和基本技能的水平，是一个执业资格和行业准入性质的考试，是具有执法性质的考试，是医师执业注册的先决条件之一，也是卫生行政部门依法管理医师行业的重要措施。

国家执业医师考试分为二级四个类别，即执业医师资格考试和执业助理医师资格考试二个级别，每级考试为临床、口腔、公共卫生、中医（包括中医、民族医、中西医结合）四个类别。考试方式分为实践技能考试和医学综合考试，实践技能考试合格者方能参加医学综合考试。

2. 医师执业注册 医师行业准入制度的实施可分为五个环节，即报名资格审定、实践技能考试、综合笔试、医师资格认定和执业注册五个环节，其中前三个环节的目的是为了获取执业（助理）医师资格，当持有执业（助理）医师资格证书者被合法的医疗机构拟聘用，可以向所在地县级以上人民政府卫生行政部门申请注册。

医师经注册可以在医疗、预防、保健机构中按照注册的执业地点、执业类别、执业范围执业，从事相应的医疗、预防、保健业务。未经医师注册取得执业证书，不得从事医师执业活动。医师变更执业地点、类别、范围等注册事项的，应办理变更注册手续。申请个体行医的执业医师，须经注册后在医疗、预防、保健机构中执业满五年，并按照国家有关规定办理审批手续；未经批准，不得行医。

执业助理医师应当在执业医师的指导下，在医疗、预防、保健机构中按照其执业类别执业。在乡、民族乡、镇的医疗、预防、保健机构中工作的执业助理医师，可以根据医疗诊治的情况和需要，独立从事一般的执业活动。

3. 医师的管理 国务院卫生行政部门主管全国的医师工作。县级以上地方人民政府卫生行政部门负责管理本行政区域内的医师工作，负责指导、检查和监督医师考核工作。

受县级以上人民政府卫生行政部门委托的机构或者组织应当按照医师执业标准，对医师的业务水平、工作成绩和职业道德状况进行定期考核。对考核不合格的医师，可以责令其暂停执业活动三个月至六个月，暂停执业活动期满，再次进行考核，对考核合格的，允许其继续执业；对考核不合格的，由县级以上人民政府卫生行政部门注销注册，收回医师执业证书。对在执业活动中，医德高尚，表现突出的，应当给予表彰或者奖励。

县级以上人民政府卫生行政部门应当制定医师培训计划，对医师进行多种形式的培训，为医师接受继续医学教育提供条件。

医师可以依法组织和参加医师协会。中国医师协会是由执业医师、执业助理医师及单位会员自愿组成的全国性行业自律组织，中国医师协会的成立，标志着我国医师队伍的管理，由传统单一的卫生行政管理模式，逐步过渡到卫生行政管理和行业自律协同管理的模式。

4. 医师多点执业 为深化医药卫生体制改革、促进健康服务业发展。通过医师多点执业，促进优质医疗资源平稳有序流动和科学配置，更好地为人民群众提供医疗服务。允许临床、口腔和中医类别医师多点执业，多点执业的医师应当具有中级及以上专业技术职务任职资格，从事同一专业工作满 5 年，最近连续两个周期的医师定期考核无不合格记录等。医师多点执业实行注册管理，探索实行备案管理和区域注册。医师在参加城乡医院对口支援、支援基层，或在签订帮助或托管协议、建立医疗集团或医疗联合体的医疗机构间多点执业时不需办理多点执业相关手续。多点执业医师要与第一执业地点和拟多点执业的其他医疗机构分别签订聘用（劳动）合同和劳务协议，要求第一执业地点医疗机构支持医师多点执业，科学合理地规定医师岗位职责，完善考核、奖励、处分、竞争上岗等方面的具体管理办法，不因医师多点执业而影响其职称晋升、学术地位等。对到基层医疗卫生机构多点执业的要明确政策给予支持和鼓励，健全医师多点执业的执业风险保险制度，建立健全医师多点执业监管制度，创造良好环境，要求努力营造有利于推进改革的舆论氛围。

（二）护士准入管理

护士系指按照有关法律规定取得《中华人民共和国护士执业证书》，并经过注册的护理专业人员。这不同于护理职称序列中的“护士”，而是作为一个职业（护士职业）的从业人员的统称。

护理工作是医疗卫生工作的重要组成部分，与医疗安全和医疗质量息息相关，护士在医疗、预防、保健和康复工作中发挥着重要作用。为了维护护士的合法权益，规范护理行为，促进护理事业发展，保障医疗安全和人体健康，1993 年卫计委颁发了《中华人民共和国护士管理办法》，1994 年 1 月 1 日起施行。2008 年 1 月 23 日国务院第 206 次常务会议通过《中华人民共和国护士管理条例》，2008 年 5 月 12 日起施行，实行护士执业考试注册制度。《护士管理办法》及《护士条例》就护士的考试、注册、执业等作了具体规定。

获得高等医学院校护理专业专科以上毕业文凭者，以及获得经省级以上卫生行政部门确认免考资格的普通中等卫生（护士）学校护理专业毕业文凭者，可以免于护士执业考试。获得其他普通中等卫生（护士）学校护理专业毕业文凭者，可以申请护士执业考试。

护士执业考试每年一次，通过考试获得《中华人民共和国护士执业证书》者，护士执业注册申请，应当自通过护士执业资格考试之日起 3 年内提出，申请护士执业注册的，应当向拟执业地省、自治区、直辖市人民政府卫生主管部门提出申请。收到申请的卫生主管部门应当自收到申请之日起 20 个工作日内做出决定，对具备本条例规定条件的，准予注册，并发给护士执业证书；对不具备本条例规定条件的，不予注册，并书面说明理由。护士执业注册有效期为 5 年。护士执业注册有效期届满需要继续执业的，应当在护士执业注册有效期届满前30日向执业地省、自治区、直辖市人民政府卫生主管部门申请延续注册。收到申请的卫生主管部门对具备本条例规定条件的，准予延续，延续执业注册有效期为5年。未通过护士执业考试注册者一律不得从事护士工作。

护士执业资格是具有从事护士工作的基本理论和实践能力水平的标志，它涉及临床护理质量和病人医疗安全，护士执业资格管理是医政管理的一项的重要内容。

（三）医疗卫生技术应用准入制度及管理

医疗技术是指医疗机构及其医务人员以诊断和治疗疾病为目的而采取的措施。医疗技术包括诊断性技术和治疗性技术。

科技的进步使大量新技术进入卫生市场。但如果缺乏相应的管理，将损及消费者利益，并影响卫生行业发展。因为，一些高新技术成果的广泛应用和推广，在提高人民群众健康素质的同时，也会带来一些负面影响和后果。一方面，一些高新技术和设备在不具备条件的地方和单位任意使用（如试管婴儿、器官移植、名人精子库等），将对社会造成极大的危害。另一方面，一些明显落后的卫生技术不能及时淘汰，并还在广泛使用（如型号陈旧、射线泄漏严重的X线机等）。还有一些低效、无效甚至有害的“卫生技术”在滥用，消耗了本来已有限且分布不合理的卫生资源。这些问题，都亟待进一步规范管理。

为加强医疗技术临床应用管理，建立医疗技术准入和管理制度，促进医学科学发展和医疗技术进步，提高医疗质量，保障医疗安全，2009年卫计委制定了《医疗技术临床应用管理办法》，本办法自2009年5月1日起正式施行。医疗技术临床应用应当遵循科学、安全、规范、有效、经济、符合伦理的原则。医疗机构开展医疗技术应当与其功能任务相适应，具有符合资质的专业技术人员、相应的设备、设施和质量控制体系，并遵守技术管理规范。国家建立医疗技术临床应用准入和管理制度，对医疗技术实行分类、分级管理。卫计委负责全国医疗技术临床应用管理工作。县级以上地方卫生行政部门负责本辖区医疗技术临床应用监督管理工作。

卫生技术准入管理制度是指国家为保护和促进人民群众健康，制定有一定强制性、规范性的卫生技术评估、卫生技术准入和卫生技术应用的规章制度。它主要包括应用循证医学原理和方法，对卫生技术的安全性、有效性、经济性和社会伦理适应性等方面进行系统评估，另外，对技术准入还要综合考虑医疗技术人员素质、医院的设备与设施条件，提出卫生技术应用、推广或淘汰的建议。卫生行政部门根据卫生技术评估的结果，对卫生技术做出采用、推广或淘汰的决定。医疗机构开展医疗技术应当与其功能任务相适应，具有符合资质的专业技术人员、相应的设备、设施和质量控制体系，并遵守技术管理规范。

截至目前已开展了有关伽玛刀使用、服用叶酸预防神经管畸形、人类辅助生殖技术和生物芯片检验技术等技术评估。在评估的基础上，现已颁布了《人类辅助生殖技术管理办法》（2001年8月1日起施行）、《人类精子库管理办法》（2001年8月1日起施行）、《人体器官移植条例》（自2007年5月1日起施行）及与其相配套的技术标准与规范。

（四）大型医疗设备配置准入制度及管理

大型医疗设备如CT、伽马刀、医用加速器等，集中了高能物理、计算机、精密仪器、微电子等高新科技，其研制费用大、价格昂贵。因此，大型医用设备的研制、生产能力已成为一个国家综合实力的体现。现代大型医疗设备是开展医疗保健服务的重要手段，但费用高、技术要求严格，因此需要慎重合理地开发和配置。

大型医疗设备的配置准入制度是加强卫生资源配置宏观管理，加快实施区域卫生规划，调整和控制卫生资源的存量和增量的重要措施。严格审批大型医用设备的配置，限制各级医院擅自引进与患者实际需求不符的高端、高值的大型医学检查、治疗设备，避免国家卫生资源的浪费，同时也避免医院将引进设备的成本，通过过度检查或过度医疗的方式，转嫁、抬高患者的医疗花费，从一个层面缓解群众“看病贵”的现象。

为合理配置和有效使用大型医用设备，控制卫生费用过快增长，维护患者权益，促进卫生事业的健康发展，卫计委、国家发展和改革委员会、财政部制定了《大型医用设备配置与使用管理办法》，自 2005 年 3 月 1 日起施行。该办法所称大型医用设备是指列入国务院卫生行政部门管理品目的医用设备，以及尚未列入管理品目、省级区域内首次配置的整套单价在 500 万元人民币以上的医用设备。大型医用设备管理品目由国务院卫生行政部门商同有关部门确定、调整和公布。大型医用设备管理品目分为甲、乙两类。资金投入量大、运行成本高、使用技术复杂、对卫生费用增长影响大的为甲类大型医用设备，由国务院卫生行政部门管理。管理品目中的其他大型医用设备为乙类大型医用设备，由省级卫生行政部门管理。

配置大型医用设备必须适合我国国情、符合区域卫生规划原则，充分兼顾技术的先进性、适宜性和可及性，实现区域卫生资源共享，不断提高设备使用率。大型医用设备的管理实行配置规划和配置证制度。医疗机构获得《大型医用设备配置许可证》后，方可购置大型医用设备。大型医用设备上岗人员（包括医生、操作人员、工程技术人员等）要接受岗位培训，取得相应的上岗资质。大型医用设备必须达到计（剂）量准确，安全防护、性能指标合格后方可使用。甲、乙类大型医用设备检查治疗收费项目，由国务院价格主管部门会同卫生行政部门制定，并列入《全国医疗服务价格项目规范》。《大型医用设备配置与使用管理办法》强调，严禁医疗机构购置进口二手大型医用设备和严禁使用国家已公布的淘汰机型。购置其他医疗机构更新替换下来的大型医用设备，必须按本办法规定的程序办理配置审批。

（五）医院药品的准入制度及管理

药品监督管理（drug administration）是国家药品监督管理部门为保证药品质量、保障人体用药安全有效、维护人民身体健康，根据国家的法律、法规、政策，对药品的研发、生产、销售、使用、价格、广告等各个环节的全过程的监督管理。从而保证药品质量的安全有效，保证药品资源的优化配置和药品市场的规范有序。国家食品药品监督管理局（State Food and Drug Administration，SFDA，），原名为国家药品监督管理局，成立于 1998 年，2003 年一部分食品安全监察和食品安全协调的职能也划归该局，更名为国家食品药品监督管理局，2013 年 3 月 22 日，国家食品药品监督管理局改名为国家食品药品监督管理总局（China Food and Drug Administration，CFDA）。它是我国药品行政监督管理主管机构，分为中央、省、市、县四级，负责对药品、医疗器械的研究、生产、流通、使用进行监督管理。各级药品检验所是代表国家对药品质量实施技术监督检验的法定机构，分为中央、省、市、县四级。

药品监督管理行政部门是药品准入控制的行政执法部门。但卫生行政部门也要行使对医院药品准入控制监督管理职能，医疗机构要严格执行药品管理方面的各项法律、法规和规章。主要的法律、法规和规章有：《中华人民共和国药品管理法》（2001 年），根据 2015 年 4 月 24 日第十二届全国人民代表大会常务委员会第十四次会议《关于修改中华人民共和国药品管理法的决定》修正；《药品生产质量管理规范（2010 年修订）》，自 2011 年 3 月 1 日起施行；《药品经营质量管理规范（2015 修订）》，自 2015 年 6 月 25 日起施行；《药物临床试验质量管理规范（2003 修订）》，自 2003 年 9 月 1 日起施行；《医疗器械监督管理条例（2014 修订）》，自 2014 年 6 月 1 日起施行；《处方药与非处方药分类管理条例》正在积极地制定过程中。国务院和国家药监局并分别对麻醉药品、精神药品、放射性药品、医疗用毒性药品、血液制品、生物制品、戒毒药品等制定了专门的管理办法和管理条例。

为了规范药品购销行为，防范药品虚高定价和行业不正之风，改变过去的“以药养医”为“以医养医”的状况，卫计委等部门于 2000 年还制定颁发了《医院药品收支两条线管理暂行办法》、《医疗机构药品集中招标采购试点工作若干规定》等，通过近年的实践，取得明显成效和宝贵经验，但同时也存在一些亟待改进的问题。

为加强药品安全监管，保障公众用药安全，国家食品药品监督管理局自2007年12月6日起公布并施行《药品召回管理办法》。药品召回，是指药品生产企业（包括进口药品的境外制药厂商）按照规定的程序收回已上市销售的存在安全隐患的药品。所称安全隐患，是指由于研发、生产等原因可能使药品具有的危及人体健康和生命安全的不合理危险。本办法规定药品生产企业应当建立和完善药品召回制度，收集药品安全的相关信息，对可能具有安全隐患的药品进行调查、评估，召回存在安全隐患的药品。药品经营企业、使用单位应当协助药品生产企业履行召回义务，按照召回计划的要求及时传达、反馈药品召回信息，控制和收回存在安全隐患的药品。药品经营企业、使用单位发现其经营、使用的药品存在安全隐患的，应当立即停止销售或者使用该药品，通知药品生产企业或者供货商，并向药品监督管理部门报告。国家食品药品监督管理局和省、自治区、直辖市药品监督管理部门建立药品召回信息公开制度，采用有效途径向社会公布存在安全隐患的药品信息和药品召回的情况。

近年来，我国医疗卫生行业准入制度的实施，取得了很好的效果，有力地遏制了非法行医，乱办医疗机构，不顾条件盲目引进高、精、尖医疗技术和大型医疗设备的混乱状况，医疗机构药品收入占业务收入比例逐年下降，技术服务收入构成逐年上升，医疗服务质量和水平逐步提高，医疗服务价格快速上升的势头得到有效控制，使医疗服务逐步向较好的质量和较低的价格方向发展，同时大多数医疗机构也在改革和准入制度实施过程中步入良性循环发展的轨道。

第三节 医疗质量的控制与管理

案例 12-2

降低医疗费用、提高医疗质量是医院生存与发展的基石

医疗卫生改革的最终目标是要以较低廉的费用为病人提供较优质的医疗服务。XX院坚持以病人为中心的服务理念，以提高医疗质量、合理收费、降低医疗费用为落脚点，努力为广大患者提供优质的医疗服务。医院业务收入同比增加14.36%，门诊量同比增加12.18%，住院病人同比增加5.41%，剔除工作量增加因素后，同比增加4.85%，而每个门诊病人费用为108.78元，为XX市市级9家医院的最低。

一、医疗质量管理是医院管理的核心，提高医疗质量是管理医院根本目的。医疗质量是医院的生命线，医疗水平的高低、医疗质量的优劣直接关系到医院的生存和发展。XX院严把医疗质量关，各科室严格执行各项规章制度，规范诊疗行为，坚持首诊负责制、三级查房制、疑难病人会诊、重危病人及术前术后讨论制度。增强责任意识，注重医疗活动中的动态分析，做好各种防范措施，防患于未然。针对当前患者对医疗知情权要求的提高，完善各项告知制度。加强质控管理，住院病历书写实施了《**市中医病历书写实施细则》和评分标准，通过近一年的运行，XX院住院病历的书写在全市中医系统住院病历质控检查中，总分为全市第二位，前十名优胜病历中XX院占三位，前两名均为XX院医务人员。

二、优化医疗服务流程以提高医疗质量的基础。XX院坚持以病人为中心，在优化医疗流程，方便病人就医上下工夫，求实效，增强服务意识，优化发展环境，努力为病人提供温馨便捷、优质的医疗服务。推出各项便民措施，如收费挂号窗口联网，减少挂号排长队，部分专家设立专门挂号窗口，推出电话预约挂号等措施。医技科室出报告单推出限时承诺。护理部门在开展星级护士评选活动中涌现了一批先进护士，全年评出星级护士56名，护患构筑连心桥，推出便民措施，想方设法为病人解决实际问题，住院病人对护理工作满意度达96%。

三、建立完善的质量管理体系，规范医疗行为是核心。XX院从加强制度建设入手，结合各岗位的工作性质、工作内容，制定了岗位职责、医德医风、人事管理、后勤管理、财务财产管理、统计报表管理、医疗文书档案管理，奖、惩等共五部分241条管理制度；制定了行政管理、医疗质量管理、护理质量管理、药品管理等26项质量控制考核细则；制定职能科室、业务科室综合目标责任书，做到一级管一级，一级向一级负责的格局。建立符合医院实际的质量管理体系，医院成立了以院长、副院长、医务科和各临床科室为成员的质量管理，质量控制考核领导小组，负责全院质量管理工作。全院形成了主要领导亲自抓；分管领导具体抓；职能科室天天抓；临床科室时时抓的医疗质量、医疗安全管理的格局。

四、提高医疗质量，降低医疗费用，让老百姓用较少的钱享受较为优良的医疗服务是医疗体制改革的最根本目标。降低医疗费用，提高经济效益也是每一位院长、患者、社会人、医护人员等共同关心的社会问题，它是社会性质和服务宗旨的直接反映。作为医院的管理者要从加强科学管理素质，降低管理成本着手，从提高服务质量和业务质量上下工夫，突出以“技”取胜而非以“费”取胜。

思考：

（1）试从本案例总结出医院质量督查取得的总体成效？

（2）如果有你参与案例中医院的医政医管管理工作，你认为还可以加强哪方面的投入？

（3）此案例体现了怎样的医政管理思想？通过此案例的学习，谈谈你对医政管理工作的认识？

一、医疗质量控制与管理

由于医疗质量直接关系到病人的健康与生命，是医疗机构生存和发展的基本点和生命线，是医院管理水平的主要标志和工作效果的最终体现，因此是医政管理工作的重中之重。

（一）医疗质量的含义

医疗质量，从狭义角度，主要是指医疗服务的及时性、有效性和安全性，又称诊疗质量；而从广义角度，它不仅涵盖诊疗质量的内容，还强调病人的满意度、医疗工作效率、医疗技术经济效果（投入产出关系）以及医疗的连续性和系统性，又称医疗（医院）服务质量。

医疗质量又可分为个案医疗质量和群体医疗质量。个案医疗质量是指一个具体病例的医疗质量，一般包括：诊断是否正确、迅速、全面，治疗是否有效、及时、彻底，疗程的长短，有无由于医疗而给病人造成不应有的损伤、危害和痛苦。群体医疗质量指医疗机构对社会人群提供医疗服务的总体质量，一般用一些统计指标表示，包括：反映医疗技术质量的医疗统计指标，医疗服务工作效率统计指标，医疗费用合理性的医疗经济指标，反映整体服务质量的满意度指标。

（二）医院质量管理工作的特点

1. 强调病人受益 病人满意不等于病人受益。

2. 重视前瞻措施 贯彻预防为主的思想。

3. 关注实际效果 病种分类和结合成本的质量控制。

4. 技术力量整合与群众参与 强调集体精神与协作，人人参与（包括病人、家属、社会）。

5. 运用内力和借助外力共同促进 院内建立质控体系，外部接受社会监督和同行评审。

就管理职能而言，现代医院的质量内涵已由单一的诊疗质量向生理、心理、环境、经济多样化的综合质量转变，多因素交织且存在相互作用。随着医学模式的变化和病人健康期望值的逐步提升，医疗质量的内涵仍将不断丰富和拓展，且不同时期具备不同的特点与趋势，准确把握和主动适应这一规律是医院质量管理的首要任务和关键所在。

医疗质量是一个过程体系，服务质量具有较强的主观性，服务质量更取决于过程质量，只有在患者就诊的每一个环节上都能保证有一流的质量，才能赢得病人的真正满意。

（三）医疗质量控制体系

医疗质量控制体系需要解决质量控制的标准、机构和措施三个方面：

1. 标准与目标 标准与目标的设定就是控制什么，通常有以下几种形式：诊疗规范、技术常规、管理制度（监督评价标准及依据）；重点环节的质控（如麻醉、院感、药品等）；单病种质量控制（疗效、住院日、费用）。

2. 系统与机构 系统与机构的设定就是由谁来控制。质量管理组织可采用常设机构与非常设机构相结合，专兼职人员相结合，并做到职责明确、运转协调，以保证实现所有质量控制活动的需要。

国务院《医疗事故处理条例》关于医疗事故预防处置章节中对医疗机构质量管理组织的设置做出了规定和要求。

3. 过程与措施 过程与措施就是如何控制。质量控制活动的过程包括标定、监控、考评、反馈、奖惩、改进等环节与步骤。质量控制过程即防止和纠正缺陷的过程，质量管理正是通过控制活动的循环往复实现质量的保证和提高。医疗质量的全过程控制和动态管理应注意基础质量、环节质量和终末质量的综合控制。

（1）基础质量的前馈控制：基础质量管理主要是对医疗工作需求的各要素所进行的质量管理，包括人员、时间、技术、设备、物资和信息六个方面。基础质量管理主要是以人为单元，以素质教育、管理制度、岗位职责的落实为重点。

（2）环节质量的实时控制：环节质量管理，主要是对各环节的具体工作实践所进行的质量管理，包括病人从就诊到入院、诊断、治疗、疗效评价及出院等各个医疗环节的管理。目前，环节质量管理主要集中在一些关键性环节和重点对象，如：三级检诊、会诊、查房、大手术、急危重病人的抢救、疑难病人救治、病历书写、新技术应用、医疗安全以及出问题的工作人员和特殊操作等。对重点环节和对象要采取全面检查、抽样检查或定期检查，也可采用数理统计方法分析并采取相应控制措施。一般环节质量管理，可采用现场控制的方法，发现问题及时纠正。以病例为单元，以诊疗规范、技术常规的执行为重点。

（3）终末质量的反馈控制：主要是以病种或科室为单元，以质量控制指标的统计分析及质量缺陷整改为重点。

（四）医疗质量控制与管理措施

医疗质量宏观管理的基本思路是建立和完善医疗机构内部质量控制体系和卫生行政部门外部监管体系。医疗质量控制与监管的重点措施主要有：

1. 建立医疗机构内部质控机构和质控网络 设立与医务管理机构并行的质控机构，配备专职人员并赋予必要的管理职权；在此基础上组建和完善院科两级医疗质量控制网络。

2. 建立医疗质量考评制度和奖惩制度 医疗机构应组织定期和不定期的内部质量考评活动。定期综合质量考评一般每个季度一次，不定期的专项抽查一般每月一次。考评结果与奖金劳务分配直接挂钩。

3. 建立医疗质量行政督查制度 各级卫生行政部门列入常规性工作计划，并按照医疗机构分级管理权限组织实施。

4. 建立单病种质量与费用控制制度 确立控制病种，统一控制指标，建立考评制度。

5. 建立医疗质量责任追究制度 包括对机构的行政处罚、对负责人的责任追究和对当事医务人员的责任追究。

6. 建立医疗质量与费用公示制度 形式有医疗机构内部公示、卫生系统内部公示和社会公示。

(五)医疗质量的评价

1. 同行评价 系统内同行专家的相互评价。

2. 质量认证 ISO 族质量管理，管理者推动方式。

3. 医院评审 自我评价和评审机构评价。

4. 绩效评估 针对医院“产出”的院外评价。

(六)医疗质量评价的主要方法和特点

1. 结构评价 反映提供医疗服务的基础、规模和潜在能力。是对医疗服务潜在质量的静态评价，是医疗质量评价的基础环节，医院评审实际就是这类评价。

2. 过程评价 反映组织系统全部的医疗活动和辅助医疗活动，做了些什么，怎么去做。从质量保证的观点，过程质量的高低直接影响结果质量，单纯针对结果的测量是传统事后质量检验的手段。

3. 结果评价 反映医疗行为的结果，如健康状况的改善等。它反映了健康状况因医疗保健而发生的净变化。健康结果测量由原来的临床结果测量（中间指标）发展到包括最终结果测量（结果指标）。

(七)医院质量管理组织体系

一般分为三层：

1. 医院质量自主管理 由于医疗服务的个体性、技术性、专业性和重要性，所以首先强调质量管理的自觉性，这取决于群体素质、职业道德、质量教育等。在基本医疗服务单位中，可以设立兼职的质量管理的医师和护士，负责有关医疗质量管理的工作。

2. 科室和部门质量管理小组 在基本医疗服务单位中，由科室和部门主任作领导，由专人负责质量管理，可以设立兼职的质量管理的医师和护士，负责有关医疗质量管理的工作。应该有计划，有行动，有检查，有提高。

3. 院级质量管理组织 设立医院质量管理委员会，由技术专家和院、部门的领导组成，由医院院长及德高望重的专家担任主任和副主任委员，下设办事机构，质量管理处或挂靠在医务处。医院质量管理委员会负责制定全院质量管理规划，建立质量保证体系，组织领导、检查督促质量工作，调查，分析和解决质量管理等。

二、护理质量管理

护理质量是医疗服务质量的重要组成部分，护理质量的好坏直接关系到患者的健康与安危，护理质量管理（the quality of nurse services）是医疗机构全面质量管理的关键环节之一。

(一)护理质量

1. 护理质量的概念 护理质量（nursing quality）是指护理工作为患者提供技术性服务和生活照顾服务的效果，以及满足服务对象需要的程度。护理质量不是以物质形态反映其效果和程度，而是通过护理服务的实施过程和结果表现出来。

护理质量内涵从以下得到扩展和体现：是否树立整体护理观念；是否以护理程序为核心规范护理工作。基础护理和专科护理实施程度、宣传教育计划落实程度；对病人心理护理及其他护理满意度；工作效率和操作水平；是否有护理缺陷。

2. 护理质量形成的关键要素

（1）护士：人是最重要的。包括护士的数量、队伍的结构、资质、能力、事业心和积极性。为充分利用我国有限的护士人力，一些地区和医疗机构组织开展了对护士人力资源的开发与临床护理时数的研究，加强了临床护理管理。

（2）组织管理体制：建立健全护理部主任-科护士长-护士长三级负责或护理部-护士长二级负责管理体制。原则：精简、统一、高效能的组织机构；匹配合理，联系紧密，职责明确，关系清楚；工作有标准，活动有制度，行为有准则，操作有规程。

（3）反馈、检查、监督机制　开展年、季度、月例行检查；随机检查；建立及时、灵通的信息反馈系统和制度如会议制度，发送通报、书面通知等。建立护理工作中患者的知情权、社会监督制度等，开展专业或专项督查。

（二）护理质量管理与控制

1. 护理质量管理的概念　护理质量管理是指对护理服务工作的管理过程评价、判断，对护理质量实行有目的控制过程，检查病人得到的护理效果。

2. 护理质量管理的特点

（1）护理质量管理的广泛性和综合性：护理质量管理不应只局限于临床护理质量管理范围内，而应着眼于整个医院的全方位服务质量管理中。

（2）护理质量管理的协同性和独立性：护理工作往往是与各医疗科室以及各级医师在相互协同工作中体现出来的，因此与各部门协调的好坏直接影响到护理质量的优劣。但是护理质量管理又绝不是一个辅助性的管理问题，而应是一个完整地、独立地质量管理系统。

（3）护理质量管理的程序性和联系性：护理工作在整个医院工作中具有明确的整体程序，在这个大的程序中有包含若干小的程序，并且每一级程序间又存在必然的联系，最终构成了完整的护理工作。

3. 护理质量管理原则　以病人为中心的原则；预防为主的原则；系统管理原则；标准化原则；分级管理原则；动态管理原则；事实和数据化的原则；持续改进的原则。

4. 建立并实施护理质量体系　护理质量体系由管理者职责、人员和物质资源、质量体系结构及与护理对象沟通四个要素组成。管理者须制定质量方针、明确质量目标、职责、职权等。配备人员资源和物质资源，使质量改进与学科进步、发展联系起来。质量体系结构包括护理服务质量环、文件记录及质量审核等。

（三）护理质量评价

1. 常用护理质量标准

（1）护理技术操作标准：包括基础护理技术操作和专科护理技术操作。每项标准都包括三部分，即准备质量标准、流程质量标准、终末质量标准。

（2）护理管理质量标准：包括护理部、科护士长、护士长工作质量、病房管理、各部门管理质量标准。

（3）护理文件书写质量标准：包括护理记录、体温单等书写质量标准。

（4）临床护理质量标准：包括特级、一级护理合格率，基础护理合格率，急救物品完好率，灭菌物品灭菌合格率等。

2. 护理质量评价

（1）评价指标

1）护理工作效率指标：这类指标基本上是工作量指标，可表明负荷程度。通常是医疗护理共同完成的，如床位使用率、特一级护理人次数、抢救病人数、抢救成功率等。

2）护理工作质量指标：这类指标主要反映护理工作质量，是对护理质量标准的评价；

3）护理工作成本指标：这类指标主要反映护理的各项投入。

（2）评价方法：可以分为院内评价和院外评价

1）院内评价：主要是通过建立护理质量监控网络实施。

2）院外评价：主要是医院评审和社会监督评价。医院评审主要是由卫生行政部门组织的对医院的综合评价：也有的是通过国际标准化组织（ISO）质量认证。社会监督评价可以聘请监督员，应该特别重视患者及其家属的反馈。

3）评价结果：评价结果要公正、公平，避免人为因素，及时公布评价结果，切实制定相应对策级解决措施，建立评价档案，定期分析评价结果，不断完善护理质量管理工作。

护理质量管理是护理管理的核心。建立护理质量管理体系，实施有效的质量管理和持续质量改进，是护理管理现代化的标志，也是提高医院质量管理水平的重要方面。

三、医院感染管理

医院感染随着医院的形成而产生，随着医学的发展而变化，是当前医学界十分重视的一个问题。医院感染已成为影响病人安全、医疗质量和增加医疗费用的重要原因，也是医疗高新技术开展的主要障碍之一，因此医院感染管理是医疗质量管理的重要组成部分。为有效控制医院感染，国家卫计委2006年制定了《医院感染管理办法》、《消毒技术规范》等一系列规定，要求我国各级医疗机构建立健全医院感染管理组织、开展必要的医院感染监测和医务人员知识培训，以及严格的控制措施，加强医院感染管理。

（一）医院感染的定义

医院感染指住院病人在医院内获得的感染，包括在住院期间发生的感染和在医院内获得出院后发生的感染，但不包括入院前已开始或者入院时已处于潜伏期的感染。医院工作人员在医院内获得的感染也属医院感染。

（二）医院感染的分类

医院感染按其病原体来源分为外源性感染和内源性感染两类。

外源性感染亦即交叉感染，即病原体通过一定的媒介传到病人而引起病人发生感染。如通过消毒不彻底的医疗器械、医务人员的手、物表、空气、水和病人间的接触等，亦即病原体来自于病人身体以外的地方。

内源性感染亦称自身感染，即病原体存在于病人自身体内，由于易位或菌群失调而导致病人自身发生感染，如肠道菌群定植于口咽部引起下呼吸道感染；烧伤病人由于肺粘膜通透性增加，肠道菌群进入血液和定植于焦痂下而引起菌血症和烧伤部位的感染；由于高效广谱抗菌药物的应用引起菌群失调症而发生腹泻和真菌感染等。

（三）医院感染管理

医院感染管理是各级卫生行政部门、医疗机构及医务人员针对诊疗活动中存在的医院感染、医源性感染及相关的危险因素进行的预防、诊断和控制活动。

（四）卫生行政部门管理组织

《医院感染管理办法》规定：卫计委负责全国医院感染管理的监督管理工作。县级以上地方人民政府卫生行政部门负责本行政区域内医院感染管理的监督管理工作。

住院床位总数在 100 张以上的医院应当设立医院感染管理委员会和独立的医院感染管理部门。住院床位总数在 100 张以下的医院应当指定分管医院感染管理工作的部门。其他医疗机构应当有医院感染管理专（兼）职人员。

医院感染管理委员会由医院感染管理部门、医务部门、护理部门、临床科室、消毒供应室、手术室、临床检验部门、药事管理部门、设备管理部门、后勤管理部门及其他有关部门的主要负责人组成，主任委员由医院院长或者主管医疗工作的副院长担任。

医院感染管理部门、分管部门及医院感染管理专（兼）职人员具体负责医院感染预防与控制方面的管理和业务工作。

卫计委成立医院感染预防与控制专家组，成员由医院感染管理、疾病控制、传染病学、临床检验、流行病学、消毒学、临床药学、护理学等专业的专家组成。省级人民政府卫生行政部门成立医院感染预防与控制专家组，负责指导本地区医院感染预防与控制的技术性工作。

（五）医院感染的控制

医院感染主要通过以下环节控制。

1. 建立三级监控体系 在医院感染管理委员会领导下建立医院三级监控网：一级网为医院感染管理委员会及医院感染管理专设机构或专职人员；二级网为临床科室感染管理小组（科主任、护士长、兼职监控医师和护士）；三级网为全院医护人员及全体职工。

2. 建立健全各项制度

（1）管理制度：①选择和应用适合的清洁、消毒、灭菌措施，清除感染源。保持病房环境整齐、清洁、干燥，室内空气新鲜、医疗器械及物体表面生物学监测应达标；②坚持洗手和手消毒制度，严格执行无菌技术操作规程，防止医源性感染；③根据病人所患感染的部位、类型及其病原体传播的方式，采取适当的病原体隔离。

（2）监测制度：对灭菌效果，消毒剂使用效果，一次性医疗器械监测，对感染高发科室如手术室、供应室、产房、ICU、血透室等消毒卫生标准的监测。

（3）消毒质控标准：应符合国家卫生行政部门所规定的“医院消毒卫生标准”。

3. 医院布局、设施 医院建筑布局合理，各项设施应有利于消毒隔离。重点易感区域如手术室、产房、ICU、血透室、供应室、内窥镜室等布局合理，划区明确，各项消毒管理措施落实到位。

4. 人员控制 主要是控制感染源和易感人群，特别是易感病人。医务人员要定期进行健康检查。

5. 合理使用抗生素 合理使用抗生素是预防和控制医院感染的主要措施之一，在应用过程中严格掌握使用指征，根据药敏试验选择敏感抗生素，并注意药液宜新鲜配制，给药间隔时间应与药物半衰期相符，密切观察疗效和毒副作用。

6. 健康教育 教会病人和家属掌握预防和控制医院感染所需要的知识和技术，做到主动自我防护。

四、急救医疗机构的管理

1. 急救医疗机构的概念 急救医疗机构是在各级医疗卫生行政部门统一领导下实施急诊抢救工作的医疗组织。包括大中城市的各级急救中心（站）和医院的急诊科（室），前者主要负责院前急救，后者主要负责院内急救。

2. 急救中心的类型

（1）独立型：独立型急救中心是专门从事急救工作的专业机构。急救中心有相应的建筑设施（包括门诊、病房）、急救设备和专业医务人员、具备完整的急救三阶段功能并建有监护系统。

（2）附设型：附设型急救中心是附设在城市较大型的综合医院或医学院校的一种急救中心。此种急救中心一般学科齐全，设备配套，技术力量雄厚，经费集中易于节约，在人力、物力上具有机动性，有利于提高急救医疗质量和教学科研。

（3）管理型：管理型急救中心是省、市卫生行政部门设立的，以组织、调度、控制等管理措施为主的急救中心。其具体的急救医疗工作由指定的各个医院承担。

3. 急救医疗的管理 急救医疗管理（management of emergency medical service）通过对医疗急救资源的科学规划和配置，建立急救医疗组织网络体系，并有效组织、指挥和调度急救医疗力量，对危、急、重伤病人进行医疗救治，最大限度降低伤、亡和残疾率，提高治愈率和生存率，保障人民的身心健康的过程。

急救是对生命危急患者，立即组织抢救治疗，制止可能发生的死亡，保证生命器官维持有效的功能，为继续治疗创造条件，因此任何急救医疗体系必须满足以下要求：患者有地方呼救、急救系统有能力急救、有条件安全运送和有效地连续抢救；建立并完善急救医疗的质量标准化、急救工作制度化、急救医疗程序化和急救设施规格化；加强急救专业人才的队伍建设、强化急救技术培训、重视急救医学研究；经常或定期地进行急救医疗工作的质量分析和评价。

五、血 液 管 理

血液管理是医疗质量管理的重要组成部分。血液具有重要的生理意义，同时又是及宝贵并特殊的资源。输血是现代医疗不可或缺的重要手段，已被临床广泛应用。只有加强对血液的管理，保证血液流通使用的各个环节的安全，才能有效防止乙肝、丙肝、梅毒、艾滋病等疾病经血液途径传播，保障献血者和用血者的健康和生命安全。

我国采供血机构主要分为两类，一类是血站，血站是采集、提供临床用血的机构，是不以营利为目的的公益性组织。另一类是单采血浆站，单采血浆站是采集血液制品生产用原料血浆的采供血机构，负责向血液制品生产单位提供生产用原料血浆，单采血浆站由血液制品生产单位设置或者由县级人民政府卫生行政部门设置，省级卫生行政部门批准。

（一）血站管理

1. 血站设置和执业管理 根据《中华人民共和国献血法》（以下简称《献血法》）和《血站管理办法》等规定，血站分为一般血站和特殊血站。

一般血站包括血液中心、中心血站和中心血库。血液中心、中心血站和中心血库由地方人民政府设立。卫计委根据全国医疗资源配置，制定全国采供血机构设置规划指导原则，并负责全国血站建设规划的指导。省、自治区、直辖市人民政府卫生行政部门结合本行政区域人口、医疗资源、临床用血需求等实际情况和当地区域卫生发展规划，制定本行政区域血站设置规划，报同级人民政府批准，并报卫计委备案。

特殊血站包括脐带血造血干细胞库和卫计委根据医学发展需要批准、设置的其他类型血库。卫计委根据全国人口分布、卫生资源、临床造血于细胞移植需要等实际情况，统一制定我国脐带血造血干细胞库等特殊血站的设置规划和原则。国家不批准设置以营利为目的的脐带血造血干细胞库等特殊血站。卫计委负责脐带血造血干细胞库等特殊血站设置审批。省级卫生行政部门负责脐带血造血干细胞库等特殊血站执业登记，发给《血站执业许可证》。

2. 血站执业登记规定 血站开展采供血活动，应当向所在省、自治区、直辖市人民政府卫生行政部门申请办理执业登记，取得《血站执业许可证》。没有取得《血站执业许可证》的，不得开展采供血活动。《血站执业许可证》有效期为3年。血站因采供血需要，在规定的服务区域内设置分支机构，应当报所在省、自治区、直辖市人民政府卫生行政部门批准；设置固定采血点（室）或者流动采血车的，应当报省、自治区、直辖市人民政府卫生行政部门备案。血站设置的储血点，应当具备必要的储存条件，并由省级卫生行政部门批准。

3. 各级血站的主要职责 血液中心具有较高综合质量评价的技术能力，主要职责是：

（1）按照省级人民政府卫生行政部门的要求，在规定范围内开展无偿献血者的招募、血液的采集与制备、临床用血供应以及医疗用血的业务指导等工作。

（2）承担所在省、自治区、直辖市血站的质量控制与评价。

（3）承担所在省、自治区、直辖市血站的业务培训与技术指导；

（4）承担所在省、自治区、直辖市血液的集中化检测任务。

（5）开展血液相关的科研工作。

（6）承担卫生行政部门交办的任务。

中心血站的主要职责是：

（1）按照省级人民政府卫生行政部门的要求，在规定范围内开展无偿献血者的招募、血液的采集与制备、临床用血供应以及医疗用血的业务指导等工作；

（2）承担供血区域范围内血液储存的质量控制；

（3）对所在行政区域内的中心血库进行质量控制；

（4）承担卫生行政部门交办的任务。

中心血库的主要职责是：按照省级人民政府卫生行政部门的要求，在规定范围内开展无偿献血者的招募、血液的采集与制备、临床用血供应以及医疗用血业务指导等工作。

（二）血液采集和供应管理

1. 血站采集血液的基本要求 国家实行无偿献血制度。血站开展献血者招募工作，为献血者提供安全、卫生、便利的条件和良好的服务。血站采血前应当对献血者身份进行核对并进行登记。血站按照《献血者健康检查要求（GB18467—2011）》等国家有关规定对献血者进行免费健康检查；身体状况不符合献血条件的，血站应当向其说明情况，不得采集血液。

血站采集血液应当遵循自愿和知情同意的原则，并对献血者履行规定的告知义务。建立献血者信息保密制度，为献血者保密。血站采集血液必须严格遵守有关操作规程和制度，采血由具有采血资格的医务人员进行，血站工作人员应当符合岗位执业资格的规定，并接受血液安全和业务岗位培训与考核，领取岗位培训合格证书后方可上岗。血站使用的药品、体外诊断试剂、一次性卫生器材应当符合国家有关规定。一次性采血器材用后必须销毁。血站对采集的血液必须进行检测，保证所采集的血液由具有血液检测实验室资格的实验室进行检测。对检测不合格或者报废的血液，血站应当严格按照有关规定处理。

2. 血液的供应 血站应当保证发出的血液质量符合国家有关标准，其品种、规格、数量、活性、血型无差错；未经检测或者检测不合格的血液，不得向医疗机构提供。

无偿献血的血液必须用于临床，不得买卖。血站、医疗机构不得将无偿献血的血液出售给单采血浆站或者血液制品生产单位。特殊血型的血液需要从外省、自治区、直辖市调配的，或者因科研或者特殊需要而进行血液调配的，由省级人民政府卫生行政部门批准。血站剩余成分血浆由省、自治区、直辖市人民政府卫生行政部门协调血液制品生产单位解决。

（三）医疗机构临床用血管理

1. 医疗机构临床用血的管理 为加强医疗机构临床用血管理，推进临床科学合理用血，保护血液资源，保障临床用血安全和医疗质量，2012 年 3 月 19 日《医疗机构临床用血管理办法》已于经卫计委部务会议审议通过，现予以公布，自 2012 年 8 月 1 日起施行。医疗机构应当设立由医院领导、业务主管部门及相关科室负责人组成的临床输血管理委员会，负责临床用血的规范管理和技术指导，开展临床合理用血、科学用血的教育和培训。二级以上医疗机构设立输血科（血库），在本院临床输血管理委员会领导下，负责本单位临床用血的计划申报，储存血液，对本单位临床用血制度执行情况进行检查，并参与临床有关疾病的诊断、治疗与科研。

医疗机构临床用血应当制定用血计划，遵循合理、科学的原则，不得浪费和滥用血液。医疗机构的医务人员应当严格执行《临床输血技术规范》。医师为患者实行输血治疗前，应当向患者或其家属告知输血目的、可能发生的输血反应和经血液途径感染疾病的可能性，由医患双方共同签署用血志愿书或输血治疗同意书。

提倡并指导择期手术的患者自身储血，动员家庭、亲友、所在单位以及社会互助献血。对平诊患者和择期手术患者，经治医师应当动员患者自身储血、自体输血，或者动员患者亲友献血。自身储血、自体输血由在治医疗机构采集血液。

医疗机构临床用血，由血站供给。医疗机构要指定医务人员负责血液的收领、发放工作，要认真核查血袋包装，核查血站的名称及其许可证号，献血者的姓名（或条形码）、血型，血液品种，采血日期及时期，有效期及时间，血袋编号（或条形码），储存条件。血液包装不符合国家规定的卫生标准和要求应拒领拒收。

2. 医疗机构临时采集血液的情形 医疗机构因应急用血需要临时采集血液的，必须符合以下情况：

（1）边远地区的医疗机构和所在地无血站（或中心血库）。

（2）危及病人生命，急需输血，而其他医疗措施所不能替代。

（3）具备交叉配血及快速诊断方法检验乙型肝炎病毒表面抗原、丙型肝炎病毒抗体、艾滋病病毒抗体的条件。

医疗机构应当在临时采集血液后 10 日内将情况报告当地县级以上人民政府卫生行政主管部门。

六、医院质量管理发展的趋势和展望

（一）开展医疗质量实时控制

医疗质量实时控制就是运用控制论和信息论的基本理论，采用决策技术、预测技术和模拟技术，把医院医疗质量管理与计算机技术结合起来，建立医疗质量实时控制的管理模式，即医疗过程的前馈控制、反馈控制和现场控制的医疗质量实时控制系统，实现医院决策层、管理层和执行层对医疗质量实时信息的有效监测和控制。纠正了目前质量管理只注重“治”的缺点，而建立一个可“治”又可“防”的质控系统，通过加强过程管理、发挥“预防”作用，以期达到更有效地提高医疗质量水平的目的。

（二）进行持续质量改进

持续质量改进，是在全面质量管理基础上发展起来的更注重过程管理、环节质量控制的一种新的质量管理理论。持续质量改进应抓住重点，首先是加强质量改进的组织管理。质量管理活动需要组织内所有人员参加，人员间的分工是否合理、协作是否有利、职权是否到位，这些问题都将直接的影响管理绩效。组织管理是合理组织人力资源，充分发挥成员才能，有效他们的主观能动性和积极性。因此，组织管理是质量管理首先应解决的问题，其次是针对医院的医疗服务质量问题作具体的持续质量改进。

（三）通过 ISO900 质量体系认证

ISO900 族标准是国际标准化组织所制定和颁布的质量管理体系通用的要求和指南。这个 ISO900 族标准缺少对医院的针对性，实际应用中难度较大，医院在开展 ISO900 质量体系认证的经验还不成熟，仍需要不断总结。现在，不少医院引用“零缺陷”管理模式，围绕“零缺陷”的目标要求，从人员素质、道德准则、基本技能、技术规范、规章制度、支撑条件等多方面制订具体措施，不断规范医疗服务行为，确保医疗安全、有效，进一步防范医疗差错事故发生的管理工作真正落到实处，收到了较好的效果。

（四）JCI 医院评审标准

JCI 是国际医疗卫生机构认证联合委员会用于对美国以外的医疗机构进行认证的附属机构。

JCI由医疗、护理、行政管理和公共政策等方面的国际专家组成，制定并完善JCI《医院评审标准》。目前JCI已经给世界40多个国家的公立、私立医疗卫生机构和政府部门进行了指导和评审，13个国家（包括中国）的78个医疗机构通过了国际JCI认证。JCI认证的核心是医疗质量与医疗安全，已形成了促进医疗质量与病人安全持续改进的氛围，在全院范围内，绝不放过任何细小的、可能影响病人和员工安全的隐患。医院强调全员参与医疗质量与安全管理，在医院质量改进委员会体系中，医院管理者、医生、医技和护理人员各尽其责，群策群力，使医院管理质量得到持续性改进。

JCI评审认可的宗旨，是站在病人利益的立场上，对医院和医务人员提出管理标准，其范围包括：病人护理；病人的评估；感染管理及控制；病人及其家属的权利和教育；设施管理与环境安全；护理人员的资格和教育；品质改进；医院决策及领导；信息管理。JCI对于医院所带来的，不只是医院服务质量以及病人安全的提高，医院的核心竞争力也将得到全面的提升。JCI论证过程被设计成为在医院内创建一种安全和质量文化，使医院能够增强公众对医院关心患者安全和医疗质量的信任度；提供安全高效的工作环境改善员工满意度；利用医疗质量数据与支付方进行谈判；倾听患者和家属的声音、尊重他们的权益、把他们当作合作伙伴参与到医疗过程中来；营造一种开放的文化可以从不良事件和安全问题及时报告中学习改进；建立合作型领导层，设定工作重点对各级质量与患者安全持续的领导。

（五）循证医学的应用

循证医学是近年来国际临床医学领域迅速兴起的新趋势。其中心思想是负责、明确、明智的利用已有最好证据来决定每个病人的诊疗；其目的是要把最新研究成果与临床实践相结合。循证思想的应用也将促进循证管理的产生，加快医院管理的科学化进程。目前，我国医院管理的总体水平不高，经验化、个体化是两个重要的影响因素。

（六）医院质量管理的数字网络化

随着现代信息技术的发展，医院质量管理也步入数字网络化管理时代。为此，医院要构建科学有效的计算机网络中心，推动质量监控网络建设，实现医院质量管理的现代化、数字化、网络化，实时、在线地对医疗、护理等操作规范进行整改。医院可通过全院联网对各科室、各医疗过程的全部信息及时进行直接采集、存储、分析和处理，全面提高医疗质量。现行的HIS系统、Web系统和PACS系统都是医院网络化管理的雏形，各种信息系统将为医院质量管理提供强有力的技术支持和保障，实现健康咨询、导诊、检索、诊断、治疗、护理服务和医生查房等医疗全过程各环节的数字网络化，以及医疗过程质量的实时跟踪控制，及时发现质量问题，并予以改进。

（七）发展临床路径

临床路径管理是一种新兴的临床诊疗规范化管理方式。目前，许多国家都面临着医疗费用不断攀升的问题。因此，如何合理利用资源、降低医疗成本与提高医疗质量，以达到效率、质量和效益最大化，已成为各国医疗卫生界需着力解决的难题。而目前，在美国、英国、澳大利亚、加拿大和德国等发达国家正在致力探索一种包含了质量管理、循证医学以及以患者为中心等先进思想与现代管理理念的标准化管理方法——临床路径（CP），且正日益显其先进性、实用性和可操作性。

实际上，临床路径是一种综合了多种临床学科、多种不同专业主要临床干预措施的疾病诊疗计划标准。它由有关医院专家根据来自临床一线的最好的临床病例证据制定；它与既往的临床诊疗指南相比，更为详细化，具体表现为以时间为顺序的表格式的诊疗计划（或流程图），并包括了问病史、体格检查、初步诊断和最后诊断、实验室检查和其他器械检查等多方面的内容，因而可更加直观、清楚、具体、有效地指导临床工作，并可使医务人员、医院管理者对临床工作（具体到每一个病例）均能进行切实有效的监测、评价和判断预后。

临床实践表明，运用临床路径的方法进行医院质量管理有许多优点，如可通过引导、规范医务人员的诊疗行为而增强诊疗的计划性，既可缩短平均住院日，降低医疗成本，又能保证医疗质量；既能加强医院各部门、各科室专业人员的沟通、合作，又能减少各种资源的浪费；且能通过患者参与诊疗行为，促进医患沟通、理解，增进患者对医院和医务人员的满意度，改善医患关系；通过监测、评价和总结不同患者的诊疗差异，可及时发现诊疗活动和医院管理中的薄弱环节，有利于改善诊疗、管理质量和医院的可持续发展。

第四节 医疗安全管理

一、医疗安全概念

（一）医疗安全的界定

医疗安全是指病人在医院医疗过程中，不发生因医务人员医疗失误或过失而造成病人的心理、机体结构或功能上的障碍、缺陷或死亡。同时避免因发生事故和医源性医疗纠纷而造成医疗机构及当事人承受风险，包括经济风险、法律责任风险以及人身伤害风险等。

医疗安全具有相对性，不同时期、不同的主客观条件下有不同的标准，在评价医疗安全或不安全时，不能超越当时所允许的范围和限度；在制定医疗安全标准时，应考虑当时的时空条件及其允许的范围与限度为依据。如限于当时的医疗技术水平和客观条件，发生难以预料的意外或难以避免的后遗症，不能认为是医疗不安全。

（二）影响医疗安全的因素

1. 医源性因素 主要包括医务人员技术水平低下，言辞行为不当等因素造成医疗安全受到威胁。

2. 药源性因素 主要包括药物使用不当，过失用药等原因造成患者药源性的医疗不安全的结局。

3. 组织管理因素 主要包括院内管理制度不严格，约束机制不健全，医务人员思想觉悟低，院内感染管理不到位等因素，都可以严重影响医疗安全。

（三）医疗安全管理的意义

（1）医疗安全是实现优质医疗服务的基础。

（2）医疗安全是保证病人权利得以实现的重要条件。

（3）医疗安全是患者选择医院的重要指标，直接医院的信誉和健康发展。

二、患者的权利和义务

（一）患者的权利

医患之间是一种合同关系，就涉及医患双方的权利义务。病人的权利是指患者在患病期间具有的权力和必须保证的利益，尊重和维护患者的权利是医务人员的责任和义务。《中华人民共和国执业医师法》明确规定了患者在就医时应享有的权利。病人的权利包括法律权利和接受医疗服务时特有的权利。

1. 与医疗有关的法律权利生命健康权；肖像权；名誉权；隐私权；索赔权；要求惩戒权。

2. 接受医疗服务时特有的权利：

（1）生命权：指人的生命不受侵犯的权利。即一个人在心跳、呼吸、脑电波不停止情况下的生存权和在心脏、呼吸、脑电波暂停情况下的再生存权。患者的再生存权让医生在患者心跳、呼吸暂停的情况下，也不能放弃对患者的抢救，应按医疗原则，尽一切可能救治。生命权是每个患者最基本的权利。正因如此，救死扶伤就成了医务工作者的神圣天职。

（2）健康权：维护自己身体组织、器官结构完整、功能正常，心理免受伤害的权利。不得随意对患者实施实验性临床医疗。

（3）身体权：患者对自身正常或非正常的肢体、器官、组织拥有支配权，医务人员不经患者同意、家属签字，不能随意进行处理，否则将触犯法律。患者生前的身体权不容侵犯，患者去世后的身体权也不容侵犯。没有患者的遗嘱或未征得患者的家属同意，医务人员不论出于何种目的都不能摘取患者的眼角膜、内脏等器官。

（4）平等的医疗权：是指任何患者的医疗保健享有权都是平等的，在医疗中都享有得到基本的、合理的诊治和护理的权利，在医务人员面前，患者是平等的。医务人员对待患者应一视同仁，对他们的正当愿望及合理要求都应在力所能及的条件下，尽量给予满足。平等的医疗权体现在患者就医过程中的各个环节。

（5）保护隐私权：隐私即私生活秘密，包括一切与公共利益无关的个人信息，如公民个人的身体健康状况、生理缺陷、恋爱婚姻家庭状况、个人日记、生理缺陷、传染病、性病、家族性遗传病等。隐私权是指公民享有的私人生活安宁与私人信息依法受到保护，不被他人非法侵扰、知悉、搜集、利用和公开等的一种人格权。患者对医生所说的心理、生理及其他隐私，有权要求保密。医护人员未经患者同意，不得随意公开患者隐私。

（6）知情同意权：知情同意权是指病人对疾病诊断、治疗等真实情况有知悉、选择、同意和拒绝的权利。《执业医师法》、《医疗机构管理条例》、《医疗事故处理条例》都对知情同意权作了规定。

知情同意权的构成有四个要件：①前提是行为人必须具有自主能力；②权利的内容包括知情权、选择权、同意权、拒绝权；③实现的途径中医生必须履行相应的义务；④决定必须自主、自愿。

知情权的范围：①病情信息：检查、诊断、治疗、护理及预后等方面的情况；②医院及医护人员信息：遵守医院诊疗秩序和规章制度，尤其是负责其治疗护理的医生、护士的身份和专业水平；③医疗记录信息：知悉病历中的信息，并有权复印病历中的客观性资料；④出院医疗护理信息：经治医师及护士为患者提供出院后的康复、护理咨询；⑤医疗费用信息：知道医疗费用并逐项做出详细的解释。归纳起来就是“五个知道、五个明白”。

同意权的范围：特殊检查、特殊治疗、手术必须征得患者同意。

侵害患者知情同意权应承担的法律责任：①民事责任：主要就是承担民事赔偿责任。②行政责任：《医疗事故处理条例》第 56 条规定：未如实告知患者病情、医疗措施和医疗风险的，由卫生行政部门责令改正；情节严重的，对负有责任的主管人员和其他直接责任人员依法给予行政处分或者纪律处分：

（二）患者的义务

1. 遵守医院规章制度的义务 住院病人不得外出，以便出现问题及时处理。

2. 合作医疗的义务 主要是指全面、真实地提供病史；遵守医嘱，按时服药。

3. 接受医学检查的义务 化验、拍片等项检查应当按时进行，不接受检查造成的后果应自行承担。

4. 签署同意书的义务 病人或家属拒绝签同意书，应讲明不签或拖延签的后果，记入病历。只有病人一人，且处于昏迷状态，不能因为无人签同意书，而停止手术。

5. 缴费的义务 欠费停药的问题。

三、医 疗 纠 纷

（一）医疗纠纷概述

医疗纠纷是指发生在医患双方之间因患者对医务人员或医疗机构的医疗服务不满意而与医方发生的争执。其特征是医患双方对医疗后果的认定有分歧，分歧的焦点是对医疗后果（主要指不良后果）产生的原因、性质和危害性的认识差距，病人及其家属要求追究发生不良后果的责任并要求对造成的损害进行经济赔偿，这种医患之间双方的纠葛只有通过行政协调或法律裁决才能得以解决。要构成医疗纠纷必须满足纠纷的主体是医患双方，是因为不良后果产生的分歧，不良后果是因为诊疗过程中的行为造成的。

医疗纠纷是医患纠纷的一部分。医患纠纷是指“医”与“患”双方之间发生的争执。非医疗纠纷可以是院方确实存在侵害病人生命健康权以外的其他权利的问题，如名誉权、肖像权、隐私权等，也可以是由于病人及其家属的行为不当所引起的问题。医疗纠纷又可分为医疗过失纠纷和非医疗过失纠纷，医疗过失纠纷包括因医疗事故、医疗差错引起的纠纷，非医疗过失纠纷多由于病人及家属对医疗意外、医疗并发症和疾病的自然转归不了解引起。

（二）医疗纠纷的原因

1. 医院方面的原因 ①医疗事故引起的纠纷；②医疗差错引起的纠纷；③服务态度引起的纠纷；④不良行为引起的纠纷。

2. 病人方面的原因 ①缺乏医学知识和对医院规章制度不理解；②病人及家属不良动机造成的纠纷，极少数病人及家属企图通过吵闹来达到某些目的；③病人对医学的期望值过高。

3. 医疗纠纷增长的原因 ①广大人民群众医疗保健知识水平提高和法律观念自我保护意识增强，病人开始用法律的武器保护自己；②有些医疗主体因为对物质利益的追求等原因造成医德水平降低，服务态度下滑，造成医疗纠纷；③医疗技术日新月异，但新技术的使用还存在许多未知的情况，可能带来一些新的医疗纠纷；④医患之间的关系因医疗保险的实施而呈现多元化。医疗保险的实施使原来医患两者之间的关系变成了医、患和第三方之间的关系，可能带来一些新的纠纷

4. 医疗纠纷的处理 医疗纠纷出现时，即医患双方对医疗后果的认定有分歧时，可以通过一定的程序进行处理，首先是当事的医疗机构和病人及其家属根据《医疗事故处理办法》的规定进行协商解决。在自行协商解决不成的情况下，可以通过调解来解决。调解的方式有 4 种：①行政调解，由卫生行政部门出面召集发生纠纷的医患双方，在自愿的基础上协调双方的立场和要求，最终解决纠纷；②律师调解：③仲裁调解：由地位居中的民间组织依照一定规则对纠纷进行处理并做出裁断；④诉讼调解：向人民法院起诉，解决纠纷。

四、医 疗 事 故

案例 12-3

患者汪某某，男，40 岁，于 2012 年 11 月 6 日因“右手挤压伤术后疤痕挛缩近 5 月余”收住 XX 科医院，诊断为右手掌疤痕挛缩，急诊行“右手疤痕挛缩切除术+右前臂取皮术+右手掌植皮术”，11 月 10 日行“右前臂筋膜室综合征切开减压术”，11 月 24 日行“腹部取皮术+右前臂游离植皮术”，12 月 14 日出院。2013 年 2 月 1 日，市人民医院肌电图检查提示：右侧正中神经、尺神经、桡浅神经损伤。3 月 7 日在浙一医院行“右前臂神经探查松解术”。7 月 15 日

再次收住浙一医院，行“瘢痕松解术+右手掌植皮术+指蹼成形术”。8 月 8 日出院。鉴定专家认为医院在诊疗过程中术前相关检查、准备不充分，手术供皮区取皮过大，取皮部位不当；医院对患者前臂取皮区创面处理不当；术后医院病程观察和处置不当，患者术后出现的骨筋膜室综合征导致前臂肌肉、神经缺血性损伤，且术后第四天才行切开减压术，延误了治疗时机。被鉴定为三级丙等医疗事故，医院负完全责任。

思考：

（1）专家给出的鉴定结论是否合理？

（2）对患者造成的伤害，院方应给予那些赔偿？

（3）请结合本案例，简述当发生可疑医疗事故后，应按照怎样的流程进行申诉？

医疗事故是最严重的医疗不安全。发生医疗事故，从客观上讲是医生和患者都不愿意接受的现实，但又是很难避免的，因为医疗服务行业是高技术、高风险的行业。2002 年 2 月国务院颁布的《医疗事故处理条例》，为医疗事故的界定、处理提供了依据。

（一）医疗事故的概念

根据《医疗事故处理条例》规定，医疗事故，是指医疗机构及其医务人员在医疗活动中，违反医疗卫生管理法律、行政法规、部门规章和诊疗护理规范、常规，过失造成患者人身损害的事故。

（二）医疗事故的构成要素

1. 行为主体是医疗机构及其医务人员 医疗机构是指取得《医疗机构执业许可证》的实体机构，医务人员是指在医疗机构中从事医疗技术、管理、后勤等工作人员。由于诊疗护理工作需要这些人员的积极协同来完成，所以这些人员必须实施职务行为，有一定的特定义务，他们也应成为构成事故责任的主体。医务人员是指依法取得执业资格的医疗卫生专业技术人员。主要包括：①医疗技术人员；②药剂人员；③护理人员；④医技人员及其他为临床提供服务的相关工作人员。

2. 必须是发生在诊疗护理工作中（包括为此服务的后勤和管理）。

3. 行为的违法性 医疗事故的行为人必须有诊疗护理工作中的过失。

行为的违法性是构成医疗事故的必备要素。由于医疗活动的广泛性、复杂性和医疗行为的特殊性决定了医疗法所涉及的法律责任广泛，医疗行为的主观条件（行为人的各方面素质）和客观条件（医疗环境、医疗设备）千差万别，要求在临床实践中了解和掌握医疗法学知识及硬性医疗法规、规范，以确保执业行为的合法。

4. 过失造成患者人身损害 主要指医疗违法行为的后果。后果的造成是过失而不是主观故意。医疗行为的后果所涉及的法律责任不同：前者在司法实践中属民法处理，后者属于刑法处理的范围，另外，过失程度也是对后果责任承担的评定标准。

5. 过失行为与损害后果之间存在因果关系 这是判定是否属于医疗事故的一个重要方面。这种因果关系的判定涉及追究医疗机构、医务人员的责任，确定对患者是否赔偿或赔偿数额。有过失，但没有造成后果，或有后果，但医务人员没有过失行为都不构成事故。

只有这五个条件同时具备才构成医疗事故。

《医疗事故处理条例》规定下列情形之一的，不属于医疗事故：

（1）在紧急情况下为抢救垂危患者生命而采取紧急医学措施造成不良后果的；

（2）在医疗活动中由于患者病情异常或者患者体质特殊而发生医疗意外的；

（3）在现有医学科学技术条件下，发生无法预料或者不能防范的不良后果的；

（4）无过错输血感染造成不良后果的；

（5）因患方原因延误诊疗导致不良后果的；

（6）因不可抗力造成不良后果的。

（三）医疗事故的分级

为了保障医患双方合法权益，正确处理医疗事故，如何对医疗事故分级是关键。首先，医疗事故的分级直接涉及对患者的赔偿，赔偿数额的确定采取具体项目、标准、计算方法与相关因素综合考虑。其次，医疗事故分级涉及卫生行政部门对医疗事故的行政处理和监督，也涉及各级卫生行政部门之间的事故权限的划分。第三，医疗事故的分级涉及卫生行政部门对发生医疗事故的医疗机构和有关医务人员的行政处罚。医疗事故等级的判定依据是医疗过失行为对患者人身损害程度，一般说损害程度是通过损害后果来体现的，这种损害是客观的，是可以检查、检测到的。

《医疗事故处理条例》规定，根据对患者人身造成的损害程度，医疗事故分为四级：一级医疗事故：造成患者死亡、重度残疾的；二级医疗事故：造成患者中度残疾、器官组织损伤导致严重功能障碍的；三级医疗事故：造成患者轻度残疾、器官组织损伤导致一般功能障碍的；四级医疗事故：造成患者明显人身损害的其他后果的。

（四）医疗事故的处置

医务人员在医疗活动中发生或者发现医疗事故、可能引起医疗事故的医疗过失行为或者发生医疗事故争议的，应当立即向所在科室负责人报告，科室负责人应当及时 向本医疗机构负责医疗服务质量监控的部门或者专（兼）职人员报告；负责医疗服务质量监控的部门或者专（兼）职人员接到报告后，应当立即进行调查、核实，将有关情况如实向本医疗机构的负责人报告，并向患者通报、解释。

发生医疗事故的，医疗机构应当按照规定向所在地卫生行政部门报告。发生重大医疗过失行为的，医疗机构应当在 12 小时内向所在地卫生行政部门报告。

发生或者发现医疗过失行为，医疗机构及其医务人员应当立即采取有效措施，避免或者减轻对患者身体健康的损害，防止损害扩大。发生医疗事故争议时，死亡病例讨论记录、疑难病例讨论记录、上级医师查房记录、会诊意见、病程记录应当在医患双方在场的情况下封存和启封。封存的病历资料可以是复印件，由医疗机构保管。疑似输液、输血、注射、药物等引起不良后果的，医患双方应当共同对现场实物进行封存和启封，封存的现场实物由医疗机构保管；需要检验的，应当由双方共同指定的、依法具有检验资格的检验机构进行检验；双方无法共同指定时，由卫生行政部门指定。疑似输血引起不良后果，需要对血液进行封存保留的，医疗机构应当通知提供该血液的采供血机构派员到场。患者死亡，医患双方当事人不能确定死因或者对死因有异议的，应当在患者死亡后 48 小时内进行尸检；具备尸体冻存条件的，可以延长至 7 日。尸检应当经死者近亲属同意并签字。医疗事故争议双方当事人可以请法医病理学人员参加尸检，也可以委派代表观察尸检过程。拒绝或者拖延尸检，超过规定时间，影响对死因判定的，由拒绝或者拖延的一方承担责任。

（五）医疗事故的技术鉴定

医疗事故的技术鉴定由医学会组织。设区的市级地方医学会和省、自治区、直辖市直接管辖的县（市）地方医学会负责组织首次医疗事故技术鉴定工作。省、自治区、直辖市地方医学会负责组织再次鉴定工作。必要时，中华医学会可以组织疑难、复杂并在全国有重大影响的医疗事故争议的技术鉴定工作。

医学会建立专家库，聘请医疗卫生专业技术人员和法医进入专家库，可以不受行政区域的限制。参加医疗事故技术鉴定的专家，由医患双方在医学会主持下从专家库中随机抽取。医疗事故争议双方当事人提交进行医疗事故技术鉴定所需的材料。专家鉴定组进行医疗事故技术鉴定，实行合议制。涉及死因、伤残等级鉴定的，并应当从专家库中随机抽取法医参加专家鉴定组。专家鉴定组依照医疗卫生管理法律、行政法规、部门规章和诊疗护理规范、常规，运用医学科学原理和专业知识，独立进行医疗事故技术鉴定，对医疗事故进行鉴别和判定，为处理医疗事故争议提供医学依据。

（六）医疗事故的处理

处理医疗事故，应当遵循公开、公平、公正、及时、便民的原则。对医疗事故争议的处理有三种途径，发生医疗事故的赔偿等民事责任争议，医患双方可以协商解决；不愿意协商解决或协商不成的，当事人可以向卫生行政部门提出调解申请，也可以直接向人民法院提起民事诉讼。鼓励医患双方协商解决，但人民法院的判决具有强制性，法律效力最强。无论是协商解决还是调解解决，都应当制作协议书。协议书应当载明双方当事人的基本情况和医疗事故的原因、双方当事人共同认定的医疗事故等级以及协商确定的赔偿数额等，并由双方当事人在协议书上签名。

医疗事故赔偿，应当综合考虑医疗事故等级、医疗过失行为在医疗事故损害后果中的责任程度、）医疗事故损害后果与患者原有疾病状况之间的关系等因素。不属于医疗事故的，医疗机构不承担赔偿责任。医疗事故赔偿项目包括医疗费、误工费、住院伙食补助费、陪护费、残疾生活补助费、残疾用具费、丧葬费、被扶养人生活费、交通费、住宿费、精神损害抚慰金 11 项。医疗事故赔偿费用，实行一次性结算，由承担医疗事故责任的医疗机构支付。

医疗机构发生医疗事故的，由卫生行政部门根据医疗事故等级和情节，给予警告；情节严重的，责令限期停业整顿直至由原发证部门吊销执业许可证，对负有责任的医务人员依照刑法关于医疗事故罪的规定，依法追究刑事责任；尚不够刑事处罚的，依法给予行政处分或者纪律处分。对发生医疗事故的有关医务人员，除依照上述处罚外，卫生行政部门并可以责令暂停 6 个月以上 1 年以下执业活动；情节严重的，吊销其执业证书。

（七）医疗事故的防范

医疗事故的发生，不仅严重损害病人的健康和生命安全，而且影响医疗机构的医疗秩序及社会声誉，影响医院的正常发展。因此，采取有效的措施防范医疗是事故的发生具有十分重要的意义。

（1）医疗机构及其医务人员在医疗活动中，必须严格遵守医疗卫生管理法律、行政法规、部门规章和诊疗护理规范、常规，恪守医疗服务职业道德。由于医疗活动的复杂性和医疗行为的特殊性，决定了医疗法所涉及的法律责任非常广泛，但总体包括刑法、民法、行政法三种。在医疗卫生法律中有《执业医师法》、《传染病防治法》、《药品管理法》、《献血法》、《职业病防治法》、《母婴保健法》等，在卫生行政法规中有《医疗机构管理条例》、《全国医院工作条例》、《血液制品管理条例》等，在卫计委门规章中有《医院工作人员职责》、《医院工作制度》、《医务人员道德规范及实施办法》等，都明确了医务人员在自己有关医疗活动中应当掌握的规定，并遵守规定，以确保医疗行为的合法。

（2）医疗机构应当对其医务人员进行医疗卫生管理法律、行政法规、部门规章和诊疗护理规范、常规的培训和医疗服务职业道德教育。加强法制宣传教育，提高医疗机构、医务人员法律意识是医疗法制建设基础工程。对医务人员的法制教育要结合实际医疗工作的特点进行。医疗质量事关患者生命安全，提高医疗质量、保证医疗安全是医疗机构各项工作的立足点，是医院生存、发展的根本。医疗机构设置医疗服务质量监控部门，要有专兼职人员监控工作的主要职责，要有监控工作计划、工作制度；建立科学的监控指标体系和评价方法，定期或不定期组织检查、考核、评价，判定指标完成情况，提出改进措施，消除事故隐患。

（3）医疗机构应当设置医疗服务质量监控部门或者配备专（兼）职人员，具体负责监督本医疗机构的医务人员的医疗服务工作，检查医务人员执业情况，接受患者对医疗服务的投诉，向其提供咨询服务。接受患者对医疗服务的投诉并及时受理投诉是医疗机构接受监督的有效方法。首先，为患者提供投诉条件，要耐心听取患者的意见、细心解释、热心解决问题，并及时反馈所提出的问题，尽快得到纠正，取得患者的谅解。在接受投诉的同时要提供咨询服务，解答患者关于医疗、收费等方面的咨询。发生医疗事故时告知患者的权利和处理程序、解决问题的途径。要求各科室协同接待齐抓共管，保证医疗质量和服务质量工作的层层监控，使患者能满意。

（4）医疗机构应当按照国务院卫生行政部门规定的要求，书写并妥善保管病历资料。因抢救急危患者，未能及时书写病历的，有关医务人员应当在抢救结束后 6 小时内据实补记，并加以注明。严禁涂改、伪造、隐匿、销毁或者抢夺病历资料。

（5）制定预案、完善制度，医疗活动决定医务人员时时可能有风险的危机出现，所以要有应急预案，应包括防范医疗事故预案和处理医疗事故预案。将事故损害、病人痛苦降到最低限度，使矛盾不要激化，预案措施应有报告制度、各司其职制度、死亡病例讨论制度、医患共同封存和启封制度等。在实际防范工作中各医疗机构都有自己的经验和做法可以互相借鉴。

高尚的医德、良好的医疗作风是防范医疗事故争议的根本，许多医疗事故争议均涉及医德医风问题。医疗事故的预防重在坚持依法治院，依法行医，严格自律，坚持预防为主，防患于未然。

（高　磊）

第十三章 药品政策与管理

第一节 药品的基本概述

药品是防治疾病的物质，是卫生保健的重要资源，也是国家政策的重要工具。药品概念的界定和分类直接关系到对药品性质的认识和要采取的管理方法。本节将介绍药品的概念、特征、分类和药品的管理概况等主要内容。

一、药品的概念

世界各国对药品的定义不同。在美国，广义的药品指美国药典、国家药品集、顺势疗法药典中的物品；狭义的主要指拟用于人或其他动物疾病的诊断、治疗、缓解、处理、预防的物品。在英国，药品除包含人用与动物用的物质外，认为草药与民间用药亦是药物，制备药物的成分同样亦作药物对待。总之，各国均依据自己的国情及历史上沿用已久的用药习惯，依据管理体制的需要对药品进行了不同的定义。

我国《药品管理法》中关于药品的定义为“药品指用于预防、治疗、诊断人的疾病。有目的地调节人的生理功能并规定有适应证或者功能与主治、用法和用量的物质，包括中药材、中药饮片、中成药、化学原料及其制剂、抗生素、生化物品、放射性药品、血清、疫苗、血液制品和诊断制品等。”

上述定义包括以下要点：①使用目的和使用方法是区别药品与食品、毒品等其他物质的基本特点。没有任何物质天然就是药品，只有在出于防治疾病或者有目的地调节某些生理功能时，才能称它为药品；②药品是原料药、制剂、药材、成药、中药、西药、医药等用语的总称，与美国的 drugs、英国的 medicines 同义；③药品要具备能有目的地调节人的生理功能、有规定的适用证、有严格的用法用量三个基本特征。确认某物质为药品，需要经过法定程序，纳入法律监管体系。

药物一词也被广泛使用。药物泛指用于防治疾病的物质，而药品则是严格的法定概念。由于使用习惯和外文翻译等因素，两个概念有时通用或对应外文的同一个英文单词。国内专业文献中研讨宏观政策时多用药物这一概念，如药物政策、药物制度，涉及具体政策和管理时多用药品这一概念。

二、药品的特征

（一）药品的使用特征

1. 生命关联性 药品是维持人们生命与健康的物质，各种药品具有不同的适应证以及用法用量，不恰当使用则会影响人的健康，甚至危及生命。

2. 公共福利性 药品防治疾病、维护人们健康的作用，决定了它在社会生活中是必不可缺的。能否保证患者及时获得药品，成为评价政府职能和绩效的重要依据。为此世界各国普遍对药品市场施加干预，控制药品价格，使得药品具有社会福利性质。

3. 高质量性　由于生命关联性，确保药品质量尤为重要，因此药品只有合格和不合格之分，没有顶级品与等外品的区分。法定的国家药品标准是判断和保证药品质量、判断是否合格的唯一标准。

4. 高度专业性　药品在发挥诊断、预防、治疗疾病的功能，起到维护健康的作用时，必须通过合格的医师和药师的指导。即使有了药品说明书，药品的功能、功效和如何使用等关键信息，一般患者和营销人员仍难以合理把握。处方药必须通过执业医师开处方才能购买，零售处方药和甲类非处方药的社会药房，必须配备执业药师。制药行业被称为高科技产业，药品被称为指导性商品。

（二）药品的市场特征

药品作为一种特殊的商品，其需求和供给既具有一般商品的特点，也有与一般商品不同的特征。同时由于药物服务的特殊性，也具有其自身的市场特点：

1. 需求的最高优先性　药品需求的最高优先性包括两方面的含义：一是指在人们诸多需求中，对药品的需求（特别是治疗药品的需求）应是优先予以满足的需求。治疗药品需求的满足关系到人的生命安全。二是指一旦生病，人们普遍存在一种心理，希望找最好的医生，用最好的药品。因为治病的迫切心情，加之消费者缺乏药品方面的知识，所以，消费者往往以价格的高低作为判断药品好坏的标准，认为贵药就是好药，在有支付能力的情况下，常常选择更贵的药品。

2. 独特的需求三方结构　所谓需求三方结构，即指病患者、医生（或药剂师）、医疗保险机构这三方结构。其中，病患者作为药品的直接消费者一般不掌握药品知识，而医生（或药剂师）掌握医药专业知识，因此，病患者的药品消费更多地取决于医生或药剂师选择；另外，在实施医疗保险制度的条件下，医疗保险机构又成为药品费用的支付方，并通过保险药品目录、病历管理（case management）、药品报销政策等手段限制医生的处方权和患者的药品消费行为，进而对药品的需求施加影响，由此，也就形成了药品市场上独特的需求三方结构。药品需求结构的三方结构，决定了个人收入变化和药品价格变化对药品市场需求影响有限，而医疗保险政策以及医生的处方行为成为影响药品市场需求的重要因素。

3. 高投入性　药品生产的高质量和高技术要求以及国家对其严格的管制措施，使得药品的生产和应用于临床要经过药品的早期研究、生产过程的GMP改造、最终产品上市和市场开发等多个环节。每个环节都需要投入大量的资金，尤其是药品的研究与开发（research & development，简称R&D）过程。据估算，目前，世界上每种药物从开发到上市平均需要10～15年，耗费8亿～10亿美元。

4. 高风险性　药品从实验室研究到上市是一个漫长的过程，在这个过程中要经历合成提取、生物筛选、药理、毒理等临床前实验、制剂处方集稳定性试验、生物利用度测试和放大试验等过程；还需要经过人体临床试验、注册上市和销售监督等一系列环节。每个过程和环节都有很大风险。即使新药成功上市，在临床应用中一旦有不良反应或发现其他国家同类药品不良反应报告，则药品可能随时被终止应用。

5. 高度集中性　药品生产或供给的集中性主要来源两个方面：一是市场的进入障碍，如专利保护的法律障碍、药品审批过程的管理障碍；二是经济障碍，如药品生产较高的准入门槛、新药研发所需的巨额费用等，不具备相当的经济实力是难以从事药品生产和经营活动。从世界范围来看，制药业是被以研究和开发为目标的大制药企业所垄断；对药品销售而言，市场的集中度也相当高。

（三）药品的质量特征

1. 有效性（effectiveness）　有效性指药品在规定的适应证、用法用量的条件下，能满足预防、治疗、诊断和有目的地调节人的生理功能的需求；有效性是药品的固有需求。有效性的表达方式，在我国明确用预防、治疗、诊断、缓解或者辅助治疗等词语表示。国外一些地区用“完全缓解”、

“部分缓解”、“稳定”来区别。

2. 安全性（safety） 安全性指按规定的适应证和用法、用量使用药品后，人体产生毒副反应的程度。大多数药品均有不同程度的毒副反应，只有在衡量有效性大于毒副反应，或可解除、缓解毒副作用的情况下才可使用某种药品。

3. 稳定性（stability） 稳定性指在规定条件下保持药品有效性和安全性的能力。这里所指的规定条件一般为在有效期以内，满足生产、储存、运输和使用的要求。易变质、不稳定的物质，即使有治疗功能，也不能作为商品药。

4. 均一性（uniformity） 均一性指每一个单位产品都符合有效性、安全性的规定要求。药物制剂的单位产品是指一片药、一支注射剂、一包冲剂等。由于人们的用药剂量一般与药品的生产单位有密切关系，尤其部分药品的有效成分在单位产品中的含量并不高，如果不均一，则可能等于未用药，或用量过大而带来不良反应。均一性是制药过程中形成的固有特性。

三、药品的分类

（一）传统药与现代药

现代药（modern medicines）一般指19世纪以来发展起来的化学药品、抗生素、生化药品、放射性药品、血清、疫苗、血液制品等，又称西药。

传统药（traditional medicines）一般指历史流传下来的药品，主要是动、植物和矿物药，又称天然药。我国的传统药主要是中药。

（二）处方药与非处方药

处方药（prescription drugs）是指凭执业医师和执业助理医师处方方可购买、调配和使用的药品。

非处方药（nonprescription drugs）指不需要凭执业医师和执业助理医师处方，消费者可以自行判断、购买和使用的药品。非处方药常简称OTC药品（over-the-counter drugs）。

（三）专利药与非专利药

药品的专利包括药物产品专利、药物制备工艺专利、药物用途专利等不同的类型。药品产品专利指根据药物化合物、西药复合制剂、中药祖方和中药活性成分申请的专利。

专利药（patent drugs）指药品产品专利尚处于保护期内的药品。药品的专利权有时间性，在法定保护期内，专利保护人享有独占权，但一旦保护期满，任何人都可以无偿利用其发明创造。

非专利药（non-patent drugs）是指不具有专利权或专利权因各种原因终止；或专利权人独占生产、销售该药品的权利消失；或生产该药品的技术进入公有领域，除专利权人外的企业可以不受任何约束而自由生产的药品。一些国家，非专利药通常没有商品名，被称为“通用名药物”或“通用药”（generic drugs），用“通用药”指代非专利药已经被各国医药界广泛应用。

也有人使用“多来源药品”这个术语来概括所有基于不再受专利药保护的同一活性成分的药品。我国对原研制厂家生产的过期专利药品，称为原研药。

（四）新药、首次在中国销售的药品、医疗机构制剂

新药（new drugs）是指未曾在中国境内上市销售的药品。已上市药品改变剂型、改变给药途径的，按照新药管理。

首次在中国销售的药品（drugs to be marketed in China for the first time）是指国内或国外药品

生产企业第一次在中国销售的药品，包括不同药品企业所生产的相同品种。

医疗机构制剂（pharmaceutical preparations dispensed by medical institutions）是指医疗机构根据本单位临床需要经批准而配制、自用的固定处方制剂。

（五）国家基本药物

基本药物（essential drugs or medicine）是世界卫生组织提出的概念，其实质是一种药品保障的政策工具。

我国新医改方案中对基本药物的概念界定为：基本药物是指适应基本医疗卫生需求、剂型适宜、价格合理、能够保障供应、公众可公平获得药品，基本特征是安全、必需、有效、廉价。具体而言，“适应基本医疗卫生需求”是指优先满足群众的基本医疗卫生需求，避免贪心求贵；“剂型适宜”是指药品剂型易于生产保存，适合大多数患者临床使用；“价格合理”是指个人承受得起，国家负担得起，同时生产经营企业有合理的利润空间；“能够保障供应”是指生产和配送企业有足够的数量满足群众用药需要；“公众可公平获得”是指人人都有平等获得的权利。

四、药品的管理概况

（一）药品监督管理的性质及作用

药品监督管理是药物政策的重要组成部分。国家通过立法，制定药品监督管理法律法规，建立药品监督管理机构和体制，实施依法管药。

药品监督管理（drug administration）又称药政管理，是指国家授权的行政机关依法对药品、药事组织、药事活动、药品信息进行管理和监督；另一方面也包括司法、检察机关和药事法人和非法人组织、自然人对药品管理的行政机关和公务员的监督。

药品市场较复杂，生产流通过程中影响质量的因素多且较难控制，消费者难以辨别，必须采用专业性监督管理措施。监督管理是保证药品质量，规范药品市场，保证药品供应，为合理用药提供保证的重要措施。药品监督管理不是对药品经济发展的管理，而是依据《药品管理法》依法管药的活动，由国家强制力作保障。

（二）药品监督管理的行政主体

各国药品监督管理的主体均由法律明确规定为国家卫生行政部门。我国《药品管理法》规定国务院药品监督管理部门主管全国药品监督管理工作，是药品监督管理工作的行政主体，拥有药品监督管理行政职权的所有权。药品监督管理部门设置或确定的药品检验机构，承担依法实施药品审批和药品质量监督检查所需的药品检验工作。

（1）国家食品药品监督管理局主管全国药品监督管理工作，内设办公室、政策法规司、食品许可司、药品注册司（中药民族药监管司）、医疗器械监管司、药品安全监管司、稽查司、人事司、国际合作司（港澳台办公室）等职能司（室）。

（2）省级（食品）药品监督管理局是省级人民政府的工作部门或者卫生行政部门下属局，履行法定的药品监督管理职能。

（3）各地、市级行政区根据需要设置药品监督管理机构，履行法定的药品监督管理职能。

（4）县（市）根据工作需要设置（食品）药品监督管理分局（局），并加挂药品检验机构的牌子。

（三）管理概况

药品从研发到成功上市，要经过一系列的流程，从选题、临床前研究、工艺、申报、临床研究、审批、生产、流通、销售、质量管理等过程都需要严格把关，确保每一步都是合格的。

案例 13-1

葛兰素史克“贿赂门”发酵多家药企遭调查

外资药企在华行贿风波愈演愈烈。继葛兰素史克因涉嫌行贿被立案调查后，近日又传出辉瑞、罗氏、优时比等多家外资药企在中国多地办公地点遭工商部门到访。

业内人士表示，虽然数十家在华跨国药企早在2007年就签署了《药品推广行为准则》，但在销售额和高额提成的诱惑下，药企贿赂早已成为行业潜规则。而此番多家外资药企遭工商调查，标志着在葛兰素史克之后，有关部门对制药行业贿赂行为调查行动的扩大。

（核心提示：葛兰素史克在华商业贿赂事件曝光后，民众由此看清了一个药物是怎么层层加价，直到病人手中的高药价，而出厂价与零售价之间的差价，都用来打通关系了，这之中相关部门的官员、医院领导乃至医生都是受益者。）

思考：

（1）葛兰素史克的“行贿案”揭示了什么？

（2）对于此案例，在药品管理方面，我们又有什么启示？

第二节　国家的药物政策与相关制度

一、国家药物政策概述

（一）国家药物政策的概念

国家药物政策（national drug policy，NDP）是指由一国政府构建、解决医药产业中存在的诸多问题的总体政策框架，用以指导各国的药品研究、生产、流通和使用的健康发展。它也是政府给医药界提出的目标、行动准则、工作策略与方法的指导性文件，而不是一部法规。国家药物政策经各国政府批准颁布实施后，立法机构要据此制定相应法规确保其执行，从而使国家药物政策主要内容具有法律依据。国家药物政策的重要策略或措施，往往通过政府相关部门制定相关的法规，使之得以贯彻。

1995年，WHO组织各国专家对《国家药物政策指南》进行了修订，在指南中进一步阐述了国家药物政策组成的基本框架，其目的在于使政府各部门及社会各界对国家医药工作的总体目标与策略形成全面、一致的认识，协调各部门行动，达到政府要求，使有限的社会医药资源得到最大限度的合理使用。

国家药物政策与各项具体的药事法规是有差别的，它是一种导向性（有的也具有社会福利性）的宏观政策，对各项具体药事法规的制定和实施具有指导作用；但是，它缺乏强制性。各项具体药事法规是对药品研究、生产、经营、使用等具体环节的强制性要求和规范，是国家药物政策的外在支撑，同时也是国家药物政策的定型化和具体化。其目的是保证药品质量，保障公众用药安全有效，维护人民群众身体健康，核心是药品质量问题。两者所要调整的社会关系、对行为的规范程度、执行过程中体现的强制力都有明显的差别。而各种药品管理制度则是要求管理对象共同遵守按一定程序办事的规程，其强制性介于国家药物政策和各项具体的药事法规之间，同时对相关法律、法规也具有一定的指导作用。

（二）国家药物政策的目标

制定并实施国家药物政策是保障社会公众基本用药的重要措施。因此，国家药物政策的主旨是保证药品的可获得性，促进药品的合理利用，它的核心内容是国际基本药物政策。主要包括：基本药物的可供性、可得性、费用可承受性以及与之相对应的药物的安全、有效、质优并合理使用。关注以最少资源投入获得最大健康效果，提高药物经济效率。减少进口药品所用外汇，提供医药企业就业岗位，量力发展本国制药工业，发挥国有与民办企业各自的作用，保证医药事业可持续发展。各国制定的国家药物政策目标的要点包括以下方面：①基本药物的可获得性；②保证向公众提供安全、有效、质量合格的药品；③合理用药。

（三）国家药物政策体系的内容

国家药物政策是一个综合框架，主要由立法与监督框架、药物选择、药品供应、药品质量保障体系、合理用药、药物经济战略、国家药物政策的监测和评价、人力资源开发、国际交流与合作等几项内容组成。同时以相应的法律、法规为依据，结合国家卫生政策目标、社会经济、卫生基本情况，根据可获得的资源来制定。各构成因素在实现政策总目标上都发挥着重要的作用。各构成内容不仅对应一个特定的目标发挥作用，也可为实现多个目标而共同服务。

目前全球已有 4/5 的国家制定了国家药物政策，低收入国家制定率已达 75%，中、高收入国家制定率也达 30%～40%。2004 年 6 月，国务院研究室和国家食品药品监督管理局（SFDA）联合召开了“国家药物政策研讨会”，明确指出我国制定 NDP 必要性。2009 年 8 月，我国正式启动建立 NDP 核心元素—国家基本药物制度工作。2015 年，我国出台新的《药品管理法》，使国家药物政策的发展更加完善。国际基本药物制度以及医保政策的改进也取得了显著的成效。

经过几十年的发展，我国在医药领域出台了一系列法律法规、规章制度和相关具体政策，在国家药物政策领域开展了一系列基础性工作，在上述各内容上均有对应政策。国家基本药物制度的确立与发展、新版《药品管理法》的完善与实施、涉及药品研发、生产、流通、监管领域的各项法规政策以及各地方出台的相关地方性法规的出台共同组成了我国医药行业的行为规范，是我国医药政策的重要组成部分。

二、国家基本药物制度

（一）概述

基本药物制度是全球化的概念，是政府为满足人民群众的重点卫生保健需要，合理利用有限的医药卫生资源，保障人民群众用药安全、有效、合理而推行的国家药物政策。基本药物制度涉及药品的生产、供应和使用的每一个环节，是国家药物政策的核心内容。基本药物概念的演化：

1977 年 WHO 提出基本药物的概念为：基本药物是能满足大部分人口卫生保健需要的药物。WHO 最初将基本药物概念推荐给一些比较落后、药品生产能力低的国家，使它们能够按照国家卫生需要，以有限的资源购买并合理使用质量和疗效都有保障的基本药物。

1985 年，WHO 在内罗毕会议上扩展了基本药物的概念，基本药物不仅是能够满足大多数人口卫生保健需要的药物，国家应保证生产和供应，还应高度重视合理用药，即基本药物还必须与合理用药相结合。并推荐把基本药物的遴选同处方集和标准治疗指南的制定相结合。

2002 年，WHO 为了更精确地表述基本药物，将基本药物从 essential drugs 改成 essential medicines，并进一步定义为：基本药物是满足人民群众重点卫生保健需要的药物。基本药物的选择要考虑到公共卫生实用性、效率和安全方面的依据以及相对的成本效益。在运转良好的卫生系统中，应当能随时获取足够数量、适当剂型、质量有保证并具有充分信息的基本药物，其价格能够被个人和社会接受。

（二）国家基本药物制度主要内容

1. 基本药物目录的遴选和调整，完善国家基本药物目录管理　围绕公共卫生和人民群众常见病、多发病和重点疾病，以及基本医疗卫生保健需求，积极组织开展以循证医学证据为基础的药品成本效益和药物经济学等分析评估，遴选国家基本药物，保证人民群众基本用药。

2. 基本药物目录的生产供应，建立基本药物生产供应保障机制 加强政府宏观调控和指导，积极运用国家产业政策，引导科研机构及制药企业开发并生产疗效好、不良反应小、质量稳定、价格合理的基本药物，避免低水平重复生产和盲目生产。完善基本药物生产供应保障措施，采取各种措施，保证基本药物正常生产供应。

3. 价格控制，完善基本药物的价格管理机制 完善基本药物价格形成机制，健全基本药物价格监测管理体系，降低群众负担。

4. 基本药物的使用，建立医疗机构基本药物配备和使用制度 根据诊疗范围优先配备和使用基本药物，制定治疗指南和处方集，建立基本药物使用和合理用药监测评估制度，加强临床用药行为的监督管理，促进药品的合理使用。

5. 基本药物的报销，完善基本药物支付报销机制 政府卫生投入优先用于基本药物的支付，不断扩大医疗保障覆盖范围，逐步提高基本药物的支付报销比例，提高公众对基本药物的可及性。

6. 建立基本药物集中生产配送机制 鼓励药品生产企业按照规定采用简易包装和大包装，降低基本药物的生产成本；引导基本药物生产供应的公平有序竞争，不断提高医药产业的集中度；建立基本药物集中配送系统，减少基本药物流通环节。

7. 强化基本药物质量保障体系 加强基本药物质量监管，强化医药企业质量安全意识，明确企业是药品质量第一责任人，督促企业完善质量管理体系，建立基本药物质量考核评估制度，严格生产经营管理，保证公众用药安全。

8. 基本药物的补偿政策 药品收入是我国医疗卫生机构的主要来源，实施基本药物制度后，医务人员收入大幅降低，需要完善医疗机构的补偿制度。

（三）国家基本药物制度建设进展

1. 国家基本药物制度雏形期（2009 年以前） 我国政府在 1979 年就开始着手国家基本药物政策的制定工作，并于 1992 年成立了由卫生部负责牵头的“国家基本药物领导小组”，主要负责国家基本药物政策与目录的制定与协调工作。基本药物目录是按照一定原则和流程遴选出来的关于基本药物品种的名单。我国第一版《国家基本药物目录 》于 1982 年发布，然而该目录仅包括西药部分。直到 1996 年，我国才颁布了包含西药与中成药的国家基本药物目录。2004 年，我国颁布了第四版《国家基本药物目录》，包括 773 种西药与 1260 种中成药。该阶段国家基本药物制度的特点表现为雏形已初步形成，但仍主要停留在目录的制定与调整层面上。由于国家基本药物制度在该阶段未纳入政府医药卫生事业优先改革领域，缺乏具有强制性的推行办法，各部门缺乏协调与合作等原因，国家基本药物制度在实施过程中主要存在以下问题：基本药物遴选不规范，品种繁多，差异较大；缺乏与目录相配套的《国家基本药物处方集》与《国家基本药物临床应用指南》；企业对利润较低的基本药物生产积极性不高，导致部分基本药物短缺；药品价格虚高的问题依旧存在。

2. 国家基本药物制度快速发展时期（2009 年 8 月～2010 年 12 月） 2009 年 8 月 18 日，国务院深化医药卫生体制改领导小组公布了《关于建立国家基本药物制度的实施意见》等文件，这标志着我国正式启动初步建立国家基本药物制度的工作。随后，针对基本药物生产、流通、使用、价格等方面的配套文件与政策相应出台，有效推动了基本药物制度的实施。由于处于制度的试点阶段，卫生部原定的“2009 年在 30%的政府办基层医疗卫生机构实施基本药物制度”目标未能如期完成，时间推迟至 2010 年 3 月份。到 2010 年底，全国 57%的政府办基层医疗卫生机构实施了基本药物制度。该时期政府强有力地推进基本药物制度，充分发挥国务院医改领导小组的保障作用，加强了部门间协调与合作，开始重视制定与基本药物制度配套的持续性发展政策，使基本药物制度在政府举办的大多数基层医疗卫生机构得以覆盖。基本药物制度在该阶段虽然取得了一定的效果，但由于补偿机制不完善、制度宣传不到位、药品遴选缺乏严格的循证依据等原因，仍存在一些问题，主要包括：相应的配套改革未及时跟进，基本药物制度实施在有些地区实施进程不理想；部分群众对基本药物制度的认知度和信赖度偏低；慢性病患者用药品种减少，导致其反流回上一级医院；各省增补的药品种类随意性大，存在安全隐患。

3. 国家基本药物制度健康稳步发展时期（2010 年 12 月至 2011 年 12 月）　国家基本药物制度健康稳步发展时期的政策节点即基层医疗卫生机构补偿机制意见相关文件的发布。为推动国家基本药物制度的有效实施，充分调动基层医疗机构与医务人员的积极性，国务院办公厅于 2010 年 12 月 14 日发布了《关于建立健全基层医疗卫生机构补偿机制的意见》。2011 年 5 月 26 日，在加快推进基层医疗卫生机构综合改革的会议中则进一步要求各地积极落实财政补偿政策，同时实施收入分配改革与人事制度改革等。随后，国务院办公厅又颁布了《关于加强乡村医生队伍建设的意见》、《关于清理化解基层医疗卫生机构债务的意见》等文件，为基本药物制度实施提出了政策方向。该时期政府注重综合配套改革联合推进，开始逐步解决医药卫生体制内部长期未能解决的顽疾，如基层医疗人才匮乏、基层建设债务巨大等影响中国卫生绩效的关键政策问题，探索促进基本药物制度持续发展的道路。由于处于配套改革初期，既得利益主体在不同程度上会阻挠改革的实施，导致新机制建设滞后，主要表现为以下问题：补偿的标准及各级政府负担的比例难以确定；绩效工资的激励作用有限；基本药物省级集中招标采购仍不够规范，农村地区药物配送不够及时，影响临床用药；基本药物监管不到位，个别基本药物存在较严重的质量问题。

三、其他国家和地区的药品政策与管理概况

（一）澳大利亚

作为典型的全民医疗保险国家，澳大利亚的医疗服务及国民健康水平在发达国家中非常有代表性。澳大利亚的医疗保障体制有着自己鲜明的特点，完善的体系和日臻成熟的“福利国家”理念，都发挥着高效的社会功能，对澳大利亚社会保障事业的发展及提高国民身体素质起着重要作用。澳大利亚的国家药物政策经历了约 50 多年的逐步演变，目前主要有 4 方面内容。第一，确保国内上市的药品具有相应的质量标准；第二，及时、可靠地供应澳大利亚公民所需要的且价格能被个人和社会承受的药品；第三，药品的安全使用；第四，促进制药工业的健康发展。

在澳大利亚现行管理体系中，新药的开发商或制造商要在这个国家上市销售药品，需要向澳大利亚治疗产品管理局申请获得一个新药许可或进行药品注册。澳大利亚政府希望通过一系列完整而严格的程序，来达到国家药物政策的首要目标，即确保供应已有质量标准和有可接受质量标准的、安全有效的药品。

药品的价格管理，即让大众有能力获得所需的药品。澳大利亚具体在价格上的政策有以下几点：新药注册并进入治疗产品注册目录后，允许生产或经销商按正常的定价进行销售；而一些被认为是国内临床所必需的治疗药品，政府实施价格补贴，以保证产品制造商或新药开发商的利益，从而保证市场供应。澳大利亚在 1954 年启动了药物福利计划，它的实施旨在保障各类人群平等获得药物，尤其是那些穷人、慢性病患者等最需要药物的群体。进入药物福利计划报销目录的药品，其费用由政府支付。1993 年以后，当申请人提交一份要将其产品列入药物福利计划报销目录的申请时，必须同时提交一份完整的药物经济学分析报告。

在药品的安全使用方面，澳大利亚政府制订了促进明智、恰当、安全和合理的用药战略，还设立了国家处方处，该部门的工作职责是：规范医生的处方行为，从事学术推广，为普通医生提供客观的处方信息，还负责出版澳大利亚药物手册、治疗指南等；并为医学院学生、初级医生和护士提供教育项目等方面的工作。

促进制药工业的健康发展。该项工作由工业和贸易部负责。澳大利亚政府实行激励计划，对

制药公司尤其是对出口有巨大贡献的制药公司予以鼓励。

澳大利亚也作为世界上第一个规定药物能否进入药物报销目录时必须提供药物经济学指标的国家，这一点在我国进行基本药物目录遴选和药品费用的控制方面是具有借鉴意义的。

（二）加拿大

对于新药的管理：加拿大联邦政府有保证新药安全、质量和疗效的责任。对每一种新药，加拿大卫生部药品理事会要求经过一系列费用昂贵的测试。完成临床前三期试验以后，制药公司必须填写新药申请书，包括以前测试所收集的所有数据。如果卫生部同意新药申请的所有数据，就会发放授权销售的确认通知书。为鼓励出口，只要接受国同意，出口产品生产不需要产品销售的确认通知书。这对加拿大的工业投资是一个巨大的吸引。

对于药品价格的管理：为替代作为费用控制手段的强制性生产许可措施，联邦政府在专利法中加入了专利药品的价格控制制度。为确保专利药品的价格不致过高，C-22 法案设立了专利药品审查委员会。价格审查的范围限定在加拿大获专利保护的药品的出厂价格。为确定价格是否过高，药品价格（及价格增幅）与以下价格进行比较：①市场上销售的同类药品的价格；②在其他国际市场上（即德国、意大利、瑞士、瑞典、英国和美国）这种药品的平均销售价格；③消费价格指数的累积变化。根据不同的治疗类别评判新药价格。

加拿大的经验概括了在协调促进国内医药创新投资与控制卫生费用这项不可调和的任务时所面临的困难与争议。在加拿大联邦系统中，这些相互竞争的压力以不同方式对各省政府起作用。这对于我国目前既鼓励国内制药工业又控制药品费用的改革目标是具有参考价值的。

（三）香港

香港作为一国两制的试验田，与世界各国药品监管部门和各种国际组织有着广泛的联系，有着较为先进的管理理念，在药品监管方面也有独特之处。

在行政构架中，香港实行决策层和执行层分离。作为香港政府总部的 15 个决策局之一，食物及卫生局负责香港药品监督管理的政策事宜、法规议案的提出和修订，并领导及监察政策与法规的推行与实施。卫生署则是香港政府执行生健康护理政策和法定职责的部门。香港药品监管机构的设立和权力都由法律规定。根据《药剂业及毒药条例》和《中医药条例》的规定分别设立了“药剂业及毒药管理局”和“中医药管理委员会”，这两个机构的秘书处都设在卫生署，具体执行工作由卫生署的药剂事务部和中医药事务部负责。

对于药品的注册监管，分西药注册和中成药注册。药剂制品必须向药剂业及毒药管理局注册，否则不得销售。注册可由制造商或者香港进口商、制造商在港的代理人申请办理。进口商申请注册时，药剂业及毒药管理局可根据需要视察制造商厂房。香港于 1999 年通过《中医药条例》，中药监管措施主要体现在“中药商发牌制度”和“中成药注册制度”两个方面。根据该条例，所有中成药都必须经中药组注册，方可进口、在香港制造和销售。中成药注册证明书有效期 5 年，除中成药的产品名称、剂型和任何有效成分的名称及含量不能更改外，其他证明书内注册内容可以经申请而更改；为出口而注册的中成药，中药组发出中成药销售证明书，证明该中成药获准在香港销售。

在药品的生产和流通监管方面，也有借鉴之处，尤其是中成药。香港的药品（西药）生产企业称为“药剂制品制造商”，要取得药品（西药）生产资格，必须向药剂业及毒药（制造商牌照）委员会申请牌照。该生产牌照的有效期为 1 年。为使本地药品生产商的产品质量达到国际认可的水平，药剂业及毒药管理局参照 WHO 的有关制剂产品质量规范，制定了符合香港实际的《GMP 实施指南》。在香港，若经营中药材零售或批发、中成药批发或制造，均必须向香港中医药管理委员会中药组申领有关牌照，待获发有关牌照后才可经营其业务，中药材零售商牌照、中药材批发商牌照、中成药制造商牌照和中成药批发商牌照的有效期均为 2 年。如果中药材批发商对中药材进行炮制处理，则炮制场所必须有适合作炮制用途的设备及设施，并保持良好状况；中药材炮制须有炮制所用每种物料的名称及份量、炮制方法的名称等内容的炮制记录，经检验合格后销售。对于《中医药条例》附表 1 所列中药材的零售，除了要有零售商牌照外，在销售时必须凭注册中医开出的处方，并有详细的销售记录。

香港对于药品生产、经营企业设立的数量、布局和规模并无限制，从其申请牌照所需资料来看，除申请获授权毒药销售商、危险药物批发牌照及抗生素许可证需要有注册药剂师外，其余门槛并不太高。但是香港除了药品注册证明有效期较长外，药品生产商、经营商牌照的有效期一般为 1 年，中药生产、经营牌照的有效期为 2 年，与内地 5 年有效期的规定相比明显更为严格。此外，内地药学技术人员有着较为严格、明确的准入机制，但是缺乏退出机制，药学人员只需每年继续教育即可，对于违反职业操守、执业能力低的从业人员没有一个淘汰机制。而香港的注册药剂师若要在香港执业，除了注册证明书外，还要有执业证明书，执业证明书的有效期至当年年底即终结。药剂业及毒药管理局可委任纪律委员会就注册药剂师的有关问题召开纪律研讯，若被裁定操守有不当行为时，可能会对注册药师给予谴责或在指定期间内将其姓名从注册药剂师名册中删除。香港较为完善的个人信用体系、明晰的进出机制保证了行业的自律、规范，在保证公众健康的基础上，促进了行业的和谐、持续发展。

第三节　药品质量管理

一、新药研发与药品注册管理

（一）概述

新药（new drugs）是指化学结构、药品组分或药理作用区别于已有药品的药物。根据《药品管理法》以及 2007 年 10 月 1 日开始执行的新《药品注册管理办法》，新药系指未曾在中国境内上市销售的药品。对已上市药品改变剂型、改变给药途径、增加新适应症的药品，不属于新药，但药品注册按照新药申请的程序申报。

新药研究是一个多学科交叉渗透、研究投入巨大、研发周期长、研发风险高、政府严格管控的工程，其工程经历发现与筛选、合成与改造、工艺与制剂、质量检测与控制、药效学与药动学研究、安全性与临床评价、注册审批和上市监测等诸多环节。

药品注册管理是国家设立的药品市场的准入机制之一，为了确保药物安全性。1906 年美国国会颁布了《Pure Food and Drug Act》，此法案主要是为了遏制美国当时药品市场上的假冒伪劣产品。随着对法案的不断增补与完善，产生了一套对各国影响较大的法制化管理办法。2007 年 7 月，我国在原有基础上再次修订颁布了新的《药品注册管理办法》。2008～2009 年国家又相继出台了《中药注册管理补充规定》、《新药注册特殊审批管理规定》等配套法规。中国的药品注册管理正逐步完善。

（二）新药研究的质量管理

新药研究是指新药从实验室发现到上市应用的整个过程，包括新药发现研究和新药开发研究两个阶段。药物的临床前研究可以概括为新药的药学研究和药理毒理学研究。新药开发研究大致可以分为三个阶段，临床前研究与临床研究申请，临床研究与新药申请，新药的上市监测。

药品非临床研究质量管理规范（good laboratory practice of drug，GLP）系指对从事实验研究的规划设计、执行实施、管理监督和记录报告的实验室的组织管理、工作方法和有关条件提出的法规性文件。

药物临床试验质量管理规范（good clinical practice，GCP）是临床试验全过程的标准规定，是我国药品临床实验的法规性文件，包括方案设计、组织实施、监察、稽察、记录、分析总结和报告。

（三）新药注册的申报与审批

1. 药品注册 是指国家食品药品监督管理局根据药品注册申请人的申请，依照法定程序，对拟上市销售药品的安全性、有效性、质量可控性等进行审查，并决定是否同意其申请的审批过程。是保障患者用药安全的重要手段。我国《药品注册管理办法》依据药品的性质以及我国临床用药实际种类，将药品分为中药、天然药物和化学药及生物制品三大类别。各大类药又会按照不同的特性作进一步分类。

2. 新药申报与审批 根据《药品注册管理办法》药品注册申请包括新药申请、仿制药申请、进口药品申请及其补充申请和再注册申请。境内申请人申请药品注册按照新药申请、仿制药申请的程序和要求办理，境外申请人申请进口药品注册按照进口药品申请的程序和要求办理。

新药申请，是指未曾在中国境内上市销售的药品的注册申请。对已上市药品改变剂型、改变给药途径、增加新适应证的药品注册按照新药申请的程序申报。

新药申报与审批分为新药临床试验的申报与审批和新药生产申报与审批。新药研制单位对已完成的药学、药理毒理学研究作系统的总结与评价，交由省级药品监督管理部门进行形式审核，组织对药物研制情况及原始资料进行现场考核，并对申报资料进行初步审查，之后由省级药品监督管理部门报国家食品药品监督管理部门审批。药物临床试验批准后，选择承担药物试验的医疗单位，进行相关新药临床试验或生物等效性试验。

新药在完成临床试验后，将新药临床试验总结、产品包装及标签样稿、使用说明书样稿及修改完善的前述新药临床研究申报资料，先报省级药品监督管理部门进行形式审核，并接受其对临床试验情况有关原始资料进行现场考核，并对申报资料进行初步审查。药品检验所抽检完成后，再报国家食品药品监督管理部门审核，审核通过后，即可颁发给新药证。

二、药品生产管理

（一）药品生产管理概述

药品生产（drug manufacture）是指将原料加工制造成药品的过程，包括物料的接收、原料药的生产、包装、重新包装、贴签、重新贴签、质量控制、贮存和分发以及相关控制的所有操作。药品生产的全过程又可分为原料药生产阶段和制剂生产阶段。

国际标准化组织（International Organization for Standardization，ISO）将质量定义为“一组固有特性满足要求的程度”。质量管理的发展与工业生产技术和管理科学的发展密切相关。现代关于质量的概念包括对社会性、经济性和系统性三方面的认识。质量管理的发展大致经历了 3 个阶段：质量检验阶段、统计质量控制阶段、全面质量管理阶段。

药品生产监督管理是围绕药品生产质量进行的监督管理活动，包括企业内部的和企业外部的质量监督。企业外部的监督又可分为国家行政监督，行业监督、社会监督。由国家食品药品监督管理总局主导的各相关部门协助的行政监督，对药品进行统一管理、组织协调，对质量工作宏观调控，按行政区域分级负责宏观监督，形成一个多层次的各司其职的生产监督管理体系。

（二）药品生产质量管理规范与认证管理

《药品生产质量管理规范》（good manufacture practice of drugs，GMP）是药品生产和质量管理的基本准则，适用于药品制剂生产的全过程和原料药生产中影响成品质量的关键工序。大力推行药品 GMP，是为了最大限度地避免药品生产过程中的污染和交叉污染，降低各种差错的发生，是提高药品质量的重要措施。

新版药品 GMP 吸收国际先进经验结合本国国情，内容分为总则、质量管理、机构与人员、厂房与设施、设备、物料与产品、确认与验证、文件管理、生产管理、质量控制与质量保证、委托生产与委托检验、产品发运与召回、自检、附则。

药品 GMP 认证是药品监督管理部门依法对药品生产企业药品生产质量管理进行监督检查的一种手段，是对药品生产企业实施药品 GMP 情况的检查、评价并决定是否发给认证证书的监督管理过程。国家食品药品监督管理局主管全国药品 GMP 认证管理工作。新开办药品生产企业或药品生产企业新增生产范围、新建车间的，应当按照《药品管理法实施条例》的规定申请药品 GMP 认证。审查合格后颁发《药品 GMP 证书》。

（三）药品生产监督管理

1. 药品生产监督管理概述　我国《药品生产监督管理办法》于 2004 年 5 月 28 日经国家食品药品监督管理局局务会审议通过。药品监督管理是指药品监督管理行政机关依照法律法规的授权，依据相关法律法规的规定，对药品的研制、生产、流通和使用环节进行管理的过程。包括开办药品生产企业的申请与审批、药品生产许可证管理、药品委托生产管理及监督检查管理等。国家食品药品监督管理总局是国务院综合监督食品、保健品、化妆品安全管理和主管药品监管的直属机构。

2. 对生产企业的审批管理　开办药品生产企业，除应当符合国家制定的药品行业发展规划和产业政策外，还应当符合以下条件：具有依法经过资格认定的药学技术人员、工程技术人员及相应的技术工人，企业法定代表人或者企业负责人、质量负责人无《药品管理法》第七十六条规定的情形；具有与其药品生产相适应的厂房、设施和卫生环境；具有能对所生产药品进行质量管理和质量检验的机构、人员以及必要的仪器设备；具有保证药品质量的规章制度。

3.《药品生产许可证》管理　《药品生产许可证》分正本和副本，正本、副本具有同等法律效力，有效期为 5 年。《药品生产许可证》由国家食品药品监督管理局统一印制，有效期为 5 年，在有效期届满前 6 个月，企业需向原发证机关申请换发《药品生产许可证》。《药品生产许可证》应当载明许可证编号、企业名称、法定代表人、企业负责人、企业类型、注册地址、生产地址、生产范围、发证机关、发证日期、有效期限等项目。其中由（食品）药品监督管理部门核准的许可事项为：企业负责人、生产范围、生产地址。企业名称、法定代表人、注册地址、企业类型等项目应当与工商行政管理部门核发的营业执照中载明的相关内容一致。

三、药品不良反应管理

（一）药品不良反应概述

药品不良反应（adverse drug reaction，ADR）是指合格的药品在正常的用法用量情况下出现的与用药目的无关的或意外的有害反应。它不包括无意或故意的超剂量用药引起的反应以及用药不当引起的反应。药品不良反应是药品的固有属性，服用药品出现不良反应是正常现象。只要是药品，就有可能存在不良反应。只要使用药品，就有发生不良反应的可能。按照药品说明书或医嘱合理使用药品，可以减少不良反应的发生。

药品不良反应的分类：

1. A 型药物不良（type A adverse drug reactions）　又称为剂量相关的不良反应（dose-related adverse reactions）。该反应为药理作用增强所致，常和剂量有关，可以预测，发生率高而死亡率低，如抗血凝药所致出血。

2. B 型药物不良反应（type B adverse drug reactions） 又称剂量不相关的不良反应（non-dose-related adverse reactions）。它是一种与正常药理作用无关的异常反应，一般和剂量无关联，难于预测，发生率低而死亡率高，如青霉素引起的过敏性休克。

3. C 型药物不良反应（type C adverse drug reactions） 又称迟钝型不良反应，此类不良反应是在用药很长一段时间后出现，发生率高，非特异性，机制复杂，潜伏期长，临床上常见有致畸、致癌、致突变作用等。

（二）药品不良反应报告处置与评价管理

为加强药品的上市后监管，规范药品不良反应报告和监测，及时、有效控制药品风险，保障公众用药安全，依据《中华人民共和国药品管理法》等有关法律法规，制定《药品不良反应报告和监测管理办法》，自 2011 年 7 月 1 日起施行。

1. 药品不良反应检测管理机构

（1）各级食品药品监督管理机构：国家食品药品监督管理总局主管全国药品不良反应报告和监测工作，地方各级药品监督管理部门主管本行政区域内的药品不良反应报告和监测工作。

（2）各级卫生主管部门：国家卫生和计划生育委员会（简称国家卫生计生委）协同国家食品药品监督管理总局共同制定药品不良反应报告和监测的规定和政策，并监督实施，且联合处理国内影响较大和后果严重的不良反应事件，也会联合组织检查医疗机构的药品不良反应报告和监测工作的开展情况。

（3）各级药品不良反应监测中心 国家药品不良反应监测中心（National Center for ADR Monitoring）负责全国药品不良反应报告和监测的技术工作，并履行其他相关指责。

2. 药品不良反应报告处置与评价管理 药品不良反应监测和报告是药品上市后监督管理的重要内容，它包括药品不良反应信息的收集、报告、分析与评价，以及进行干预控制的过程。药品生产企业（包括进口药品的境外制药厂商）、药品经营企业、医疗机构应当按照规定报告所发现的药品不良反应，采取可疑即报的原则，实行网络在线直报，不具备在线报告条件的，应当通过书面报表报所在地药品不良反应监测机构。药品不良反应报告及处置分为个例药品不良反应报告及处置、药品群体不良事件报告及处置、境外发生的严重药品不良反应报告及处置与定期安全性更新报告。

3. 药品不良反应报告的评价与控制 我国现在采用世界卫生组织乌普沙拉监测中心推荐使用的关联性评价方法对 ADR 因果关系进行评价。

药品生产企业应当对收集到的药品不良反应报告和监测资料进行分析、评价，并主动开展药品安全性研究。药品经营企业和医疗机构应当对收集到的药品不良反应报告和监测资料进行分析和评价，并采取有效措施减少和防止药品不良反应的重复发生。

省级药品不良反应监测机构应当每季度对收到的药品不良反应报告进行综合分析，提取需要关注的安全性信息，并进行评价，提出风险管理建议，及时报省级药品监督管理部门、卫生计生委和国家药品不良反应监测中心。

国家药品不良反应监测中心应当每季度对收到的严重药品不良反应报告进行综合分析，提取需要关注的安全性信息，并进行评价，提出风险管理建议，及时报国家食品药品监督管理总局和国家卫生计生委。

（三）药品上市后再评价

《国家药品安全“十二五”规划》中明确规定：“健全药品上市后再评价制度。开展药品安全风险分析和评价，仿制药重点加强基本药物、中药注射剂、高风险药品的安全性评价。完善药品再评价的技术支撑体系。”将药品再评价列入安全监管的重要范畴。

上市后药品再评价是指根据药学的最新学术水平，从药理学、药剂学、临床医学、药物流行病学、药物经济学及药物政策等主要方面，对已正式批准上市的药品在社会人群中的疗效（有效性）、不良反应（安全性）、用药方案、稳定性及经济学等是否符合安全、有效、经济的合理用药原则作出科学的评议和估计。

药品上市后再评价的主要内容：药品安全性评价、药品有效性评价、药品经济性评价、药品质量评价。

案例 13-2

安徽联谊药品多次不良反应事件曝光

国家食药总局日前发布公告，安徽联谊药业股份有限公司生产的胞磷胆碱钠注射液最近连续多次发生不良反应，该企业未落实药品安全主体责任，严重违反了《药品管理法》和《药品召回管理办法》。

2015 年 2 月监测发现，该公司生产的胞磷胆碱钠注射液（批号为 131229）在内蒙古自治区发生 2 例药品不良反应。而 2014 年 11 月，该公司生产的该药品（批号为 131228 和 131229）曾在出现多起药品不良反应。

食药总局称，安徽省食药局监督企业召回责任落实不到位，未尽到查清产品质量问题原因和对企业违法违规行为依法查处的责任。而安徽省食药局表明是安徽联谊召回工作不到位、不彻底造成，安徽局对所有药品质量问题绝不放过，对违法违规企业绝不手软。自通报不良反应起，截至 2015 年 1 月 12 日，采取药品退回企业和就地封存两种方式。2015 年 2 月 15 日内蒙古又新发不良反应，安徽省食药局经查企业召回记录发现，内蒙古自治区的涉事药品，封存期限到后又被使用。

安徽省食药局及阜阳市局组织的调查组对涉事批号产品生产过程进行了详细认真的调查，初步分析了药品出现质量问题的原因。2 月 16 日再次书面责成阜阳市局监督企业加大召回力度，对涉事产品流向彻底排查。同时安徽省食药局发函至涉事药品流入省局，请求其协助对就地封存药品立即销毁，确保全部召回药品不得使用。按照食药总局要求，安徽联谊将继续停产整顿。

思考：

（1）你认为案例中，事件处理出现争议的原因是什么？

（2）如何监测和管理医疗服务中的药品不良反应事件？

四、特殊药品管理

我国《药品管理法》第三十五条规定：对麻醉药品、精神药品、医疗用毒性药品、放射性药品，实行特殊管理。本条是关于特殊管理药品的范围，授权国务院制定相应的管理办法的规定。特殊药品如管理不善或使用不当极易造成瘾癖、中毒或损害人民健康，失之管理就会发生流弊，危害社会治安.

（一）特殊药品概述

国务院分别于 1987 年 11 月发布了《麻醉药品管理办法》，1988 年 12 月发布了《精神药品管理办法》和《医疗用毒性药品管理办法》，1989 年 1 月发布了《放射性药品管理办法》。国务院在这四部行政法规中，分别对麻醉药品、精神药品、医疗用毒性药品及放射性药品的生产、运输、采购、销售、进口、出口、使用等以及违反规定行为的处罚作了具体规定，各有关方面都必须依照法律和国务院的规定严格执行。

麻醉药品（narcotic drugs）是指连续使用后易产生生理依赖性，能成瘾癖的药品；麻醉药品包括阿片类、可卡因类、大麻类、人工合成麻醉药类及国家药品监督管理局指定的其他易成瘾癖的药品、药用植物及其制剂。麻醉药品与临床上用于麻醉药不同。麻醉药是临床上用于全身或局部麻醉的药品，指能暂时地引起不同程度的意识和感觉消失，或者在低浓度时能阻断神经传导，使机体特定部位暂时性可逆性痛觉丧失，以便于医疗处理或手术而不会遗留神经损失的药物。如氯仿、乙醚、普鲁卡因等。

精神药品（psychotropic substances）系指直接作用于中枢神经系统，能使之兴奋或抑制，连续使用能产生精神依赖性的药品。精神依赖性（psychic dependence）的特征包括有一种连续使用某种药物的要求，以追求服用该药所产生的舒适感，没有加大剂量的趋势或者这种趋势很小，停药后不会出现戒断症状，其危害主要是用药本人。

医疗毒性药品是指毒性剧烈，治疗量与中毒剂量相近，使用不当会致人中毒或死亡的药品。药物作用于机体时，只有其效量达到一定值时才能出现有效作用。临床应用的治疗量叫常用量，随着剂量的增加，治疗作用会转化为毒性作用，引起机体中毒，最低的中毒量叫最小中毒量，严重中毒以致引起死亡的剂量叫致死量。

放射性药品是指用于临床诊断或者治疗的放射性核素制剂或者其标记物。包括裂变制品、推照制品、加速器制器、放射性同位素发生器及其配套药盒、放射免疫分析药盒等。放射性药品分为二大类，一类为放射性同位素本身就是药物的主要成分，另一类是放射性同位素标记的药物，其示踪作用是通过被标记药本身的代谢过程来体现的。

（二）特殊药品管理

1. 麻醉药品和精神药品的管理 国务院药品监督管理部门负责全国麻醉药品和精神药品的监督管理工作，并会同国务院农业主管部门对麻醉药品药用原植物实施监督管理。国务院公安部门负责对造成麻醉药品药用原植物、麻醉药品和精神药品流入非法渠道的行为进行查处。国务院其他有关主管部门在各自的职责范围内负责与麻醉药品和精神药品有关的管理工作。

省、自治区、直辖市人民政府药品监督管理部门负责本行政区域内麻醉药品和精神药品的监督管理工作。县级以上地方公安机关负责对本行政区域内造成麻醉药品和精神药品流入非法渠道的行为进行查处。县级以上地方人民政府其他有关主管部门在各自的职责范围内负责与麻醉药品和精神药品有关的管理工作。

药品监督管理部门根据规定的职责权限，对麻醉药品药用原植物的种植以及麻醉药品和精神药品的实验研究、生产、经营、使用、储存和运输等过程进行严格的监督管理及监控，确保其在国家控制下合法使用。

2. 医疗毒性药品的管理 《医疗用毒性药品管理办法》已经于 1988 年 11 月 15 日国务院第二十五次常务会议审议通过，标志我国医疗用毒性药品管理迈入了法制化的轨道。

毒性药品年度生产、收购、供应和配制计划，由省、自治区、直辖市医药管理部门根据医疗需要制定，经省、自治区、直辖市卫生行政部门审核后，由医药管理部门下达给指定的毒性药品生产、收购、供应单位，并抄报卫生部、国家医药管理局和国家中医药管理局。生产单位不得擅自改变生产计划，自行销售。

毒性药品的收购、经营，由各级医药管理部门指定的药品经营单位负责；配方用药由国营药店、医疗单位负责。其他任何单位或者个人均不得从事毒性药品的收购、经营和配方业务。

医疗单位供应和调配毒性药品，凭医生签名的正式处方。国营药店供应和调配毒性药品，凭盖有医生所在的医疗单位公章的正式处方。每次处方剂量不得超过二日剂量。

科研和教学单位所需的毒性药品，必须持本单位的证明信，经单位所在地县级以上卫生行政部门批准后，供应部门方能发售。

3. 放射性药品的管理 自放射性药品被法定为特殊管理的药品后，1989 年 1 月 13 日国务院令第 25 号《放射性药品管理办法》发布。国家药品监督管理部门与核工业部共同负责全国放射性药品的研制、生产、流通、使用和监督管理工作。

放射性新药是指我国首次生产的放射性药品。药品研制单位的放射性新药年度研制计划，应当报送核工业部备案，并经所在地的省级药品监督管理部门汇总后向国家药品监督管理部门备案。国家对放射性药品施行合理布局定点生产。放射性药品生产、经营企业，必须向核工业部报送年度生产、经营计划。医疗单位使用放射性药品，必须符合国家放射性同位素卫生防护管理的有关规定。所在地的省、自治区、直辖市的公安、环保和卫生行政部门，应当根据医疗单位核医疗技术人员的水平、设备条件，核发相应等级的《放射性药品使用许可证》，无许可证的医疗单位不得临床使用放射性药品。

第四节　药品流通管理

一、药品经营管理

（一）药品经营与药品经营企业

药品经营是指药品从药品生产企业出厂后，药品经营企业对药品的采购、验收、储存、养护、出库、运输、送货以及药品的广告、定价、销售、售后服务等一系列活动。药品需要经过多个流通环节到达患者即药品消费者手中，在这些流通环节的转移工作一般就由药品经营企业来完成。

药品的经营方式主要包括药品批发和药品零售。药品批发与药品零售的本质区别在于药品的销售对象是企业或其他机构，还是药品消费者个人。药品经营具有专业性强、政策性强、综合性强的特点，所以其经营管理也是一项复杂的、多方位的、多学科的综合工作。药品经营活动按其工作内容可分为：进货、验收与检验、储存、养护、出库、运输、销售、售后服务等。我国《药品管理法》、《药品管理法实施条例》、《药品经营质量管理规范》等药事法规都对药品经营活动做了明确的规定。

药品经营企业是指从事药品流通而专营和兼营的企业。药品经营企业可以分为药品经营批发企业和药品经营零售企业。药品经营批发企业是指将购进的药品销售给药品生产企业、药品经营企业和医疗机构的企业。其在药品流通中承担物流的传递与分销职能。而药品经营零售企业又称零售药店，根据业务方式和管理隶属关系的不同又可分为连锁药店、独立药店和医保定点药店。连锁药店由经营总部统一进货、统一定价、统一管理；独立药店可自行购货；医保定点药店是经当地医保统筹行政部门审查，确定为医疗保险参保人员提供服务的零售药店。

（二）药品经营质量管理规范

药品经营质量管理规范（GSP）是指药品流通过程中，针对计划采购、购进验收、储存养护、销售及售后服务诸环节而制定的防止药品质量事故发生、确保药品符合质量标准的一整套管理标准和规程。药品流通企业必须达到的法定药品流通质量管理体系标准，具有较强的专属性和强制性。国家药监局于 2013 年 2 月 19 日发布《药品经营质量管理规范》（以下简称“新版 GSP”），从 2013 年 6 月 1 日起正式实施。

新修订的 GSP 共 4 章，包括总则、药品批发的质量管理、药品零售的质量管理、附则，共计 187 条，比现行版本多出 99 条新规定。新修订 GSP 增加了许多新的管理内容，比如新修订 GSP 借鉴了国外药品流通管理的先进经验，引入供应链管理理念，增加计算机信息化管理、仓储温湿度自动检测、药品冷链管理等新的管理要求，同时引入质量风险管理、体系内审、验证等理念和管理方法，从药品经营企业人员、机构、设施设备、文件体系等质量管理要素的各个方面，对药品的采购、验收、储存、养护、销售、运输、售后管理等环节做出了许多新的规定。

新版 GSP 对企业经营质量管理要求有了更明显的提高，有效增强了流通环节药品质量风险控制能力。整个医药行业生产经营和管理水平不断发展，药品经营市场和经营模式也发生了变化，药品经营企业对控制药品质量的环节和要点亦发生了变化。GSP 标准的不断改进提高和自我完善，结合现行的法律法规，促进药品经营企业向更高要求、更加合理、更加专业、更加科学的方向发展。

二、药品广告管理

（一）药品广告概述

药品广告是指药品生产、经营企业、医疗机构承担费用，通过一定的媒介和形式介绍具体药品品种，传递以药品销售为目的的信息活动的形式。药品广告是宣传药品信息的一种经济、迅速、有效的方式，它可以促进企业的药品销售，保证企业成本的快速回收；可以帮助医生、药师、患者，了解产品的用途和特点等。《中华人民共和国广告法》（以下简称“广告法”）、《药品管理法》、《药品广告审查标准》对药品广告做出了详尽的规定。

药品广告的作用体现在可以较好地介绍药品知识，指导消费者合理正确地用药；可以通过各种媒介广泛快捷地传递药品信息，加速药品的流通和销售；可以帮助树立品牌形象，使产品在众多的同种药品中脱颖而出。同时药品广告也必须具备真实性、合法性和科学性的原则。鉴于药品的特殊性以及药品广告对社会公众用药具有的诱导作用，药品广告的监管必须严格。

（二）药品广告管理

我国《广告法》规定工商行政管理部门是药品广告的监督管理机关，《药品管理法》则规定药品监督管理部门是药品广告的审查机关，同时也承担药品广告的监测检查职责。药品广告发布前，必须由药品生产或经营企业向企业所在地的省级药品监督管理部门提出药品广告申请，省级药品监督管理部门对内容进行实质审查，经审查合格后由省级药监部门发给药品广告批准文号；药品生产或经营企业凭药品广告批准文号向工商行政管理部门提出广告发布申请，经批准后广告发布者需对批件内容进行形式审查再予以发布。药品监督管理部门与工商行政管理部门均对已发布的药品广告进行监测，药品监督管理部门若发现违法情形，须将情况通报给工商行政管理部门并提出处理建议，由工商行政管理部门依法做出处理。

2007 年 5 月 1 日国家药品监督管理部门和国家工商行政管理部门联合发布的《药品广告审查办法》（食品药品监管局令第 27 号）与《药品广告审查发布标准》（国家工商总局局令第 27 号）正式实施，关于药品广告的审查标准更加严格。

其主要内容的原则性规定包括：广告内容必须真实合法，以国务院药品监督管理部门批准的说明书为准；药品广告中必须标明药品的通用名称、忠告语、药品广告批准文号、药品生产批准文号，以非处方商品名称为各种活动冠名的，可以只发布药品商品名称；规定处方药广告忠告语与非处方药广告忠告语；药品商品名称不得单独进行广告宣传；药品广告审查批准文号应当列为广告内容同时发布。

药品监督管理部门是药品安全监管的专业部门，对药品广告创意具有规制引导和监管职责，药品广告发布者是广告责任主体，负有自查自审责任，如发布内容仅为药品说明书、包装标签等或者广告主能自行按照《药品广告审查办法》、《药品广告审查发布标准》自审则无需审批，如广告主确需广告管理部门确认可以申请审查。

三、药品进出口管理

（一）药品进口的管理

进口药品是指原料药、制剂，包括制剂半成品和药用辅料等。药品进口必须经过食品药品监督管理局组织审查，经审查确认符合质量标准、安全有效的方可批准进口。2004 年 1 月 1 日起，经过国家食品药品监督管理局、中华人民共和国海关总署审议通过，我国实施了《药品进口管理办法》。

进口药品的质量标准。进口药品应注明详细的药品质量标准、规格。原则上应根据现行版《中华人民共和国药典》及卫生部颁发的中西药品标准的规定签订合同。如国外接受我方标准有困难，可按出口国现行版药典标准签订合同。国家禁止进口疗效不确定、不良反应大或者其他原因危害人体健康的药品。进口药品必须取得国家食品药品监督管理局核发的《进口药品注册证》(或者《医药产品注册证》)，或者《进口药品批件》后，方可办理进口备案和口岸检验手续。进口单位持《进口药品通关单》向海关申报，海关凭口岸药品监督管理部门出具的《进口药品通关单》，办理进口药品的报关验放手续。进口麻醉药品、精神药品，还必须取得国家食品药品监督管理局核发的麻醉药品、精神药品《进口许可证》。海关凭此证办理报关验放手续。

国家食品药品监督管理局对下列情形的药品，必须经口岸药品检验所检验符合标准规定后，方可办理进口备案手续。检验不符合标准的，口岸药品监督管理部门不予进口备案：①国家食品药品监督管理局规定的生物制品；②首次在中国境内销售的药品；③国务院规定的其他药品。

药品必须经由国务院批准的允许药品进口的口岸进口，有进口药品单位向口岸所在地药品监督管理部门登记备案，并由负责本口岸药品检验的口岸药品检验所进行检验，海关凭药品监督管理部门出具的进口药品通关单放行。《药品进口管理办法》规定禁止进口的药品不得进口。

（二）药品出口的管理

药品的出口必须是经省、市、自治区卫生行政部门批准生产的，质量标准符合规定并经检验合格者，由外贸部门按合同所规定的质量标准，直接与有关生产部门联系，组织生产，安排出口。原则上不准许出口疗效不确、国内不生产或已停止销售使用的药品。如国外提出要货时，卫生行政部门要向外贸部门说明情况。外贸部门的商检局负责出口药品检验。如遇有问题时，可由商检局提出原合同规定的质量标准的项目，委托省级药检所检验。出口麻醉药品、精神药品等，必须经卫生计生委批准，并获得《出口准许证》后，方可出口。

我国对外出口药品总的原则是：首先应优先满足国内市场需要，自给有余的基础上鼓励出口。对国内紧缺、满足不了国内市场需要的中药材、中成药适当限制出口。我国药品出口管理遵循以下原则：

（1）从事药品进出口的外贸公司必须经批准并获得《药品生产（经营）企业合格证》、《药品生产（经营）企业许可证》。

（2）凡我国制造销售的出口药品，须经药品监督管理部门审核批准，并根据外商需要出具有关证明。

（3）对出口的药品，必须坚持质量第一，优质优价，维护国家名誉。不合格的药品不准出口。外贸部门要根据药厂检验合格证进行收购。

（4）药品生产企业必须按照《药品生产质量管理规范》的要求和法定的质量标准进行生产。

（5）各省、自治区、直辖市的药品检验所和各口岸药品检验所，可根据具体情况对出口药品进行抽检以确保出口药品的质量。

（6）对国内供应不足的中药材、中成药按照我国有关管理部门批准的品种出口。国家限制和禁止出口的品种不得办理出口业务。基源于国家重点保护野生药材物种的药材及用其加工的中成药，按国家规定出口。

（7）出口药品的商标、包装及使用文字等按国家有关规定办理。除使用的包装材料符合国内药品包装规定外，要力争做到优质、美观，符合供货合同要求。

（8）麻醉药品、精神药品的出口，必须按照国家药品监督管理部门颁布的有关规定办理。

四、药品价格管理

（一）药品价格概述

药品价格是指药品价值的货币表现，是制药企业实现利益目标的主要途径和手段，药品价格自然成为创新激励政策一个重要的着眼点。2000年以来，根据国务院的要求，价格主管部门对医保目录内药品和目录外特殊药品实行政府指导价（最高零售限价）管理。在当时医疗保险制度、药品招标采购政策尚未健全的情况下，最高零售限价管理方式与同期卫生、医保制度以及药品市场发育程度是适应的，体现了政府调控与市场竞争相结合的原则。

随着社会主义市场经济体制的逐步完善和医药卫生体制改革的深入推进，药品价格管理面临的体制机制环境已经发生深刻变化，药品市场充分竞争，公立医院销售药品价格全部通过集中招标采购确定，医保控费能力和药品价格市场监管能力也明显增强。这些变化，为取消药品最高零售限价创造了条件。我们可以借鉴目前国际上的一些控制医药费用的通行做法。如日本、法国、加拿大、澳大利亚等国家对药品都是由政府有关部门直接定价，进行严格的价格控制。德国政府制定参考定价，并对药品零售价格实行差率控制。英国对与药品价格直接相关的企业利润率水平进行控制。

由于药品准公共物品的属性，除了制药企业，药品价格还将同时牵涉患者、医疗服务机构、医疗保险机构和政府等各方利益。政府对药品价格的规制存在众多具有内在矛盾的目标，比如在持续激励研发、扶持制药产业发展的同时，还要维持患者对创新药品的可及性、降低药品费用、减轻医保基金压力以及促进药物的合理使用等。理想的创新药品价格管理机制应该能在维持研发的收益和激励的同时，兼顾社会资源在医疗领域投入的可持续性、消费者的健康福利和社会公平。

在我国，国家发展和改革委员会统一负责全国的价格管理工作，各级政府价格管理部门是药品价格的主管机关；各级医药行政管理部门积极协助各级政府价格管理部门管理药品价格。卫生计生部门、医保部门通过调控医疗机构诊疗与医保控费等方式实施间接药品价格的管制。

（二）药品价格的形式

2015年5月4日，国家发展改革委发布《关于印发推进药品价格改革意见的通知》（以下简称“通知”），要求自2015年6月1日起，除麻醉药品和第一类精神药品外，取消原政府制定的药品价格，按照分类管理原则，完善药品采购机制，发挥医保控费作用，药品实际交易价格主要由市场竞争形成。麻醉、第一类精神药品仍暂时由国家发展改革委实行最高出厂价格和最高零售价格管理。

药品价格形成的五类情况：①是医保基金支付的药品，由医保部门会同有关部门拟定医保药品支付标准制定的程序、依据、方法等规则，探索建立通过制定医保支付标准引导药品价格合理形成的机制；②是专利药品、独家生产药品，建立公开透明、多方参与的谈判机制形成价格；③是医保目录外的血液制品、国家统一采购的预防免疫药品、国家免费艾滋病抗病毒治疗药品和避孕药具，通过招标采购或谈判形成价格；④是麻醉药品和第一类精神药品，考虑到此类药品目前实行严格的生产流通管制、临床使用规范、价格和市场稳定，仍暂时实行最高出厂价格和最高零售价格管理；⑤是原来实行市场调节价的其他药品，仍由生产经营者依据生产经营成本和市场供求情况，自主制定价格。

新版药品价格定价政策的出台标志着有着15年历史的药品最高零售限价政策正式走入历史，

也标志着我国医改向前迈出重要一步。药价放开仅仅是医疗改革的第一步，如何真正的惠及于民还需要配套设计及最终落实。值得一提的是放开药价倒逼监管机构提升监管能力。

（三）药品价格监管

药品价格关系广大群众的切身利益，药品价格改革必须坚持放管结合，在取消绝大部分药品政府定价的同时，进一步强化医药费用和价格行为综合监管，促进建立正常的市场竞争机制。取消政府定价不是一放了之，不等于放任不管，而是表明政府的职能重心从事前定价加快向事中事后监管转变，工作重点从监管价格水平加快向监管价格行为转移。部署加强药品市场价格行为监管，是切实维护药品市场价格秩序，保障药品价格改革顺利实施的迫切需要，也是切实推进价格职能转变和工作重心转移的必然要求。

取消药品政府定价后，各有关部门将采取一系列的措施，采取综合监管措施，规范药品市场价格行为，确保市场基本平稳。①是完善药品采购机制。卫生计生部门要根据药品特性和市场竞争情况，实行分类采购，充分调动多方参与积极性，引导各类市场主体有序竞争；②是强化医保控费作用。医保部门要研究制定医保药品支付标准，做好医保、招标采购政策的衔接配合，促进医疗机构和零售药店合理确定采购价格；③是加强医疗行为监管。卫生计生部门要建立科学合理的考核奖惩制度，控制不合理使用药品医疗器械以及过度检查和诊疗，强化医药费用控制；④是强化价格行为监管。价格主管部门要健全药品价格监测体系，重点监测竞争不充分药品的价格行为，对价格欺诈、价格串通和垄断行为，要依法严肃查处。

价格主管部门将重点做好以下四方面的药品价格监管的工作：①是研究制定药品价格行为规则，指导生产经营者遵循公平、合法和诚实信用的原则合理制定价格，规范药品市场价格行为，保护患者合法权益；②是建立健全药品价格监测体系，促进药品市场价格信息透明。重点做好竞争不充分药品出厂（口岸）价格、实际购销价格的监测和信息发布工作，引导药商和群众预期；③是加大价格监督检查和反垄断执法力度，依法严肃查处不正当价格行为和价格垄断行为，维护药品市场正常竞争秩序；④是强化社会监督，充分发挥 12358 全国价格举报管理信息系统的作用，建立全方位、多层次的价格监督机制，正面引导市场价格秩序。

《通知》重点从完善药品采购机制、强化医保控费作用、强化医疗行为和价格行为监管等方面，强化医药费用和价格行为综合监管，以促进建立正常的市场竞争机制，引导市场价格合理形成。

（张　秋）

第十四章　妇幼卫生管理

案例 14-1

中国妇幼卫生事业发展状况

在党和政府领导下，我国妇女儿童健康水平不断提高。“十一五”时期，全国孕产妇、婴儿及5岁以下儿童死亡率从2005年的47.7/10万、19.0‰和22.5‰，分别下降到2010年的30.0/10万、13.1‰和16.4‰。但是，城乡、地区、人群之间妇女儿童健康还存在着明显差距，威胁妇女儿童健康的问题依然突出，基层妇幼卫生体系的服务能力相对不足。

思考：

（1）我国妇幼卫生工作取得了哪些成就？面临的挑战是什么？

（2）我国妇幼卫生工作的方针是什么？

妇女儿童占世界总人口的三分之二，是世界人口的主要组成部分，妇女儿童的健康是人类持续发展的前提和基础，是衡量一个国家和地区国民健康水平和经济发展水平的重要指标，是一个国家或地区综合协调发展的缩影。20 世纪 90 年代以来，妇女和儿童问题日益成为全球关注的重要问题和优先领域，保障妇女、儿童健康正成为全人类健康与发展的首要问题。“母亲安全”、“儿童优先”已成为全球性的妇幼卫生工作行动准则。婴儿死亡率、孕产妇死亡率、5 岁以下儿童死亡率是国际社会评价人群健康的常用指标，这些指标直接反映了妇幼卫生工作的水平和质量，更是衡量社会经济发展和人类发展的重要综合性指标。妇幼卫生水平的提高是社会文明进步和卫生事业发展的重要标志。发展妇幼保健事业是提高人民生活水平的重要保障。

第一节　妇幼卫生管理概述

案例 14-2

广西母婴安全工程

广西于 2007 年 3 月召开妇幼卫生工作现场会，同时启动第三周期广西母婴安全工程，为 88 个县（市、区）的山区村、屯发放了 4100 副政府购买的母亲安全担架。在荔浦、阳朔县妇幼保健院开展“婚前保健、婚姻登记、孕产期保健和婴幼儿保健一条龙服务”的新型妇幼保健工作模式。同时强化政府行为，保障中国妇女、儿童两个发展纲要的目标如期实现。以降低孕产妇死亡率，实施母婴安全工程，扩大农村孕产妇住院分娩的受益覆盖面，解决农村孕产妇住院分娩的补助问题，以提高农村住院分娩率。特别是提倡婚前医学检查和预防出生缺陷，降低出生缺陷发生率和先天残疾儿发生率，保证母亲安全、婴儿健康，促进和谐社会建设。

思考：

（1）妇幼卫生的含义是什么？

（2）妇幼卫生工作的内容有哪些？

作为人口大国，中国有世界上规模最大的妇女儿童群体，现有 8.8 亿妇女儿童，占我国总人口的 2/3。妇幼卫生工作承担着降低婴儿死亡率和孕产妇死亡率、提高人均期望寿命和出生人口素质的重大责任，社会效应大、惠及面广。

妇幼卫生工作就是指运用妇幼卫生工作方针，向所有妇女和儿童提供的综合性的卫生保健服务。根据妇女儿童的生理特点，运用现代医学和祖国医学科学技术，对妇女儿童进行经常性的预防保健工作，采取有效的防治措施，不断提高妇女儿童健康水平。

妇幼卫生是我国人民卫生事业的重要组成部分，也是计划生育国策的重要组成部分。做好妇幼卫生工作对于提升全民健康水平，推动国家社会经济可持续发展，实现中华民族的伟大复兴具有全局性和战略性意义。

一、妇幼卫生管理

（一）妇幼卫生管理的概念

妇幼卫生管理是指根据国家的卫生方针、政策、法律和法规以及人民对妇幼保健的需求，适应妇幼保健科学与技术的进展，运用现代科学管理理论和方法，合理筹集、分配和使用有限的妇幼卫生资源，提高妇幼保健水平和人口素质，以便获得最大的社会效益。

（二）妇幼卫生管理

按照我国现行政治体制和经济条件的要求，考虑经济与社会发展水平，妇幼卫生管理主要可以采取以下几种方式：

1. 法律方式　依法管理、依法行政，是市场经济条件下，政府履行管理职能的主要手段，也是保证社会竞争有序的根本措施。实施法制管理是实现妇幼卫生全行业管理，促进妇女儿童健康发展的最重要的措施。

（1）完善立法，形成基本满足依法管理需要的妇幼法律体系：要在完善《母婴保健法》配套法规的基础上，通过国家与省两级立法途径，规定公民和社会实体的责任和义务；对优生优育方面的科学技术开发、推广和普及做出程序性规定，明确各级管理权限；按照《保险法》以及建立社会保障制度的要求，尽快制定妇女儿童保健保险法规，从根本上解决保健经费筹资及风险化解的问题；完善妇幼保健机构、人员、技术、产品和服务项目的市场准入规定。

（2）加强执法和监督：加强现行《母婴保健法》、《女职工劳动保护规定》、《执业医师法》和《医疗机构管理条例》等法律法规的执法工作，坚决打击非法行医等违法行为，保护合法服务，维护妇幼保健市场的竞争秩序。

2. 行政方式　要依据部门职能分工和科学的学科分类方法，明确界定妇幼保健的业务范围、服务内容和项目，为实施行业准入服务。制定完善有关标准，包括技术质量服务标准、人员准入标准、机构设立标准。适应网络经济发展需要，建立完善的信息服务网，完善妇幼保健信息网络，定期发布妇女儿童健康的主要指标信息。

3. 业务管理方式　根据国家卫生与计划生育委员会规定的各种业务管理规范，例如婚前保健工作规范、母婴保健医学技术鉴定管理办法、全国城市围产保健管理办法（试行）、城乡儿童保健工作要求等，对妇幼保健工作进行业务管理。

4. 经济方式　运用经济手段进行有效管理，通过争取实施适度的财政政策、价格政策、税收政策和投资政策，对妇幼保健各类机构的发展方向、规模、速度和节奏进行有效调节。

5. 道德方式　弘扬中华民族的优良传统，通过主动宣传展示，使社会和民众更多地了解妇幼保健的意义及其对国家、民族、家庭和自身的益处，促进妇女儿童健康，保护社会公德的形成，逐步树立一种新的社会精神。

二、我国妇幼卫生工作方针

为了使妇幼卫生工作不断适应妇女和儿童日益增长的服务需求，我国妇幼卫生工作始终以保健为中心，坚持贯彻预防为主的方针。

新中国成立以来，党和政府在历来的卫生工作方针中都十分突出"预防为主"。为了促进妇幼卫生事业的发展，妇幼卫生工作方针也随着社会发展的实际需要，不断发展和完善。20 世纪 80 年代形成了"以预防保健为中心，指导基层为重点，保健与临床相结合"的妇幼卫生工作方针。到 20 世纪 90 年代，妇幼卫生工作在预防为主的基础上强化管理，将保健与临床有机地结合起来，我国妇女卫生工作的方针发展为"以预防为主，以保健为中心，以保证生殖健康为目的，保健与临床相结合，面向群体，面向基层"。2001 年 6 月颁布的第 308 号总理令《中华人民共和国母婴保健法实施办法》中，以法规的形式进一步阐述了我国新时期妇幼卫生工作的方针，即妇幼卫生工作"以保健为中心，以保障生殖健康为目的，实行保健与临床相结合，面向群体，面向基层和预防为主"。

为了更好地贯彻实施妇幼卫生工作方针，全国人大、国务院制定颁发了一系列法律、法规，这些法律、法规、条例和纲领为妇幼卫生工作方针的执行提供了政策保障。1995 年全国人大颁布实施了《中华人民共和国母婴保健法》，是国家为了保障母婴健康、提高出生人口素质，依据宪法制定，并以国家强制力保障实施的有关母婴保健方面的法律规范。2001 年又颁布了第 308 号总理令《中华人民共和国母婴保健法实施办法》，进一步明确了我国妇幼卫生工作的方针、任务，使《中华人民共和国母婴保健法》的实施更加具体完善，有法可依。

1992 年，我国参照世界儿童问题首脑会议颁布的《儿童生存、保护和发展世界宣言》和《儿童权利公约》，从中国国情出发，国务院制定下发了《九十年代中国儿童发展规划纲要》，这是第一部以儿童为主体，促进儿童发展的国家行动计划。各级政府和有关部门坚持"儿童优先"的原则，使我国儿童生存、保护和发展取得历史性的进步。1995 年国务院发布了《中国妇女发展纲要（1995～2000 年）》，在各级政府的积极努力下，包括非政府组织在内的社会力量的大力支持下，主要目标基本实现。但是，中国妇女、儿童的健康发展仍然面临诸多的问题和挑战，为此，国务院根据我国妇女儿童发展的实际情况，按照《中华人民共和国国民经济和社会发展第十个五年计划纲要》的总体要求，于 2001 年 5 月 22 日又发布了《中国妇女发展纲要（2001～2010 年）》和《中国儿童发展纲要（2001～2010 年）》，进一步明确了新世纪我国妇女和儿童发展的阶段性目标、长远目标和策略措施。2011 年 7 月 30 日，国务院又发布了《中国妇女发展纲要（2011～2020 年）》和《中国儿童发展纲要（2011～2020 年）》。此外，还制定颁布了《中华人民共和国人口与计划生育法》、《计划生育服务管理条例》、《学校卫生管理条例》、《女职工劳动保护规定》、《母婴保健监督员管理办法》、《母婴保健专项技术服务基本标准》、《母婴保健医学技术鉴定管理办法》、《母婴保健专项技术服务许可及人员资格管理办法》等一系列妇幼卫生行政法规。

三、我国妇幼卫生工作的发展历程

在中国历史上有关妇科、儿科疾病和妇幼卫生方面的内容很早就有记载。早在公元前 5～3 世纪，战国时代的《黄帝内经》中已有了有关妇女生理现象的记述；在公元 610 年，隋代的《诸病源候论》中对孕产妇的妊娠、难产、产后常见病，以及小儿的生长发育、护理、哺乳等均有详细记载；宋元之后已有了许多部系统的妇产科和小儿科专著，如杨子建的《十产论》、陈自明的《妇人大全良方》等。到了近现代，妇幼保健和教育机构开始出现并逐步建立起来。

从1915年起，中国政府公共卫生事务所在一些城市设立，母婴保健工作纳入其中；1921年在北平开设的孕妇检查所，是我国最早成立的妇幼卫生专业机构；1930年在北平又设立了妇幼卫生事务所，并先后在四川等地相继建立了9个妇幼保健所；1933年在南京又创办了国立中央助产学校。以后全国陆续创办了一些公立和私立产科医院，综合性医院开设了妇产科、小儿科，均为少数人服务，只有个别大城市卫生事务所内设有妇幼保健或妇产科小组，开展一些妇幼保健工作，但广大妇女和儿童的健康没有保障，特别是农村，更是缺医少药，孕产妇和新生儿死亡率都很高。

新中国成立以来，党和政府十分重视和关心妇女儿童的卫生保健工作，结合我国经济发展状况，制定相应的工作重点，采取了一系列的政策措施，保护妇女和儿童的身心健康和切身利益，提高妇幼卫生水平。在全国人民代表大会和中国人民政治协商会议内分别设立了负责妇女儿童权益保障的立法和监督机构；国务院和地方各级政府都成立了妇女儿童工作委员会。可概括为这样几个阶段。

（一）建国初期至20世纪70年代中期

新中国成立伊始，党和国家面临百废待兴的局面，比较重视运用政策、法律等手段促进包括卫生事业在内的各项事业的发展。1949年《中国人民政治协商会议共同纲领》和1950年颁布的《婚姻法》规定了保护母亲、婴儿和儿童的健康的内容。1950年8月，召开了全国妇幼卫生工作座谈会，将“改造旧法接产，推行新法接生”作为当时妇幼卫生工作的中心任务。1954年颁布的《中华人民共和国宪法》中明确规定“婚姻、家庭、母亲和儿童受国家的保护”。1955年卫生部拟定了《妇幼保健专业机构组织试行简则》，妇幼卫生机构逐渐建立完善、工作队伍逐步壮大。1956年国家提出“提倡有计划地生育子女”的号召。1957年卫生部又通知各地积极创造条件，开展儿童保健。1960年以后以保护妇女劳动力，提高妇女健康素质及有计划地开展儿童保健政策，同时围绕计划生育制定了有关政策规定，特别提出优生优育概念，并于20世纪60年代开始逐步建立规范化的妇幼卫生保健机构和网络。

（二）20世纪70年代中期至80年代中期

1976年10月“文化大革命”结束，妇幼保健工作重获新生，妇幼保健机构得到重建和恢复。1977年和1978年通过多次召开全国部分省市的妇幼卫生工作总结会、座谈会、学术会，开展全国性的儿童死亡问题调查，举办各种妇幼卫生训练班，大大促进了妇幼卫生事业的发展。1978年实施儿童计划免疫。1980年卫生部颁布了《妇幼卫生工作条例（试行草案）》，1982年又制定了《县妇幼卫生机构的建设与管理方案》。1982年12月卫生部召开了全国妇幼卫生工作会议，开创了妇幼卫生工作的新局面。1982～1986年卫生部与联合国儿童基金会在中国建设10个妇幼卫生示范县，改进和提高了示范县的妇幼卫生工作质量。1982年提出孕产妇和婴幼儿的系统管理。“七五”期间，提高孕产妇保健质量，提高儿童保健覆盖率，进行优生、优育、优教，健全妇幼卫生教育体系，对不同地区实行分类指导、分层达标。进一步加强规范化的妇幼卫生保健机构和网络的建设，不断完善妇幼卫生服务机构功能。

（三）20世纪80年代中期至90年代中期

我国的妇幼卫生工作围绕“2000年人人享有卫生保健”和1990年9月世界儿童问题首脑会议我国承诺的《儿童生存、保护和发展世界宣言》、《执行九十年代儿童生存、保护和发展世界宣言行动计划》及我国政府在1992年2月颁布的《九十年代中国儿童发展规划纲要》中所提到的具体目标而努力。此外，1986年4月卫生部发布《妇幼卫生工作条例》（已于2013年9月6日废止）；1986年6月卫生部下发了《妇产科专科医院组织编制原则（试行草案）》；1988年9月国务院批转了卫生部《关于全面深入贯彻预防为主方针进一步加强预防保健工作的若干意见》；1991年9月颁布了《中华人民共和国未成年人保护法》；1992 年 4 月发布了《中华人民共和国妇女权益保障法》；1994 年 12 月卫生部、国家教育委员会颁发了《托儿所幼儿园卫生保健管理办法》；1994 年 10 月公布了《中华人民共和国母婴保健法》；1995 年卫生部、公安部对统一规范《出生医学证明》做出通知；1995 年 6 月卫生部等六部委联合印发《母乳代用品销售管理办法》；1995 年 8 月卫生部颁发《母婴保健专项技术服务许可及人员资格管理办法》、《母婴保健专项技术服务基本标准》和《母婴保健医学技术鉴定管理办法》等。在这期间还大规模开展爱婴行动，创建爱婴医院 5890 所，婴儿死亡率下降为 34‰。

（四）20 世纪 90 年代中期至今

1999 年国务院办公厅转发卫生部《关于做好提高人口素质工作意见的通知》，2001 年 6 月国务院颁发《中华人民共和国母婴保健法实施办法》，2001 年 6 月国务院发布《计划生育技术服务管理条例》；2001 年 2 月卫生部、公安部印发《(出生医学证明）管理的补充规定》；2001 年 5 月国务院发布了《中国妇女发展纲要（2001～2010 年）》和《中国儿童发展纲要（2001～2010 年）》；2001 年 5 月卫生部发布了“卫生部贯彻《中国妇女发展纲要（2001～2010 年）》和《中国儿童发展纲要（2001～2010 年）》实施方案”；2002 年 7 月卫生部、中国残联发布了《中国提高出生人口素质、减少出生缺陷和残疾行动计划（2002～2010 年）》；中宣部等 11 家部委于 2002 年 11 月联合发布了《关于综合治理出生人口性别比升高的意见》；2001 年 12 月颁布了《中华人民共和国人口与计划生育法》；2002 年 10 月国务院召开了全国农村卫生工作会议，颁发了《中共中央、国务院关于进一步加强农村卫生工作的决定》，农村妇幼卫生工作进入了新的阶段；2006 年 2 月卫生部印发《儿童高铅血症和铅中毒预防指南》及《儿童高铅血症和铅中毒分级和处理原则（试行）》；2006 年 12 月卫生部《关于进一步加强妇幼卫生工作的指导意见》；2007 年 9 月国家人口与计划生育委员会印发《开展出生缺陷一级预防工作的指导意见》；2009 年 6 月卫生部印发《增补叶酸预防神经管缺陷项目管理方案》；2009 年 6 月卫生部、全国妇联印发《农村妇女“两癌”检查项目管理方案》；2009 年 9 月卫生部妇社司印发《新生儿死亡评审规范（试行）》；2009 年 11 月卫生部办公厅印发《全国新生儿疾病筛查工作规划》；2009 年 12 月卫生部办公厅印发《全国儿童保健工作规范（试行）》；2010 年 12 月卫生部印发《新生儿疾病筛查技术规范（2010 年版）》；2011 年 2 月卫生部办公厅印发《预防艾滋病、梅毒和乙肝母婴传播工作实施方案》；2011 年 7 月卫生部印发《孕产期保健工作管理办法》和《孕产期保健工作规范》；2011 年 7 月 30 日，国务院发布了《中国妇女发展纲要（2011～2020 年）》和《中国儿童发展纲要（2011～2020 年）》；2012 年 2 月卫生部印发《贯彻 2011～2020 年中国妇女儿童发展纲要实施方案》；2012 年 4 月卫生部办公厅印发新生儿访视等儿童保健技术规范，包括《新生儿访视技术规范》、《儿童健康检查服务技术规范》、《儿童喂养与营养指导技术规范》、《儿童营养性疾病管理技术规范》；2012 年 5 月卫生部印发《托儿所幼儿园卫生保健工作规范》；2013 年 4 月国家人口与计划生育委员会启用新版《出生医学证明》；2013 年 12 月国家卫生计生委、公安部关于启用和规范管理新版《出生医学证明》的通知；2014 年 4 月国家卫生和计划生育委员会《关于优化整合妇幼保健和计划生育技术服务资源的指导意见》；2014 年 5 月国家卫生计生委《关于做好新形势下妇幼健康服务工作的指导意见》；2014 年 7 月国家卫生计生委《关于加强计划生育基层基础工作的指导意见》；2015 年 12 月国家卫生计生委《关于妇幼健康服务机构标准化建设与规范化管理的指导意见》；2015 年 12 月国家卫生计生委办公厅印发《各级妇幼健康服务机构业务部门设置指南》。这些法律法规、规范政策等的颁布和实施，将妇幼卫生工作纳入了法制化管理的轨道，使妇幼卫生工作方针得到更好的贯彻落实。

在此期间我国已基本形成以妇幼保健机构为核心，以基层医疗卫生机构为基础，以大中型医疗机构和相关科研教学机构为技术支撑，覆盖城乡的妇幼保健服务网络。1949 年全国仅有妇幼保健院 9 所，妇幼保健所（站）80 所，而 2010 年全国共有妇幼保健专业机构 3025 个，妇产医院 398

个，儿童医院 72 个；全国妇幼保健机构、床位、人员数也在逐年增加，2010 年全国妇幼保健工作人员约 50 万人，其中妇幼保健机构工作人员 24.5 万人，床位数 13.4 万张，年诊疗 1.6 亿人次，成为维护妇女儿童健康不可或缺的重要力量。我国妇女平均预期寿命延长，2010 年达到 77.4 岁，比 2000 年提高 4.1 岁。全国孕产妇死亡率和儿童死亡率持续显著降低，妇女儿童健康状况明显改善，孕产妇死亡率已由建国初的 1500/10 万下降至 2010 年的 30.0/10 万，城乡之间孕产妇死亡率差距逐渐缩小，2010 年城市和农村地区孕妇死亡率分别为 29.7/10 万和 30.1/10 万，城乡差距由 2000 年的 2.4 倍缩小到 1.01 倍；婴儿死亡率由建国初的 200‰下降到 2010 年的 13.1‰，比 1991 年和 2000 年分别下降了 73.9%和 59.3%。5 岁以下儿童死亡率为 16.4‰，比 1991 年和 2000 年分别下降了 73.1%和 58.7%。5 岁以下儿童死亡率城乡差距逐渐缩小，但仍然明显。2010 年，城市和农村 5 岁以下儿童死亡率分别为 7.3‰和 20.1‰，比 2000 年分别下降了 47.1%和 56.0%，城乡差距由 2000 年的 3.3 倍缩小到 2010 年的 2.8 倍，成绩举世瞩目。

尽管如此，我国的妇幼卫生工作基础仍很薄弱，发展面临许多困难和挑战。

四、我国妇幼卫生的工作目标

2011 年 7 月 30 日，国务院发布的《中国妇女发展纲要（2011～2020 年）》和《中国儿童发展纲要（2011～2020 年）》及 2012 年 2 月原卫生部印发的《贯彻 2011～2020 年中国妇女儿童发展纲要实施方案》明确提出了我国妇女儿童发展目标。

（一）中国儿童发展目标

2001 年，国务院颁布了《中国儿童发展纲要（2001～2010 年）》，从儿童健康、教育、法律保护和环境四个领域提出了儿童发展的主要目标和策略措施。10 年来，国家加快完善保护儿童权利的法律体系，强化政府责任，不断提高儿童工作的法制化和科学化水平，我国儿童生存、保护、发展的环境和条件得到明显改善，儿童权利得到进一步保护，儿童发展取得了巨大成就。截至 2010 年，“纲要”确定的主要目标基本实现。儿童健康、营养状况持续改善，婴儿、5 岁以下儿童死亡率分别从 2000 年的 32.2‰、39.7‰下降到 13.1‰、16.4‰，纳入国家免疫规划的疫苗接种率达到了 90%以上。儿童教育普及程度持续提高，学前教育毛入园（班）率从 2000 年的 35.0%上升到 56.6%，小学学龄儿童净入学率达到 99.7%，初中阶段和高中阶段毛入学率分别达到 100.1%和 82.5%。孤儿、贫困家庭儿童、残疾儿童、流浪儿童、受艾滋病影响儿童等弱势儿童群体得到更多的关怀和救助。

受社会、经济、文化等因素的影响，儿童发展及权利保护仍然面临着诸多问题与挑战。全社会儿童优先意识有待进一步加强，儿童工作机制有待进一步完善。城乡区域间儿童发展不平衡，贫困地区儿童整体发展水平较低；出生缺陷发生率上升，出生人口性别比偏高；学前教育公共资源不足，普及率偏低；义务教育发展不均衡，校际、城乡、区域间存在较大差距；贫困家庭儿童、孤儿、弃婴、残疾儿童、流浪儿童的救助迫切需要制度保障；人口流动带来的儿童问题尚未得到有效解决；社会文化环境中仍然存在不利于儿童健康成长的消极因素等等。进一步解决儿童发展面临的突出问题，促进儿童的全面发展和权利保护，仍然是今后一个时期儿童工作的重大任务。

依照《中华人民共和国未成年人保护法》等相关法律法规，遵循联合国《儿童权利公约》的宗旨，按照国家经济社会发展的总体目标和要求，结合我国儿童发展的实际情况，2011 年 7 月 30 日，国务院又发布了《中国儿童发展纲要（2011～2020 年）》。

《中国儿童发展纲要（2011～2020 年）》从儿童健康、教育、福利、社会环境、法律保护五个领域提出了儿童发展的主要目标和策略措施。

中国儿童发展总目标：完善覆盖城乡儿童的基本医疗卫生制度，提高儿童身心健康水平；促进基本公共教育服务均等化，保障儿童享有更高质量的教育；扩大儿童福利范围，建立和完善适度普惠的儿童福利体系；提高儿童工作社会化服务水平，创建儿童友好型社会环境；完善保护儿童的法规体系和保护机制，依法保护儿童合法权益。

儿童健康发展的主要目标：

（1）严重多发致残的出生缺陷发生率逐步下降，减少出生缺陷所致残疾。

（2）婴儿和5岁以下儿童死亡率分别控制在10‰和13‰以下。降低流动人口中婴儿和5岁以下儿童死亡率。

（3）少儿童伤害所致死亡和残疾。18岁以下儿童伤害死亡率以2010年为基数下降1/6。

（4）控制儿童常见疾病和艾滋病、梅毒、结核病、乙肝等重大传染性疾病。

（5）纳入国家免疫规划的疫苗接种率以乡（镇）为单位达到95%以上。

（6）新生儿破伤风发病率以县为单位降低到1‰以下。

（7）低出生体重发生率控制在4%以下。

（8）0～6个月婴儿纯母乳喂养率达到50%以上。

（9）5岁以下儿童贫血患病率控制在12%以下，中小学生贫血患病率以2010年为基数下降1/3。

（10）5岁以下儿童生长迟缓率控制在7%以下，低体重率降低到5%以下。

（11）提高中小学生《国家学生体质健康标准》达标率。控制中小学生视力不良、龋齿、超重/肥胖、营养不良发生率。

（12）降低儿童心理行为问题发生率和儿童精神疾病患病率。

（13）提高适龄儿童性与生殖健康知识普及率。

（14）减少环境污染对儿童的伤害。

（二）中国妇女发展目标

2001年，国务院颁布了《中国妇女发展纲要（2001～2010年）》，确定了妇女与经济、妇女参与决策和管理、妇女与教育、妇女与健康、妇女与法律、妇女与环境六个优先发展领域的主要目标和策略措施。10年来，国家将妇女发展纳入国民经济和社会发展总体规划，不断完善保障妇女权益的法律体系，强化政府管理责任，加大经费投入，加强社会宣传动员，有力推动了“纲要”的实施。截至2010年，“纲要”确定的主要目标基本实现，我国在促进妇女发展和男女平等方面取得了重大进展。妇女享有社会保障的程度普遍提高，贫困妇女状况进一步改善；妇女参政水平不断提高，社会参与意识进一步增强；妇女受教育水平稳步提高，男女受教育差距进一步缩小；妇女健康水平明显提高，孕产妇死亡率从2000年的53.0/10万下降到30.0/10万，人均预期寿命进一步延长；保障妇女权益的立法、执法力度持续加大，妇女权益进一步得到保障；男女平等基本国策进一步深入人心，妇女发展的社会环境进一步改善。

受社会主义初级阶段生产力发展水平和社会文明程度的制约与影响，妇女发展仍面临诸多问题与挑战。就业性别歧视仍未消除，妇女在资源占有和收入方面与男性存在一定差距；妇女参与决策和管理的水平仍然较低；妇女受教育程度与男性存在一定差距；妇女的健康需求有待进一步满足；妇女发展的社会环境有待进一步优化；妇女的社会保障水平有待进一步提高。各阶层妇女利益需求日益呈现多元化，城乡区域妇女发展不平衡仍未全面解决。

依照《中华人民共和国宪法》的基本原则，根据《中华人民共和国妇女权益保障法》和有关法律规定，遵循联合国《消除对妇女一切形式歧视公约》、第四次世界妇女大会通过的北京宣言、行动纲领等国际公约和文件的宗旨，按照我国经济社会发展的总体目标和要求，结合我国妇女发展和男女平等的实际情况，2011年7月30日，国务院又发布了《中国妇女发展纲要（2011～2020年）》。

《中国妇女发展纲要（2011～2020年）》确定了妇女与健康、妇女与教育、妇女与经济、妇女参与决策和管理、妇女与社会保障、妇女与环境、妇女与法律七个优先发展领域的主要目标和策略措施。

中国妇女发展总目标：将社会性别意识纳入法律体系和公共政策，促进妇女全面发展，促进两性和谐发展，促进妇女与经济社会同步发展。保障妇女平等享有基本医疗卫生服务，生命质量和健康水平明显提高；平等享有受教育的权利和机会，受教育程度持续提高；平等获得经济资源和参与经济发展，经济地位明显提升；平等参与国家和社会事务管理，参政水平不断提高；平等享有社会保障，社会福利水平显著提高；平等参与环境决策和管理，发展环境更为优化；保障妇女权益的法律体系更加完善，妇女的合法权益得到切实保护。

妇女与健康主要目标：

（1）妇女在整个生命周期享有良好的基本医疗卫生服务，妇女的人均预期寿命延长。

（2）孕产妇死亡率控制在20/10万以下。逐步缩小城乡区域差距，降低流动人口孕产妇死亡率。

（3）妇女常见病定期筛查率达到80%以上。提高宫颈癌和乳腺癌的早诊早治率，降低死亡率。

（4）妇女艾滋病感染率和性病感染率得到控制。

（5）降低孕产妇中重度贫血患病率。

（6）提高妇女心理健康知识和精神疾病预防知识知晓率。

（7）保障妇女享有避孕节育知情选择权，减少非意愿妊娠，降低人工流产率。

（8）提高妇女经常参加体育锻炼的人数比例。

五、我国妇幼卫生工作的内容和任务

加强妇女儿童保健工作，提高妇女儿童健康水平，对提高全民族健康素质，构建和谐社会具有重要意义。

（一）妇幼卫生工作的内容

1. 妇女保健　妇女保健是根据女性生长发育和生理特点，对其一生不同时期实施不同的保健服务，如经期、孕期、围产期、哺乳期、更年期保健等。重点是做好孕产妇保健系统管理、围产期保健、住院分娩、妇女疾病的查治，以及孕产妇死亡监测、预防、干预等工作。妇女保健主要包括青春期保健、更年期保健、老年期保健、心理卫生、营养、乳腺保健、妇女常见病诊治、生殖保健和中医妇女保健等。

2. 儿童保健　儿童时期是人生的基础阶段，处在不断生长发育过程中，其生理特点与成人存在较大的差别。儿童时期分为围产儿期、新生儿期、婴儿期、幼儿期、学龄前期，要根据各年龄阶段的生理和心理特点，做好7岁以下儿童保健工作。重点做好散居儿童保健、集体儿童保健、儿童常见病和多发病的干预和防治，配合疾病预防控制部门，做好预防接种及儿童传染性疾病防治工作、指导母乳喂养和科学育儿、婴儿和5岁以下儿童的死亡监测等工作。儿童保健主要包括新生儿保健、儿童生长发育、营养、心理卫生、五官保健、儿童康复、儿童常见病诊治和中医儿童保健等。

3. 婚前保健服务　婚前保健服务是对准备结婚的男女双方，在结婚登记前所进行的婚前医学检查、婚前卫生指导和婚前卫生咨询服务。主要目的是为新婚夫妇掌握必要的婚育知识打好基础，对一些影响下一代的遗传、传染、精神等疾病提出医学意见。

4. 生殖健康服务　生殖健康由世界卫生组织（World Health Organization，WHO）在20世纪90年代提出，1994年9月在埃及开罗召开的国际人口与发展会议列入全球今后20年行动纲领，并逐渐为各国所接受。生殖健康是指生殖系统及其功能和过程所涉一切事宜，包括身体、精神和社会等方面的健康状态，而不仅仅指没有疾病或不虚弱。因此，生殖健康表示人们能够有满意而且安全的性生活，有生育能力，可以自由决定是否和何时生育及生育多少。生殖健康是一个广义的妇幼卫生服务概念，包括妇幼卫生工作和计划生育工作的内容，主要涉及生育调节、母亲与婴儿健康、生殖道疾病防治、健康性生活及性传播疾病防治等方面的工作。

5. 出生缺陷防治 出生缺陷是指婴儿出生前发生的身体结构、功能或代谢异常。出生缺陷可由染色体畸变、基因突变等遗传因素或环境因素引起，也可由这两种因素交互作用或其他不明原因所致，通常包括先天畸形、染色体异常、遗传代谢性疾病、功能异常如盲、聋和智力障碍等。

我国是人口大国，也是出生缺陷高发国家。据估计，目前我国出生缺陷发生率在5.6%左右，每年新增出生缺陷数约90万例，其中出生时临床明显可见的出生缺陷约有25万例。

深入贯彻落实《母婴保健法》和中国妇女儿童发展纲要等法律法规和政策措施，加强出生缺陷综合防治体系建设，提高防治服务能力；完善政府主导、部门合作、社会参与的工作机制；加强分类指导，把工作重点放到出生缺陷高发地区和高危人群，全面推进出生缺陷综合防治。

6. 计划生育技术服务 计划生育技术服务主要包括宣传教育、技术服务、优生指导、药具发放、信息咨询、随访服务、生殖保健和人员培训等。

7. 健康教育和健康促进 健康教育和健康促进是妇幼卫生工作实现由技术服务拓展到知识服务，由临床个体服务扩大到社会群体预防，由部门行为转变为社会行为的重要措施，具有很强的理论性和实践性，是公认的低成本保健对策。主要任务是通过利用各种宣传教育形式，如社区孕妇学校、家长学校、广播、电视、网络、报刊、宣传栏、宣传画册等，普及妇幼保健、生殖健康、计划生育、优生、优育等科学知识，提高人们对妇幼保健的认知水平。

（二）妇幼卫生工作的任务

根据《卫生部贯彻2011-2020年中国妇女儿童发展纲要实施方案》（卫妇社发〔2012〕12号），我国妇幼卫生工作具体任务可分为以下几方面。

1. 保障母婴安全 落实国家基本公共卫生服务项目中的孕产妇健康管理，规范产前检查和产后访视，提高孕产妇系统管理率。继续实施农村孕产妇住院分娩补助，并完善与新型农村合作医疗和医疗救助制度的衔接机制，逐步提高补助标准，促进住院分娩率的提高和稳定。

加强助产技术准入与管理，规范孕产期医疗保健服务，促进自然分娩，降低剖宫产率。实施高危妊娠分级管理，落实危重孕产妇评审和孕产妇死亡、新生儿死亡评审。提高孕产妇、新生儿医疗急救能力，建立危重孕产妇和新生儿急救绿色通道。提高农村地区危重孕产妇和新生儿、早产/低出生体重儿的紧急救治、转运和管理能力，降低孕产妇和新生儿死亡率。

案例 14-3

母婴安全行动

（1）继续实施农村孕产妇住院分娩补助和“降低孕产妇死亡率、消除新生儿破伤风”项目。

（2）在院前急救网络中加强孕产妇、新生儿急救能力建设，建立危重孕产妇和新生儿急救绿色通道。

（3）支持孕产妇和儿童死亡监测网络建设。

思考：

（1）什么是生殖健康？

（2）生殖健康服务的内容与管理？

2. 防治出生缺陷 落实出生缺陷综合防治措施。推行一级防治措施，减少出生缺陷的发生。

广泛开展出生缺陷防治的社会宣传和健康教育。加强与有关部门的协调与合作，广泛开展婚前保健和咨询指导，推广免费婚前医学检查，完善服务模式，提高婚前医学检查率和服务质量。规范孕前咨询和孕前、孕早期医疗保健服务。指导城乡育龄妇女孕前和孕早期增补叶酸及多种营养素，预防神经管缺陷。加强女职工劳动保护，避免准备怀孕和孕期妇女接触有毒有害物质和放射线。落实二级防治措施，提高孕期出生缺陷发现率。建立健全产前筛查和产前诊断网络，提高产前筛查服务覆盖率和产前诊断水平，逐步实现怀孕妇女孕 28 周前自愿接受至少 1 次的出生缺陷产前筛查。加强三级防治措施，减少先天残疾的发生。推进新生儿疾病筛查，健全新生儿遗传代谢性疾病和听力障碍筛查网络，逐步提高新生儿先天性甲状腺功能低下症、新生儿苯丙酮尿症等遗传代谢性疾病筛查率和新生儿听力筛查率，加强确诊病例的治疗和干预，提高确诊病例的治疗率。

加强出生缺陷防治科学研究和专业技术人员培训，完善出生缺陷监测网络，开展出生缺陷流行病学调查研究，掌握出生缺陷现况和变化趋势，为出生缺陷的防治提供科学依据和技术支撑。

案例 14-4

出生缺陷综合防治行动

（1）开展出生缺陷防治健康教育和社会宣传行动。

（2）为农村育龄妇女孕前和孕早期免费增补叶酸及多种营养素。

（3）加强产前诊断能力建设，健全产前诊断网络。

（4）支持省级新生儿疾病筛查中心建设，健全筛查网络，实施新生儿疾病筛查补助。

（5）支持出生缺陷监测网络建设。

思考：

（1）什么是出生缺陷？

（2）防治出生缺陷的措施有哪些？

3. 促进生殖健康和防治妇女常见病 针对妇女生理特点，普及生殖健康和妇女常见病防治知识，提高妇女自我保健意识和能力。规范青春期、育龄期、孕产期、更年期、老年期生殖保健服务和计划生育技术服务，有针对性地解决妇女特殊生理时期的健康问题。建立妇女常见病定期筛查制度，逐步扩大宫颈癌、乳腺癌免费检查覆盖范围，提高妇女常见病筛查率和早诊早治率，完善妇女医疗保障，逐步将妇女乳腺癌、宫颈癌等纳入重大疾病救治范围。完善艾滋病和性病防治工作机制，将预防艾滋病、梅毒和乙肝母婴传播综合服务纳入妇幼保健常规工作，开展孕产妇艾滋病、梅毒和乙肝检测与咨询，为感染孕产妇及所生儿童提供规范的干预和治疗，开展喂养、心理等方面的指导，实行跟踪管理。

4. 加强儿童疾病防治和预防伤害 加强健康教育和健康促进，普及儿童健康基本知识。继续实施扩大国家免疫规划，加强冷链系统建设和维护，强化流动儿童、边远贫困地区儿童预防接种管理，规范预防接种行为。扩大儿童重大疾病救治范围。规范儿童保健和儿科诊疗行为，推广儿童疾病综合管理等适宜技术，重点提高农村医疗卫生机构儿童常见病诊治、现场急救、危急重症患儿处理和转诊能力。指导学校、托幼机构开展儿童常见病和传染病防治工作。鼓励儿童专用药品的研发和生产，扩大国家基本药物目录中儿科用药的品种和剂型范围，完善常用药的儿童用法用量。

实施儿童伤害综合干预行动计划，完善儿童伤害监测系统和报告制度。加强预防儿童伤害的社会宣传和健康教育，指导中小学校、托幼机构和社区提高儿童自护、自救的意识和能力。提高灾害和紧急事件中对儿童的保护意识和能力，为受灾儿童提供及时有效的医疗和心理康复等服务。加强对铅、镉等重金属污染危害儿童健康的监测和救治。

5. 加强儿童保健服务和管理 落实国家基本公共卫生服务项目中的儿童健康管理，广泛开展新生儿保健、生长发育监测、营养与喂养指导、早期综合发展、心理行为发育评估与指导等服务。加强儿童视力、听力和口腔保健工作，预防和控制视力不良、听力损失、龋齿等疾病的发生。加强托幼机构、中小学卫生保健管理，深入开展儿童营养与膳食、疾病预防、心理健康、生长发育、青春期保健以及生殖健康等方面的教育指导，帮助儿童养成健康的行为和生活方式，提高健康素养水平，预防和减少疾病发生。改善托幼机构、中小学校卫生环境和条件。提高农村地区学校卫生饮水和无害化卫生厕所覆盖率。

6. 改善妇女儿童营养状况 大力开展营养与健康知识的宣传和普及，加强合理膳食指导，提倡科学合理的膳食结构和饮食习惯。为孕前、孕产期和哺乳期妇女等重点人群提供针对性的营养指导，合理补充营养素，预防和治疗孕产妇贫血等疾病，减少低出生体重和巨大儿的发生。落实婴幼儿喂养策略，强化爱婴医院管理，促进母乳喂养；开展科学喂养与营养素补充指导，促进合理添加辅食，预防和治疗营养不良、贫血、肥胖等儿童营养性疾病。重点加强贫困地区儿童营养和健康干预。加大碘缺乏病防治知识的宣传普及力度，提高缺碘地区合格碘盐食用率。加强对营养强化食品生产和流通的监管。

案例 14-5

妇女儿童疾病防治行动

（1）继续实施并逐步扩大农村妇女乳腺癌、宫颈癌检查及预防艾滋病、梅毒和乙肝母婴传播等重大公共卫生服务项目。

（2）继续实施扩大国家免疫规划项目。

（3）实施中西部地区儿童营养干预项目，开展社会宣传，为贫困地区学龄前儿童发放营养素补充品，预防和治疗营养不良、贫血等儿童营养性疾病。

（4）全面推行农村儿童白血病、先天性心脏病等重大疾病医疗保障工作，逐步扩大病种范围。将农村新生儿纳入新农合保障范围，促进儿童医疗保障全覆盖。

思考：

如何做好妇女保健和儿童保健管理？

7. 加强妇女儿童精神卫生服务 建立健全覆盖城乡、功能完善的精神卫生防治和康复服务网络。在精神专科医院和有条件的综合医院、妇产医院、儿童医院、妇幼保健机构设置心理科（门诊），配备专科医师。加强卫生相关人员精神卫生知识培训。指导学校设立心理咨询室，配备专职心理健康教育教师。开展心理咨询及相关服务，加强妇女儿童常见心理卫生问题的早期发现和干预。

8. 改善流动人口中的妇女儿童健康状况 加强流动人口妇幼保健管理，将流动孕产妇和儿童纳入流入地孕产妇和儿童健康管理，逐步实现流动妇女和儿童享有同等的卫生保健服务。加强流动人口中的妇幼保健知识宣传和健康教育，提高自我保健意识，改善孕产妇和儿童健康状况。关注留守儿童健康问题，积极采取有效干预措施。

第二节 妇幼卫生组织管理

我国妇幼卫生组织主要由行政管理组织和妇幼健康服务机构两部分组成，各级妇幼卫生组织构成了妇幼卫生网络（见图 14-1）。按照《关于优化整合妇幼保健和计划生育技术服务资源的指导意见》（国卫妇幼发〔2013〕44 号）和《国家卫生计生委关于妇幼健康服务机构标准化建设与规范化管理的指导意见》（国卫妇幼发〔2015〕54 号），切实加强基层妇幼保健和计划生育技术服务网络建设，保证妇幼卫生和计划生育技术服务各项工作落实。

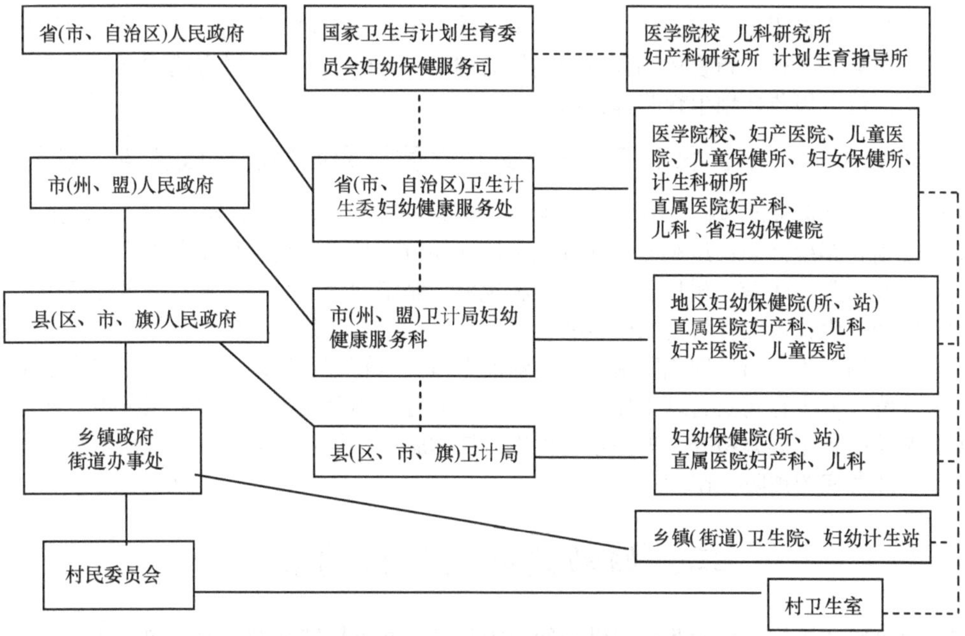

图 14-1　中国妇幼卫生组织结构及隶属关系图

（——表示行政领导关系- - - - -表示业务指导关系）

一、妇幼卫生行政组织管理

妇幼卫生行政管理是根据宪法和相关法律规定建立的国家妇幼卫生行政管理体系，贯彻执行党和国家的有关妇女和儿童保健与保护的方针、政策，指导国家和地方妇幼卫生工作，制定妇幼卫生规划，监督实施妇幼卫生法律、法规，并对妇幼卫生其他工作进行监督管理。我国妇幼卫生行政组织是由国家卫生与计划生育委员会妇幼健康服务司、各省（直辖市、自治区）卫生与计划生育委员会妇幼健康服务处、市（州、盟）卫生与计划生育委员会妇幼健康服务科、县（区、市、旗）卫生与计划生育委员会妇幼健康服务科（股）构成。

（一）国家卫生与计划生育委员会妇幼健康服务司

卫生与计划生育委员会是妇幼卫生行政管理的最高机构，内设妇幼健康服务司。妇幼健康服务司下设综合处、妇女卫生处、儿童卫生处、计划生育技术服务处、出生缺陷防治处。

妇幼健康服务司的主要职能是：拟订妇幼卫生和计划生育技术服务政策、规划、技术标准和规范，推进妇幼卫生和计划生育技术服务体系建设，指导妇幼卫生、出生缺陷防治、人类辅助生殖技术管理和计划生育技术服务工作，依法规范计划生育药具管理工作。

（二）省（直辖市、自治区）卫生与计划生育委员会妇幼健康服务处

主要职能：拟订妇幼卫生和计划生育技术服务规划、政策、技术标准和规范并组织实施；推进妇幼卫生和计划生育技术服务体系建设；指导和协调全省妇幼保健服务机构建设和业务工作；组织管理母婴保健技术服务；指导妇幼卫生、出生缺陷防治、人类辅助生殖技术管理和计划生育技术服务工作；指导病残儿童的医学鉴定和计划生育手术并发症鉴定；规范计划生育药具管理工作。

（三）市（州、盟）卫生与计划生育委员会妇幼健康服务科

主要职能：贯彻落实妇幼卫生和计划生育技术服务的方针、政策、法律法规；规划妇幼卫生和计划生育工作的改革和发展，并监督实施；指导妇幼卫生和计划生育技术服务业务工作；推进

妇幼卫生和计划生育服务体系建设；负责管理妇幼卫生、出生缺陷防治、人类辅助生殖技术和计划生育技术服务等工作；负责监测评价影响妇幼健康和导致出生缺陷的危险因素，拟订干预措施并组织实施；负责规范计划生育药具管理。

（四）县（区、市、旗）卫生与计划生育委员会妇幼健康服务科（股）

主要职能：负责贯彻执行《中华人民共和国母婴保健法》及有关法规、条例；编制全县妇女、儿童保健规划和年度计划；组织妇幼保健人员培训和节育技术人员考核发证工作；拟定妇幼卫生和计划生育技术服务政策、规划、技术标准和规范，制定两个“纲要”发展规划并组织实施；负责妇幼保健和计生技术服务机构的建设和业务指导，推进全县妇幼卫生和计划生育技术服务体系建设，指导妇幼卫生、出生缺陷防治、人类辅助生殖技术管理、计划生育和生殖健康技术服务工作，依法规范计划生育药具管理工作。围绕生育、节育、不育制定生殖保健服务规划和规范，负责国家免费孕前优生健康检查、失独家庭再生育技术服务，指导妇幼卫生和计划生育技术服务机构节育手术并发症的预防工作。

二、妇幼健康服务机构管理

妇幼健康服务机构为妇女儿童提供妇幼健康服务，并承担辖区妇幼卫生和计划生育技术服务业务管理和技术支持工作。我国已经初步建成了省（直辖市、自治区）、市（州、盟）、县（区、市、旗）三级妇幼健康服务机构。2006 年卫生部制定的《妇幼保健机构管理办法》规定，各级妇幼保健机构是由政府举办，不以营利为目的，具有公共卫生性质的公益性事业单位，是为妇女儿童提供公共卫生和基本医疗服务的专业机构，而且不得以租赁、买卖等形式改变妇幼保健机构所有权性质，保持妇幼机构的稳定。妇幼健康服务机构包括妇幼（婴）保健院（所、站）、妇女保健所（院）、儿童保健所、计划生育技术指导所、妇产（婴）医院、儿童医院及妇幼卫生专业研究机构等。各级妇幼健康服务机构应承担保健、临床、科学研究、教学和健康教育任务。

国家卫生和计划生育委员会《关于优化整合妇幼保健和计划生育技术服务资源的指导意见》要求，省、市、县卫生计生行政部门内设妇幼健康服务管理机构，负责妇幼保健和计划生育技术服务管理。按照“省选设、市县合、乡增强、村共享”的方式，积极推进妇幼保健和计划生育技术服务机构和职责整合，加快形成资源共享、优势互补、运转高效、群众满意的妇幼保健和计划生育技术服务网络，做好妇幼健康服务，保障全面两孩政策顺利实施。

（一）妇幼健康服务机构的设置与主要职能

妇幼健康服务机构是按照部门职能分工和学科专业分工的原理设计的，各级妇幼卫生专业机构受同级卫生行政部门的领导和上级妇幼卫生专业机构的指导，其级别与同级医疗机构、疾病预防控制机构相同，是本地区妇幼保健、优生优育、生殖健康的技术指导中心和本地区妇幼疾病的防治中心。妇幼卫生机构设置主要涉及病床数和相应人员的配置两方面。

1. 机构设置与主要职能 妇幼保健院按行政区、功能和任务不同划分为一、二、三级：一级妇幼保健院指县（区、市、旗）级妇幼保健院；二级妇幼保健院指市（州、盟）级妇幼保健院及直辖市县（区）级妇幼保健院；三级妇幼保健院指省（自治区、直辖市）级妇幼保健院。各级妇幼保健架构要贯彻预防为主、保健为中心的业务指导思想，确定保健与临床平行的两大职能部门，在这两大平行部门下设置科室。

省级：保留省级妇幼保健机构和省级计划生育科研院所，原则不予合并。各自坚持原有职能和特色基础上，继续做好妇幼保健和计划生育科学研究等工作。同时，探索建立沟通协作机制，共享资源优势，谋求共同发展。以技术指导为重点的省级计划生育科研院所可与省级妇幼保健机构实行整合。

省级妇幼保健院承担辖区内妇女保健服务，包括青春期保健、孕前保健、孕产期保健、更年期保健、老年期保健、妇女常见病防治等；承担儿童保健服务，包括新生儿期、婴幼儿期、学龄前期及学龄期保健、儿童常见病防治等；承担避孕节育等计划生育技术服务以及出生缺陷综合防治。开展区域业务规划、科研培训、信息管理、技术推广及对下级妇幼保健计划生育服务机构的指导、监督和评价等工作。

省级计划生育科研院所承担计划生育领域的科学研究，开展计划生育生殖健康相关技术服务，对下级妇幼保健计划生育服务机构进行技术指导与培训。承担辖区内计划生育技术服务和孕前优生健康检查项目检验质量的监控与指导等工作。

市县级：市级和县级妇幼保健机构与计划生育技术服务机构原则予以合并，组建成立市级、县级“妇幼保健计划生育服务中心”。

市级妇幼保健计划生育服务中心承担辖区内妇幼保健、妇女儿童常见病防治、计划生育技术服务、出生缺陷综合防治、妇幼保健计划生育信息管理、服务质量监测等工作，对下级服务机构进行技术指导与培训，接受下级转诊。

县级妇幼保健计划生育服务中心为本辖区内妇女儿童提供围产保健、妇女保健、儿童保健等妇幼保健服务，履行计划生育公共服务职能；承担计划生育宣传教育、技术服务、优生指导、药具发放、信息咨询、随访服务、生殖保健、人员培训八项职能；开展妇幼重大公共卫生服务项目、孕前优生健康检查和出生缺陷综合防治等工作。受卫生计生行政部门委托承担辖区妇幼保健业务管理、培训和技术支持工作。

乡级：乡级计划生育技术服务机构与乡（镇）卫生院的妇幼保健职能整合，在乡（镇）卫生院加挂“妇幼保健计划生育服务站”牌子，接受县级卫生计生行政部门管理，接受乡级政府工作目标考核。乡级计划生育管理工作仍由乡级政府负责，乡（镇）计生办继续履行原有职责。乡（镇）妇幼保健计划生育服务站管理干部任用由县级卫生计生行政部门征求乡镇政府的意见。乡级服务机构整合后，原有经费投入渠道不变。具体方案和形式由地方党委、政府根据实际情况确定。

乡级妇幼保健计划生育服务站承担本辖区内围产保健、妇女保健、儿童保健等妇幼保健任务；承担计划生育宣传教育、技术服务、优生指导、药具发放、信息咨询、随访服务、生殖保健等公共服务职能；落实妇幼重大公共卫生服务项目和基本公共卫生服务项目，配合承担孕前优生健康检查项目等任务；负责对村级服务人员提供业务培训指导。

城市社区卫生服务机构在妇幼保健计划生育服务机构指导下，做好妇幼保健和计划生育技术服务工作，采集相关信息，做好流动人口计划生育相关服务。

村级：村级卫生室和计划生育服务室同时保留，共享共用，保留计划生育专干，巩固基层工作网底。计划生育专干和村医共同做好妇幼保健和计划生育相关服务工作。计划生育专干主要负责计划生育政策宣传教育、药具发放、组织动员、优惠政策落实、信息收集上报等相关事务与群众工作。

2. 人员配备和资产管理　妇幼健康服务机构人员编制一般按照人口的 1∶10 000 配备，地广人稀、交通不便的地区和大城市按照人口 1∶5000 配备，人口稠密的地区按照 1∶15000 配备。根据工作任务、技术力量和开展工作情况的不同，各级妇幼保健院按以下一、二类编制标准确定人员编制：省级妇幼保健院：一类 121～160 人，二类 80～120 人；市、地级妇幼保健院：一类 61～90 人，二类 40～60 人；县（市、区）级妇幼保健院：一类 41～70 人，二类 20～40 人。

各级妇幼保健院除保健人员编制外，临床部人员按设立床位数，以 1∶1.7 增加编制。

省、地市级妇幼保健院的卫生技术人员中，主任医师、副主任医师、主管医师、医师的比例为：1∶3∶5∶7，医护比为 1∶2；护师以上人员占护理人员总数为：省级在 30%及以上，地市级在 20%及以上；省级机构的一级科室主任必须是主任医师，二级科室主任应是副主任医师，市级妇幼保健副主任医师至少有 8 名，县级机构至少有 2 名。

要求妇幼健康服务技术人员必须掌握《母婴保健法》法律法规，具备法定执业资格。

床位编制为：省级妇幼保健院设床位 200～300 张，市（地）级设 50～100 张，县（区、市）30～50 张。

妇幼保健院的基本建设、业务经费、装备经费等应纳入卫生事业发展规划。妇幼保健院的保健部分实行预算包干、全额补助，临床部分实行差额补助。妇幼保健经费要专款专用，保证保健工作的必需经费。

妇幼保健计划生育服务机构应根据当地服务人口、社会需求、交通状况、区域卫生规划和承担的功能任务等合理配备人员。

整合后的各级妇幼保健计划生育服务机构人员编制总数应不低于原有妇幼保健机构和计划生育技术服务机构人员编制总和，原则上不减编，不减员，保持人员队伍稳定，保持待遇不变，不改变原有人员经费财政全额拨款方式。地广人稀、交通不便的地区可按实际需求增配人员。人员编制等相关要求另行规定。

原妇幼保健机构和原计划生育技术服务机构的房屋、设备等各类资产，全部划归整合后的妇幼保健计划生育服务机构，实行人、财、物统一管理，统一调配，统一使用。各地要充分发挥原有房屋资产、设备的作用，严禁固定资产流失。

（二）妇幼健康服务机构的任务

妇幼健康服务机构应按照保健与临床相结合原则，打通临床部和保健部分别设置的部门格局，按照服务人群优化服务流程，整合服务内容。业务部门主要包括孕产保健部、儿童保健部、妇女保健部和计划生育技术服务部。各部依据所承担的职能设置相应的业务科室，各相关科室间应当加强功能衔接与合作，具体要求参照各级妇幼健康服务机构业务部门设置相关要求。其他相关管理和保障部门设置参照医疗机构管理有关要求。

1. 妇幼健康服务 妇幼健康服务机构以孕产保健、儿童保健、妇女保健和计划生育技术服务为中心，以必要的临床诊疗技术为支撑提供妇幼健康服务。孕产保健主要包括婚前、孕前、孕期、分娩期、产褥期保健服务等；儿童保健主要包括新生儿保健、儿童生长发育、营养、心理卫生、五官保健、儿童康复、儿童常见病诊治和中医儿童保健等；妇女保健主要包括青春期保健、更年期保健、老年期保健、心理卫生、营养、乳腺保健、妇女常见病诊治、生殖保健和中医妇女保健等；计划生育技术服务主要包括宣传教育、技术服务、优生指导、药具发放、信息咨询、随访服务、生殖保健和人员培训等。

2. 辖区业务管理 妇幼健康服务机构承担辖区妇幼健康工作业务管理，主要包括：掌握本辖区妇女儿童健康状况及影响因素，组织对辖区内提供妇幼保健和计划生育技术服务的各级各类医疗卫生机构进行技术指导、业务培训、监督考核等，重点加强对基层医疗卫生机构的指导和考核。组织开展辖区妇幼卫生健康教育、适宜保健技术开发和推广。负责辖区托幼机构卫生保健工作业务指导。

各级妇幼健康服务机构应当按照职能提供服务并实行上下联动、分级管理。县区级侧重辖区管理、人群服务和基层指导；地市级根据区域卫生规划承担妇幼保健技术分中心任务；省级除承担妇幼保健技术中心任务外，还应当协助卫生计生行政部门开展区域业务规划、科研培训、信息分析利用、技术推广及对下级机构的指导、监督和评价等工作。妇幼健康服务机构应当与辖区内基层医疗卫生机构建立稳定的业务指导和双向转诊关系，与其他医疗卫生机构和相关科研教学机构建立技术协作机制。

三、妇幼卫生监测系统管理

妇幼卫生监测属于公共卫生监测的一部分，是针对妇幼卫生主要内容开展的一项重点疾病监测。20 世纪 80 年代初期，中国与联合国儿童基金会、人口基金会和世界卫生组织在妇幼卫生领域进行了多项合作，采用围产医学的新技术、仪器和流行病学监测方法，初步建立了孕产妇死亡监测系统和出生缺陷监测系统，降低了婴儿死亡率和伤残率，提高了出生人口素质。20 世纪 90 年代以来，“母亲安全，儿童优先”成为世界认同的准则。1990 年世界儿童首脑会议通过了《儿童生存、保护和发展世界宣言》及《九十年代行动计划》。1992 年我国制定了《九十年代中国儿童发展规划纲要》。为适应形势发展的需要，完成《纲要》制定的目标，又增设了全国性的 5 岁以下儿童死亡监测系统。形成了我国孕产妇死亡、5 岁以下儿童死亡和出生缺陷监测网络，以便及时了解妇幼卫生现状，制定干预措施。

（一）孕产妇死亡监测系统

全国孕产妇死亡监测工作由北京妇女保健所负责，于 1989～1995 年在全国 247 个监测点进行，覆盖人群 1 亿，初步摸清了我国孕产妇死亡的基本情况。在监测区内有正式户口的孕产妇，从妊娠开始至产后 42 天，不论计划内外生育者，不论妊娠各期和部位，凡与妊娠有关或因妊娠病情加重及治疗原因造成的死亡均属监测对象，妊娠各期的意外死亡者除外。监测采用以人群为基础的监测方案。监测报表包括：《监测点活产数和孕产妇死亡季报表》、《育龄妇女死亡登记表》、《孕产妇死亡报告卡》。

（二）5 岁以下儿童死亡监测系统

全国 5 岁以下儿童死亡监测工作由首都儿科研究所负责，于 1991～1995 年在全国 81 个市（县）部分地区进行，覆盖了约 855 万人口。1996 年实施“三网合一”方案，监测点扩大为 116 个市（县）的部分地区，覆盖了 1200 余万人口。监测地区家庭户中全部 0～4 岁儿童（常驻户口或在监测地区居住 1 年以上）作为监测对象。在监测对象中凡监测地区孕满 28 周（或出生体重达 1000 克及其以上），娩出后有心跳、呼吸、脐带搏动、随意肌缩动四项生命指标之一，而后死亡的 5 岁以下儿童均报告死亡和死因。监测采用以人群为基础的监测方案。监测报表包括：《0～4 岁儿童死亡监测报表（季、年报）》、《儿童死亡报告卡》。

（三）出生缺陷监测

全国性的出生缺陷监测工作始于 1986 年的国家“七五”攻关课题——《中国围产儿出生缺陷及高危高发出生缺陷的病因探讨》，由原华西医科大学中国出生缺陷监测中心负责。1986～1987 年，全国 947 所医院参加了监测，共收集了 1 243 284 例围产儿的资料，先天畸形发生率为 130.1/万。这一课题获得了卫生部科技进步二等奖，国家科技进步三等奖，并出版了《中国出生缺陷图谱》。1988 年以后，全国出生缺陷监测转入动态监测，500 多所医院参加了监测工作。1988～1995 年，共监测 380 多万围产儿。1996 年，出生缺陷网同孕产妇死亡监测网、5 岁以下儿童死亡监测网实行“三网合一”，全国 450 所医院参加监测，每年监测 40 余万围产儿。监测对象为监测医院住院分娩的孕满 28 周，到出生后 7 天的围产儿，包括死胎、死产和 7 天内死亡的新生儿，以及计划内引产的围产儿。监测方案采用以医院为基础的监测，以监测地区的县（区）级以上医院（包括妇幼卫生机构、厂矿医院、部队医院）为监测单位。监测报表包括：《围产儿数季报表》、《出生缺陷儿登记卡》。

案例 14-6

增补叶酸预防神经管缺陷项目

为加大出生缺陷干预工作，降低我国神经管缺陷发生率，提高出生人口素质，根据《中共中央国务院关于深化医药卫生体制改革的意见》和《国务院关于医药卫生体制改革近期重点实施方案（2009～2011 年）》确定的重点工作，卫生部决定从 2009 年开始实施增补叶酸预防神经管缺陷项目，利用中央财政专项补助经费，对全国准备怀孕的农村妇女免费增补叶酸预防神经管缺陷。并发布了《增补叶酸预防神经管缺陷项目管理方案》。

叶酸是一种水溶性 B 族维生素，对细胞的分裂生长及核酸、氨基酸、蛋白质的合成起着重要的作用，也是胎儿生长发育不可缺少的营养素。准备生育的新婚女性，从婚前就应注意补充充足的叶酸，因为妊娠早期若缺乏叶酸，会使胎儿神经髓鞘与构成传递神经冲动介质的原料匮乏，影响胎儿大脑与神经管的发育，造成神经管畸形，严重者可致脊柱裂或无脑儿等先天畸形。

美国营养学家推荐孕妇每天吃一只香蕉，因为香蕉富含叶酸、维生素B6及钾、镁等物质。必要时每天服用0.4mg叶酸，一直到妊娠开始3个月。美国加州研究所人员发现，若在妇女孕前和怀孕开始 1～2 个月期间每天补充 0.4mg 叶酸，可使胎儿免唇和腭裂缺陷的发生率降低25%～50%。我国学者发现妇女怀孕早期体内叶酸缺乏是儿童先天性心脏病发生的原因之一，若母亲孕前早期3个月内每天补充0.4mg叶酸，可能减少35.5%的先天性心脏病发生。

卫生部《增补叶酸预防神经管缺陷项目管理方案》确定了补充叶酸剂量，一般待孕妇女：0.4mg/天，高危待孕妇女：4mg/天。

思考：

为什么要对城乡育龄妇女孕前和孕早期增补叶酸？

（四）“三网合一”的妇幼卫生监测系统

由于三个系统建立的时间不同，建立时有着各自的背景和要求，各监测系统在监测范围、监测点的选择、样本量的大小及监测人群等方面均不一致，使各级卫生行政部门对三个监测系统的管理，资金的使用，以及对监测工作的督促检查和指导都带来了诸多不便，有些监测点难于继续维持。为了加强对三个监测系统的管理，促进监测工作的顺利进行，有利于三个监测系统的资料交流和分析，1995年卫生部本着经济有效的原则，在以最小样本量反映三个监测系统所需量的情况下，将三个监测系统的监测点进行了统一和调整，监测点调整为分布全国31个省、市、自治区的116个监测市县（出生缺陷监测另增加了16个监测点），覆盖人群8 000多万和500所县级及以上医院。并于1996年1月正式实施了《中国妇幼卫生监测方案》，即“三网合一”监测方案，以便节约人力、物力，加强对监测工作的科学管理，加强对监测资料的综合开发利用。接着又调整了三个监测网的业务负责单位，1998年在中国出生缺陷检测中心的基础上，在四川大学（原华西医科大学）成立了全国妇幼卫生监测办公室，全面负责“三网合一”监测工作，实现了“三网合一”整体运行，取样合一、统一管理、统一监测，从根本上改善了中国妇幼卫生监测网的系统效应。

2006年卫生部决定调整现有的妇幼卫生监测系统，增加监测样本量，使之更具科学性和代表性。国家级监测系统将扩大到337个县（区），其中包括城市127个区和农村210个县。开展5岁以下儿童死亡监测、孕产妇死亡监测和以人群为基础的出生缺陷监测。15个省会城市继续进行以医院为基础的出生缺陷监测。原划分的沿海、内地和边远地区，按全国统一分类改为东部、中部和西部地区。监测样本量按全国总人口的城乡比例进行调整。

全国孕产妇死亡、5岁以下儿童死亡和出生缺陷监测分别开始于1989、1991和1986年，1996年起全面实行“三网合一”。多年来，经过各级妇幼卫生行政部门和监测人员的共同努力，获得了非常宝贵的资料，为我国妇幼卫生决策和深入的科学研究提供了依据。

第三节　国外妇幼卫生管理发展概况

一、国外妇幼卫生现状

目前，在发展中国家，妇幼保健面临的主要问题仍是高孕产妇死亡率与婴儿死亡率，产妇出血、感染性疾病是死亡的主要原因；营养不良的发病率在非洲最高；生育过密给妇女及儿童造成不良影响。而在发达国家面临的主要问题是过度营养、吸烟、饮酒对胎儿造成的危害，儿童的遗传病和代谢病，过度用药、医疗监护对妊娠及分娩生理过程的干扰，青春期的行为心理及性教育问题等。针对这些不同的问题，世界卫生组织和世界各国已经分别制定了防治目标和措施。

(一)儿童健康状况

2015 年 9 月 8 日由联合国儿童基金会、世界卫生组织、世界银行和联合国经济和社会事务部人口司共同发布的《2015 年儿童死亡率的水平和趋势》的最新评估报告指出，全球 5 岁以下儿童死亡率在 1990 年的基础上下降了一半，从 1990 年的 1 270 万例下降到 2015 年的 590 万例。报告表示，尽管全球降低儿童死亡率的工作取得了巨大进展，但仍然没有达到千年发展目标所制定的到 2015 年将儿童死亡率降低 2/3 的目标。

虽然 2015 年全球儿童死亡率比 1990 年降低了 53%，但每天仍然有 16 000 名 5 岁以下儿童死亡。应对儿童死亡的最大的挑战处在分娩和分娩期间。45%的 5 岁以下儿童的死亡发生在新生儿期，也就是生命开始的最初 28 天。590 万例 5 岁以下的儿童死亡是完全可以避免的。导致 5 岁以下儿童死亡的主要原因包括早产、肺炎、分娩期间的并发症、腹泻，败血症和疟疾。另外，将近一半的 5 岁以下儿童死亡都与营养不良有关。只要加大对妇幼保健的投资，就可以实现一个消除儿童死亡的世界。

儿童在哪里出生仍然对其生存机会产生巨大影响。例如，撒哈拉以南非洲地区每 12 名儿童中就有一人死亡，是富裕国家平均值的 12 倍，也是全世界 5 岁以下儿童死亡率最高的地区。其他一些国家尽管收入低，但都完成了千年发展目标，包括厄立特里亚、埃塞俄比亚、利比里亚、马达加斯加、马拉维、莫桑比克、尼日尔、卢旺达、乌干达和坦桑尼亚。

全球 62 个国家完成了将 5 岁以下儿童死亡率降低 2/3 的千年发展目标，另有 74 个国家将 5 岁以下儿童死亡率减半；总体而言，全球降低 5 岁以下儿童死亡率的速度正在加快。

由于社会、经济、文化等因素的影响，发达国家与不同发展中国家的妇女儿童健康状况存在较大差异，发展中国家中 60%儿童死亡的直接死因是腹泻、麻疹、破伤风、百日咳和肺炎等可以预防或治疗的疾病。虽然世界各国的 5 岁以下儿童死亡率都有不同程度下降，但却很不平衡，98%的婴儿死亡在发展中国家。目前，婴儿死亡率和 5 岁以下儿童死亡率在发达国家和地区分别为 7‰和 9‰以下，而发展中国家和不发达国家仍较高。非洲 5 岁以下儿童死亡率最高，将来非洲的死亡比例将会增加，估计到 2020～2025 年期间，全世界几乎 1/2 的 5 岁以下儿童死亡将发生在非洲。

据《2014 年儿童死亡率水平和趋势》报告指出，2013 年，全世界有 280 万名婴儿在出生不到一个月内夭折，占五岁以下儿童死亡人数的 44%。虽然新生儿死亡人数有所下降，但低于五岁以下儿童总体死亡率的下降速度。

在 60 个被确定为“高死亡率国家”，即每千名活产婴儿中至少有 40 名儿童在五岁以前夭折的国家中，有 8 个国家已实现或超过千年发展目标的要求（死亡率下降 67%）。这些国家是马拉维（72%）、孟加拉（71%）、利比里亚（71%）、坦桑尼亚（69%）、埃塞尔比亚（69%）、东帝汶（68%）、尼日尔（68%）以及厄立特里亚（67%）。

自 1990 年以来，亚洲东部、拉丁美洲和加勒比海地区以及非洲北部国家的五岁以下儿童死亡率已经下降了三分之二以上。

印度（21%）和尼日利亚（13%）这两个国家五岁以下儿童的死亡人数相加，占全球总数的三分之一。

自 1990 年起，撒哈拉以南非洲地区五岁以下儿童的死亡率尽管已经下降了 48%，但仍旧是全球最高的，即每千名活产婴儿中有 92 名死于五岁以下，相当于高收入国家平均数的近 15 倍。

安哥拉是全世界五岁以下儿童死亡率最高的国家，为 167‰，而卢森堡的五岁以下儿童死亡率最低（2 人），出生在安哥拉的儿童在五岁以下夭折的风险是卢森堡儿童的 84 倍。在一个国家中，相对的富裕程度、教育水平和居住地是关键因素。如果一个儿童出生在偏远农村的贫困家庭或者母亲没受过教育，那么她或他的死亡风险将会增加。

五岁以下儿童死亡的主要原因是早产并发症（17%）、肺炎（15%）、妊娠和分娩并发症（11%）、腹泻（9%）和疟疾（7%）。近半数五岁以下儿童的死亡与营养不良有关。

儿童生存状况的重大进步，部分要归功于对主要传染病采取了负担得起的、基于实证的干预措施，如免疫计划、驱虫蚊帐、对腹泻的补液治疗、营养补充剂和治疗性食物等。新生儿死亡的主要原因是早产并发症（35%）和在分娩或出生过程中出现的问题（24%），需要采取与保护产妇健康密切相关的保健干预措施。

2014 年 6 月，世界卫生组织、联合国儿童基金会及合作伙伴联合发布了第一个全球计划——《每个新生儿行动计划》，旨在 2035 年前终结可预防的新生儿死亡和死产问题。呼吁所有国家采取举措，提供基本的、有成本效益的保健服务，特别是在分娩前后，以及为弱小和患病的婴儿改善护理质量。

（二）妇女健康状况

就全球而言，妇女的平均寿命比男性多 4 年。2011 年，46 个国家的妇女出生期望寿命超过 80 岁，但在世界卫生组织非洲区域却只有 58 岁。女童比男童更容易受到性虐待。道路交通伤害是高收入和中上收入国家女性青少年的主要死亡原因。从全球情况看，通常被认为是“男性”问题的心血管疾病是妇女的头号杀手。乳腺癌是导致全世界 20～59 岁妇女死亡的主要癌症。每年约有 28.7 万例孕产妇死亡，几乎全部（99%）发生在发展中国家。

世界卫生组织秘书处报告显示，据 2008 年统计，15～19 岁女性中不安全堕胎人数达到 300 万；据 2012 年统计，全球因非传染性疾病导致 30～70 岁女性过早死亡约有 470 万人，且多发生在中低收入国家；据 2013 年统计，15～24 岁年轻人的艾滋病病毒新发感染约有 60%发生在女性中。正因如此，世界卫生组织决定关注青少年健康以及非传染性疾病对女性的危害，包括烟草使用，酒精、非法药物等物质的非法使用，女性慢性阻塞性肺病的防治，减少交通道路伤害，癌症预防，精神疾病防治，老年人照护等。

世界卫生组织提出，将拟定新的全球战略，将性和生殖卫生以及人权作为重点关注领域，并促进教育、营养、环境、卫生等多部门合作，以一代人的时间弥合高收入和低收入国家之间的差距。

改善孕产妇健康是国际社会于 2000 年通过的第 5 个千年发展目标，各国承诺在 1990～2015 年期间将孕产妇死亡率减少 3/4。如果要实现第 5 个千年发展目标，孕产妇死亡率在 1990～2015 年期间每年就必须下降 5.5%。

若要实现第 5 个千年发展目标，就必须重视改善妇女的医疗保健，使妇女普遍能够获得生殖健康服务，其中包括计划生育服务、预防意外妊娠以及提供优质孕期和产期护理，包括产科急救护理。

然而，只有在妇女能够利用医疗服务的情况下，医疗服务才能够发挥作用。怀孕和分娩期间若出现产科紧急情况，要能识别危险征兆和迅速求医，必须有交通工具可供利用，也必须在合理的距离内有适当的人员配备、完善的设备设施。加强女性教育、促进两性平等和使妇女更有能力做出求医的决定，是减少孕产妇死亡率战略的必要组成部分。

世界卫生组织 2014 年 5 月公布的数据显示，每天约有 800 名妇女死于与妊娠和分娩有关的可预防疾病。2013 年，28.9 万名妇女在妊娠和分娩期间及分娩后死亡。所有孕产妇死亡有 99%发生在发展中国家。生活在农村及较贫困地区的妇女，孕产妇死亡率较高。少女面临的妊娠并发症和妊娠死亡风险比年长妇女大。在分娩前后和分娩期间，熟练的护理可挽救妇女和新生儿的生命。1990 年至 2013 年，世界各地的孕产妇死亡率下降了近 50%。

在撒哈拉以南非洲，一些国家自 1990 年以来将孕产妇死亡人数减少了一半。在包括亚洲和北非在内的其他地区，取得的进展甚至更大。然而，从 1990 年到 2013 年，全球孕产妇死亡率（即每 10 万例活产的孕产妇死亡人数）每年仅下降 2.6%，这远远低于实现第 5 个千年发展目标所需的 5.5%的年降低率。

世界一些地区的孕产妇死亡人数居高反映出获得医疗服务的机会不平等，并突出了富国和穷国之间的差距。几乎所有孕产妇死亡（99%）发生在发展中国家。其中超过半数死亡发生在撒哈拉以南非洲，近三分之一发生在南亚。

2013 年，发展+国家的孕产妇死亡率是 230/10 万，而发达国家则为 16/10 万。国家之间的差距很大，少数国家的孕产妇死亡率极高，多达 1 000/10 万左右。各国国内的高收入者和低收入妇女之间以及城乡妇女间的差距也很大。

15 岁以下少女的孕产死亡风险最大，妊娠和分娩并发症是大多数发展中国家少女死亡的主要原因。

平均而言，发展中国家妇女怀孕率高于发达国家，她们一生当中因妊娠死亡的风险较高。每位妇女一生的孕产死亡风险，即 15 岁女子最终因孕产原因死亡的概率在发达国家为 1∶3700，而发展中国家为 1∶160。

妇女死于妊娠和分娩期间及分娩后的并发症大多是在妊娠期间获得的。其他并发症可能在妊娠之前就有，但在妊娠期间恶化。占孕产妇死亡原因 80%的主要并发症有：①大出血（大都是产后出血）；②感染（通常是在分娩后）；③妊娠高血压（子痫前兆和子痫）；④不安全的人工流产；⑤其余并发症由妊娠期间的疟疾和艾滋病等疾病引发或与之相关。

孕产妇健康和新生儿的健康密切相关。每年约有 300 万新生儿死亡，另有 260 万婴儿是死产儿。

孕产妇死亡大多是可以预防的，因为人人都了解可预防或控制并发症的保健方案。所有妇女妊娠期间需要产前护理，分娩期间需要得到熟练医护，分娩后的数周内则需要医护和支持。特别重要的是，所有分娩均由熟练保健专业人员接生，因为及时的处理和治疗关系到产妇的生死。

分娩后大出血的妇女若无人照管，两个小时内便会失去健康的生命。分娩后立即注射催产素有效地减小了出血的危险。

如果讲卫生，及时确认和对待感染的早期迹象，即可彻底防止分娩后感染。

在惊厥（子痫）以及其他危及生命的并发症发作前，应发现并适当控制子痫先兆。施用硫酸镁等药物治疗子痫先兆可降低妇女罹患子痫的危险。

为了避免孕产妇死亡，还必须防止意外怀孕和过早怀孕。包括少女在内的所有妇女，都需要获得避孕措施、严格依法接受安全堕胎服务，并且在堕胎后得到优质护理。

偏远地区的贫困妇女根本不可能获得充足的卫生保健。在熟练卫生工作者人数少的地区，如撒哈拉以南非洲和南亚，情况尤其如此。虽然在过去 10 年，世界许多地方的产前保健水平都有提高，但低收入的发展中国家仅有 46%的妇女受益于分娩期间的熟练医护。这就意味着，数以百万计的分娩没有助产士、医生或经过培训的护士的协助。

高收入国家的几乎所有妇女至少做过四次产前检查，在分娩和接受产后护理期间都得到了熟练卫生工作者的照料。在低收入国家，所有孕妇中做过四次产前检查的刚超过三分之一。

妨碍妇女在妊娠和分娩期间接受或寻求医护的其他因素有：①贫困；②路途遥远；③缺乏信息；④服务不足；⑤文化习俗。

为了改善孕产妇健康，必须在各级卫生系统查明并消除限制获得优质孕产妇保健服务的障碍。

二、妇幼卫生管理组织机构

许多国家，包括发达国家及发展中国家，设立了独立的妇幼卫生管理和业务服务机构，并明确了职责，实行分级管理。如美国、俄罗斯、瑞典、日本、泰国等。

美国的妇幼卫生机构由联邦、州（市）及县三级管理。联邦的卫生和人类服务部下设妇幼卫生局负责制定法规、政策、条例及技术标准、分配经费、提供咨询、下达项目，进行宏观控制和指导；州（市）一级的公共卫生局设妇幼卫生处，重点是组织落实各项工作并进行工作评估；县级以下设管理与业务相结合的机构，主要职能是社区项目服务及管理。美国的妇幼卫生服务机构有个体医生门诊和服务综合体两类。前者多为家庭医生，主要承担基本的妇幼保健服务和常见疾病的诊治，是整个妇幼卫生服务体系的基础；后者包括公立医院、私立医院、医学院校附属医院和企业医院等，主要承担专科医疗服务。

俄罗斯近年来大力发展初级卫生保健体系，倡导将保健服务放在基层机构提供上，目前已建成了基于多层次行政体系结构的卫生服务体系，依照社区、区和大区等不同行政级别分设卫生站、卫生中心、联合诊所和医院等机构，提供卫生保健服务和专科服务。然而，由于前苏联大力发展妇幼医疗预防机构网的建设，因此俄罗斯各地还有许多妇产科和儿科的专科联合诊所，居民常常直接到这些专科诊所就诊。

世界上大部分国家的妇幼卫生服务与其他卫生服务并不分开，妇幼卫生服务体系是融入到整个医疗卫生体系中的。这些国家的卫生机构是保健与医疗结合为整体的模式，以医院为中心扩大辐射预防保健工作，也进行分级管理。如澳大利亚、马来西亚、新加坡、匈牙利、菲律宾、古巴、墨西哥等国家。

澳大利亚的保健网络是由三级医院组成的，妇幼卫生工作比较落后，每级医院明确规定其在妇幼保健工作中的职责，如Ⅰ级医院处理正常产妇和新生儿，Ⅱ级医院处理低危孕产妇及有一定问题的新生儿（不能使用呼吸机），Ⅲ级医院设围产监护中心及新生儿重症护理单元，设备齐全，负责高危孕产妇及重症新生儿。

马来西亚的妇幼卫生主要以公立医院为主的低收费医疗卫生服务体系解决了全国 78%的住院治疗和 43%的门诊疾病诊治，由公共税收负担其费用；同时以商业机构为主的高收费私立医疗卫生服务体系通常规模较小，分布在城市地区，为自费、私立医疗保险覆盖人群以及来马来西亚旅游的人员提供高质量的医疗服务。在马来西亚，基层卫生服务网络不仅包含卫生诊所、社区卫生中心等，还有一类具有本地特色的乡村分娩中心。这类分娩中心通常配备 4～6 张床位、少量的医生、护士和助产士，能够以较少的投入有效地解决该国许多农村地区产妇的安全分娩问题，较好地适应了马来西亚这个发展中国家的国情。

澳大利亚和马来西亚的体系都是将基层卫生服务网络、州/地区层面的医院、国家层面的医院和医科大学附属医院等联系在一起，形成一个相互联系、关系顺畅的网络，保障了妇幼卫生工作的顺利开展。

古巴的妇幼卫生事业发展很快，分三级管理，基层设简易保健站，每个家庭医生负责 100～120 户约 550～600 人口的医疗保健工作；中级诊断或医院负责管理 2.5 万～3 万人口的保健工作；高级为医、教、研相结合的单位。古巴的高级医疗单位卫生中心与基层家庭医师的紧密结合使婴儿死亡率、儿童死亡率及孕产妇死亡率大幅度下降。

从横向来看，各国公立与私立机构并存，共同为妇幼人群提供各项保健和医疗服务。公立医疗机构主要由政府拨款资助，负责提供保健服务和大多数医疗服务，私立医疗机构大多数为盈利性的，提供高收费、高质量的医疗卫生服务。

从纵向来看，各类机构侧重提供不同的服务，构成了层次分明的体系。通过低层次机构向高层次机构转诊来保障卫生服务提供，基层的全科医生、诊所或社区卫生服务中心主要提供健康咨询、预防保健服务和常见病的诊治，并负责将病人转诊到医院接受专科和入院治疗。专科医院和综合医院主要为重症患者提供诊断和救治，科研机构则围绕其研究方向提供一些专项服务。

三、妇幼卫生人员的教育及培训

国际上总的趋势是越来越重视妇幼卫生人员的培训。墨西哥为实现孕产妇死亡率及婴儿死亡率降低的目的，将培训妇幼医务人员列为实现目标的主要战略目标，制定了全国统一的培训计划，逐级培训直至家庭主妇，使之成为“健康母亲监督员”。比较发达的国家对家庭医生或妇幼保健医生及助产士要求严格。荷兰、丹麦、泰国、英国、瑞典、捷克、斯洛伐克、波兰、匈牙利等国对妇幼保健医师的要求是医学院大学毕业后再接受 3～5 年的专科培训及实践，经考试合格后才能获得从业资格。对助产士则要在高中毕业后经 3～5 年的学习，工作 1 年后到大学公共卫生系进修 1 年后方得批准。护士改为助产士工作亦须经过一定时期的学习并经考试合格。这些教育制度使得妇幼保健队伍素质较高，有利用与创造先进技术的能力，为提高妇幼工作水平提供保证。

许多国家为了培养高层次的妇幼卫生人才，在医科大学设立妇幼卫生专业，美国加州大学伯克莱分校的公共卫生研究生院中设妇幼卫生专业，学习后获硕士学位，回社区从事妇幼卫生工作。学习内容包括社会需求评估、针对问题设计课题、工作管理及工作程序、制定措施效果及改进方法、项目评估及效益检查，教学方法重在实践。匈牙利有 3 所妇幼保健护士学院，为学士水平，毕业后专门从事妇幼保健工作。

全科医生（或家庭医生）作为提供基本妇幼保健服务的主要力量，各国都十分注重其培训。对于全科医生（或家庭医生）的培训主要有两种模式：一种是在完成医学本科学业后，再经过一段时间的临床培训和实践后才能获得相应资格。美国和澳大利亚就属于这种模式，建立了标准化的培训机制，要在完成本科学业后再接受 3～5 年的深造或专业培训后才能具有专业资格。另一种是将全科医学作为一个独立的专业，以专业形式开展系统教育，马来西亚和俄罗斯属于这种模式。同时，家庭医生获得资质后，隔一定周期还要再接受继续教育和考核，以保证其知识技能的及时更新。例如美国的家庭医生每 6 年必须参加美国家庭医学委员会组织的家庭医生资格再认证，这种再认证与全科医学的继续教育相挂钩。

助产士作为向孕产妇提供基本保健服务的人员，其培养方式在各国也有所不同。美国对于助产士持保留态度，对助产士的培养要先经过 7 年护理专业教育获得学士学位，再通过产科专业的研究生教育，这种模式较为严格困难，在客观上制约了美国助产士队伍的发展。澳大利亚则采取了鼓励的政策，对助产士定期培训，并鼓励他们继续选读研究生学位，从而提高其技术水平并留住专业人才。

对于妇产科和儿科专科医生的培养，各国基本遵循大学医学教育加 2～5 年临床实习的方式。美国对于专科医生的培训稍有不同，除要接受大学本科教育、医学教育和毕业临床实习外，还要有 4 年的住院医实践以及 2～3 年的专科培训经历，此后接受州妇产科或儿科医生学会的审查，合格后由州政府颁发行医执照。

四、妇幼卫生政策与立法

世界各国日益意识到妇幼立法是保障母亲和儿童健康及开展妇幼卫生工作的重要手段和措施。发达地区的妇幼立法较为完善，德国、美国、日本、意大利、法国等因均已施行有关法律以保障母亲和儿童。日本 1948 年颁布了《优生保护法》，1966 年实施了《母子健康法》，对重振战后的日本经济及以后的经济高速发展起了重要的作用，由于《优生保护法》的贯彻执行，日本在控制人口数量和提高人口素质方面取得了显著的效果，人口出生率由 1947 年的 34.3‰下降到 1987 年的 11.1‰，婴儿死亡率由 76‰下降到 5‰，孕产妇死亡率由 167.5/10 万下降到 12.6/10 万，儿童平均身高和体重明显增加。美国联邦政府制定了与妇幼卫生有关的《社会保障法》、《家庭计划法》和《贫穷人医疗保健法》，对政府开展妇幼卫生工作、计划生育工作及重点服务对象均作了规定。通过执法管理州及州以下妇幼卫生工作。法国有《妇幼保障法》、《流产法》等，德国制定了《优生法》，韩国已执行《母子保健法》。但在发展中国家，妇幼立法还较欠缺。分析各国已制定的妇幼立法其共同特点为：①妇幼立法都是从保护妇女儿童的合法权益出发；②立法的基本宗旨都是从优生、提高人口素质、保护母亲和儿童生命和健康出发，规定了终止妊娠和绝育的合法性；②防止劣生；④强调母子保健对优生的促进。这样就把妇幼保健工作与计划生育、优生优育用法律手段捏在一起。

（丁国武）

第十五章　基层卫生管理

案例 15-1

加强基层卫生服务是新医改的重点工作

我国从2009年启动的新一轮深化医药卫生体制改革是惠及13亿人口的重大民生工程。医改是一个世界性难题，从新医改之始，国家就着力于保基本、强基层、建机制。强基层即增强基层医疗机构的服务能力。基层医疗机构薄弱是中国百姓看病难、看病贵的一个重要原因，也是医改的重点和难点。近年来，中国医改着力加强基层医疗机构建设，医疗卫生服务可及性得到增强。

中国医学科学院2015年发布的《中国医改发展报告（2009～2014）》指出，中国基层医疗卫生服务体系建设显著加强。77.2%的居民认为与5年前相比，家人在就医方便程度方面得到大幅改善或有所改善，门诊患者认为就诊环境好的比例为65.6%，住院患者认为病房环境好的比例为66.5%。基本公共卫生服务公平性显著改善，城乡居民享受到10类41项免费的基本公共卫生服务，住院分娩率99.9%。

国家卫生计生委有关负责人指出，“强基层”是医改的重点内容。从长期来看，需要通过全面提升基层诊疗服务能力、培养全科医生队伍、推动家庭医生签约制度等方式逐步增强基层医疗卫生机构的造血功能，提高人民群众对基层的信任度，真正推动分级诊疗的实现。

思考：

为什么将“强基层”作为深化医药卫生体制改革的重点？

我国基层医疗卫生机构是指城市社区卫生服务中心（站）、街道卫生院、乡镇卫生院、村卫生室、门诊部、诊所（医务室）等向城乡居民提供基本公共卫生服务和基本医疗服务的机构。基层医疗卫生机构最为贴近居民，在为城乡居民提供安全、可及、均等化的基本医疗卫生服务方面具有不可替代的作用。

第一节　初级卫生保健与基层卫生

一、初级卫生保健概述

（一）初级卫生保健的概念

初级卫生保健（primary health care，PHC），是世界卫生组织于1978年9月在前苏联的阿拉木图召开的国际初级卫生保健大会上提出的概念。《阿拉木图宣言》给初级卫生保健下的定义是：初级卫生保健是依靠切实可行，学术上可靠又受社会欢迎的方法和技术，通过社区的个人和家庭的积极参与普遍能享受的，并在本着自力更生及自决精神而发展的各个时期群众及国家能够负担得起的一种基本的卫生保健。初级卫生保健是在世界卫生组织1977年提出“人人享有卫生保健”战略目标的背景下提出的，它是实现此战略目标的基本策略。

（二）初级卫生保健的内容

《阿拉木图宣言》将初级卫生保健工作分为四个方面、八项要素。

1. 四个方面

（1）健康促进：包括健康教育、保护环境、合理营养、饮用安全卫生水、改善卫生设施、开展体育锻炼、促进心理卫生、养成良好生活方式等。

（2）预防保健：在研究社会人群健康和疾病的客观规律及它们和人群所处的内外环境、人类社会活动的相互关系的基础上，采取积极有效措施，预防各种疾病的发生、发展和流行。

（3）合理治疗：及早发现疾病，及时提供医疗服务和有效药品，以避免疾病的发展与恶化，促使早日好转痊愈，防止带菌（虫）和向慢性病发展。药物应用以“节约、有效”为原则，那些药物应用“愈多愈有效”、“愈多愈好”的观念是错误的。用药物不仅造成药物浪费，增加患者家庭的经济负担，也增加了药物不良反应发生的可能性。

（4）社区康复：对丧失了正常功能或功能上有缺陷的残疾者，通过医学的、教育的、职业的和社会的综合措施，尽量恢复其功能，使他们重新获得生活、学习和参加社会活动的能力。

2. 八项要素

初级卫生保健的具体内容因不同的国家和居民团体可以有所不同，但至少应该包含八项要素：①对当前主要卫生问题及其预防和控制方法的健康教育；②改善食品供应和合理营养；③供应足够的安全卫生水和基本环境卫生设施；④妇幼保健和计划生育；⑤主要传染病的预防接种；⑥预防的控制地方病；⑦常见病和外伤的合理治疗；⑧提供基本药物。

工业发展和人们生活方式的改变导致卫生问题的变化，初级卫生保健的内容也随之调整。在1981 年第 34 届世界卫生大会上，除了上述八项内容以外，又增加了“使用一切可能的方法，通过影响生活方式的控制自然、社会心理环境来防治非传染性疾病和促进精神卫生”一项内容。故近年来，国内各地在制定初级卫生保健的工作内容和评价指标时，也相应纳入了乡镇工业劳动卫生、精神卫生、老年卫生、口腔卫生、社区康复等相关指标。

（三）初级卫生保健的核心是“以人为本”

生物医学是现代医学的核心。但是正如生物医学创始人之一的威廉·奥斯勒所指出的那样：“了解哪一类病人患有某种疾病的意义远远超出了解某个病人患有哪一类疾病”。对人们健康状况了解不深，对不同社区和个体所需的有针对性的卫生服务认识不足，构成了现代医学的主要缺陷。这些缺陷不仅导致了卫生不平等和社会效益较低，而且还影响了卫生服务投资的回报率。

卫生服务改革的核心应该是“以人为本”，告别以往的工作模式，进行重大的转变。人们对卫生系统服务的体验，首先取决于他们因健康问题寻求帮助时卫生服务提供者的态度。因为人们需要可以信赖的卫生工作者提供及时而且充分的服务，并能够获得尊重和隐私保护。卫生服务应该更强调人性化和便捷性，卫生服务提供者应该将服务对象视为需要健康保护和改善的个体，是家庭和社区的成员，而不仅仅将他们视为出现症状或障碍而需要治疗的某些身体部分。传统卫生保健和以病人为中心的初级保健之间的差异见表 15-1。

初级卫生保健运动所倡导的服务改革旨在“以人为本”，即以病人为中心，以此提高服务的有效性、效率并促进卫生公平。卫生服务机构促成个体、社区与卫生服务提供者之间形成密切直接的关系，为以病人中心、持续服务、综合性和全面性的初级卫生保健奠定了基础。

表 15-1 传统卫生保健和以病人为中心的初级保健之间的差异

诊所或门诊部的传统门诊治疗	疾病控制项目	以病人为中心的初级保健
以疾病和治疗为重点	以特定疾病为重点	以卫生需求为重点
医患关系仅限于病人就诊时	医患关系仅限于疾病控制项目的实施期间	医患关系持久
偶尔治疗	疾病控制项目确定的疾病控制干预措施	综合、持续、以病人为中心的保健
责任仅限于病人就诊时提供有效和安全的医嘱	对目标人群的疾病控制目标负责	负责社区中所有人终身的健康；负责消除影响健康的决定因素
用户是购买医疗服务的消费者	人群为疾病控制干预的目标	人们参与管理自身健康及社区健康

资料来源：《2008 年世界卫生报告：初级保健——过去重要，现在更重要》

（四）初级卫生保健与基层卫生

从形成和背景看，国际上初级卫生保健理念的形成，与我国和其他发展中国家的基层卫生工作有一定的联系。新中国成立后的前 30 年，我国卫生问题突出：人群健康状况差，缺医少药，卫生资源短缺，流行性传染病危害大。我国提出了“面向工农兵、预防为主、团结中西医、卫生工作与群众运动相结合”的卫生工作方针，各级政府据此开展了爱国卫生运动、改善卫生环境、坚持预防为主、把卫生工作重点放在农村、大量培养基层卫生人员等措施，大大改善了我国人群的健康状况。世界卫生组织和联合国儿童基金会对中国等 9 个国家的卫生工作进行深入考察后，由 80 多位国际专家根据调查撰写并在 1975 年发表了《在发展中国家满足基本卫生服务需求的可选择方法》，奠定了初级卫生保健的理论基础和实践依据。

“初级卫生保健”提出 30 年后，2008 年，世界卫生组织回顾了“初级卫生保健”的实现情况，并将“初级卫生保健——过去重要，现在更重要”作为当年的《2008 年世界卫生报告》的主题，指出初级卫生保健的核心是“以人为本”，为了实现这个目标，各国需要具备以病人为中心的卫生服务、有综合全面的应对措施、有保健服务的连续性、有正规的令人信任的保健提供者作为服务的初始点。基层卫生服务在初级卫生保健中占有重要地位。

1. 初级卫生保健要求将基层机构作为卫生服务的初始点 初级卫生保健价值观中实现“人人享有健康”的目标要求卫生系统做到“卫生保健以人为本”。为了做到“以人为本”，首先是将卫生服务的初始点从专科诊所、医院门诊部和急救室转向贴近客户的全科门诊保健。已有大量的研究表明，将卫生服务的初始点从专科诊所、医院门诊部和急救室转向贴近服务对象的全科门诊保健，可以非常有效地缓解病痛、预防疾病和死亡以及促进卫生平等。基层全科门诊比专科门诊更容易或者同样容易发现病人常见的危险状况。全科医生更重视预防保健，很少开出具有创伤性的干预处方，利于减少住院治疗的机会和时间。这些都能降低整体卫生保健费用，却可以获得同样的病人健康结局，提高病人满意度。将卫生服务初始点从专科医院转向基层卫生服务机构，也为提高卫生保健服务的综合性、持续性和以病人为中心创造了条件。

2. 发展基层卫生服务是持续性保健服务的基础条件 专科医院就诊模式是被动的，因病人需要而提供服务的方式，一方面无法帮助数量众多的人从保健服务中获益，有些人由于多重原因被排除于或者感觉自己被排除于卫生服务之外，甚至在有需要时也不愿意接受保健服务；另一方面，这种服务方式会造成卫生机构不愿意去应对危害健康的社会、环境和工作等因素，仅重视治疗病症而忽略了维持和促进健康的重要意义。因此，初级卫生保健提倡发展基层卫生，促进人们与合格的卫生机构建立正式的联系，有利于发展长期关系，激励卫生机构更重视初级保健，形成更易于理解的沟通体系，利于与其他级别的保健机构协调联络。

3. 发挥基层卫生机构的协调作用能整合卫生保健体系资源 发展基层卫生，将初级保健人员确定为协调者的角色，与其他机构和服务提供者之间发展为合作与协调的关系，可以有效地将卫生资源联系成一个网络。利于缩减不必要的检查和治疗，减少专家诊疗和住院治疗的依赖情况，缩短真正需要转诊治疗的病人的延迟治疗时间，同时也缩短了病人住院时间并提高了出院后的随访效果。协调功能使得卫生机构体系可以发动社会各部门的力量来保证本社区的卫生服务。

二、我国基层卫生体系的建立和发展

（一）农村基层卫生服务体系的建立和发展

我国农村基层卫生组织是指县（包括县级市）、乡（镇）、村三级卫生组织。新中国成立之后六十多年，我国已经形成了县、乡、村三级医疗预防保健网。其发展的历程可以分为四个阶段。

1. 形成时期（20 世纪 50～60 年代中期）　新中国建立至 20 世纪 60 年代中期，是我国农村基层卫生体系的形成时期。通过十几年的努力，在我国农村卫生几乎空白的基础上，政府通过创办、组建县（区）医疗卫生机构，要求城市医务人员上山下乡开展巡回医疗，通过短期培训，培养大批初级卫生人员和接生员等，初步形成以集体经济为依托的农村三级医疗预防保健网。

2. 建设发展时期（20 世纪 60 年代后期～70 年代）　中央提出“把医疗卫生工作的重点放到农村去”，通过政治运动把许多城市卫生资源无偿转移到农村。大批城市医务人员和医科院校毕业生被抽调或分配到农村长期工作；派遣城市巡回医疗队下乡；采取短期培训的方式，为农村培养“半农半医”的基层卫生人员——“赤脚医生”；由财政和集体经济共同出资，扩建公社卫生院；群众集资建立村合作医疗站。

3. 探索调整时期（1978 年～21 世纪初）　这一阶段是农村卫生改革的探索调整时期。1978 年开始农村经济体制改革，实行家庭联产承包责任制，集体经济逐渐解体，给原来主要依靠集体经济提供资金的乡村卫生机构带来极大冲击。三级医疗预防保健网瘫痪，农村卫生技术人才大量流失，农村合作医疗制度解体，使得农村预防保健等基本卫生服务提供不足。农村一些疾病“重新抬头”，农民因病致贫、因病返贫的现象逐渐增多。

4. 农村卫生新机制建设和发展（2002 年至今）　2002 年 10 月，中共中央、国务院作出了《关于进一步加强农村卫生工作的决定》，标志着农村卫生进入新的发展阶段。文件明确提出加大政府对农村卫生的投入力度，推进农村卫生服务体系改革与建设，建立和完善新型农村合作医疗制度。在农村基层卫生建设方面，2006 年发布了《农村卫生服务体系建设与发展规划》。据此，由中央和地方财政共同出资，改善农村卫生机构基础设施条件。在农村卫生人才培养上，中央和地方共同支持，对农村卫生人员和乡村医生进行大规模业务知识培训。2009 年，“新医改”启动，继续强调农村卫生工作的重要性和政府责任。

（二）城市社区卫生服务的建立和发展

从 20 世纪 80 年代开始，国内外专家学者在我国一些地区进行社区卫生服务的实践探索。最初的尝试可追溯到协和医学院陈志潜教授在河北定县创立的定县模式。1932～1937 年陈教授在河北定县为农民提供医疗服务时，应用流行病学的方法对该县进行社区诊断，研究当地的社会经济状况、卫生问题及可利用的资源，然后计划一个卫生保健体系来解决当地的农民健康问题。该模式的特点是组建以村为基础的卫生服务体系，自下而上，上下结合，强调社区的责任和群众的参与，满足了当时村民迫切需要解决的医疗卫生问题，获得了国内外公认的成功，并使临床医学与公共卫生的教学紧密地结合起来。

社区卫生服务在我国的发展真正开始于 1997 年，在此之前，我国的城市卫生服务主要由街道卫生院和医院提供。我国社区卫生服务发展的背景是社会的发展、医学模式的改变、人们健康意识的增强，而我国传统的基层卫生服务机构功能单一，服务内容局限，满足不了人们全方位、多元化的卫生服务需求。

1. 试点阶段（1997～2000 年） 20 世纪 90 年代初，我国政府借鉴国外的发展经验，开始明确倡导社区卫生服务的发展，并在北京、上海、济南等城市开展了社区卫生服务的试点工作。1997 年 2 月，《中共中央、国务院关于卫生改革与发展的决定》发布实施。在这个文件中，第一次明确提出了在城市积极发展社区卫生服务和“加快发展全科医学，培养全科医生”的指示，标志着我国社区卫生服务的起步。1999 年 7 月，卫生部等 10 部委联合发布了《关于发展城市社区卫生服务的若干意见》，这是第一个关于城市社区卫生服务的基础性、政策性文件。2000 年，先后发布了《城市社区卫生服务机构设置原则》、《城市社区卫生服务中心设置指导标准》、《城市社区卫生服务站设置指导标准》3 个配套文件。全国多个城市在此基础上批量试点，自此，社区卫生服务在全国范围内迅速展开。

2. 框架建立时期（2001～2005 年） 发展城市社区卫生服务的理念一经确定，各地各级卫生管理部门迅速指导医院向社区卫生服务中心转化，人员从专科向社区全科转化，并开展了社区医生、社区护理和管理人员的在岗培训，发展社区卫生服务机构。2000 年卫生部等十部委提出 2010 年在全国范围内建成较为完善的社区卫生服务体系的总体目标，2001 年卫生部关于印发《城市社区卫生服务基本工作内容（试行）的通知》。这一时期，虽然机构建设获得发展，但机构的运行机制没有真正转变，在很多地区，地方政府对社区卫生服务机构的财政支持力度很小，社区卫生机构和之前一样，仍旧沿袭“以药养医、以医养防”的发展模式。

3. 快速发展时期（2006 年至今） 2006 年，国务院将发展社区卫生服务作为深化城市医疗卫生体制改革的重要举措和有效解决城市居民“看病难、看病贵”问题的突破口，并出台了《国务院关于发展城市社区卫生服务的指导意见》，提出了社区卫生服务的公益性原则以及由政府主导的核心原则。同时，国务院出台了卫生部的 8 个配套文件，形成新时期城市基层卫生工作的指导性文件。2009 年 3 月，发布《中共中央国务院关于深化医药卫生体制改革的意见》，文件中要求“进一步完善医疗服务体系”，并提出“加快建设以社区卫生服务中心为主体的城市社区卫生服务网络”，明确社区卫生服务为“新型城市医疗卫生服务体系的基础”。各地通过探索，提出了多种落实公益性和政府主导的措施，社区卫生服务机构已经基本覆盖了大众城市。

延伸阅读

卫生保健提供中常见的五大缺陷

在“初级卫生保健”概念提出 30 年之后，卫生决策者均认为应该重振初级卫生保健，初级卫生保健可以为目前支离破碎的卫生系统提供更有力的方向感和统一感。目前卫生保健提供中常见的缺陷有：

1. 颠倒的保健 富有的人往往对卫生保健的需求较小，但却享受了最多的保健服务。反之，那些最贫穷的、存在健康问题最多的人享有的保健服务却最少。在所有国家，不论收入高低，卫生服务行业的公共支出通常使富人受益更多。

2. 致贫的保健 全世界每年有超过一亿人口因为必须支付卫生保健费用而沦为贫困人口。

3. 已经和正在支离破碎的保健 卫生保健服务提供者的过度专业化以及对许多疾病控制项目的狭义关注使得卫生服务提供者对他们所服务的个人和家庭不愿采取整体分析的疗法，并且漠视持续性保健的需求。

4. 不安全的保健 有缺陷的卫生系统设计无法保证卫生安全和符合卫生标准，由此可导致医院获得性感染的高发生率，用药失误以及其他一些可避免的、被低估的可致死和致病的不良反应。

5. 被误导的保健 资源配置集中于高额的治疗服务费用，却忽略了初级预防及健康教育可能预防高达 70%的疾病负担。同时，卫生部门缺乏专业知识技能来指导如何减缓其他部门对健康造成的不利影响以及如何最大化地利用其他部门开展促进健康的活动。

第二节　城市社区卫生服务与管理

一、社区的概念和特点

（一）社区的概念

“社区”的概念最早由德国社会学家滕尼斯（F.Tonnies）在 1887 年出版的《社区与社会》一书中提出。我国著名的社会学家费孝通对社区（community）的定义是：“若干社会群体（家庭、氏族）或社会组织（机关、团体）聚集在某一地域里所形成的一个生活上相互关联的大集体”。社区是社会的基本构成单位，是人们生活的基本区域。从管理的角度讲，一个社区应是一个完整的管理单元。我们通常将社区分为两类：①功能社区，如企、事业单位；②生活社区，如街道、乡（镇）、村等。

尽管社区与行政区在地域上可能是重合的，但存在区别。社区是为了强调在长期共同的社会生产和生活中自然形成的相互联系的人群，而行政区是为了实施社会管理，边界清楚，由人为划定。同一行政区可以包含不同的社区，同一社区可以被认为划定为多个行政区。

（二）构成社区的要素

1. 以一定社会关系为基础组织起来共同生活的人口　一定数量和质量的人群是构成社区的主体，他们既是社会产品的创造者和消费者，又是社会关系的承担者。

2. 一定范围的地域条件、空间　地域条件是指地理位置、资源、气候、交通、经济等，是社区各种活动的自然基础，是影响社区人群活动的性质及特点的重要因素。

3. 一定的社区设施　提供社区存在的物质基础，是衡量社区发展程度的重要标志，包括生活设施，如住房、服务机构等；生产设施，如工厂等；公共设施，如交通、通讯、文化娱乐设施等。

4. 一定特征的社区文化、认同意识和生活方式　每个社区都有自己的历史传统和社会条件，形成特有的文化、生活方式，社区人群具有情感上和心理上的认同感及其对社区的归属感。

5. 一定的社会制度和管理机构　社区有一定的生产、生活制度和相应的管理机构，能起到协调各种社会关系，维护社会生活秩序的作用。

6. 一定类型的社区活动　即社区的基本生产与生活活动。由于在一定的地域内相对独立地存在着某种共同类型的生产活动、生活方式，才形成了一定的社会生活共同体，即社区。

二、社区卫生服务概述

（一）社区卫生服务的概念

社区卫生服务（community heath service，CHS）是社区建设的重要组成部分，是实现人人享有初级卫生保健目标的基础环节，是在政府领导、社区参与、上级卫生机构指导下，以基层卫生机构为主体，全科医师为骨干，合理使用社区资源和适宜技术，以人的健康为中心、家庭为单位、社区为范围、需求为导向，以妇女、儿童、老年人、慢性病人、残疾人等为重点，以解决社区主要卫生问题、满足基本卫生服务需求为目的，融预防、医疗、保健、康复、健康教育、计划生育技术服务等为一体的，有效、经济、方便、综合、连续的基层卫生服务。

（二）社区卫生服务概念的由来

社区卫生服务概念最早可以追溯到20世纪40年代的英国。1945年英国议会正式批准了闻名于世的“国家卫生服务法”，规定在英国实行由政府税收统一支付的医院专科医疗服务、社区卫生服务和全科医生制度。1948年该法正式实施，并建立了被学术界称为“福利国家皇冠上的钻石”的国家卫生服务体系（National Health System，NHS），英国医疗卫生制度实现了历史性的重大变革。

最初人们把非住院服务称为社区卫生服务。最有代表性的关于社区卫生服务的政府文件是1976年工党政府发表的“英格兰卫生服务与个人社会服务的优先权”白皮书。据此，在1976/1977年～1986/1987年的11个财政年度中卫生总费用仅增长11%，而社区卫生服务费用实际增长44%。将预防保健服务从医院转移到社区，一部分甚至转移到家庭中，使社区卫生服务范围进一步拓展，包括救护车、学校保健、计划生育技术指导、社区接生、母婴保健、健康教育、家庭护理、保健访问、传染病预防、疫苗接种、公共环境卫生服务等等，这样使得医院服务与社区卫生服务之间实现新的平衡。英国以相对低的卫生投入取得了很好的服务效果，成为国际公认的学习典范。

国际实践证明，开展全科医疗和以健康促进为主的社区卫生服务，不仅大大提高了卫生服务的公平性、可及性和服务效率，而且在控制医疗费用增长和提高居民健康水平方面起到卓有成效的作用。社区卫生服务已成为发达国家探索出的较理想的基层卫生服务模式。

我国同样也面临社会发展、医学模式改变、人们健康意识增强等发展社区卫生服务的背景。从2000年开始，将城市社区卫生服务作为我国卫生改革的重点内容，在新时期社区卫生服务承担着更多的服务任务和改革任务。

三、社区卫生服务的主体

（一）社区卫生服务的提供者

社区卫生服务的基本服务团队可由以下人员构成：

（1）全科医师、社区专科医师、社区助理医师、社区中医师；

（2）社区公共卫生人员与防保人员；

（3）社区护理人员；

（4）药剂师、检验师、康复治疗师及其他卫技人员；

（5）管理者、医学社会工作者、志愿者。

（二）社区卫生服务的对象

服务对象以确定的社区、家庭和居民为主，按照其健康状况又可分为以下几种人群：

1. 健康人群 世界卫生组织对健康的定义是：健康不仅仅是没有疾病和虚弱现象，而且是一种躯体上、心理上和社会适应方面的完好状态。在健康人群中要积极开展健康促进工作，重在健康保护和健康教育。

2. 高危人群 高危人群是明显暴露于某种或某些影响健康的有害因素面前的人群，其发生相应疾病的概率显著高于其他人群。包括两种类别：

（1）高危家庭的成员：凡具有以下任何一个或多个标志的家庭即为高危家庭：①单亲家庭；②吸毒、酗酒者家庭；③精神病患者、残疾者、长期重病者家庭；④功能失调濒于崩溃的家庭；⑤受社会歧视的家庭。

（2）具有明显的危险因素的人群：危险因素是指在机体内外环境中存在的与疾病发生、发展及死亡有关的诱发因素（如不良的生活方式、职业危险因素、家族遗传及社会的危险因素等）。

应从维护健康，加强疾病预防的角度开展工作，加强早期健康干预与有针对性的周期性疾病筛检工作。

3. 重点保健人群　是指由于各种原因需要在社区得到系统保健的人群，如儿童、妇女、老年人、慢性病人、残疾人、贫困居民等人群。

4. 病人　一般为常见病患者，尤其是常见的慢性非传染性疾病患者，需要家庭照顾、护理院照顾、院前急救或临终关怀的病人，及其他一些不需要住院治疗的病人等。

四、社区卫生服务的内容和方式

按社区卫生服务的内容和工作性质大致可划分为三类：公共卫生服务、基层医疗保健服务、延伸性服务与特需服务。前两类服务具有公益性质，不以营利为目的。

社区卫生服务是融预防、医疗、保健、康复、健康教育、计划生育技术指导等为一体的，有效、经济、方便、综合、连续的基层卫生服务。这样“六位一体”的服务不是要求一个医生必须全部做到，其提供者应是一个工作团队，如社区卫生服务中心（站）。

（一）社区卫生服务的基本工作内容

卫生部2006年6月制定的《城市社区卫生服务机构管理办法（试行）》中提出，社区卫生服务机构提供的服务内容包括公共卫生服务和基本医疗卫生服务：

1. 公共卫生服务

（1）卫生信息管理：根据国家规定收集、报告辖区有关卫生信息，开展社区卫生诊断，在街道办事处、居民委员会等社区管理部门组织领导以及卫生行政部门的指导下，建立和管理居民健康档案，了解社区居民健康状况，针对社区主要健康问题，向辖区街道办事处及有关单位和部门提出改进社区公共卫生状况的建议。

（2）健康教育：针对社区主要健康问题，明确社区健康教育的重点对象、主要内容及适宜方式；普及卫生保健常识，实施重点人群及重点场所健康教育，帮助居民逐步形成利于维护和增进健康的行为方式。

（3）传染病、地方病、寄生虫病防治：开展社区防治工作；执行法定传染病登记与报告制度，负责疫情报告和监测；协助开展结核病、性病、艾滋病、其他常见传染病以及地方病、寄生虫病的预防控制，实施预防接种；配合开展爱国卫生工作。

（4）慢性非传染性疾病防治：开展健康指导、行为干预；开展重点慢性非传染性疾病的高危人群筛查和监测；对重点慢性非传染性疾病的患者实施规范化管理；对恢复期病人进行随访。

（5）精神卫生服务：实施精神病社区管理，开展精神卫生咨询、宣传与教育；早期发现精神疾患，根据需要及时转诊；配合开展康复期精神疾患的监护和社区康复；为社区居民提供心理健康指导。

（6）妇女保健：开展婚前、婚后卫生咨询、指导，生育咨询；早孕初查并建册，孕妇及其家庭的保健指导；开展产后家庭访视，提供产后恢复、产后避孕、家庭生活调整等方面的指导；提供有关更年期生理和心理卫生知识的宣传、教育与咨询，指导更年期妇女合理就医、饮食、锻炼和用药；配合上级医疗保健机构开展妇科疾病的筛查。

（7）儿童保健：新生儿访视及护理指导，母乳喂养咨询及指导；婴幼儿早期教育，辅食添加及营养指导，生长发育评价；学龄前儿童心理发育指导及咨询，生长发育监测，托幼机构卫生保健的指导；与家长配合开展学龄儿童性启蒙教育和性心理咨询等；儿童各期常见病、多发病及意外伤害的预防指导。

（8）老年保健：了解社区老年人的基本情况和健康状况；指导老年人进行疾病预防和自我保健，进行家庭访视；指导意外伤害的预防、自救和他救；提供有针对性的健康指导。

（9）残疾康复指导和康复训练：了解社区残疾人等功能障碍患者的基本情况和医疗康复需求；以躯体运动功能、日常生活活动能力及心理适应能力为重点，提供康复治疗和咨询。

（10）计划生育技术服务：在夫妻双方知情选择的前提下，指导夫妻双方避孕、节育；提供避孕药具以及相关咨询。

（11）协助处置辖区内的突发公共卫生事件：配合卫生行政部门和专业防控机构，落实辖区内突发公共卫生事件的应急处置措施，监督、检查各项防控措施的落实情况，协助上级医疗卫生机构开展病人的出诊、转诊和应急医疗救治工作，配合相关部门做好辖区突发公共卫生事件应急培训和演练。

（12）政府卫生行政部门规定的其他公共卫生服务：地方各级行政部门可以结合当地实际情况制订本地区公共卫生服务规范，社区卫生服务机构具体执行。

2. 基本医疗服务 在社区的医疗服务方面，明确了仅提供基本的医疗服务，包括：①一般常见病、多发病诊疗、护理和诊断明确的慢性病治疗；②社区现场应急救护；③家庭出诊、家庭护理、家庭病床等家庭医疗服务；④转诊服务；⑤康复医疗服务；⑥政府卫生行政部门批准的其他适宜医疗服务。基本医疗服务的服务内容表明了应该主要针对社区的常见病、多发病提供医疗服务，概括起来表示则为：治未病、治小病、转大病。

3. 爱国卫生运动及其他社区卫生建设活动

（1）爱国卫生运动与卫生城市建设工作：街道、社区开展爱国卫生运动与建设卫生城市工作是一项重要的经常性工作，社区卫生服务人员应在其中充当骨干力量，并将社区卫生服务与其有机地结合起来。2002年中央文明办、卫生部等八个部门联合发出了《关于开展科教、文体、法律、卫生“四进社区”活动的通知》。为此，中央文明办和卫生部制定的《全国“卫生进社区”活动工作方案》，其活动的主题是：动员全社会参与，发展社区卫生服务，增进居民健康。通过开展“卫生进社区”活动，向广大社区居民宣传科学、实用的卫生保健知识，以弱势人群为重点，努力提供健康教育、预防、保健、医疗、康复、计划生育技术指导等基本卫生服务，不断提高群众健康水平，加强社区精神文明建设，促进城市改革与发展。

（2）安全社区活动：鉴于意外伤害已成为威胁我国居民健康的主要问题之一，而我们的总体防治与干预工作还比较落后，因此，大力加强安全教育和采取有效的防控措施已刻不容缓，在开展社区卫生服务中倡导安全社区活动是必要的。1989年在瑞典斯德哥尔摩举行了第一届防止意外和伤害世界会议。会议通过的《安全社区宣言》指出：“任何人都平等享有健康及安全的权利”。世界卫生组织设于瑞典皇家医科大学的“社区安全推广协进中心”负责全球的“安全社区”的考核和认定工作。全球已有81个社区获得了世界卫生组织认可的安全社区称号。上海、北京、山东济南及其他各地开展了不同形式、不同内容的安全社区建设工作。中国职业安全健康协会受国家安全生产监督管理局的委托，负责国内“安全社区”的推广工作。安全社区的建设包括交通安全、工作场所安全、公共场所安全、涉水安全、学校安全、老年人安全、儿童安全、家居安全、体育运动安全等九个方面的内容。

（二）社区卫生服务方式

社区卫生服务机构应有其服务特点，不能照搬医院专科医疗的模式。社区卫生服务的基本服务形式、方式依据不同的地理环境、工作地点、服务需求、人口特征等进行选择，一般以主动服务、上门服务为主，并需要采取灵活方式、多种形式提供服务。主要方式（形式）有：

（1）门诊服务：是最主要的社区卫生服务方式，以提供基本卫生服务为主。

（2）出诊（上门）服务：一种是根据预防工作、随访工作或保健合同要求的主动上门服务，另一种是按居民要求而一时安排的上门服务。

（3）急诊服务：应依靠社区卫生服务中心提供全天候的急诊服务、院前急救，及时高效地帮助病人协调利用当地急救网络系统。

（4）家庭照顾与访视。

（5）家庭病床服务。

（6）日间住院/日间照顾服务。

（7）长期照顾（long-term care）：如护理院（nursing home）服务。

（8）临终关怀服务（hospice care，又称作安宁照顾）及姑息医学（palliative medicine，又称作缓和医学）照顾。

（9）电话、网络咨询服务：可分为无偿的服务，如热线服务、预约服务；或有偿的服务，如电话心理咨询服务等。

（10）转诊服务：在社区卫生服务机构与综合性医院或专科医院建立了稳定、通畅的双向转诊关系的基础上，可帮助病人选择上级医生或医院并提供转诊服务。

（11）医疗器具租赁服务与便民服务：为减轻病人经济负担，避免浪费，对于家庭照顾中必备的短期使用的某些医疗器具，可开展租赁服务并指导病人或其家属恰当使用，如氧气瓶、病床、简易康复器具等。

（12）契约制服务：为落实国家文件中提出的"使社区居民都能够拥有自己的全科医师"奋斗目标，就应使居民与其相应的全科医生或全科医疗服务机构建立一对一的契约合同制关系，国际经验表明，这是实行家庭医生（全科医生）制的基础。只有建立稳定的医患关系，以预防为导向的全科医疗的综合性、连续性、可及性等服务优势才能真正发挥出来，这对提高居民健康水平具有深远意义。签订社区卫生服务契约合同制服务，按照保健合同的规定，为居民提供相应的服务。现在社区卫生服务契约实践虽已遍及全国大部分地区，但总体上讲，已签订的契约数量少，服务项目有限，筹资水平低，多为10～40元/（人·年），居民和政府的满意度不高，开展难度大。其最理想的解决办法是建立全科医生首诊制。

（13）承包制服务：由一名或多位社区卫生服务人员，对某项或某几项卫生服务项目进行承包，负责一定数量人群的卫生服务，如健康教育、妇幼保健等；也可以由社区卫生服务机构承包属地内企事业单位的卫生保健工作等。

（14）保偿责任制服务：如妇幼保健保偿责任制，是以预防为主的服务，费用由个人和国家共同承担。

案例 15-2

每个古巴人都有自己的家庭医生

古巴医疗的核心是分布在每个社区的综合诊所，他们为居民提供常见病的治疗，以及真正意义上的健康管理。福布斯专栏作家 Bill Frist 突击拜访了哈瓦那一家诊所，这家诊所的主人是 Dr. Mercedes Pina，她有一名护士助理，共同为393个家庭的健康负责。Pina 知道近400个所辖居民的一切。知道每个家庭有几个孩子，他们的健康状况如何，他们的爷爷奶奶有哪种疾病，她知道每个家庭的教育和收入情况，知道他们的饮食喜好和健康问题。在这位美国医生看来，Pina 医生诊所的配置简陋的不能再简陋了。没有任何高端的检查检验设备，没有电子病历，所有的医疗信息都是手写记录。由于多年的贸易封锁，甚至连一些药物都是稀缺的。

得益于这样的基础医疗体系，古巴让一个处于中低收入国家的人民获得了很多富裕国家都无法达到的医疗普及性。而保证这个体系能够运作的条件是，古巴有很多医生。古巴每千人有8名医生，远高于世界其他国家（美国是每千人2.5，英国是每千人2.7）。大部分医生都驻扎在临街的诊所，由护士辅助，专家也会定时拜访支持。古巴的医疗体系是由税收直接支撑的，在基础医疗领域，居民获得的医疗服务都是免费的。然而古巴的家庭医生收入并不高，处于古巴平均收入的中下层。

2013年，古巴人均医疗费用为431美元，而美国为8553美元。古巴用美国医疗费用的零头获得了比美国更低的新生儿死亡率，以及与美国相近的人均寿命。世界卫生组织总干事陈冯富珍认为全球其他国家都应该从古巴的医疗实践中获得一些启发。

思考：

（1）发展基层卫生服务能够给一个国家的卫生服务体系带来怎样的好处？

（2）基层卫生提供应该有怎样的特点？

五、社区卫生服务的意义

（一）有利于实施“预防为主”的卫生方针

从社区卫生服务对象和服务内容可以看出，社区卫生服务注重对个人、家庭和社区健康的整体负责与全程控制，以预防为导向，根据服务对象在生命的不同阶段和疾病发生、发展的不同阶段可能存在的危险因素和出现的健康问题，提供相应的预防服务，并针对不同人群采取不同的预防保健措施。目前中国的医学模式、疾病谱已经发生了变化，慢性非传染性疾病发病率上升，医疗费用不断上涨，加强疾病预防是目前必需的卫生战略选择。社区卫生服务将服务社区内人群的健康状况全部纳入其健康管理，促进预防保健经常化、社会化，有利于实施“预防为主”的工作方针。

（二）有利于实现“人人享有卫生保健”的目标

社区卫生服务发展提高了卫生服务的可及性。相比于医院专科治疗模式，社区卫生服务具有地理接近、服务方便、技术适宜、关系亲密、价格便宜等一系列特征，有利于提高卫生服务的公平性，确保所有人能够利用可持续的卫生系统和服务。社区卫生服务能够将健康管理的阵线向前推，更多关注人群的预防和公共卫生问题。这种连续性的保健服务的提供，能够真正实现“人人享有卫生保健”的目标。

（三）有利于抑制卫生费用不合理增长

社区卫生服务集基层医疗、预防、保健服务于一体，是社区人群最容易接触、最方便利用的医疗、预防、保健服务，能通过相对方便、经济、有效的适宜技术解决社区居民 60%～80%的基本健康问题。发展社区卫生服务，将大量的卫生服务需求留在社区，甚至发挥全科医生守门人的作用，促进病人合理分流，有利于控制费用的不合理增长。

（四）有利于优化卫生资源配置

我国目前卫生服务资源配置呈现“倒三角”状态，大部分的资源集中在城市较大的医疗卫生机构，而居民的卫生服务需求正好与其相反，大部分是常见病、多发病，本可以在基层解决，大量的患者却流动到大的医疗卫生机构，使得资源配置越来越向上集中。通过发展社区卫生服务，有利于引导资源从上层向基层的合理流动，使卫生资源的配置与需求相对应，改变不合理的“倒三角”状态。

六、社区卫生服务管理

（一）社区卫生服务提供者准入管理

1. 社区医疗机构的准入与管理 社区卫生服务机构的设置在任何国家都有相应的准入机制。西方国家，以政府或行业协会、学会制定标准和质量保证系统，并附有很详尽的规范说明。

中国社区卫生服务设置的基本原则是：坚持社区卫生服务的公益性质，注重卫生服务的公平、效率和可及性；坚持政府主导，鼓励社会参与，多渠道发展社区卫生服务；坚持实行区域卫生规划，立足于调整现有卫生资源，辅以改建、扩建和新建，健全社区卫生服务网络；坚持公共卫生和基本医疗并重，中西医并重，防治结合；坚持以地方为主，因地制宜，探索创新，积极推进。

2006年出台的《国务院关于发展城市社区卫生服务的指导意见》明确了城市社区卫生服务机构设置和编制标准的指导意见：在大中型城市，政府原则上按照3万～10万居民或按照街道办事处所辖范围规划设置1所社区卫生服务中心，根据需要可设置若干社区卫生服务站；社区卫生服务机构主要通过调整现有卫生资源，对政府举办的一级、部分二级医院和国有企事业单位所属医疗机构等基层医疗机构进行转型或改造改制设立；鼓励社会力量参与发展社区卫生服务。

2. 社区医疗机构卫生技术人员准入管理　社区医疗机构卫生专业技术人员准入管理遵循国家的准入规定，社区全科医生的准入遵循《国务院关于建立全科医生制度的指导意见》，即：注册全科医生必须经过3年全科医生规范化培养取得合格证书，并通过国家医师资格考试取得医师资格。

3. 社区医疗技术准入管理　社区医疗技术准入管理遵循《医疗技术临床应用管理办法》。医疗技术准入管理是中国卫生体制改革后实施的一项重要工作，其目的是要对不断涌现的新的医疗卫生技术进行规范化管理，促进医学科学发展和医疗技术进步，提高医疗质量，保障医疗安全。

4. 社区医疗设备准入管理　社区医疗设备准入管理遵循《医疗卫生机构医学装备管理办法》。其对机构的职责、医疗设备的计划与采购、使用管理、处置管理、监督管理做了明确规定。社区医疗设备准入管理的目的是规范和加强医疗卫生机构医学装备管理，促进医学装备合理配置、安全与有效利用，充分发挥使用效益，保障医疗卫生事业健康发展。

5. 社区医疗机构药品准入　社区医疗机构药品准入管理需要严格执行药品准入管理的各项法律、法规和规章，还需要遵循针对社区医疗机构药品准入的有关规定，包括国家药监局、发改委、原卫生部联合下发的《关于加强城市社区和农村基本用药生产、使用和价格管理的通知》以及《国家基本药物目录（基本医疗卫生机构配备使用部分）》。社区医疗机构药品准入管理的目的是为了保证药品质量以及保障人体用药安全。

（二）社区卫生服务的经营管理方式

1. 国家经营管理模式　这种模式以英国为代表。英国的卫生经费主要来自于国家税收，公立医院由国家举办，国家雇佣医院职工。英国的初级卫生保健工作由个人开业的全科医生提供，国家卫生部门和全科医生是一种合同关系，全科医生的收入主要取决于按照政府和学会的标准及服务质量向签约居民提供的服务，医生的收入主要取决于全科医生签约的居民数量。

2. 国家计划管理、私人提供服务的经营管理模式　该模式以德国、澳大利亚、日本、加拿大等国家为代表。这些国家主要实行强制性的社会医疗保险，社会医疗保险的人群覆盖率很高。私人开业的全科医生与健康保险部门签订服务合同，按照合同规定的服务内容和质量要求给服务对象提供社区卫生服务。社会医疗保险基金按照全科医生提供的服务结算费用。在这种模式下，私人开业的全科医生是营利性的服务提供方，受利益驱动下热衷于开展利润较高的医疗服务，国家和地方卫生部门不得不开设一些专门的社会卫生服务机构，以弥补社区预防保健工作的不足。在德国，私人开业为主体的家庭医生组织、医院和公共卫生服务机构是其三大支柱。在社区卫生服务方面，公共卫生机构负责公共卫生、环境保护、传染病预防和管理，以及一些公共卫生服务的协调工作；家庭医生诊所负责常见病的门诊服务；医院负责接纳社区卫生机构转诊患者；而计划生育服务、家庭保健、孕妇指导、新生儿检查和婴幼儿卫生等由私人医生、医院和独立的医师协会共同负担。

3. 私营医疗机构为主体的经营模式　这种模式以美国为代表。美国实行商业医疗保险，居民在市场上自由选择商业保险公司提供的保险产品。美国医疗卫生机构的运作也主要遵循市场调节的原则。尽管社区卫生服务的私有化会影响社区预防保健工作的开展，但采取这种经营模式主要与本国的文化习惯有关。尽管如此，政府的医疗保障计划也可以采取支付方式来调控私人营利性的医疗服务机构的行为。美国的责任医疗组织（ACOs）是医生团体和其他卫生服务提供者、卫生服务供给方（如医院）共同工作，为分配到 ACOs 内的按服务项目付费的 Medicare 受益人负责所有的卫生服务，对服务质量和服务成本负责，并向 Medicare 管理机构汇报。管理机构对 ACOs 设立奖励或惩罚的方法，促使医疗机构控制成本。

（三）社区卫生服务中医患关系的连续性

医患关系的连续性有利于疾病的预防、诊断和治疗，是社区卫生服务连续性得以实现的基础。各国实现稳定医患关系主要通过三种方式：

1. 法定关系 以制度或法规的形式确定稳定的医患关系。如英国，英国居民选择全科医生注册登记后接受连续性的服务，如果不满意该全科医生的服务，需要等到一年之后才能更换全科医生。

2. 契约关系 这种方式给予居民一定的自由选择权，是建立在相互信任基础上的连续性的医患关系。美国、德国、日本、加拿大、澳大利亚等国家采取这种方式。居民在社区内自由选择全科医生签订服务契约，全科医生根据契约内容提供给居民卫生服务。这种方式引入了竞争机制，家庭医生为了获得理想的收入，必须努力提高服务质量和效果，改善服务态度，取得患者的信任，争取更多的患者与其签约。这种契约模式利于调适医患双方关系，逐渐形成相对稳定信任的医患关系。

3. 相互信任关系 美国的全科医生和社区护士并不进行专门的社区调查，患者首次在全科医生诊所就医的时候，全科医生会随即建立个人健康档案，必要时建立家庭健康档案。医院和全科医生之间可以相互调用患者的健康资料。

第三节　农村基层卫生服务与管理

我国有近 50%的人口居住在农村，但农村地区卫生基础薄弱，配置的卫生资源偏少。发展农村卫生，关系到保护农村社会发展和稳定的大局。新中国成立后，农村基层卫生组织迅速发展。在 20 世纪 60 年代中期，已经初步建立了县、乡（公社）、村（生产大队）三级医疗卫生机构，三级医疗卫生组织各有分工、相互协作、上下支持、逐级指导，三级网络基本形成。农村三级医疗卫生网，是新中国农村卫生工作的一项杰出成绩，初步做到了疾病预防在基层、治疗在基层、控制在基层。农村三级医疗保健网、“赤脚医生”、合作医疗曾被称为我国农村医疗卫生的“三大法宝”。

改革开放后，农村卫生一度低迷。本世纪初，我国开始重视农村卫生工作，加大了对农村卫生服务体系的建设与改革。2006 年发布的《农村卫生服务体系建设与发展规划》中将农村卫生服务体系定义为“是以公有制为主导、多种所有制形式共同发展和完善，由政府、集体、社会和个人举办的县、乡、村三级医疗卫生机构组成，以县级医疗卫生机构为龙头，乡（镇）卫生院为中心，村卫生室为基础。主要包括县医院、县中医（民族医）医院、县疾病预防控制机构、县卫生执法监督机构、县妇幼保健机构、乡（镇）卫生院、村卫生室及其他卫生机构等。”

一、县级卫生机构

（一）县级医院

县级医院是县域内的医疗卫生中心和农村三级医疗服务网络的龙头，并与城市大医院分工协作。主要任务包括：①为县域居民提供基本医疗服务，包括运用适宜医疗技术和药物，开展常见病、多发病诊疗，危急重症病人救治，重大疑难疾病接治转诊；②推广应用适宜医疗技术，为农村基层医疗卫生机构人员提供培训和技术指导；③承担部分公共卫生服务，以及自然灾害和突发公共卫生事件医疗救治等工作。

（二）县中医医院（民族医医院）

县中医医院（民族医医院）是农村中医药（民族医药）医疗、预防、保健中心。主要任务包括：①承担农村中医药（民族医药）预防保健、基本医疗等任务；②接受乡村两级卫生机构的转诊；③承担中医药（民族医药）诊疗技术的挖掘整理和适宜技术推广、乡村中医药（民族医药）人员培训及业务指导等任务。

（三）县妇幼保健机构

县妇幼保健机构是全县妇幼保健、生殖保健中心。主要任务包括：①承担妇幼保健、生殖保健、妇女儿童健康信息监测等任务以及对乡村两级的业务技术指导；②受县级卫生行政部门委托承担全县降低孕产妇死亡率、婴儿和5岁以下儿童死亡率、提高出生人口素质的综合协调与管理职责。

（四）县级公共卫生机构

县级公共卫生机构主要包括：①疾病预防控制中心，是全县疾病预防控制的技术管理与指导中心，承担疾病预防和控制、计划免疫、卫生检验、公共卫生健康危害因素监测、卫生信息服务和相关业务技术指导与咨询等职责，负责传染病和各类中毒等突发公共卫生事件的调查、报告和应急处理以及对乡村两级卫生人员的培训、监督指导等；②县卫生执法监督机构：依法承担辖区内公共卫生、健康相关产品、医疗卫生机构和卫生服务人员的卫生监督执法任务，协助卫生行政部门对突发公共卫生事件进行应急处理；③部分县还设有特定传染病、地方病防治机构。

二、乡镇卫生院

乡镇卫生院是农村三级卫生服务网的中心，是连接县医院和村卫生室的枢纽。乡镇卫生院按功能分为一般卫生院和中心卫生院。一般卫生院提供预防、康复、保健、健康教育、基本医疗、中医、计划生育技术指导等综合服务，承担辖区内公共卫生管理和突发公共卫生事件的报告任务，负责对村级卫生组织的技术指导和村医的培训等。中心卫生院除具有一般卫生院的功能外，还是一定区域范围内的医疗服务和技术指导中心。

乡镇卫生院按床位规模分为无床、1～20床和21～99床卫生院三种类型。乡镇卫生院床位规模宜控制在100床以内。

20张床位以下的卫生院，编制至少5人，其中卫技人员不低于80%，从事预防保健工作的人员不低于卫技人员的20%。如不设床位，建筑面积至少200平方米；每设1张床位，建筑面积至少增加20平方米。主要任务是常见病的防治和预防保健。

21～99张床位的卫生院，至少应该有3名医师、5名护士和相应的药剂、检验、放射技术人员，其中至少有1名具有主治医师以上技术职称。每床建筑面积不少于50平方米，病房每床单元设备与一级综合医院相同。主要任务是医疗、预防和康复服务。

三、乡镇卫生院的服务内容

（一）基本公共卫生服务

农村公共卫生任务主要由乡镇卫生院和村卫生室提供。从2009年新医改启动开始实施国家基本公共卫生服务项目，以儿童、孕产妇、老年人、慢性疾病、重性精神病患者为重点人群，面向全体居民免费提供最基本的公共卫生服务。开展服务项目所需资金主要由政府承担，城乡居民可直接受益。

国家基本公共卫生服务项目包括12类内容：城乡居民健康档案管理服务、健康教育服务、预防接种服务、0～6岁儿童健康管理服务、孕产妇健康管理服务、老年人健康管理服务、高血压患者和2型糖尿病患者健康管理服务、重性精神疾病患者管理服务、结核病患者健康管理服务、中医药健康管理服务、传染病及突发公共卫生事件报告和处理服务、卫生监督协管服务。

1. 居民健康档案管理服务 所有城乡居民，凡是在当地居住半年以上的，包括户籍及非户籍人口，都可以在居住地的乡镇卫生院、村卫生室或社区卫生服务中心（站）自愿建立居民健康档案。居民可以到乡镇卫生院、村卫生室就诊、咨询，或接受卫生调查、疾病筛查、健康体检等服务时，由基层医务人员负责为居民建立健康档案。根据工作需要，医务人员还会走进社区、家庭开展建档工作。居民健康档案是居民健康状况的资料库，记录着居民的疾病家庭史、遗传史和生活、工作等状况。从出生开始，记录着新生儿、婴幼儿、学龄前期的生长发育、健康改善与预防保健管理信息；妇女人生各期，特别是妊娠期的健康管理信息；老年人健康管理与各时期患病时的医疗保健信息等等。总之，健康档案应是陪伴居民终生的、全面、综合、连续性的健康资料，它翔实、完整地记录了居民一生各个阶段的健康状况及预防、医疗、保健、康复信息。

2. 健康教育服务 健康教育是有组织、有计划、有实施、有评价的教育活动，是通过信息传播和行为干预，帮助个体和群体掌握卫生保健知识、树立健康观念，自愿采纳有利于健康行为和生活方式的教育活动。基层医疗卫生机构医务人员通过各种形式的健康教育活动，使居民了解影响健康的行为，了解疾病的发生和传播知识；让居民树立健康意识，改变不健康的生活方式，自觉地采纳并养成有益于健康的行为和生活方式，从而降低或消除影响健康的危险因素，达到预防疾病、促进健康、提高生命质量的目的。

健康教育服务的基本内容有：①宣传普及《中国公民健康素养——基本知识与技能（试行）》，配合有关部门开展公民健康素养促进行动；②对青少年、妇女、老年人、残疾人、0～6岁儿童家长、农民工等人群进行健康教育；③开展合理膳食、控制体重、适当运动、心理平衡、改善睡眠、限盐、戒烟限酒、控制药物依赖、戒毒等健康生活方式和可干预危险因素的健康教育；④开展高血压、糖尿病、冠心病、哮喘、乳腺癌和宫颈癌、结核病、肝炎、艾滋病、流感、手足口病和狂犬病、布鲁菌病等重点疾病健康教育；⑤开展食品安全、职业卫生、放射卫生、环境卫生、饮水卫生、学校卫生、计划生育等公共卫生问题健康教育；⑥开展应对突发公共卫生事件应急处置、防灾减灾、家庭急救等健康教育；⑦宣传普及医疗卫生法律法规及相关政策。

3. 预防接种服务 基层医疗卫生机构对辖区内的适宜对象接种疫苗，使个体及群体获得并维持高度的免疫水平，逐渐建立一道免疫屏障，可达到预防和控制特定传染病发生和流行的目的。

4. 0～6岁儿童健康管理服务 0～6岁儿童健康管理能为孩子一生的健康奠定重要的成长基础。医生根据儿童不同时期的生长发育特点，开展儿童保健系列服务，以保障和促进儿童身心健康发育，减少疾病的发生。同时，通过对儿童健康监测和重点疾病的筛查，还可以对儿童的出生缺陷，做到早发现，早治疗，预防和控制残疾的发生和发展，从而提高生命质量。0～6岁儿童健康管理内容包括：①新生儿家庭访视；②新生儿满月健康管理；③婴幼儿健康管理；④学龄前儿童健康管理。

5. 孕产妇健康管理服务 妇女怀孕后，从产前、孕期全程到产后42天都可享受到健康管理服务。内容包括：孕早期健康管理、孕中期健康管理、孕晚期健康管理、产后访视、产后42天健康检查等健康管理服务。

6. 老年人健康管理服务 老年人健康管理服务对象指的是65岁以上老年人，包括65岁。凡是在社区住半年以上的老年人，无论户籍和非户籍人口，都能在居住地乡镇卫生院、村卫生室或社区卫生服务中心（站）享受到老年人健康管理服务。老年人居住地的基层医疗卫生机构每年要对老年人进行一次健康管理服务。内容包括：①生活方式和健康状况评估。通过询问，了解老年人基本健康状况、生活自理能力与吸烟、饮酒、饮食、体育锻炼等生活方式，以及既往所患疾病，目前慢性疾病常见症状与治疗情况等；②每年进行一次较全面的健康体检，包括一般体格检查与辅助检查；③告知本人或其家属健康体检结果并进行针对性健康指导，对发现确诊的原发性高血压和 2 型糖尿病等患者纳入相应的慢性病患者健康管理；④告知下次体检时间。

7. 高血压患者健康管理服务　社区常住居民中，无论户籍或非户籍，年龄在 35 岁以上（包括 35 岁）的原发性高血压患者都可以享受到健康管理服务。高血压患者健康管理服务的内容是：高血压筛查，随访评估，分类干预，健康体检。

8. 重性精神疾病患者管理服务　诊断明确并在家居住的重性精神疾病患者都可以享受到健康管理服务。服务内容包括：①患者信息管理：需有家属或原来进行治疗的专业医疗机构提供疾病诊疗相关信息，同时为患者进行一次全面评估，为其建立一般居民健康档案，按照要求填写重性精神疾病患者个人信息补充表；②随访评估：每年最少随访 4 次对应管理的重性精神疾病患者，进行危险性评估，检查精神状况等；③在患者病情许可下，征得监护人与患者本人同意后，每年进行 1 次健康检查；④分类干预：根据患者的危险性分级、精神症状是否消失、自制力是否完全恢复，工作、社会功能是否恢复，以及患者是否存在药物不良反应或躯体疾病情况对患者进行分类干预。

9. 结核病患者健康管理服务　对辖区内肺结核病可疑患者及时进行健康教育并将其转诊到属地结核病定点机构，对辖区内确诊的肺结核患者开展督导服药管理工作。

10. 中医药健康管理服务　每年为老年人提供中医药健康管理服务，同时在儿童不同年龄阶段对儿童家长进行儿童中医药健康指导。

11. 传染病及突发公共卫生事件报告和处理服务　服务对象是辖区内的服务人口，服务内容包括：①传染病疫情和突发公共卫生事件风险管理：在疾病预防控制机构和其他专业机构指导下，卫生院协助开展传染病疫情和公共卫生事件风险排查、收集和提供风险信息，参与风险评估和应急预案制（修）定；②传染病和突发公共卫生事件的发现、登记：卫生院规范填写门诊日志、入/出院登记本、X 线检查和实验室检测结果登记本；③传染病和突发公共卫生事件相关信息报告：卫生院在第一时间用最快的方式向县卫生局报告，在规定时间内进行相关信息的网络直报；同时向县疾病预防控制机构报送传报卡；④传染病和突发公共卫生事件的处理：按照有关规范要求，对传染病病人、疑似病人采取隔离、医学观察等措施，对突发公共卫生事件的伤者进行急救，及时转诊，书写医学记录及其他有关资料并妥善保管。协助开展传染病接触者或其他健康危害暴露人员的追踪、查找，对集中或居家医学观察者提供必要的基本医疗和预防服务。协助本辖区病人、疑似病人和突发公共卫生事件开展流行病学调查，收集和提供病人、密切接触者、其他健康危害暴露人员的相关信息。做好医疗机构和被污染场所的卫生处理。协助开展应急接种、预防性服药、应急药品和防护用品分发等工作，并提供指导。

12. 卫生监督协管服务　卫生监督协管是指乡镇卫生院、村卫生室及社区卫生服务中心（站）等基层医疗卫生机构、协助县（市、区）卫生监督机构，在辖区内依法开展食品安全信息报告、职业卫生咨询指导、饮用水卫生安全、学校卫生、非法行医和非法采供血信息反馈报告等工作，并接受卫生监督机构的业务指导。

（二）基本医疗服务

承担辖区内居民常见病、多发病的门诊、住院（含家庭病床）诊治任务，进行急、危、重病人的救护，并组织转诊；向群众普及急救知识与技术；根据条件开展辖区的康复医疗、精神卫生服务、慢性非传染性疾病的人群防治工作。

（三）卫生管理

在当地政府和上级卫生行政部门领导下，依据当地社会经济发展规划，协助制定和实施初级卫生保健规划；配合有关部门动员组织群众开展爱国卫生运动，逐步改善卫生状况；贯彻执行国家各种卫生法规，对辖区有关行业实行卫生监督管理；负责村级卫生组织和个体开业医生的管理和技术指导，培训乡村医生、卫生员和接生员。

四、村卫生室

村卫生室是农村三级卫生服务网的最基层单位，承担传染病疫情报告、计划免疫、妇幼保健、健康教育、常见病、多发病的一般诊治和转诊服务以及一般康复等工作。

（一）配置标准

每 500 名农村居民配备 1 名乡村医生，有 2 名以上乡村医生的卫生室至少 1 名是女医生或接生员。每个卫生室至少有 30 平方米用房，并配备基本医疗器械、公共卫生和妇幼保健设备、80 种以上的基本药物。

（二）村卫生室的基本任务

（1）以行政村为单位，在上级卫生行政管理部门和业务机构的领导下，开展初级卫生保健工作。

（2）承担或协助做好基本公共卫生服务。

（3）开展诊治常见病、多发病服务和指导康复，承担危重病人的初级救护与转诊。

（4）开展计划生育技术指导工作。

（三）管理体制

关于村卫生室的管理体制，《中共中央国务院关于深化医药卫生体制改革的意见》中明确指出“村卫生室承担行政村的公共卫生服务及一般疾病的诊治等工作。有条件的农村实行乡村一体化管理。”

为加强对村卫生室的管理，从 80 年代中期我国东中部一些省份就开始了乡村一体化的探索，陕西省黎城县南委泉乡实行“六统一管理”、安徽庐江县“乡村卫生机构联办”的试点，山东省寿光县实行“三证三制五统一”的管理办法等。乡村一体化管理主要集中在我国的东中部地区，西部有些省份也有这方面的尝试。乡村一体化管理一般包括人员、业务、财务、政务和药品等五个方面的统一管理，各地乡村一体化管理内容和管理程度不同，大体上可以将一体化管理分为低度、中度、高度三种。低度的乡村一体化管理一般只对村卫生室业务实行统一管理，中度一体化管理对村卫生室人员、业务、财务、政务和药品等实行统一管理；高度一体化除对五个方面实行统一管理外，还由卫生院给村医发放工资和购买养老等其他社会保险，能够实现对村卫生室的全面管理，有利于规范乡村医生医疗行为，提高医疗质量，稳定村医队伍。

第四节　我国基层卫生的发展

发展基层卫生事业适应我国经济社会发展的趋势。我国城市化进程加快、老龄化速度加剧、疾病谱从传染性疾病转向慢性非传染性疾病、全面放开“二孩”政策等新形势，都为我国的医疗卫生事业带来了新挑战。在新形势下保障和改善民生，保证城乡居民都能得到安全、有效、方便、价廉的医疗卫生服务，适应了时代发展的方向。为了更好地实现基层医疗卫生机构的功能，我国的基层卫生服务能力还需要进一步加强，也需要进一步明确我国基层卫生的发展方向。

一、明确我国基层医疗卫生主要的服务功能

（一）以常见病、多发病为诊疗工作的内容

基层医疗卫生机构应该按照国家对医疗卫生机构的功能定位，将机构能力建设限定在对常见病、多发病的诊疗工作上，而不能盲目的扩张规模、添置设备。 以慢性病管理为抓手推动分级诊疗，实现全科医生与健康管理人员相结合的基层医疗卫生团队、全科医生和专科医生相结合的区域性医疗卫生联合体，为实现“社区首诊、分级就诊、分级医疗、上下联动、双向转诊”的有序就医格局打好基础。

（二）防治结合

我国基层医疗卫生是预防的一线阵地，公共卫生是基层医疗卫生的重要内容。坚持防治结合，在传染病防治、地方病防控、慢性非传染性疾病监测和控制、职业病防治、精神心理卫生等方面形成基层疾病防控体系，坚持以健康促进为中心，扎实做好健康教育。

（三）特殊人群的长期照护

我国已经进入老龄化社会，老龄化速度仍在加剧，预计到 2020 年，我国将有 2.5 亿的 60 岁及以上老年人，约占人口总数的 17%。随着人口预期寿命的延长，我国失能老年人、残疾老年人、空巢老年人、失独老年人等特殊老年群体的数量将大大增加，老年人群的医疗需求也将增长，探索医疗和养老结合是新时期赋予基层医疗卫生机构的责任。基层医疗卫生机构一方面要提升在常见病、慢性病、康复护理等方面为老年人提供诊疗服务的能力，开办基层老年护理站、康复站等延续性医疗机构，推动基层医疗卫生机构为居家老年人提供上门服务，形成机构护理、社区护理和居家护理相结合的社会化老年护理服务体系。与此同时，基层医疗机构还应该重视流动人口、妇女儿童、精神病人等特殊群体，落实相应的健康管理工作。

二、加强以全科医生为主体的基层医疗卫生人才队伍建设

加强以全科医生为重点的基层医疗卫生人才建设是提高基层服务能力的关键。

全科医生（general practitioner），在国外也有称家庭医生，一般经过全科医学的专门训练，对社区内的人员提供综合性的卫生服务，包括预防保健、医疗、康复等。社区医疗服务主要是解决社区常见的健康问题，分担大医院的医疗负担，合理的分配医疗资源。全科医生提供的服务主要以基层卫生需求为导向。他们需要掌握不同年龄以及不同性别的人群的健康问题，因而其所服务的内容涉及内、外、妇、儿、神等临床医学，也包括社会医学、预防医学等领域，从而实现促进人群健康的目标。培养优秀的全科医生是世界医学界公认的实现初级卫生保健的核心内容，只有高素质的全科医生才能为基层提供最佳医疗卫生服务，是医疗体系中不可缺少的一部分。

一方面，加强全科医生的培养，依托住院医师规范化培训基地对医科毕业生开展全科医师规范化培训，对现有的基层执业医师进行转岗培训。另一方面，通过远程教育、医药卫生行业协会等平台，对基层医疗卫生人员进行继续教育，建立定期的进修学习制度等，来提升基层医疗卫生机构全科医生的数量和质量。

基层医疗卫生机构还需要进一步充实在慢性病防治、精神疾病管理、健康促进方面的人员配备，引导基层卫生专业技术人员充分挖掘中国传统文化，在基层推广中医药适宜技术，提升基层

医疗卫生机构的中医药服务能力。

案例 15-3

澳大利亚的全科医生培养制度

在社区全科医疗中，澳大利亚只有20%的患者被转诊到上级医疗机构，80%的患者都会在全科医生诊所得到周到的医疗服务，实现了卫生资源的合理分配和有效利用。1973 年，全科医生的培训机构——皇家澳大利亚全科医学院（RACGP）正式创立，它的任务是培养高素质的为个人和社区提供基本医疗保健服务的全科医生。澳大利亚全科医生培训是从医学院校里开始的，在校学习期间安排了全科医学、农村卫生、社区医学等相关课程，并到社区诊所短期实习。医学生毕业生在医院经过 1～2 年的实习医生培训、2～4 年的住院医生培训，便可向各州医学委员会申请正式注册。之后可以向 RACGP 提出申请，才可以被纳入 RACGP 培训计划，开始为期 3 年的全科医生培训，包括第 1 年在综合性大医院轮转，第 2、3 年在经过认定的社区全科医疗机构中学习，准备到农村工作者还要追加 1 年时间。全科医生继续教育包括：每年参加相应的较高层次的学术会议和脱产培训，每 3 年必须通过国家组织的继续医学教育的考核和评估，以保证全科医生医疗技术水平的更新。

思考：

（1）为什么澳大利亚全科医生培养的过程如此漫长？

（2）我国全科医生培训的做法是什么？

三、增强基层医疗卫生服务的公益性

西方国家的实践证实，一味建设医院、增加医院的规模不能解决目前卫生事业面临的挑战，整合公共卫生和医疗卫生服务，把基层医疗卫生作为整个医疗卫生事业的基础，才能更加适应社会发展的需要。公益性是基层医疗卫生服务机构的最大亮点和特色。基层医疗卫生机构定位于提供基本医疗和公共卫生“两个网底”的服务，是群众健康的“守门人”，具有十分明显的公共服务特征。提高基层医疗卫生机构的公益性，政府有义不容辞的责任。当前医改多次强调重点是保基本、强基层、建机制。为此，各地政府都应该加大财政对基层医疗卫生机构的投入与补偿，采取各种改革措施，从制度设计上切断基层医疗卫生机构“以药养医”的利益链。

四、构建有序的医疗卫生服务体系

一个有序的医疗卫生服务体系，要做到分级医疗，实现双向转诊。分级医疗是对各级各类医疗机构的功能有明确定位，根据卫生机构的规模、水平确定不同的医疗服务任务，按照疾病的轻、重、缓、急及治疗的难易程度进行分级，形成“健康进家庭、小病在基层、大病到医院、康复回基层”的格局。基层医疗卫生机构负责诊治辖区居民的常见病、多发病；及时监控居民的大病征兆，让居民在大病初期能得到尽早的治疗。如果病情较重，再由社区医生负责向上一级医院转诊。双向转诊是根据病情需要进行上下级医院间、专科医院间或综合与专科医院间的转院诊治。从纵向上看，下级医院对超出本院诊治范围的病人或在本院确诊、治疗有困难的病人转至上级医院就医；反之，上级医院对病情得到控制后相对稳定的病人，可以转至下级医院继续治疗。从横向上看，综合医院可以将病人转至同级专科医院治疗，专科医院也可以将出现其他症状的病人转至同级综合医院处置。分级诊疗双向转诊是实现卫生服务整合的关键措施，有利于提高卫生资源的利用效率，在满足居民不同医疗卫生需要的同时提高了卫生资源的利用效率。

目前我国实现分级诊疗双向转诊有深层次的制度障碍。由于医疗机构行政隶属不同，医疗资源缺乏统一规划，造成医疗机构无序竞争。现阶段，我国的公立医院追求自身的微观经济利益，与双向转诊所追求的整体规模效益有冲突，难以形成各医疗机构之间的合力。公立医疗机构和基层医疗卫生机构的运行机制没有衔接。患者长期形成自由就诊的习惯，自由选择医院的意识强烈，再加上医疗保险报销政策没有加以限制，患者的非理性流动难以控制。

虽然有诸多困难，基层医疗卫生机构仍需要发展相关能力，为将来的双向转诊做准备。国外基层医疗卫生服务人员的素质普遍较高，能够真正解决社区居民常见病、多发病的诊疗以及有关健康问题，是确定全科医师“守门人”制度的基础，只有这样，才能让城乡居民放心到基层首诊。

五、加强基层医疗卫生信息化建设

目前信息技术快速发展，医疗服务信息化已经成为国际发展的趋势。信息技术的应用能解决很多长期困扰基层卫生发展的问题：①信息和通讯技术可以使生活在边远和医疗资源不足地区的人获得以往无法获得的卫生服务和专业技术，尤其是在那些医师、护士和卫生技师分布不均匀或长期短缺或者需要长途旅行才能使用卫生设施和获得专家支持的国家和地区。促进远程诊断、监测和咨询技术的应用有利于大大提高卫生服务的可及性。②信息和通讯技术在初级保健应用的另一个益处是提高了保健服务的质量。电子病历、电脑处方系统及临床决策辅助系统可以帮助行医者在很多情况下提供更安全的服务。③由于信息及通讯技术为开展个性化、以病人为中心的保健以及家庭保健提供了新途径，能够大大节约提供卫生保健服务的成本。目前移动医疗的研发已成为信息技术的热点领域。例如荷兰的卫生机构通过信息技术支持初级保健提倡的生活方式，设备网络化成为荷兰社区改革计划的一个重要项目，他们在为老年人建造的智能公寓中安装了监测和通讯设备，该系统减少了就诊次数，方便了需要频繁检查、调整用药方案的慢性病病人的独立生活。

中国现行医疗卫生体制分级、分类、多部门交叉管理和条块分割。各部门职能分散，多头管理，降低了卫生行政管理效率和卫生资源的利用效率，一定程度上导致医疗机构之间不能协同和互动。

医疗信息化建设可以部分缓解以上矛盾，实现医院内部资源的有效利用和业务流程最大限度的优化，实现医院与医院之间、医院与基层之间、区域内与区域外之间的医疗数字化体系链接。区域医疗信息化在解决医疗卫生服务断裂和碎片化问题上有很大的潜力。

医疗卫生数据的平台建设非常重要。政府应该建立医疗卫生数据库和数据交换平台，实现政府各部门、各医疗卫生机构、公众与数据交换平台的有效对接和信息共享。通过建立数据交换平台，实现各级各类医疗机构间的业务流与信息流的有机融合，加强医疗资源整合，整体提高区域性医疗服务、医疗救治、疾病预防、卫生监督执法管理水平和应对突发公共卫生事件的能力。

基层医疗机构应该建立标准统一、便于统计的电子病历及居民电子健康档案，逐步建成远程医疗与教育平台，实现区域内医疗、医保、医疗信息等医疗卫生系统的互联互通和业务协同，通过不良数据监测网络实现数据共享。不仅能够为医疗服务带来更多的方便，也能够通过基层医疗数据中心的建设，为科研、政策制定提供临床数据支撑。

（陈曼莉）

第十六章　中医药管理

中医药是中华民族创造的医学科学，是我国优秀民族文化中的瑰宝。它以其显著的临床疗效、浓郁的民族特色、独特的诊疗方法、系统的理论体系、浩瀚的文献史料屹立于世界医学之林，成为人类医学宝库的共同财富。几千年来为中华民族的繁衍昌盛做出了不可磨灭的贡献，并且对世界的文明进步产生了积极影响。至今仍然在保障人民群众健康方面发挥着重要作用，是我国卫生服务体系中不可或缺的重要组成部分。

案例 16-1

从抗击 SARS 看中医药的优势

几千年来，中医药发展形成了一套现实与超前兼具、普济与深入兼备、以“简便廉验”为特点的医疗卫生办法与经验，且中医的基本理念和方法与未来医学发展方向极具一致性。中医学强调防重于治，提倡养生，这正是现代预防医学所要求的。中医主张心理治疗，治病先治心，强调心理与身体、人与社会、人与自然的协调，这正是未来医学所竭力主张的。中医有一整套养生理论和各类中医气功，形成了特有的民族健身方式，这正是现代精神心理学、医学与体育相结合的新型健身方式所要走的道路。

从始于战国成于西汉的《黄帝内经》，到东汉张仲景的《伤寒论》，再到明清吴又可、叶天士的温病说，中医制服了一次次瘟疫，挽救了无数人生命。近几十年，中医药对一些重大传染病的防治作用也十分显著。1958 年广州流行乙型脑炎，邓铁涛教授当年参与救治，统计中医之疗效达 90%，且无后遗症。1990 年美国疾病控制预防中心对 1988 年上海以中医药为主治疗乙肝重叠甲肝与 1983～1988 年美国本土以西医药治疗同类疾病的死亡率进行了统计对比，中美死亡率比例为 1∶234。

2003 年抗击 SARS，中医药再立新功。据统计，SARS 袭击了 32 个国家和地区，中国内地染病者 5327 例，占世界的 60%以上。全球 SARS 病死率为 9.5%，中国内地为 6.5%，台湾为 12.5%，香港和新加坡为 17%。中国内地效果之所以好，一个基本原因是中医药介入了治疗过程（中医参与治疗的患者占 58%），中西医配合治疗发挥了特殊作用。

一是降低了死亡率。广州中医介入最早最深，病死率不到 4%；北京中医介入后病死率只是介入前的 20%。广州中医药大学附属一院治疗 50 余人，北京中日友好医院仝小林中医小组治疗 16 人，均无一例死亡。

二是降低了治疗成本。治疗 SARS，中医费用大大低于西医。

三是基本无后遗症。因大量使用抗生素等药物，西医治疗的病人患肺部纤维化和股骨坏死的超过 1/3，患糖尿病的占 1/3，中医治疗为主的至今尚未发现特别后遗症。

中医治疗 SARS 的作用与意义得到了世界卫生组织（WHO）高度评价。WHO 专家认为，中医药抢救了大量 SARS 患者的生命，在预防和恢复期治疗方面，迄今西医尚无针对性治疗方法，中医有其独到之处。中西医结合治疗 SARS 是安全的，潜在效益很大。要总结中医药治疗 SARS 的成功经验，提炼出带规律性的方法来，为其他国家提供参考。

思考：

（1）中医药的特点和优势是什么？

（2）中医药事业发展的基本情况如何？

（3）中医药在我国医疗卫生服务中具有什么样的地位和作用？

第一节　中医药管理概述

一、中　医　药

中医学是一门古老的研究人类生命过程，以及同疾病作斗争的生命科学体系，其探索生命的奥秘、健康与疾病的运动规律。中医作为一种医学的名称，最初是指我国人民长期同疾病做斗争中建立起来的传统医学，具有系统的理论体系和独特诊疗方法。

中药是中医防病治病的物质基础，是我国传统药物的总称。主要来源于天然药及其加工品，主要包括植物药、动物药、矿物药及部分化学、生物制品等药物。中药是中医学的重要组成部分，中医和中药的紧密结合，是中医学产生和发展的基础。

二、中医药的特色和优势

中医学作为生命科学范畴的传统医学，至今在医疗保健中发挥着不可替代的作用，并且在世界传统医药领域处于一定的地位，是由自身理论的科学性和优势所决定的。随着疾病谱的变化，老龄化社会的到来和健康观念的转变，中医药学的优势越来越显现出来，除了“整体观念”、“辨证论治”的特点外，其科学性和先进性越来越被学术界、产业界所重视，受到世界各国人民的推崇，并焕发出无穷的生命力。

（一）中医药体现了自然科学与社会科学的有机结合

中医药的理论体系和临床思维模式具有丰厚的中国文化底蕴，体现了自然科学与社会科学、人文科学高度融合和统一。中医学研究人的生命及健康问题，中医学这种以功能状态为切入点，通过调节个体异常功能状态，为人类认识自己提供了独特的思维模式、符合现代科学一体化的新趋势。

（二）中医药强调的整体观念、辨证论治的特点，重视环境变化对人体健康的影响，包括社会环境和心理因素，与现代医学模式生物-心理-社会医学模式相一致

中医药学整体观念认为人体的生命活动是机体在内外环境的作用下，由多种因素相互作用而维持的一种动态的相对平衡过程。而健康则是人体阴阳维持相对平衡的状态，即“阴平阳秘”。平衡失调，就会导致器质性和功能性的疾病状态。中医学不是机械地孤立地看待人患的“病”，而是把“病人”看作一个整体，把“病”作为人体在一定内外因素作用下，在一定时间的失衡状态。因此，中医学始终把调整人体内在机能状态和调节阴阳平衡放在养生保健和防病治病的核心地位，治疗上，既要祛邪、又要扶正，强调机体正气的作用，通过调整机体功能状态达到治疗疾病的目的。

（三）中医药学个体化诊疗体系反映了整体医学的特征

中医学认为，人和自然是“天人合一'的关系，人体本身是形神统一的整体：人体的功能状态是肌体对内外环境作用的综合反应，掌握人体的功能状态就可以有效地掌握人体生命活动的变化规律。因此，中医通过“望、闻、问、切”以外测内归纳为证候，作为临床诊疗的依据，构成中医药因人、因事、因地的个体化诊疗体系。这是中医药的一大特点和优势，符合现代临床医学发展的趋势。

（四）中医药丰富的治疗手段和灵活的方法，符合人体生理病理多样性的特点

中医药对疾病的治疗主要采用药物和非药物疗法，并用内治和外治法进行整体综合调节与治疗。中医方剂是中医最常用的药物疗法之一，中药方剂安全有效，绝大部分药物来自自然，方剂

的多种有效组分，针对人体的多因素，通过多环节、多层次、多靶点的整合调节作用，适应于人体多样性和病变复杂性的特点。非药物疗法以针灸、推拿为主，其中针灸疗法是我国古代的一大发明和创举，虽尚未被现代医学充分认识，但其通过对人体体表穴位的刺激，进行整体调节，疗效显著，适用范围广泛，正逐渐被世界一些国家纳入医疗体系中。

（五）中医药在养生保健和延年益寿方面有着独特的理论，中医学的养生学是中医预防医学思想的体现

中医药的“天人合一，形神统一、动静结合”为主体的养生保健理论和丰富多彩、行之有效的方法，在提高人们健康素质和生活质量方面显示了良好前景。

（六）中医药浩瀚的经典医籍，是人类生物信息的巨大宝库

中医药现存古典医籍 8000 余种，记载着数千年来中医药的理论和实践经验。这是绝无仅有的，尚未被充分开采的人类生物信息的宝库。

三、中医药工作发展的历程

中医药的发展经久不衰，但是，中医药的发展并不是一帆风顺，党和国家历来高度重视中医药事业的发展，制定、形成了一系列保护、扶持和发展中医药的方针政策。本节仅讨论新中国成立后中医药发展的历程。新中国成立后，经过几代人的努力，中医药事业的发展取得了举世瞩目的成绩，1982 年，我国将发展传统医药写入《中华人民共和国宪法》，为中医药发展提供了根本的法律依据。中医药事业在管理、人才培养、科学研究、卫生服务、中医院建设等方面都取得了重要成绩。

（一）建立了各级中医药行政管理机构

1952 年，原卫生部医政局设立了中医科，1954 年改设中医司，各省、自治区、直辖市卫生厅（局）相应设立了中医处，地区卫生局设立了中医科。经历“十年动乱”的破坏后，1978 年，原卫生部重建卫生局，各级卫生部门又重建了中医管理机构。1982 年 7 月，原卫生部在机构改革中，将中医局改为中医司，并把中医医疗、教育、科研以及少数民族医药和中西医结合工作划归中医司管理。1986 年 1 月，国务院决定设立国家中医管理局，1988 年 5 月，正式成立国家中医药管理局，并将原属医药管理局管理的中药部分划归国家中医药管理局管理。目前，各省、自治区（除西藏外）、直辖市都设置了中医药行政管理机构体系。2012 年，国家制定卫生事业发展“十二五”规划，将中医药发展作为重要内容。

（二）中医医疗机构进一步发展

新中国成立后，特别是改革开放以后，中医医疗机构得到了迅速发展。1950 年全国只有中医医院 4 所。1978 年全国中医医院总数为 447 所。2009 年，原卫生部、国家中医药管理局制定了《综合医院中医临床科室基本标准》规定作为医院的一级临床科室，设立中医病床，床位数不低于医院标准床位数的 5%。具备一定规模的医院，可根据实际需要设立独立病区。设立中医门诊，三级医院门诊开设中医专业不少于 3 个，二级医院不少于 2 个。2010 年中医门诊部总数达到 734 所，中西医结合门诊部 192 所、中医诊所 24978 个，中西医结合诊所 7159 个。除上述中医医院、门诊部和诊所外，在大部分综合医院、乡镇卫生院、社区卫生服务中心都设有中医科室。2014 年，中医类医院 3732 个，中医类门诊部 1468 个，中医类诊所 38386 个，实有床位数共 75.5 万张。

1986 年，全国各类卫生机构中医药人员总数为 49.8 万人。2010 年，全国各类卫生机构共有构中医药人员 40.4 万人，其中中医执业医师 25.6 万人。2014 年，全国中医机构卫生技术人员 81.9 万人，其中中医执业医师 35.5 万人。

（三）中医药教育事业得到快速发展

新中国成立以来，党和政府为了发展中医药事业，十分重视中医药教育工作，1956 年，国家在北京、上海、广州、成都创建了四所中医药院校，这是我国高等中医药教育事业兴起的重要标志。至 2010 年，全国已有中医药大学及学院 25 所、中医药高等专科学校 9 所，有 14 所高校为博士学位授权单位，15 所高校和中国中医研究院建立了博士后流动站；有 20 所中医药院校开展外国留学生教育，12 所中医药院校接受华侨、港澳台地区学生。2014 年全国普通高等中医院校 42 所，设置中医药专业的高等西医药院校 99 所，设置中医药专业的高等非医药院校 128 所。高等中医药院校在校生总计 58.6 万人，其中博士生 4440 人，硕士 3.5 万人，普通本、专科生 36.9 万人。

（四）中医药科技学术事业发展迅速

新中国成立以来，国家先后制定了一系列科技规划和政策，推动中医药研究的发展。自从 1955 年成立中国中医研究院以来，2010 年，全国独立设置的中医药科学研究与技术开发机构共有 90 所。其中部属科研机构 10 所，省属科研机构 46 所，地市属科研机构 34 所。2014 年，全国科学研究与技术开发机构 88 所，其中中医部委属科研机构 11 所、中医省属科研机构 44 所、中医地、市属科研机构 33 所。全国从事科技活动人员共 12117 人、中医部委属科研机构 1886 人、中医省属科研机构 7789 人、中医地、市属科研机构 2442 人。它们主要任务是开展中医药基础研究和应用研究，提供中医药科技服务等。中医药科研工作人员在大量整理、发掘前人经验的基础上，运用传统方法和现代科学理论与技术，在基础理论研究、重大疾病防治研究和中医经验的传承与挖掘等方面都取得了重要成就。

1999 年，集本草大成的巨著《中华本草》出版发行，《内经》、《难经》等 11 部重点中医古籍整理研究也全部完成，《素问》、《神农本草经》的研究获得了国家科技进步奖，《中医古籍孤本大全》等一大批优秀著作也相继编撰出版，极大地丰富了中医药理论体系；国家重点投资的国家中医药管理局中医药文献检索中心在基础设施和数据库建设等方面都有了一定成绩，服务功能进一步拓展和完善；由国家中医药管理局组织、历经 10 年完成的“中药资源普查”基本摸清了我国中药资源的拥有量和分布情况，为保护和合理开发利用中药资源提供了科学依据，该项研究被评为 1995 年全国科技十大成就之一，1997 年获国家科技进步二等奖。

2015 年 10 月，屠呦呦因发现青蒿素治疗疟疾的新疗法获诺贝尔生理学或医学奖。屠呦呦是第一位获得诺贝尔科学奖项的中国本土科学家、第一位获得诺贝尔生理医学奖的华人科学家。屠呦呦是中国中医科学院终身研究员兼首席研究员，青蒿素研究开发中心主任。1971 年首先从黄花蒿中发现抗疟有效提取物，1972 年分离出新型结构的抗疟有效成分青蒿素，1979 年获国家发明奖二等奖。2011 年 9 月，获得被誉为诺贝尔奖“风向标”的拉斯克奖。

案例 16-2

“中国神药”给世界抗疟疾事业带来了曙光

疟疾是与结核病、艾滋病并称的全球最严重传染病之一，以致死率高著称。WHO 统计，2008 年，全球有 2.47 亿人感染了疟疾，其中 100 余万人死亡，大多数生活在热带和亚热带地区。非洲约每 30 秒就有一个幼儿因疟疾而死亡，而传统的抗疟药物奎宁因疟原虫的抗药性早已失效。

疟疾是危害严重的世界性流行病，全球百余国家年约三亿多人感染疟疾。自本世纪六十年代起，氯喹等原有抗疟药因疟原虫对此产生抗药性而失效。时值越南战争，促使国际上迫切寻找新结构类型抗疟药。在国内、国外（美国结合侵越战争需要，筛选化合物达三十万种）大量工作未获成功的情况下，屠呦呦领导科研组以现代科学继承发扬祖国医药学遗产为指导思想，从系统整理历代医籍、本草入手，收集两千多种方药基础上，归纳编纂成《抗疟方药集》，又从中选200多方药，组织筛选。经研制380多个样品，特别结合古代用药经验，从东晋·葛洪《肘后备急方》"青蒿一握，以水二升渍，绞取汁，尽服之"的截疟记载中，考虑到温度、酶解等因素，不断改进提取方法，终于在1971年青蒿抗疟发掘成功！ 发现的有效部位和有效单体—青蒿素，对鼠疟、猴疟均具有 100%的抗疟作用。经大量提取药物，安全性实验及自身试服后于1972年，1973年分别就有效部位和青蒿素单体，在海南昌江疟区作首次临床研究，证实具有胜于氯喹的满意疗效，抗疟新药—青蒿素由此诞生！为此青蒿素的发现不仅找到了一个能解决抗性疟疾的新药，而且为寻找新的抗疟药开辟了一条新的途径。经全国协作，验证病例达两千多，确证为"高效、速效、低毒"的抗疟新药，特别对抗氯喹恶性疟有特效。1978年青蒿素鉴定会后，屠呦呦负责的科研组工作继续不断深入，青蒿素获1985年卫生部实施新药审批办法后的第一个《新药证书》(86-x-01号)。青蒿素的发明引起国内、外专家的重视，1981年应WHO的请求，我国同意在北京召开"青蒿素"专题的国际会议，屠呦呦以"青蒿素的化学研究"为题，第一个作报告，获得高度评价，认为"青蒿素的发现不仅增加一个抗疟新药，更重要的意义还在于发现这一新化合物的独特化学结构，它将为合成设计新药指出方向"。由此带动国际抗疟领域工作的新进展，也促使世界上很多国家对青蒿素展开进一步的研究。青蒿素是当前中国被国际承认的唯一创新药物。现在世界多国均已广为应用，产生很大的社会效益和经济效益。

青蒿素能迅速消灭人体内疟原虫，青蒿素及其衍生物青蒿琥酯、蒿甲醚对脑疟等恶性疟疾有很好的治疗效果，青蒿素类药物可口服、可通过肌肉注射或静脉注射，甚至可制成栓剂，使用简单便捷。

"中国神药"给世界抗疟疾事业带来了曙光。WHO声明，坦桑尼亚、赞比亚等非洲国家近年来疟疾死亡率显著下降，一个重要原因就是广泛分发青蒿素复方药物。仅在赞比亚，由于综合运用杀蚊措施和青蒿素类药物疗法，2008年疟疾致死病例比2000年下降了66%。

思考：

（1） 如何进行中医药的现代科学研究？

（2） 中医药学是我国一个伟大的宝库，应当努力发掘、加以提高，你认为我们应该怎样做？

（五）中医药国际交流与合作成果斐然

1987年，世界针灸学会联合会在北京正式成立，该会由世界55个针灸学会（包括5个国际性组织）3.7万多名成员组成，覆盖近100个国家和地区；1989年，世界医学气功学会在我国成立。1991年10月18日，世界卫生组织在北京召开国际传统医药大会，并在会议上正式产生了在国际传统医药发展史上具有划时代意义的《北京宣言》，会议还决定将每年的10月22日定为世界传统医药日。进入新世纪以来，我国综合国力大幅提升，国际地位显著提高，中医药事业取得长足发展。目前，我国与外国政府及有关国际组织已签订了含有中医药合作内容的双边政府间协议，专门的中医药合作协议49个。第62届世界卫生大会通过了《传统医学决议》，敦促各成员国推动将传统医学纳入国家卫生服务体系中予以发展。国际标准化组织中医药（暂定名）技术委员会已经成立。"中医针灸"已列入"人类非物质文化遗产代表作名录"，《本草纲目》和《黄帝内经》已列入"世界记忆名录"。60多个国家和地区的200多个团体会员参加了世界针灸学会联合会和世界中医药学会联合会两个国际中医药学术组织，世界针灸学会联合会已与世界卫生组织建立正式关系。

为进一步加强和指导中医药对外交流与合作工作，促进中医药事业科学发展，卫生部与国家中医药管理局联合制定了《中医药对外交流与合作中长期规划纲要（2011～2020）》。纲要明确指出了九项任务：加强与国际组织间的交流与合作、巩固和拓展与外国政府间的交流与合作、大力发展多种形式的中医对外医疗合作、全面推进多层次中医药国际教育合作、深入开展高水平中医药国际科技合作、扩大中医药产品和服务贸易、积极参与中医药国际标准制定、推动中医药科普知识和文化国际传播、密切与港澳台交流合作。

四、中医药管理机构及职能

中医药管理机构主要指对中医药工作进行管理活动的各级国家行政机关，其基本职能是组织、规划、指导和协调各级中医药卫生服务机构以及教育机构和科研机构，运用中医药进行防病治病，开展科学研究等活动。

我国的中医药管理机构是按照行政层次设置的，是隶属中央和地方各级政府领导的进行中医药管理的机构。国务院设立国家中医药管理局，各省、自治区、直辖市以及下属的各级政府均设立相应的中医药管理部门，形成了系统的中医药行政管理体系。国家中医药管理局成立于 1988 年 5 月，是国务院管理中医中药工作的部门，由卫生部归口管理，内设办公室、人事教育司、政策法规与监督司、规划财务司、医政司（中西医结合与民族医药司）、科技司、国际合作司（港澳台办公室）、机关党委、机关服务中心等部门（图 16-1），它的主要任务是根据党的中医中药方针政策，管理全国中医药行业，开展中医药防病治病工作，提高人民群众的健康水平，继承和发展中医药学，逐步实现中医药现代化。其主要职能是：

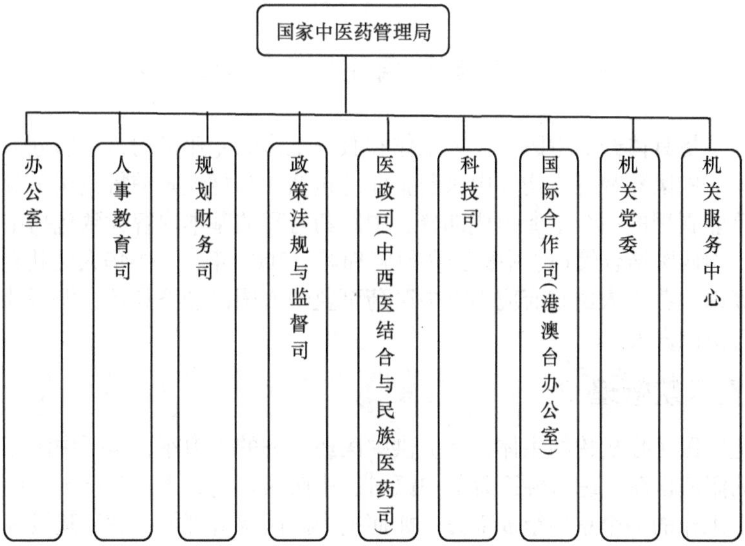

图 16-1　国家中医药管理局机构设置

（1）拟订中医药和民族医药事业发展的战略、规划、政策和相关标准，起草有关法律法规和部门规章草案，参与国家重大中医药项目的规划和组织实施。

（2）承担中医医疗、预防、保健、康复及临床用药等的监督管理责任。规划、指导和协调中医医疗、科研机构的结构布局及其运行机制的改革。拟订各类中医医疗、保健等机构管理规范和技术标准并监督执行。

（3）负责监督和协调医疗、研究机构的中西医结合工作，拟订有关管理规范和技术标准。

（4）负责指导民族医药的理论、医术、药物的发掘、整理、总结和提高工作，拟订民族医医疗机构管理规范和技术标准并监督执行。

（5）组织开展中药资源普查，促进中药资源的保护、开发和合理利用，参与制定中药产业发展规划、产业政策和中医药的扶持政策，参与国家基本药物制度建设。

（6）组织拟订中医药人才发展规划，会同有关部门拟订中医药专业技术人员资格标准并组织实施。会同有关部门组织开展中医药师承教育、毕业后教育、继续教育和相关人才培训工作，参与指导中医药教育教学改革，参与拟订各级各类中医药教育发展规划。

（7）拟订和组织实施中医药科学研究、技术开发规划，指导中医药科研条件和能力建设，管理国家重点中医药科研项目，促进中医药科技成果的转化、应用和推广。

（8）承担保护濒临消亡的中医诊疗技术和中药生产加工技术的责任，组织开展对中医古籍的整理研究和中医药文化的继承发展，提出保护中医非物质文化遗产的建议，推动中医药防病治病知识普及。

（9）组织开展中医药国际推广、应用和传播工作，开展中医药国际交流合作和与港澳台的中医药合作。

（10）承办国务院及卫生部交办的其他事项。

地方各级中医药管理机构贯彻执行国家和各地方有关中医药管理的职能。

第二节　中医药管理的基本内容与方法

一、中医药管理的基本内容

中医药机构是指具体开展中医药业务工作和服务工作的专业机构，可以分为中医医疗机构、中医药科研机构、中医药教育机构、中医药企业（包括中药材经营销售机构）等。中医药事业管理是我国卫生事业管理的一个重要组成部分。中医药管理的基本内容大致包括中医医疗管理、中医药教育管理、中西医结合管理、中医药科研管理等。2003 年，《中华人民共和国中医药条例》明确指出，县级以上各级人民政府应当将中医药事业纳入国民经济和社会发展计划，使中医药事业与经济、社会协调发展。

（一）中医医院管理

中医医院是中医医疗机构的主体，是提供中医药服务的主力军，包括中医医院、中医院校及中医研究机构的附属医院、综合性医院的中医科、中医康复院、中医门诊部、中医诊所等。中医医院是整个卫生工作的一个重要组成部分，如何把中医医院管理好、发展建设好，充分发挥广大中医药人员的积极性，使中医医院在人民群众健康中发挥应有作用，是中医医院管理工作者的责任。因此，要求管理者对中医医院医疗活动全过程进行精心的计划、组织、指挥、协调和控制，尽可能地提高医疗工作效率和诊治水平，为人民健康事业做出应有的贡献。

1. 中医医院的性质　《全国中医医院工作条例》中指出："中医医院是运用中医中药防治疾病、保障人民健康的社会主义医疗卫生事业单位，必须贯彻执行党的卫生工作方针和中医政策，为社会主义现代化建设服务。"这一《条例》规定了中医医院的性质，它至少包括以下三方面的内容：

（1）必须坚持社会主义的办院方向，为社会主义现代化服务；

（2）切实以保障人民健康为基本宗旨，最大限度地满足人民群众对中医医疗的需求；

（3）中医医院以主要运用中医中药防治疾病为特色。

2. 中医医院的任务　《全国中医医院工作条例》中规定"中医医院的任务是：中医医院必须以医疗为中心，结合医疗搞好教学和科学研究，成为继承发扬中医药学、培养中医药人才的基地。"因此，中医医院的主要任务可概括为以下六个方面；

（1）根据中医药理论指导医疗实践，运用辨证施治、四诊八纲、理法方药等诊治疾病。

（2）中医医院的院级领导主要由中医药人员组成，中医药技术人员应占医药技术人员的70%。

（3）按照中医特点设置科室，并有一个或几个具有特长的中医专科，根据社会需要或本院人才情况设置专病诊室。

（4）中医医院的护理是在中医药理论指导下实行辨证施护，同时吸收西医护理的合理内容。

（5）包括病案书写的有关医疗文书，要具有中医特色，遵循中医药理论，反映资料全过程，并运用中医名词和术语，同时也有理化检查与西医诊断。

（6）有一套反映中医医院规律和特点的管理制度与办法。

（二）中医药教育管理

中医药教育应当遵循中医药人才成长规律，以中医药内容为主，注重中医药理论教育和中医药临床实践，注重现代教育方式和传统教育方式相结合，注重体现中医药特色文化。中医药教育机构包括中医药大学、学院、专科学校以及中等中医药卫生学校。中医药教育机构的主要功能是培养现代化的中医药人才。中医药院校教育的培养目标、修业年限、教学形式、教学内容及教学评价等，应当体现中医药学科特色，符合中医药学科发展规律。

1. 中医药教育管理的性质与特点

（1）具有与现代教育的共同属性。作为现代教育管理的重要组成部分，中医药教育管理也必须遵循现代教育管理过程的普遍规律来研究、改革和发展中医药教育。

（2）具有对传统中医药教育的继承和发展的统一性。继承传统中医药教育中的学术遗产和教育经验是中医药教育的特特殊使命，这要求中医药教育的领导者和管理人员，要正确处理继承与发展的关系，吸取传统中医药教育管理的经验，逐步形成具有特色的现代中医药教育管理体系。

（3）具有承前启后的历史重任。培养继往开来、承前启后的现代中医药人才，离不开现代化的中医药教育，既要认真总结长期形成的中医药教育管理经验，又必须实现由经验管理到科学管理的转变，进而实现中医药教育的现代化。

2. 中央和地方主管部门中医药教育管理的任务　中医药教育管理的总任务是：根据党在社会主义初级阶段的基本路线，遵循中医药学中医药教育工作的客观规律，实行统筹规划，优化结构，协调发展，注重办学效益，提高教育质量，建立起与社会主义经济建设相适应的中医药教育运行机制，为保护劳动生产力，促进社会经济发展，为中医药事业的振兴与发展，培养和输送合格的中医药人才。

根据《中共中央关于教育体制改革的决定》，国家和地方主管部门对中医药教育主要是加强宏观管理，发挥学校办学的积极性、主动性，增强活力，提高学校教育适应社会需要的能力。

国家主管部门的主要管理职能是：根据党和国家的教育方针、教育法规和中医政策，制定发展中医药教育的政策和法规，以保证中医药教育坚持正确的办学方向；根据国家的教育规划和决策，进行中医药行业的人才需求预测，制定中医药教育事业发展规划，统筹安排，合理布局，以便在整体上建立独具特色的中医药教育结构体系；加强对中医药教育改革与发展的宏观指导；对不同层次的学校人才培养目标及人才质量规格，做出原则规定，提出基本要求；加强监督和检查；研究制定符合中医药学校实际的评估指标体系，建立评估制度。

3. 学校中医药教育管理的任务　学校是办学的实体，其管理工作的职能是在执行国家法规、政策、计划的指导下，行使办学自主权，对整个学校的教育及其他有关活动，运用计划、组织、指挥、协调和控制等职能，进行科学管理，以实现学校的办学目标。

《中华人民共和国中医药条例》规定：各类中医药教育机构应当加强中医药基础理论教学，重视中医药基础理论与中医药临床实践相结合，推进素质教育；设立各类中医药教育机构，应当符合国家规定的设置标准，并建立符合国家规定标准的临床教学基地；承担中医药专家学术经验和技术专长继承工作的指导老师应当具备下列条件：一是具有较高学术水平和丰富的实践经验、技术专长和良好的职业品德；二是从事中医药专业工作 30 年以上并担任高级专业技术职务 10 年以上。中医药专家学术经验和技术专长继承工作的继承人应当具备下列条件：一是具有大学本科以上学历和良好的职业品德；二是受聘于医疗卫生机构或者医学教育、科研机构从事中医药工作，并担任中级以上专业技术职务。

省、自治区、直辖市人民政府负责中医药管理的部门应当依据国家有关规定，完善本地区中医药人员继续教育制度，制定中医药人员培训规划。县级以上地方人民政府负责中医药管理的部门应当按照中医药人员培训规划的要求，对城乡基层卫生服务人员进行中医药基本知识和基本技能的培训。医疗机构应当为中医药技术人员接受继续教育创造条件。

4. 中医药继续教育 中医药继续教育是对已完成专业基础教育的中医药专业技术人员进行的终身教育活动。其任务是使中医药专业技术人员保持高尚的职业道德，不断增新、补充、拓展专业知识和提高业务技能，提高创新能力和专业技术水平。

中医药继续教育的对象，是受聘初级（师）以上专业技术职务从事专业技术工作的中医药专业技术人员。中医药继续教育实行行业管理，国家中医药管理局在国家继续教育行政管理部门的指导下，负责中医药继续教育的宏观管理，结合行业实际，确定中医药继续教育发展目标和规划，制定中医药继续教育有关规定。地方各级中医药行政管理部门负责本地区中医药继续教育的管理，制定本地区中医药继续教育发展规划并组织实施。

中医药继续教育的形式主要包括住院医师规范化培训和中医药继续教育项目。住院医师阶段的继续教育，按照国家中医药管理局颁布的《中医住院医师培训试行办法》和《中医住院医师规范化培训大纲》的要求进行。中医药继续教育项目包括国家级、省级项目其他形式的继续教育活动，可以采取培训班、进修班、研修班、学术讲座、学术会议等方式组织实施。

5. 中医师承教育 中医师承教育是中医药人才培养的特色形式，开展师承教育，名老中医带徒，培养了一大批学术精、临床疗效好、医德高尚的“中医人”。

中医药学有其独特的理论体系和显著的临床疗效，中医人才培养必须从中医的自身特点出发，遵循中医自身发展规律，中医师承教育是中医传承的重要形式和有效手段，几千年来，中医药学之所以传承、延续、发展，师徒传承、师承教育，功不可没。中医学是实践性很强的学科，没有广泛的临床实践和名师指点，很难体会到其中奥妙。中医师承教育通过师生朝夕临诊，耳濡目染，口授心传，个别指导，可以逐步领会和较快掌握，少走弯路，缩短成才的周期。

为了增强现代型中医的临床特色技能，我国从 1990 年起开始恢复师承教育，以期造就能够治愈疑难杂症的中青年临床精英。到目前为止，师承教育以公办为主，有三种形式，即政府举办的高级师承继续教育、中医医疗机构开办的师承教育及高等中医院校开办的师承教育。师承教育主要有两个层次。一是通过师承教育的方式，系统掌握中医药基本理论和技能，按照执业医师法的有关规定参加执业医师资格考试，取得执业资格。二是通过老中医药专家学术经验继承工作，继承老中医药专家的学术经验和技术专长，培养高层次中医药人才。

2005 年 1 月，在全国中医药工作会议上，卫生部部长高强强调，中医药必须按照自身发展规律办事，不能盲目照搬西医模式管理中医。2007 年的全国中医药工作会议，更是以注重中医特色和优势为灵魂。具体到中医教育上来说，充分发挥特色和优势即是全方位恢复师承教育。中华人民共和国卫生部令第 52 号《传统医学师承和确有专长人员医师资格考核考试办法》，自 2007 年 2 月 1 日起施行。文件的内容，特指社会各行业的人员，通过中医师承教育方式，可以取得中医师执业资格。

全国老中医药专家学术经验继承工作的开展，较好地继承了一批老中医药专家的学术经验和技术专长，培养和造就了一大批高层次中医临床人才和中药技术人才。

（三）中医药科研管理

中医药科研机构除了中国中医研究院外，各省、自治区、直辖市及部分地市也成立了中医药研究机构（院或所），部分中医药院校及中医医疗机构也建立了中医药研究所（室）等。中医药科研机构的主要功能是进行中医药的科学研究及实现中医药的现代化。

1. 中医药科研管理的性质　所谓中医药科研管理，是指为了有效地实现中医药科学研究活动的各个目标而反复进行的一种有计划、组织和控制的综合性活动。它是中医药事业管理的组成部分，除具有一般医学科研管理的性质外，因中医药学术体系的不同，还有其自身的特性。中医药科研管理的性质，就是从中医中药的实际情况出发，遵循中医药学自身发展的客观规律，按照国家要求，纳入现代科技管理体系，通过行业管理，最有成效地组织和推动中医药科技事业的发展。

2. 中医药科研管理的任务　中医药科研管理的基本任务是：贯彻执行国家的科技政策和中医政策，研究和制定中医药科技发展战略，建设中医药科学研究基地；选拔和培养科技人才，建设中医药科技队伍，制定中医药科技发展规划；建立和筹集中医药科学研究基金；审批、监督、检查科研课题计划；考核、验收、登记科研成果；推广应用科技成果，及时奖励有贡献的科技人员，维护科研人员的利益；不断改进和完善中医药科研管理程序和科研管理制度，协助国家立法部门制定有关中医药科研管理的法律、法令、法规、条例和办法，并在管理过程中贯彻执行。

《中华人民共和国中医药条例》规定：国家发展中医药科学技术，将其纳入科学技术发展规划，加强重点中医药科研机构建设；县级以上地方人民政府应当充分利用中医药资源，重视中医药科学研究和技术开发，采取措施开发、推广、应用中医药技术成果，促进中医药科学技术发展。中医药科学研究应当注重运用传统方法和现代方法开展中医药基础理论研究和临床研究，运用中医药理论和现代科学技术开展对常见病、多发病和疑难病的防治研究。中医药科研机构、高等院校、医疗机构应当加强中医药科研的协作攻关和中医药科技成果的推广应用，培养中医药学科带头人和中青年技术骨干。国家对捐献对中医药科学技术发展有重大意义的中医诊疗方法和中医药文献、秘方、验方的机构和个人，参照《国家科学技术奖励条例》的规定给予奖励。

国家支持中医药的对外交流与合作，推进中医药的国际传播。重大中医药科研成果的推广、转让、对外交流，中外合作研究中医药技术，应当经省级以上人民政府负责中医药管理的部门批准，防止重大中医药资源流失。属于国家科学技术秘密的中医药科研成果，确需转让、对外交流的，应当符合有关保守国家秘密的法律、行政法规和部门规章的规定。

案例 16-3

中药知识产权保护刻不容缓

中华民族的中医药史从《黄帝内经》到《本草纲目》绵延上千年。随着人们对西药副作用的认识不断加深，中药开始受到全世界的关注。但我国知识产权制度起步较晚，中药知识产权流失严重，成为中医药产业发展的瓶颈之一。

江苏地道的中药材薄荷，我国专利申报 8 项，美国申报 8 项。尽管在专利数量上中外平分秋色，但外国公司的技术专利主要用于口香糖等高利润市场，其中美国箭牌糖类公司独揽 4 项专利。而我国的专利只是薄荷藕、薄荷茶水等，市场空间极为有限。素有“薄荷之乡”之称的江苏里下河地区，至今没有 1 件有关薄荷专利申报。遭受与薄荷同样命运的还有银杏等我国传统中药材，银杏的我国专利申报 68 件，外国申报 4 件，但这 4 项专利却几乎涵盖了银杏提取的全部工艺流程。日本在六神丸的基础上开发救心丸，年销售额达几亿美元；韩国的牛黄清心丸，源自于我国的牛黄清心液；日本一公司向美国申请了治疗溃疡性结肠炎的专利，明确对以芍药为活性成分的加味逍遥散、当归芍药汤、芍药甘草汤、桂枝茯苓丸 4 个复方进行保护……这些触目惊心的事例说明，有关中药知识产权的大量流失，中药知识产权保护已经成为我国中药产业链条中最薄弱的环节。

目前，中药在国际市场的贸易额已超过 400 亿美元，而且每年还以 10%的速度增长。但中国的中药出口贸易额只占世界草药贸易总额的不到 3%。而日本、韩国、东南亚以及欧洲一些国家的中药企业从我国低价购入原料药就地粗加工后，运回国内精炼，提取制剂，制成西方人习惯的胶囊、片剂和颗粒剂，不仅占领了国际市场，而且以高价返销中国市场，目前已占据了我国中成药市场 1/3 的份额。而我国每年从日本、韩国、东南亚、西欧等地进口的洋中药却超过 1 亿美元。反观日本，虽然只有 210 个汉方药制剂，且处方和原材料均来自中国，但在国际市场的占有率却达到 80%。

这些让人心痛的例子使我们惊觉：西方发达国家把中医药这一中华民族的瑰宝视为"公知领域"，不遗余力地进行商业开发。中医药知识产权的流失，不仅伤害了国家利益，还潜藏着可能损害中医药可持续发展、威胁国家安全的严重隐患。然而现行的知识产权制度保护的主要对象是新知识、新技术、新产品，从经典的知识产权保护角度看，传统知识已经处于公有领域，属于人人都可自由使用的对象，是不受保护的。

为改变我国中药生产落后的状况，我国一些地方和单位积极寻求国际合作，引进外国的资金和先进生产工艺，这本无可厚非。但是一些人为达到此目的，目光短浅、急功近利，无视中药处方作为无形资产的巨大价值，不惜将自主的知识产权——中药处方拱手交给外商，这使我国的中药生产在国际竞争中处于更加不利的境地。

我国民间还有大量中药秘方、偏方，虽然在长期的中医临床中行之有效，但由于科学研究与解析分离技术水准低，至今仍以非处方、草药形态流传，许多外商正加紧搜罗研究分析，甚至抢先申报许多专利，使得中药这种国宝的知识产权，正以惊人的速度流失。我国的中药产业若成为没有自主知识产权的产业，失去生存的权利，后果不堪设想。

《国务院关于扶持和促进中医药事业发展的若干意见》明确提出，加强中医药知识产权保护和利用，完善中医药专利审查标准和中药品种保护制度，研究制订中医药传统知识保护名录，逐步建立中医药传统知识专门保护制度。加强中药道地药材原产地保护工作，将道地药材优势转化为知识产权优势。

思考：

（1）我国中医中药知识产权保护存在问题的主要原因是什么？

（2）中药知识产权保护对促进中医药事业发展的重要性是什么？

（3）如何更有效地加强对中医药事业的保护？

（四）中西医结合管理

1. 中西医结合的概念 所谓中西医结合，就是指把中医中药的知识和方法与西医西药的知识和方法结合起来。中医学和西医学是两个不同的理论体系，各有所长。因此，中西医结合就是将两者互相渗透、互相吸收、取长补短、融合创新的过程，以取得既源于中医又高于中医、既源于西医又高于西医的疗效，同时从大量的中西医结合的临床实践中探索新的医学实践与新的医学理论。

2. 中西医结合的方针 促进中西医结合是全面贯彻落实我国卫生工作方针和中医药政策的重要体现。1980 年，卫生部印发了《关于加强中医和中西医结合工作的报告》，指出发展中医和中西医结合工作的指导方针是："中医、西医和中西医结合这三支力量都要大力发展，长期并存，团结依靠这三支力量，推进医学现代化，发展具有我国特点的新医药学"。1985 年，中共中央在《关于卫生工作的决定》中指出："要坚持中西医结合的方针，中医、西医互相配合，取长补短，努力发挥各自的优势"。1991 年 4 月 9 日，第七届全国人大四次会议批准的《国民经济和社会发展十年规划和第八个五年计划纲要》把"中西医并重"列为新时期我国卫生工作的一项方针。把中医和西医摆在同等重要的地位，是党和政府立足我国社会主义初级阶段的基本国情。2009 年，国务院《关于扶持和促进中医药事业发展的若干意见》中明确指出坚持中西医并重，把中医药与西医药摆在同等重要的位置；坚持继承与创新的辩证统一，既要保持特色优势又要积极利用现代科技；坚持中医与西医相互取长补短、发挥各自优势，促进中西医结合。

3. 中西医结合的目标　中西医结合本身是一个长期的历史过程，它将经历一个由初级到高级、由量变到质变的不断发展的漫长进程。因此，中西医结合分近期目标和长期目标。

近期目标：用现代科学的技术和方法来发掘、整理、研究中医药学，对中医药学的理论、临床与技术进行临床研究、实验研究和理论研究，阐明机理、总结规律、提高疗效，进而发展提高中医科学。

长期目标：遵循医学科学发展规律，坚持中西医结合方针，促进我国现代医药与传统医药有机地、全面地结合，循序渐进，坚持不懈，最终形成具有中国特色的新医药学理论体系，为全人类的健康服务。

4. 中西医结合的方法

（1）在疾病诊治中进行结合：这是中西医结合的起点，又是各种途径的归宿。通过辨病与辨证相结合，按照中医理论体系进行辨证，做出分型和分期诊断，进而在治疗上中西医结合，相互补充。主要有三种形式：一是侧重以中医理论指导中西医结合治疗；二是侧重以西医理论指导中西医结合治疗；三是按中西医结合后形成的新理论指导治疗。

（2）在中医诊法的研究中进行结合：主要集中在舌诊和脉诊上，大体分三个层次：一是摸索在不同疾病、不同证型中脉象及舌象的变化规律；二是采用先进仪器设备，对脉象及舌象进行定性定量分析；三是研究形成各种不同脉象及舌象的原理与机理。

（3）通过对中医治则的研究进行结合：这是中西医结合研究最活跃的领域之一。目前在研究上已经取得进展的中医治则包括活血化瘀、清热解毒、通里攻下、补气养血、扶正固本等。

（4）通过对中医理论的研究进行结合：主要包括三方面的研究：一是用现代科学方法研究某些中医基础理论，做出科学的阐明；二是应用某些中医理论指导临床治疗，在肯定疗效及研究其理论机制的基础上开辟新的应用领域；三是融汇中西医理论，探索中西医结合的新理论。

（5）通过对方药的研究进行结合：主要是对中药剂型改革的研究、中药药理的研究及药物化学方面的研究。

（6）通过对中医针灸与针麻原理的研究进行结合：大体上可分为三个方面：一是针灸在临床各科的应用，通过实践确定其适应范围，并用现代生理学、生化学、免疫学及有关的生命科学等方法，希冀阐明原理，为针灸治疗提供科学根据；二是新针灸方法研究，如对激光针疗法的研究等；三是作为一种新的麻醉镇痛手段的针灸镇痛临床应用研究。

5. 中西医结合的意义

（1）有利于提高我国医疗技术水平：中西医结合对一些常见病、多发病特别是疑难重症，疗效明显优于单纯的中医或西医疗法，而且已有一些成果居于世界领先水平。这对于提高我国医药卫生水平、促进卫生事业发展具有重要意义。

（2）推动中医药学和中医药事业的发展：中西医结合的发展，对中医药的继承、整理和提高起到了促进作用，从理论与临床上为用现代科技研究中医院做了大量的工作，这对于提高中医药学术水平、推动中医药走向世界发挥了积极作用。

（3）丰富现代医学内容：随着疾病谱的变化，现代医学已不足以应对人类所面临的健康挑战，多年来中西医结合取得的大量研究成果，无疑从理论和实践上充实和发展了现代医药学，从一个重要方面促进了现代医药学的发展。

6. 中西医结合的措施

（1）多途径开展中西医结合：开展中西医结合工作应根据不同性质的卫生机构做出不同的要求，既可以在中西医结合机构中进行，也可以在综合医院某些具备一定条件的西医科室或中医科中进行。而在中医机构中的西学中人员，应在保持和发扬中医特色的前提下，采用现代科学（包括现代医学）知识和方法研究中医中药。

（2）切实加强中西医结合基地建设：由于中西医结合基础较好的综合医院具有开展中西医结

合工作的基础条件，不需要大的投资，不影响甚至更有利于其医疗保健工作，而且这些医院集中了一大批高水平的中西医结合专家和中医、西医专家，可以共同开展中西医结合治疗和研究工作，所以这是我们发展中西医结合的基地。

（3）大力加速人才队伍建设：培养一支高水平的中西医结合队伍，脚踏实地开展中西医结合的科学研究，这是发展中西医结合的关键。学校教育是培养中西医结合人才的重要途径，应不断改革，采用多种形式加快人才的培养，在高等中医院校和医学院校开设中西医结合专业，扩大中西医结合专业的硕士生数。同时，各地也可通过举办各种类型的培训班，鼓励和组织西医人员学习中医，坚持中医与西医相互取长补短，发挥各自优势，促进中西医结合。

二、中医药管理的基本方法

（一）行政方法

中医药管理的行政方法，是指依靠中医药行政组织的权威，运用行政手段，按照中医药行政系统、层次进行管理的方法。它以鲜明的权威和服从为前提，直接指挥下属工作。常用的行政手段有命令、规定、指示、指令性计划、规章制度、条例等。

（二）法律方法

中医药管理的法律方法，是指通过制定和实施有关的中医药法律法规，对中医药的医疗、教育、企业经营、国际交流与合作等进行管理。中医药的法律法规除了国家立法机构制定的文件外，还包括国家中医药管理局以及各个层次中医药管理部门制定的各种类似法律性质的条例、办法和规定等。中医药法律法规的制定，可以使人们在中医药工作中权利和义务明确，赏罚分明，使各个中医药管理（医疗、教育、科研等）有章可循，有法可依，中医药管理行政部门依法行政，使中医药事业更高效和有序地发展。《中华人民共和国中医药条例》已经于 2003 年 4 月 2 日经国务院第 3 次常务会议通过，自 2003 年 10 月 1 日起施行。

（三）经济方法

中医药管理的经济方法，是指依靠中医药经济组织，根据客观经济规律，运用各种经济手段进行中医药管理的方法。具体地说是通过运用价格、税收、利润、利息、工资、福利、奖金、罚款以及经济责任制、经济合同等经济手段为杠杆，组织、调节和影响管理对象的活动，提高工作效率，促进社会效益的提高。管理的经济方法是对行政方法而言的，其实质是从物质利益上处理好国家、集体、个人三者的经济关系，从而有效地调动各方面的积极性。

（四）思想政治教育方法

中医药管理的思想政治教育方法，是指依靠思想政治工作队伍，运用各种思想政治教育方式进行中医药管理的方法。当今世界，随着科技迅猛发展和现代化程度的扩大和深化，人们的生活方式、价值观念和道德行为等发生了深刻的变化，为了使人们适应现代社会尤其是未来社会发展的要求，必须非常重视思想政治教育。常用的思想政治教育方式有演讲报告、座谈讨论、个别谈心、参观访问、评比竞赛等。

第三节　中医药管理的方针政策

党和国家关于中医药工作的方针政策是历经多年的思考和实践探索的结果，是中医药管理的基本方针和生命线。理解、掌握和贯彻落实党和国家关于中医药工作的方针政策是中医药事业战略管理的核心任务。

一、中医药工作方针政策发展历程

新中国成立以来，党和国家十分重视中医药工作，国家制定了一系列保护和发展中医药的方针政策，针对不同时期中医药事业发展存在的根本问题及时提出和调整中医药工作方针。

（一）新中国中医药工作方针（1949～1979）

1949 年，毛泽东同志在接见出席全国卫生行政会议代表时说："必须很好地团结中医，提高技术，搞好中医工作，发挥中医力量，才能负担起几亿人口的艰巨的卫生工作任务"。

1950 年 8 月全国第一届卫生工作会议召开时，毛泽东就题词指出："团结新老中西医各部分医药卫生人员，组成巩固的统一战线，为开展伟大的人民卫生工作而奋斗。"党和国家制定了"面向工农兵，预防为主，团结中西医，卫生工作与群众运动相结合"的卫生工作方针。

1954 年毛泽东同志又提出"重视中医，学习中医，对中医加以研究整理，并发扬光大，这将是我们祖国对全人类贡献中的伟大事业之一"。同年中央批转中央文委党组《关于改进中医工作问题的报告》指出，"团结中西医，正确地发挥中医的力量为人民保健事业服务，是中央早已明确指示的一项重要的卫生工作方针"。

1958 年，全国中医药工作会议文件提出，在中医工作上，党的政策是"团结中西医，继承发扬祖国医药学遗产"。这一系列的方针政策极大地调动了广大中医药卫生工作者的工作积极性，使我国的中医药事业得到了迅速的恢复和发展。但是由于众所周知的原因，中医药工作的方针政策得不到落实，在一定程度上制约了中医药事业的发展。

党的十一届三中全会以来，中医药卫生工作又有了新的发展机遇，中医药政策得到了进一步贯彻，使中医药事业得到较快的发展。1978 年 9 月，中共中央批转卫生部党组《关于认真贯彻党的中医政策，解决中医队伍后继乏人问题的报告》，重申"中国医药学是一个伟大的宝库……，必须大力加快发展中医药事业"。

（二）改革开放后中医药工作方针（1980～2005）

1980 年 4 月，卫生部召开全国中医、中西医结合工作会议，明确提出"中医、西医、中西医结合三支力量都要发展，长期并存"的方针。

1982 年 12 月，第五届全国人民代表大会通过的《中华人民共和国宪法》中规定："国家发展医药卫生事业，发展现代医药和我国传统医药"，从国家根本大法上保证了中医药学的应有地位，为中医药事业的发展奠定了法律基础。

1986 年，国务院常务会议研究讨论中医中药问题，提出了发展中医中药的几点意见，作出了关于成立国家中医管理局的决定。同年 7 月，国务院正式下达了《关于成立国家中医管理局的通知》。

1990 年，中共中央关于制定国民经济和社会发展十年规划和"八五"计划的建议指出：卫生工作要贯彻预防为主、依靠科技进步、动员全社会参与、中西医协调发展、为人民健康服务的方针。

1991 年，全国人大七届四次会议通过的《中华人民共和国国民经济和社会发展十年规划和第八个五年计划纲要》，"中西医并重"被列为新时期我国卫生工作的五大方针之一。

随着改革开放的深入，中西方文化交流的日益频繁，中医中药在我国人民医疗卫生服务中发挥着越来越重要的作用的。同时，也开始走向世界，受到世界各国的广泛关注。

1996 年 12 月，中共中央、国务院召开的全国卫生大会上，将"中西医结合"列入了我国新时期卫生工作方针。

1997 年 1 月，《中共中央、国务院关于卫生改革与发展的决定》中进一步明确了"适应经济建设的发展，有计划按比例地发展中医和中西医结合事业”的发展方略。“中西医并重”这一基本方针，是对新中国成立以来中医工作正反两方面经验教训的科学总结，是从卫生事业发展的战略高度采取的重要举措，这对于中医药事业的发展以及中西医的结合具有重要而深远的意义。

2002 年，中共中央、国务院《关于进一步加强农村卫生工作的决定》，对发挥中医药在农村卫生服务中的优势与作用作了重要论述，提出合理配置卫生资源，加强县级中医医院建设和乡（镇）卫生院中医科建设，为农村中医药发展提供必要的物质条件，逐步形成特色和优势。加强乡村医生的中医药知识和技能培训，培养一批具有中医执业助理医师以上资格的农村中医骨干等。

2003 年实施的《中华人民共和国中医药条例》，是我国政府颁布的第一部专门的中医药行政法规，也是新一届政府颁布的第一部行政法规，它将多年来党和国家对中医药工作的一系列方针、政策，通过国家行政法规的形式固定下来，对党的中医药政策做了全面高度的概括，是中医药事业发展的里程碑。

（三）新时期中医药工作方针

2006 年第十届全国人民代表大会通过的《中华人民共和国国民经济和社会发展第十一个五年规划纲要》提出“保护和发展中医药，加强中医药临床研究基地和中医院建设，推进中医药标准化、规范化。”温家宝总理在讲话中强调“要支持中医药事业发展，充分发挥中医药在防病治病中的重要作用”。

2009 年《中共中央国务院关于深化医药卫生体制改革的意见》（中发〔2009〕6 号）提出新时期卫生工作指导方针为：预防为主，以农村为重点、中西医并重。

2009 年，国务院出台《国务院关于扶持和促进中医药事业发展的若干意见》，明确了中医药发展的基本原则：坚持中西医并重，把中医药与西医药摆在同等重要的位置；坚持继承与创新的辩证统一，既要保持特色优势又要积极利用现代科技；坚持中医与西医相互取长补短、发挥各自优势，促进中西医结合；坚持统筹兼顾，推进中医药医疗、保健、科研、教育、产业、文化全面发展；坚持发挥政府扶持作用，动员各方面力量共同促进中医药事业发展。

2013 年，国务院出台《关于促进健康服务业发展的若干意见》，在其指导下，2015 年，国务院办公厅印发《中医药健康服务发展规划（2015～2020 年）》，规划中提出基本原则是：以人为本，服务群众。把提升全民健康素质作为中医药健康服务发展的出发点和落脚点，区分基本和非基本中医药健康服务，实现两者协调发展，切实维护人民群众健康权益；政府引导，市场驱动。强化政府在制度建设、政策引导及行业监管等方面的职责。发挥市场在资源配置中的决定性作用，充分调动社会力量的积极性和创造性，不断增加中医药健康服务供给，提高服务质量和效率；中医为体，弘扬特色。坚持中医药原创思维，积极应用现代技术方法，提升中医药健康服务能力，彰显中医药特色优势；深化改革，创新发展。加快科技转化，拓展服务范围，创新服务模式，建立可持续发展的中医药健康服务发展体制机制。

二、国家发展中医药事业的政策与措施

中医药学疗效显著，理论独特，具有较为系统的生命科学认知体系和疾病诊治体系，蕴含着丰富的科学内涵。中药产业是我国一项具有发展优势和广阔市场前景的战略性产业，中药现代化是一项造福人民，继往开来的伟大事业。尤其是非典防治工作取得重大胜利以来，党中央、国务院注重经济社会协调发展，更加重视中医药工作。我国政府正积极准备将中医药申报世界非物质文化遗产。

2002 年 11 月 4 日，中国第一部中药现代化发展的纲领性文件《中药现代化发展纲要》正式颁布，目的是为了加强对我国中药现代化工作的宏观指导，从国家战略高度整体布局中药现代化工作，进一步充分发挥中药的优势和特色，加快中药产业发展，更好地保障人民健康的需要；标志

着我国传统医药的发展走向依靠科学技术，全面迈向现代化的发展新阶段。2003 年 10 月 1 日，我国第一部专门的中医药行政法规《中华人民共和国中医药条例》颁布实施，中医药立法列入日程，24 个省（区、市）颁布了地方性中医药法规，中医药标准化建设步伐加快。2006 年，国家制订实施了《中医药事业发展“十一五”规划》和《中医药科学研究发展纲要（2006～2020）》，提出了“继承与创新相结合、基础研究与临床研究相结合、中药研究与中医研究相结合、传统方法与现代方法相结合”四大基本原则。这些都为中医药的发展积蓄了能量、注入了活力，为其加速发展提供了良好的法律、政策环境。

国家发展中医药的一系列重大政策措施，具体可以归纳为以下七条：

（1）各级党委和政府要加强对中医药工作的领导，认真贯彻中西医并重的方针，逐步增加对中医药的投入，为中医药方针创造良好的物质条件。

（2）中西医要加强团结，互助学习，取长补短，共同提高，积极探索中西医结合的途径和方法。

（3）要正确处理继承和发展的关系，既要认真继承，又要勇于创新；要坚持双百方针，繁荣中医药学术。

（4）深化中医药教育改革，根据中医药发展的需要，采取多种形式培养中医药专业人才。

（5）加强对重大疾病防治、中药生产关键技术、中医复方以及中医药基础理论的研究，力争有新的突破；积极创造条件，使中医药更广泛地走向世界。

（6）对中药材生产要实行优惠政策。积极进行中药生产企业的改革，推进中药生产现代化。

（7）中药和中药材经营要按照少环节、多形式、畅通渠道、规范行为的原则，逐步形成统一、开放、竞争、有序的流通体制。

三、中医药事业发展趋势及面临的困难

（一）中医药事业发展趋势

中医药迎来了前所未有的发展战略机遇期。党中央、国务院高度重视中医药工作，党的十七大报告提出要“坚持中西医并重”、“扶持中医药和民族医药事业发展”，在深化医药卫生体制改革中强调要充分发挥中医药作用，国务院出台《若干意见》为建设中国特色医药卫生体制和中医药在新时期新阶段的科学发展指明了方向。《中华人民共和国国民经济和社会发展第十三个五年规划纲要》将“支持中医药事业发展”作为“完善基本医疗卫生制度”的六项重点任务之一，力度前所未有。

各地党委、政府对中医药事业发展的重视程度和推动力度不断加大，加强了对中医药工作的领导和体制机制建设，加大对中医药的投入，为中医药事业发展营造了良好的环境。

随着我国进入全面建设小康社会的新阶段，人民生活水平不断提高，健康意识和理念不断增强，广大人民群众信中医、用中药，对中医药知识和服务的需求日益增长。随着医药卫生体制改革进一步深入，疗效确切和费用低廉的中医药必将发挥更大的作用。

随着健康观念的改变和医学模式的转变，中医药整体观理论思维、个性化辨证论治以及“治未病”健康保健方法的优势进一步凸显，国际社会、现代医学越来越重视和关注中医药，为中医药提供了更加广阔的发展空间和强有力的技术支撑。

随着中医药事业步入快速发展轨道，中医药行业以科学发展观为指导，按照“整体思维、系统运行、三观互动、科学发展”的理念和方法，振奋精神，奋发有为，凝聚力和自信心显著增强，为新时期推进中医药事业新发展提供了强劲动力。

（二）中医药发展面临的问题

随着经济全球化和医药科技的发展，中医药事业又面临着新的问题和挑战。中医药特色优势

尚未充分发挥，服务领域还需进一步拓展，在预防、养生、保健、康复领域的发展还不能满足人民群众健康服务的新需求。中医药在防治重大、疑难、传染性疾病等方面的科技攻关成效还不显著。继承不足、创新不够的问题还依然存在，一些特色诊疗技术、方法濒临失传，一些重大理论和关键技术尚未取得突破性进展。中医药文化传承有待加强，社会认知度还需提高。中医中药发展缺乏统筹规划，中医与中药发展不协调。中医药人才队伍还不能满足事业发展的需要，高层次中医药人才不足，基层中医药人员严重短缺。中医药基础差、底子薄的现状仍没有得到根本改善，城乡之间、区域之间中医药发展不平衡，中西部地区和广大农村基层中医药工作基础还很薄弱。中药资源保护与利用矛盾突出，产业低水平重复建设严重。中医药管理体制尚不健全，与中医药事业发展的要求还不相适应。究其原因，主要有以下几个方面：

1. 对中医药重要性的认识不足 中医药学在形成的过程中充分吸纳了我国东方科学的理论思维，并历经数千年文化积淀，形成了自己独特意义的理论思维方法及中医药的独特文化。当前，中医药文化在社会大众中逐渐被弱化，已严重影响到中医药的应用。近百年来，中医几次惨遭打击，国民党时期，受“全盘西化”的影响，曾两次试图消灭中医，新中国成立后，中医地位虽有一定的提高，但中医仍无法取得与西医同等的待遇，加之近代以来中华民族文化发展的坎坷之路，使中医药学得到社会的普遍理解与认同不够。怀疑中医的科学性，在实际工作中自觉不自觉地把中医置于可有可无的从属地位，始终不把中医作为一种独立的事业予以建设和发展，从而加重了中医工作被边缘化的倾向。财政部、国家计委、卫生部《关于卫生事业补助政策的意见》中明确指出“政府举办的非营利性医疗机构以定项补助为主，由同级财政予以安排”，“对中医、民族医、部分专科医院要给予适当照顾”。但现实情况是，中医医疗机构未能得到政策扶持，甚至与西医院相比都有很大的差距，中医经费逐年减少，严重地制约了中医药事业的发展。

2. 卫生管理带来的问题 “发展传统医学”虽然被庄严地写进《宪法》，但在一些具体法律法规和医疗管理制度上，许多方面实际上一直在歧视、歪曲和限制中医药。在《执业医师法》中，尽管已将中医（包括中西医结合）与西医分开，但并未限制中医师开西药和西医师开中药。《中医病证诊断疗效标准》虽然是国家的行业标准，但在医疗事故处理过程中，就往往不能将其作为判断临床疾病诊断正确与否和疗效好坏的标准。另外，在民营中医医疗机构的准入方面，在建国前以及现在的国际医疗市场，中医诊所绝大多数都是民营或私人诊所，可以说中医更容易以诊所的形式存在，诊所更容易体现中医的特点。当前，中医学徒、一技之长人员和民间医生在从事中医医疗服务中起到了很好的作用，但在许多地区，有一些人以《执业医师法》限制他们行医，取消他们的行医资格。另外，在全国大部分地区，中医医疗机构的建设没有纳入区域卫生规划，致使政府举办的中医医疗机构的占地面积、业务用房、医疗设备、专业技术人员配备等达不到国家和省规定的标准，影响中医院的发展，制约中医院医疗服务能力的充分发挥，也使得中医院在应对突发公共卫生事件、解决群众看病难、看病贵的问题上没有起到应有的作用。

3. 人才培养方面的问题 20 世纪 90 年代以来，一大批名老中医相继退休，而年轻的专家一时又难以替补上来，同时由于中医医疗机构资金紧张，优秀的中医人才、学科带头人难以引进，内部的人员无力送出继续再教育。尤其是目前，医疗市场早已形成了对中医人员极为不利的就业环境，纯中医很难找到就业机会。由此，许多中医药教育机构必然会跟着市场培养社会需要的人才，由于在校学习中医的时间与学习西医时间基本相同，毕业生的中医基础知识薄弱，很难进入临床做一名合格的中医，造成中医药专业技术人才青黄不接，出现断层现象。由于扶持政策措施不到位以及中医医疗机构的特殊性，职工工资与西医医院职工工资相比差距很大。造成中医药从业人员人心不稳，人人思变，人才流失严重，降低了中医院的整体医疗水平和服务能力。据统计，全国中医医生 1949 年 27.6 万人，到 2002 年还是 27 万余人，53 年没有增长；同期西医医生为 8.7 万和 157 万人，增长 17 倍；中西医医生比例由 3.2∶1 变为 1∶5.8。

4. 中医药学术层面的问题 这主要表现在：一方面，中医药继承不够。传统的一些诊疗技术（包括针灸）未能得到很好的继承；不同学派、不同流派逐步流失；名老中医的学术思想缺乏有效的继承措施；中药饮片的使用量大幅度下降；传统的炮制方法应用不够；科研方面忽视传统科研方法的开发和应用，科研成果不能很好地应用于临床；环境的污染造成药材质量的下降或退化等等。另一方面，中医药创新不足。当前，中医药在防治常见病、多发病、疑难杂症等方面的特点优势有所淡化，重大疾病的防治方面研究进展不大。造成这种问题的原因除管理和本身的科学研究不够外，还有一条重要因素就是中医基础理论研究未取得突破性进展，中医药作用的本质、作用机理、中药药性理论等丰富的内涵未能得到充分的揭示，这不仅影响了中医药理论对临床实践的指导作用、中医药与现代科学交流融合、应用现代科技手段开展中医药研究等诸多方面，而且也影响了中医药固有的理论优势和疗效优势在疾病防治中的充分发挥。

第四节　中医药管理原则、任务和措施

一、中医药管理的原则

（一）质量第一的原则

中医药学是中国优秀传统文化的基本组成部分，是中华民族对人类文化的伟大贡献，她为中华民族几千年繁衍生息、日益强盛发挥了十分重大作用。现在，人口与健康已成为世界各国的最重大问题，我国也提出了“2020人人健康”的宏伟目标。中医药的历史地位、现实作用和科学价值不仅是客观存在的事实，而且也是经过实践检验和证明了的。同时，中医药有着广泛、深厚的群众和社会基础。因此，中医药行业的从业者必须明确和牢记为病人服务、为社会服务的宗旨，不断改进和提高中医药的服务质量；中医药企业和各类经营机构必须加强质量管理和质量监督，制定有关的质量管理办法和科学的质量标准，积极开展质量检查，促进中医药质量的不断提高。中医药质量是中医药事业发展长期追求的重要目标，是中医药管理工作的永恒主题。

（二）巩固、发展与创新的原则

中医药管理的主要目标是巩固和发展我国的中医药事业。在现代经济社会中，大众群体对健康有着新的要求，发挥中医药的特色优势就必须不断提高中医药疗效，激励中医提高诊治水平。特别重要的是，要改进中医人才的培养模式，除了专业课考试，还应以“先儒后医”、“因技选材”为标准选择中医学习者，更要加强医疗理论实践、药物理论实践和针灸教学实践，在实践的基础上，使中医学习者逐渐获得直接经验。同时，中医药业还要结合当前人们对日常养生保健的需求，把握医药科学的发展趋势，以前人经验和优秀成果为基础，树立新理念，进一步加深学术研究，探究新方法。为此，要中医药科学研究和中医药教育两头一起抓；还要认真贯彻党和国家的中医药政策，管理与服务相结合，充分发挥中医药技术骨干的作用，推动中医药事业的更快发展，使中医药在提高人类生活质量、改善人类生活方式、增强人类健康水平上发挥更大作用。

（三）适应市场经济发展的原则

市场经济为中医药事业的发展带来了新的发展机遇，同时也对中医药工作提出了新的挑战。我国是有着13亿人口的发展中大国，是穷国办大卫生。要逐步建立基本医疗保障制度，切实解决人民群众看病难、看病贵的问题，就必须充分开发利用中医药资源，充分发挥中医药的作用。随着人民群众生活水平的提高、老龄群体的扩大、健康观念的变化，人们对中医药又有了新的认识，从国内到国外，多层次、多形式的需求势必持续增长，中医药有了更广阔的发展空间。目前我国的医疗机构主要是国有事业单位，国家虽然在大中型医疗机构中为发展中医特色投入了大量精力和心血，但效果并不明显。在市场经济中发展起来的民营中医医疗机构，运作机制灵活，特色明显，有较强的生命力，应当给予支持和指导；同时也要探索国有中医药医疗机构如何更好地适应市场经济的需要，建立新的管理和运转模式。

（四）宏观控制的原则

中医药工作专业性和政策性都很强，在管理上应当坚持宏观控制的原则。要以政府为主导推进中医药业的管理体制改革，中医药管理部门要坚持分类指导，宏观管理，从政策制度、经济投入上加大支持力度，优化中医药资源配置，加强中医药的宏观管理、科研开发、信息化等功能体系建设，逐步形成中医药业的集约化管理模式。中医医疗应当按照医疗服务的规律管理，中医教育应当遵循教育规律，中医药企业又要遵循市场的规律，调动各类中医药机构的积极性把自己的工作做好。

（五）传统性与现代化相结合的原则

中医药学是我国的传统医学，绝大多数中医药理论、诊疗技术和方药都是中华民族独创的，是我国自主创新的重要资源，在建设创新型国家中具有独特的作用。把中医药所具有的创新潜力发挥出来，不但会有力地推动中医药自身发展，更好地造福于我国人民，而且将为世界科技和医学发展做出重大贡献，并造福于世界人民。但是，传统的中医药只有与现代科学技术相结合才能获得新的生命力，任何闭关自守或自我否定的做法都将会阻碍中医药事业的发展。为此，中医药工作应当在认真总结经验的基础上，走出国门，加强国际交流和科学研究，取百家之长为己用，坚定不移地走继承优秀传统与现代化相结合的道路。

二、中医药管理任务

（一）加强中医医疗和预防保健服务

大力加强综合医院、乡镇卫生院和社区卫生服务中心的中医科室建设，积极发展社区卫生服务站、村卫生室的中医药服务能力。推动中医医疗机构和基层医疗卫生机构开展中医预防保健服务，将中医药服务纳入公共卫生服务项目。进一步加大公立中医医院的改造建设力度，有条件的县以上综合医院和乡镇卫生院、社区卫生服务中心都要设置中医科和中药房，配备中医药专业技术人员、基本中医诊疗设备和必备中药，基本实现每个社区卫生服务站、村卫生室都能够提供中医药服务。积极发展中医预防保健服务。

（二）推进中医药继承与创新

开展中医药古籍文献的系统整理与挖掘。开展中医药基础理论、诊疗技术、疗效评价等系统研究，推动中药新药和中医诊疗仪器、设备的研制开发，加强重大疾病的联合攻关和常见病、多发病、慢性病的中医药防治研究。开展名老中医药专家学术思想及临床诊疗经验的传承研究。加强国家中医药科研机构建设，推进中医药科研基地特别是国家和省级中医临床研究基地建设。整理研究传统中药制药技术和经验，形成技术规范。挖掘整理民间医药知识和技术，加以总结和利用。建立符合中医药特点的科技创新体系、评价体系和管理体制，改革和创新项目组织管理模式，整合中医药科技资源。支持中医药科技创新，推行中医药科研课题立项、科技成果评审同行评议制度。

（三）加强中医药人才队伍建设

积极推动中医药院校教育改革，构建中医药院校教育质量评价体系。推进中医临床类本科生招生与培养改革试点。加强中医药重点学科、专业和课程，重点建设一批中医临床教学基地。加强中医药职业教育，开展中医住院医师、中医类别全科医生规范化培训，加快技能型人才培养。完善中医药师承和继续教育制度，探索不同层次、不同类型的师承教育模式。落实名老中医药专家学术经验继承人培养与专业学位授予相衔接的政策。完善中医药继续教育制度，健全继续教育网络。积极探索定向为农村培养中医药人才的措施。鼓励基层中医药人员参加学历教育以及符合条件的中医执业医师带徒培训。探索中医执业医师多点执业的办法和形式。将农村具有中医药一技之长的人员纳入乡村医生管理。制订实施中医药学科带头人和技术骨干培养计划，造就新一代中医药领军人才和一大批中青年名中医。鼓励西医师学习中医，培养一批中西医结合人才。开展面向基层医生的中医药基本知识与适宜技术培训。制订体现中医药特点的中医药专业技术人员水平能力评价标准，改进和完善卫生专业技术人员资格考试中的中医药专业考试方法和标准。建立国家中医药专业人员职业资格证书制度，开展中医药行业特有工种技能鉴定工作。建立政府表彰和社会褒奖相结合的中医药人才激励机制。

（四）提升中药产业发展水平

加强对中药资源的保护、研究开发和合理利用。开展全国中药资源普查，加强中药资源监测和信息网络建设。加强珍稀濒危品种保护、繁育和替代品研究，促进资源恢复与增长。

加强中药产业发展的统筹规划，制定有利于中药产业发展的优惠政策。组织实施现代中药高技术产业化项目，加大支持力度。鼓励中药企业优势资源整合，建设现代中药产业制造基地、物流基地，打造一批知名中药生产、流通企业。加大对中药行业驰名商标、著名商标的扶持与保护力度。优化中药产品出口结构，提高中药出口产品附加值，扶持中药企业开拓国际市场。

完善中药注册管理，充分体现中药特点，着力提高中药新药的质量和临床疗效。推进实施中药材生产质量管理规范，加强对中药饮片生产质量和中药材、中药饮片流通监管。加强对医疗机构使用中药饮片和配制中药制剂的管理，鼓励和支持医疗机构研制和应用特色中药制剂。

（五）加快民族医药发展

加强民族医药服务的医疗机构建设和基层医疗机构中的民族医药服务，满足民族医药服务需求；加强民族医药高等教育，重视民族医药人才队伍建设；加强民族医药继承、知识产权保护和科研工作，促进民族医药产业发展。

（六）繁荣发展中医药文化

加强中医药文物、古迹保护，做好中医药非物质文化遗产申请和保护传承工作，加大对列入国家级非物质文化遗产名录项目的保护力度，为国家级非物质文化遗产中医药项目代表性传承人创造良好传习条件。推进中医药机构文化建设，加强中医药文化资源开发利用，打造中医药文化品牌。开展中医药科学文化普及教育，加强宣传教育基地建设，弘扬中医文化，发展中医文化事业，营造全社会尊重、保护中医药传统知识和关心、支持中医药事业发展的良好氛围。

（七）推动中医药走向世界

积极参与相关国际组织开展的传统医药活动，进一步开展与外国政府间的及国际间的中医药交流合作，加强中医药企业、医疗机构、科研院所和高等院校开展对外交流合作，推进中医药国际合作项目。积极拓展中医药服务贸易，促进中医药进入国际主流市场。加强中医药知识和文化对外宣传，促进国际传播。依托中医药国际高等教育机构和世界卫生组织传统医学培训中心，扩大中医药国际教育规模。推进中医药标准国际化进程。

（八）加强中医药法制和标准化、信息化建设

加快中医药立法步伐，推动中医药法颁布实施，推进中医药法规体系建设。加强中医药标准制修订工作，初步建立中医药标准体系。加强国际标准化组织中医药标准化技术委员会国内技术支撑能力建设，推进一批中医药国家标准向国际标准转化。完善中医药信息标准体系建设，推进中医医院信息化建设，基本实现中医药信息与医药卫生信息互联互通、资源共享。

三、中医药事业发展保障措施

（一）加强对中医药工作的组织领导

充分发挥中医药工作部际协调机制作用，加强对中医药工作的统筹协调。地方各级人民政府要切实加强对中医药工作的领导，及时研究解决中医药事业发展中的问题，认真落实各项政策措施。

（二）加大对中医药事业投入

各级政府要逐步增加投入，重点支持开展中医药特色服务、公立中医医院基础设施建设、重点学科和重点专科建设以及中医药人才培养。落实政府对公立中医医院投入倾斜政策，研究制订有利于公立中医医院发挥中医药特色优势的具体补助办法。完善相关财政补助政策，鼓励基层医疗卫生机构提供中医药适宜技术与服务。制定优惠政策，鼓励企事业单位、社会团体和个人捐资支持中医药事业。合理确定中医医疗服务收费项目和价格，充分体现服务成本和技术劳务价值。

（三）医疗保障政策和基本药物政策要鼓励中医药服务的提供和使用

将符合条件的中医医疗机构纳入城镇职工基本医疗保险、城镇居民基本医疗保险和新型农村合作医疗的定点机构范围，将符合条件的中医诊疗项目、中药品种和医疗机构中药制剂纳入报销范围。按照中西药并重原则，合理确定国家基本药物目录中的中药品种，基本药物的供应保障、价格制定、临床应用、报销比例要充分考虑中药特点，鼓励使用中药。

（四）加强中医药法制建设和知识产权保护

积极推进中医药立法进程，完善法律法规。加强中医药知识产权保护和利用，完善中医药专利审查标准和中药品种保护制度，研究制订中医药传统知识保护名录，逐步建立中医药传统知识专门保护制度。加强中药道地药材原产地保护工作，将道地药材优势转化为知识产权优势。

（五）加强中医药行业管理

加强中医药行业统一规划，按照中医药自身特点和规律管理中医药。推进中医药信息化建设，建立健全综合统计制度。推进中医药标准化建设，建立标准体系，推动我国中医药标准向国际标准转化。严格中医药执法监督，严厉打击假冒中医名义非法行医、发布虚假违法中医中药广告以及制售假冒伪劣中药行为。加强地方中医药管理机构建设，强化管理职能，提高管理水平。

（任丽平）

第十七章　医疗保障制度

案例 17-1

三明市医保基金如何实现扭亏为盈？

近年来，地处闽中山区，经济总量和地方财政收入均在全省排名中等靠后的福建省三明市医改开始备受社会关注。但三明医改却是一场逼出来的改革。改革前，该市公立医院医药总费用年均增长 20%左右，远远高出当地 GDP 的增速，导致群众看病越来越贵，医保基金入不敷出。2011 年，三明市城镇职工医保实际超支 2 亿多元，占当年市级财政收入的 14.42%，财政无力兜底，基金欠付全市 22 家公立医院医药费 1748.64 万元。

2012 年开始，三明市启动了新一轮的医疗卫生体制改革。改革以“百姓可以接受、财政可以承担、基金可以运行、医院可以持续”为目标，以医疗、医药、医保“三医联动”为途径，突出顶层设计，建机制、堵浪费、调结构、增效益，出台一系列过硬的医改政策和措施，取得了较好的效果。

一、三保合一，强化医保的监管职能

改革医保管理体制是确保医改顺利推进的关键环节，是深化公立医院综合改革的重要支撑。发挥好医保的杠杆作用和监管作用，才能控制虚高药价，避免医疗资源浪费。为解决城镇居民与农村居民医保政策不统一，市与县、县与县医保政策不统一，重复参保、执行政策力度不一、人员重复配备、资金分散管理等问题，以及不论哪一类医保政策，都采取政策内外的“双轨制”，使政策外医药费用游离于监控之外等问题。2013 年，三明市在全国率先将分散在人社部门和卫生部门的城镇职工医保、居民医保、新农合三类医保经办机构整合成市医疗保障基金管理中心，由财政部门代管。三明市还将将城镇居民医保和新农合整合为“城乡居民医保”，城乡居民医保实行市级统筹，实现了参保范围、缴费标准、待遇水平、基金管理、经办服务、信息管理“六统一”；职工医保和居民医保实现了用药目录、诊疗目录、服务标准“三统一”。

改革后的市县医疗保障基金管理中心，实行垂直管理，由此保证医改政策统一执行落实。在职能定位上，医保中心承担药品限价采购与结算、医疗服务价格调整、医疗行为监管、基金管理等职能，是“三医联动”的重要抓手和平台。

二、限价采购，挤出药价中的虚高水分

长期以来，我国药价虚高的现象比较突出。向药品流通领域要红利成为了三明医改的突破口。三明市采取了以限价采购为核心的一系列举措，降低药品价格。三明市在省级招标采购的基础上，由三明市选定的、有资质的药品配送企业向全国各地药企或药品代理商议价采购。采购根据三明市医改办确定的药品采购目录分品种报价，通过企业间的竞争来降低药品价格。采购过程严格执行“一品两规”、“两票制”和“药品采购院长负责制”，并实行集中配送。

全市 22 家公立医院的药品采购活动均由新成立的市医保管理中心负责。由市医保管理中心与药品配送企业结算药品货款，切断医疗机构与药品、耗材供应商之间的资金往来。

三、重点监控，纠正医务人员的不良行为

药品使用量是决定药品费用的另一重要因素。长期以来，“大处方、大检查”是医药费用不合理增长的重要原因之一。三明市积极出台各项措施，管好医生一支笔，严控大处方，大检查等不良行为。三明市在福建省第八批药品集中采购中标药品目录中选择了129种辅助性、营养性、且历史上疑似产生过高额回扣的药品品规，列为重点跟踪监控对象。并规定：凡采购使用这129种品规的全市22家公立医院，必须备案，医院院长要审批签字、开具处方的医生要签字备案且公开公布采购数量。监控当月药品支出就下降1673.03万元。

四、调整医疗服务价格，赢得医改主力军

长期以来，由于政府对公立医院投入不足，医务人员的劳务费、护理费、手术费等劳务价值定价低，是医院“以药养医”、“以检养医”，医务人员行为扭曲的重要原因。在对药品流通领域和过度医疗行为砍下“两刀”后，三明市决定提升医疗服务价格，促进公立医院健康发展。至2015年9月，三明市先后4次对公立医院医疗服务价格进行调整。其中分两块，一块是医生诊疗费。比如三级医院，主任医师、副主任医师、主治医生、住院医生的诊查费分别调整为48、38、28、18元，医保基金统一报销18元；另外一块为医疗服务项目收费，至2015年9月第四次调整时，总共涉及3100多个项目，其中调高的有2400多项，降低的有730多项。凡属医疗服务技术劳务型的，均调高；凡属器材检查化验类型的，全部调低。

医疗服务价格调整的目的，就是优化公立医院的收入结构，提升医务人员的合法收入和待遇。改革后，全市22家公立医院药品收入由2011年的近8亿元、占比四成半以上，下降至2015年的6亿元、占比不到两成半；医务性收入则由6.59亿元、占比不到四成，逐步上升至2015年的15亿多元、占比近六成半。按照医改设计，公立医院的工资总额，直接取决于“年度医务性收入”，由此，“年薪制”应运而生。参考国际通常医生收入高于一般平均收入3～5倍的惯例，三明市为住院医师、主治医师、副主任医师、主任医师分别制订了10万、15万、20万、25万的目标年薪。医务人员待遇的提升，尤其是劳务价值得到体现，为深层次纠正医务人员不良行为，推动公立医院健康发展，赢得医院和医务人员对改革的支持提供了有效支撑。

五、支付方式改革，发挥好医保的杠杆调节作用

针对当前按项目付费方式下容易出现的“小病大医”等弊端，三明市积极推进按次均费用、按病种付费、按人头付费等多种复合付费方式的付费制度改革。

按单病种付费。三明市筛选30个病种，试行单病种付费。超出了，医院自付；结余了，医院自留。对于医务人员在治疗过程中发现变异和其他并发症，结果都可能大大超出所核定的付费标准，还治不治的疑虑，三明市允许三级和二级公立医院分别有20%和15%的变异率，按实际发生费用报销。

次均费用限额付费。三明市根据医院等级、同等级医院开设科室和医疗水平的差距，分别核定各家医院的次均住院总费用、次均门诊总费用定额标准。医保按次均费用限额进行支付。在剔除如突发重症病人等不可控因素后，超过定额标准的基金不予支付，低于定额标准部分的60%奖励给医院专项用于绩效工资发放。

通过改革，三明市22家公立医院城镇职工医保住院次均费用由改革前2011年的6553元下降到2015年的5343元；城乡居民（含城镇居民、新农合农民）住院个人次均自付费用由改革前2011年的2194元下降到2015年的1757元。2012～2015年，三明市城镇职工医保在赡养比逐年下降的情况下，分别结余2209万元、7517万元、8637.5万元和12996.8万元。城乡居民医保平稳运行，2015年结余8912万元。医保基金扭亏为盈，连续四年保持适度合理节余。

思考：

（1）如何看待医药费用的增长？如何在医药费用持续增长的背景下，实现医保基金的收支平衡？

（2）结合案例，请谈谈医保在医疗卫生体制改革中的地位与作用？

第一节　医疗保障制度概述

患者就诊的过程中，面临着两类重要资源的供给：卫生服务的供给和医疗资金的供给。卫生服务的供给主要影响老百姓的看病“难”或“易”，而医疗资金的供给则与老百姓的看病“贵”或“廉”密切相关。南非医生巴纳德曾说：“我们在身体上治疗病人，却往往在经济上杀死他们。”患病对很多人而言，不仅要承受身体上的折磨，也意味着经济上的压力。社会如何对患者的就诊服务和资金做出安排呢？这就涉及医疗保障制度。医疗保障制度（medical security system）是社会保障制度的重要组成部分之一，至今已有 100 多年的历史，是当今世界上发达国家和发展中国家都在广泛实施的一项社会政策。它的建立和发展不仅与社会、经济环境直接相关，也与政治有着一定的联系。

一、医疗保障制度的概念

保障的含义是为了保护社会成员生命、财产、权利等不受各种因素导致的侵犯和破坏，社会成员之间存在某种意义上动态的有限互相支持。比如：基本生存、基本生活、基本医疗、就业、失业、阶段性的免费义务教育、基本养老、居住条件、安全等。保障的功能作用主要通过社会或国家采取相关措施和制度安排来实现，并随着全社会的文明进步、财富的逐步增加和法治建设的逐步健全而不断完善。

医疗保障就是其中的一种，其主要目的是当社会成员出现因疾病、负伤、生育风险时，由社会提供必要的医疗服务和物质帮助来保护其生命和健康权利的一种制度安排。经过一百多年的发展，医疗保障已逐步成为现代社会一种正式的社会经济制度，也成为现代政府管理社会经济生活的重要工具。

医疗保障制度（medical security system）是指国家和社会团体对劳动者或公民因疾病或其他自然事件及突发事件造成身体与健康损害时对其提供医疗服务或对其发生的医疗费用损失给予经济补偿而实施的各种制度的总和。医疗保障制度的实现方式，包括医疗救助、医疗保险或免费医疗等。

知识链接

我国居民的疾病经济风险

我国作为人口最多的发展中国家，贫困问题不容乐观。2008 年我国农村贫困标准为农民人均纯收入 1196 元，2004 年世界银行提出的国际贫困标准是每人每天消费 1 美元，按照 2008 年世界银行提出的新贫困标准是每人每天消费 1.25 美元。2011 年 11 月 29 日，中央扶贫开发工作会议在北京召开，中央决定将农民人均纯收入 2300 元（2010 年不变价）作为新的国家扶贫标准，这个标准比 2009 年提高了 92%，比 2010 年提高了 80%。按照 29 日人民币市场汇价 1 美元兑 6.3587 元人民币计算，中国新的国家扶贫标准大致相当于每日 1 美元。按此标准，全国贫困人口数量和覆盖面也由 2010 年的 2688 万人扩大至 1.28 亿人，占农村总人口的 13.4%，占全国总人口（除港澳台地区外）的近十分之一。

而早在 2003 年的第三次国家卫生服务调查已显示，疾病对农村居民致贫的效用，已由 1998 年第三位因素一跃成为首要因素。据世界银行调查，贫困地区居民的两周患病率是全国农村平均水平的 1.6 倍，两周患病天数是全国农村平均水平的 2.10 倍，因病休工天数是全国农村平均水平的 1.74 倍。说明农村贫困人口的健康风险概率高于非贫困人口。2010 年，人均卫生费用 1314.3 元，其中：城市 2176.6 元，农村 562.0 元。说明农村贫困人口对疾病的经济承受能力非常脆弱。对大多数人而言，以个人或家庭为单位抵御疾病经济风险的能力是非常脆弱的，其结果是要么放弃治疗，要么“因病致贫、因病返贫”。

第四次国家卫生服务调查显示，农村居民应住院而未住院率的比例达到了20%，其中因经济原因未住院比例达70.3%。而据国家民政部统计，有30%～40%的贫困居民是由于疾病原因导致贫困的。因此，必须建立医疗保障制度，通过风险分担的方式来抵御居民的疾病经济风险。

二、医疗保障制度的主要内容

英国经济学家贝弗里奇是福利国家理论的建构者之一，他指导了当时英国国家社会保障重建计划。1942年，著名的《社会保险和相关服务报告》（也称《贝弗里奇报告》）正式发布，对英国和其他很多国家的社会保障发展产生了重要的影响。报告中将社会保障划分为国民救助、社会保险和商业保险三个层次，并且认为社会保险是满足基本的需要，国民救助是解决特殊群体特殊情况的需要，商业保险属于自愿保险，用于满足超出基本需要的补充需要。与之相对应，医疗保障制度的主要内容可分为医疗救助、社会医疗保险和商业医疗保险三个部分。

（一）医疗救助

医疗救助（medical assistance）是政府通过提供资金、政策与技术支持，或社会通过各种慈善行为，对因患病而无经济能力治疗的贫困人群，实施专项帮助和经济支持的一种医疗保障制度。它既是多层次医疗保障体系的有机组成部分，是一种低层次的以减免医疗费用为主要形式的医疗保障，又是一种特殊的社会救助行为。

医疗救助的主要特点有：①医疗救助权利和义务的不对等性。医疗救助是由政府提供的对贫困人口的医疗服务资助行为，资助的前提条件是因贫困无力满足医疗保健需求，所以只要是贫困人口，不用尽任何义务，都可以有权申请医疗救助，有资格获得医疗救助。而不像医疗保险那样要求公民权利和义务的对等，公民要享有更高水平的医疗保险就必须尽更多的义务，缴纳更多的医疗保险费；②医疗救助的严格准入性。医疗救助是增加社会福利所不可或缺的一种公共产品，所以难免存在“搭便车”现象。政府实施医疗救助就必须严把资格审查关，从建立有效的资金管理制度和系统便捷的申请程序入手，保证医疗救助的有效供给和系统的正常运作。目前世界上普遍采用的救助对象审核标准是资产调查；③医疗救助的事后补救性。医疗救助的实施以患者的贫困为前提，是在认可救助对象既成事实的疾病等这种因素导致的贫困状态前提下，采取的一种防止事态进一步恶化的补救措施，它不同于医疗保险是一种事前筹集资金以备不测之需的预防性措施，而是在贫困患者无力支付基本医疗费用后采取的事后补救。

（二）社会医疗保险

社会医疗保险是指由国家立法机关强制全部或部分居民参加，国家、单位和个人（或者国家和个人）共同筹资，当人们因为疾病、受伤或生育需要治疗时，由国家和社会专门机构向其提供必需的医疗服务或经济补偿的一种保险形式。

社会医疗保险的主要特点有：①社会医疗保险多通过立法等措施来强制参保。一方面是因为参加社会医疗保险是所有居民享有的基本权利，另一方面，通过强制参保，也在本质上抑制了保险中的“逆向选择”现象；②社会医疗保险不以营利为目的，致力于减少公众看病就医的障碍；③社会医疗保险具有社会互助共济功能。通过调剂使用，医保基金在健康者与非健康者、富裕者与贫穷者、年老者与年轻者、个人与家庭间实现互助共济，保证居民在健康受到损害时得到基本的补偿。

社会医疗保险是医疗保障体系的核心内容，在很多国家它还有着基本医疗保险的内涵，各国政府都十分重视。

（三）商业医疗保险

商业医疗保险是被保险人向商业性保险公司投保后，在保险期内因疾病或身体受到伤害时，由保险人负责给付保险金的一种保障方式。在商业性医疗保障中，保险人与保险公司是直接关系，一方为保险人，一方为被保险人。保险人与被保险人之间是根据保险合同确定双方的关系，两者之间是一种契约关系。

商业医疗保险的主要特点包括：①自愿性。与社会医疗保险多通过立法强制实施不同，商业医疗保险遵循个人自愿投保的原则；②营利性。商业保险公司以追逐利润为目的，并通过对投保人进行风险选择，以防止资金出现风险而确保其商业利益；③选择性。商业医疗保险以顾客为中心，遵循商品等价交换的原则，可开发出满足多层次不同需求的保险产品，消费者具有较大的选择余地。

商业医疗保险是商品经济发展的必然产物，对满足人民群众的不同层次的医疗服务需求具有重要作用。随着社会经济的发展，商业医疗保险有着巨大的市场潜力。在很多国家，它也是社会医疗保险（基本医疗保险）的有力补充。

知识链接

医疗保险的系统缺陷

逆向选择：由于信息不对称：即消费者比保险公司更了解自己的健康状况。因此，那些高风险消费者就比低风险消费者更愿意购买保险。

结果：公司赤字，提高保费，低风险者退出（恶性循环）。

道德损害：由于医疗保险（全部或大部分）减免了个人就医时所需支付的医疗费用，所以消费者的医疗服务需求量就会比他自付医疗费用时的消费量要多，消费者的这种行为就叫“道德损害”。

后果：①医疗卫生资源的过度利用；②减少消费者对医疗保险的需求。

风险选择：保险公司为了保费收入与医疗费用补充间的差别，他会尽量吸收收入高，支付能力强，健康状况好的人群参保，这种行为叫“风险选择”.

结果：健康状况不佳、经济水平较低的需要参保者被排除在保险之外。

三、医疗保障制度的作用

（一）保障国民基本的健康权与生存权

现代社会中，健康被视为公民的一项基本权利。健康权意味着人人均有公平享有良好健康的权利，这种权利不应受到社会经济（尤其是病人的支付能力）的差异而不能公平主张。尽管健康的影响因素众多，但完善的医疗保障体系是保障公民健康权的最重要的社会制度之一。国家通过实施医疗保障制度，可以保障所有公民有同等的机会获得医疗服务，并享有同等的待遇水平，而不论其社会地位和收入的高低，从而满足国民，特别是社会弱势群体的基本卫生服务需要，维护国民的健康权和生存权。

（二）促进卫生事业的发展和人群健康改善

首先，作为医疗卫生服务的筹资方，医疗保障的建立与发展，稳定和拓宽了医疗服务机构成本的补偿渠道，有利于医疗服务机构的长远发展；其次，通过医疗费用支付方式的改革，可以建立起对医疗服务机构的约束机制与激励机制，对医疗服务机构在提供服务的质量、合理性、科学性和规范性等方面起到重要的促进作用，从而可以控制医疗费用的不合理增长，提高卫生资源的效率；第三，可以有效引导医疗卫生资源的配置。医疗保障制度中的费用分担机制可以起到经济杠杆的作用，调节被保险人的就医流向，引导卫生资源的合理流动。通过促进卫生服务体系的发展，使其提供高效的卫生服务，有效促进人群健康状况的改善和健康水平的提高。

（三）促进经济发展

经济发展是医疗保障的经济基础。但医疗保障制度的建立，也会对经济发展的各个层面，如私人储蓄、资本市场与劳动力市场等，产生重要的影响，其中以医疗保障对劳动力市场的影响最为显著。医疗保障对劳动力市场的影响体现为，一是医疗保障通过对劳动力的修复增加劳动力的供给。二是通过促进劳动力的流动，提高劳动力资源的配置效率。我国在 20 世纪 90 年代，部分国有企业的劳动力不愿意向私有企业、外资企业流动的一个重要原因就是它们缺乏医疗保障。1998 年我国建立城镇职工医疗保险后，这方面的流动明显增加了，也促进了市场经济的发展。

（四）实现收入再分配，改善社会公平，维护社会稳定

市场经济在市场机制作用下，收入差距的拉大，贫富差距的扩大是一种难以避免的普遍现象。需要通过建立各种收入再分配的制度来缩小收入差距，改善社会公平，维护社会稳定。医疗保障作为社会保障的一部分，本质上就是一种再分配机制，通过公平的经费筹集和待遇给付，可以实现在不同收入群体之间，病患与健康人群之间的收入再分配。通过保障社会成员在其患病时获得经济和物质上的帮助，减轻其疾病经济负担，维护其正常生活，有助于消除因疾病带来的社会不安定因素，促进社会稳定。

第二节　医疗保障制度的基本模式

一个国家实行什么样的医疗保障制度受到社会制度、经济发展、历史文化、卫生服务等多重因素的影响。目前世界上各个国家的医疗保障制度各有特点，没有两个国家是完全相同的。依据各国医疗保险制度的差异，可将医疗保障制度归纳为以下四种模式：国家卫生服务制度模式、社会医疗保险制度模式、市场医疗保险制度模式和个人储蓄医疗保障制度模式。

一、国家医疗保险模式

（一）概述

国家医疗保险模式又称为国家卫生服务制度模式（national health service，NHS）或政府保险模式，是指国家或政府直接举办医疗保险事业，通过税收的形式筹集医疗保险资金，并通过财政预算将资金拨付给有关部门或直接拨给医疗机构，由这些医疗机构向居民提供免费或低收费的医疗预防保健服务。

国家医疗保险模式兴起于第二次世界大战之后，曾盛行于西方福利型国家，尤其以英国和瑞典最为典型，加拿大、新西兰、爱尔兰、丹麦和大部分北欧国家的全民医疗保险制度以及我国在 20 世纪 50～90 年代末实行的公费医疗制度也属于此类。

（二）英国经验

英国是典型的实行国家（全民）医疗保险的国家。早在 1944 年，英国政府就提出“国家卫生服务”的口号和建议，并提出医疗保险服务的三个原则：要对每个人提供广泛的医疗服务；卫

生服务经费应该是全部或大部分从国家税收中支出；卫生服务应由初级卫生保健，二级医疗服务以及三级医疗服务三个部分组成。1948 年，英国通过了《国民医疗保健服务法》，实行了对所有医疗机构的国有化，医疗机构的医护人员是国家卫生工作人员。1964 年，英国又颁布了《国家卫生服务法》，对所有公民提供免费医疗。英国国家卫生服务制度强调要使每个人都能平等享受国家医疗服务，为此，政府在这方面发挥着主导作用。

在英国，国家财政预算在卫生保健方面的投入占卫生总费用的绝大部分。通过税收形成的医疗保险基金有计划地拨给国有医院，以此资助全国性医疗服务。不仅如此，英国政府还对国家医疗保险实行统一管理，有一系列规范化的程序。当然在英国也有一些私人医院和私人医疗保险机构，以满足人们不同层次的医疗服务需要，但比重不大。

（三）优点与缺陷

国家医疗保险模式的优点是：①政府财政是卫生经费的主要来源，能筹集到大量稳定的资金，社会共济能力强；②保障覆盖全体公民，医疗服务基本免费，公平性高；③政府直接调控卫生资源配置和医疗服务价格，对医疗费用控制能力强。

国家医疗保险模式的缺陷包括：①卫生服务提供者缺乏经济动力而导致效率低下、供不应求现象较为突出，有时病人的合理医疗需求得不到满足；②卫生费用筹资渠道单一，国家财政负担较重。

近年来，为提高卫生服务的绩效，英国引入“内部市场”机制，分离卫生服务的提供者和购买者；实行“钱跟着病人走”，促进医院之间、全科医生之间的竞争；提高个人就医支付的比例；加强对卫生服务质量、成本、效率、效益的评价等。

二、社会医疗保险模式

（一）概述

社会医疗保险是指国家通过立法强制实施，由雇主（单位）与雇员（个人）缴纳和政府补助建立医疗保险基金，为参保人及其家属提供医疗服务的医疗保险制度。实行的国家有德国、法国、奥地利、日本、巴西、阿根廷等。

（二）德国经验

德国是世界上最早建立社会保障制度的国家，1883 年该国颁布的《疾病保险法》是世界上第一部社会保险法律。德国实行着强制性的、以社会医疗保险为主、商业保险为辅的医疗保险制度。

根据法律规定，收入在一定界限以下的人有强制性义务，需要在 250 个法定医疗保险公司中选择一家参加保险；而收入超过该标准的人可以自由选择加入法定医疗保险或私人医疗保险。参加法定医疗保险者保险费由雇员和雇主各付一半，按照一定百分比从工资中扣除。缴费基数设有封顶线和保底线，即超过封顶线的部分不再征缴，工资收入在保底线以下的可免除缴费义务。儿童原则上跟随父母名下，不需要缴纳保险金。政府每年根据情况对封顶线和保底线的标准进行调整。保险费取决于投保人的经济收入，收入多者多缴，少者少缴，无收入者不缴，但投保人享受的医疗服务没有不同。强制性的社会健康保险制度覆盖了德国 91%的人口，加之商业保险的作用，德国整个健康保险制度为其 99 .8 %的人口提供了医疗保障。

德国的社会医疗保险管理体制采取的是一种统一制度、分散管理、鼓励竞争的管理体制（德国的社会健康保险制度由 1300 个财务上独立、自我管理的疾病基金组成），强调社会团结互助，政府不参与社会医疗保险的具体操作，国家也没有统一的医疗保险经办机构，政府的主要作用就是设计制度和制定相关法律，担当中介及进行仲裁，处理各方面的利益矛盾。

（三）优点和缺陷

社会医疗保险模式的优点有：①明确了医疗保险中个人责任、强化自我保障意识；②强调社会互助共济，保护弱势群体的健康权益，体现社会公平；③在法定的大范围人群中实现疾病风险分担，提供有力的经济保障；④政府在医疗保险中承担中介及仲裁的角色，能较好地协调保险各方的利益，管理成本较低。

社会医疗保险模式的缺陷包括：①现收现付的基金筹集方式，无法解决医疗费用负担的“代际转移”问题，在老龄化程度较高的国家和地区尤为突出；②实行第三方付费，医患双方的费用意识淡薄，导致医疗服务过度利用，医疗费用增长过快；③预防保健服务重视不够；④不同社会医疗保险组织之间存在明显的缴费与补偿水平的差异。

近年来，实行社会医疗保险的国家进行了不同程度的改革。如：实行总额预算控制，控制医生收入增长，提高某些医疗费用病人自付比例，审查处方与治疗措施，鼓励医疗保险机构之间的竞争，加强健康教育与预防保健服务等。

三、商业医疗保险模式

（一）概述

商业医疗保险是将医疗保险当作一种特殊商品，主要通过市场机制来筹集医疗费用和提供医疗服务，并对医疗保险和医疗服务实行市场调节的医疗保险制度，实行的国家有美国、瑞士等。

（二）美国经验

美国的医疗保障主要包括两大类，一类是由私人或社会组织承办的商业医疗保险，占据主体地位；另一类是由政府承办的社会医疗保险，包括医疗照顾（medicare）制度和医疗救助（medicaid）制度，处于补充角色。

在美国，商业医疗保险非常发达，全国约有 1800 多家商业医疗保险机构，80%以上的国家公务员和 74 %的私营企业雇员都是参加商业医疗保险。商业医疗保险可分为营利性和非营利性两种，非营利性的可免 2%的保险税。美国的商业医疗保险有多种形式，例如由医生组织发起的蓝十字（Blue Cross）组织和医院联合会发起的蓝盾（Blue Shield）组织，由保险公司直接参与医疗服务整个运行过程管理的管理式医疗保险如健康维持组织（HMO）以及一般性的商业医疗保险。不论这些不同形式的商业医疗保险费用偿付机制有何差异，他们都是由市场来经营和管理的。

为保证老弱残病者的基本医疗需求，1965 年美国国会通过《老年医疗保险法》，颁布了强制性的住院保险方案和自愿性的补充医疗保险方案，并于 1966 年正式开始实施医疗照顾（medicare）计划。医疗照顾计划的对象为 65 岁以上的老人和部分 65 岁以下有资格领取养老年金的被保险人（如身患残疾 2 年以上的公民）。医疗照顾计划分为 A、B 两部分。A 部分是以住院为主的医疗保险计划，其资金来源于雇员和雇主缴纳的社会保险税、自愿投保人缴费、铁路退休账户转入经费、投资收益和政府财政补贴五个部分，其中雇主和雇员赋税所占比例达到全部保险收入的 90%以上；B 部分是以门诊为主的辅助保险，这部分实行自愿参加，资金主要来源于单个被保险人缴纳的保险费、联邦政府财政拨款和基金投资收益三个部分。政府在医疗照顾项目中承担了主要责任。

医疗救助（medicaid）是由美国政府承办的另一重要的社会医疗保险项目，由各州政府依据自己的经济发展条件来制定医疗救助计划，为低收入人群、失业人群和残疾人群等提供程度不等、部分免费的医疗服务。医疗救助制度的基金来源于所得税，由联邦、州和市政府共同负担。

除此之外，美国政府还向印第安人和阿拉斯加州的少数民族等群体提供免费医疗保险制度。

但医疗照顾、医疗救助及少数民族免费医疗制度在美国的医疗保障体系中并不占重要地位，覆盖人群有限。

（三）优点和缺陷

商业医疗保险模式的优点有：①实行多贡献多多受益，体现效率原则；②医疗保险体系多元化，对需求反应灵敏；③主要由市场调节，减轻政府组织与经营的负担。

商业医疗保险模式的缺陷包括：①人群享受医疗保险主要受到支付能力的限制，社会公平性差；②医疗保险的商业性和第三方付费机制，导致卫生资源大量消耗和医疗费用飞速上涨。

四、储蓄医疗保险模式

（一）概述

储蓄医疗保险是指国家通过立法强制实施，由单位（雇主）与个人（雇员）缴费，以个人的名义建立医疗储蓄账户，支付个人及家庭的医疗费用的医疗保险制度。实行的国家有新加坡、印度尼西亚等。

（二）新加坡经验

新加坡的医疗保险制度包含三个层次，即全民保健储蓄（medisave）计划、健保双全（medishield）计划及保健基金（medifund）计划。其中，以全民保健储蓄计划为主体，健保双全和保健基金计划为补充。整个制度强调以个人责任为基础。

1983 年开始实行的全民医疗储蓄计划是新加坡中央公积金制度的一个重要组成部分。1955 年开始实施的中央公积金是一种强制性的社会保险制度。凡是受薪人士，都必须加入这项国民储蓄计划。个人公积金账户分为普通、保健和特别三个账户。由雇主和雇员共同缴纳的公积金的总供款率为雇员工资总额的 40 %（比例可由政府进行调整），其中 30 %计入普通账户，可提取用于本人退休生活开支、购房、投资 、公积金保险和教育费用等；6%计入保健储蓄账户，可提出用于本人和直系亲属的医疗和医疗保险费用，4 %计入特别账户，用于老年和应急开支。个人保健储蓄账户的资金不实行社会统筹。

对于患重病或慢性病的人而言，保健储蓄计划的个人纵向积累很可能是不够的。为了弥补保健储蓄计划的不足，新加坡政府于 1992 年制定了健保双全计划。不同于强制性的保健储蓄，非强制性的健保双全计划采用的是风险共担的社会保险机制，具有社会统筹的性质，其目的是为了帮助参加者支付大病或慢性病的医疗费用，投保费可从保健储蓄账户上扣缴或以现金支付。1993 年新加坡还建立了由政府设立的带有救济性质的保健储蓄基金，为那些无力支付医疗费用的穷人提供资助。

（三）优点和缺陷

储蓄医疗保险模式的优点有：①强调个人对健康的责任，病人分担医疗费用，减少医疗服务的过度利用；②实行医疗费用的个人纵向积累，有效解决费用负担的代际转移问题；③消除传统医疗保险第三方付费形式，有效控制医疗费用，管理效率高。

储蓄医疗保险模式的主要缺陷是投保者之间不存在基金的横向流动，社会共济性差，仅依靠个人账户的积累难以支付高额医疗费用。为了弥补医疗储蓄计划的不足，新加坡才推出了健保双全计划。

知识链接

四个典型国家医疗保障制度的绩效比较

目前有关各个模式单个典型国家的医保体制绩效描述性评论很多，但针对四大医保模式典型国家总体绩效的统一的、实证的评价却不多见，突出且具代表性的有：《2000 年世界卫生报告——卫生系统：发展进程》（WHO，2000），《卫生体系的全球比较》（Schneider，Markus，et，1998）等。其中权威性的世卫组织报告针对医保体制的卫生成就水平、筹资公正性等给出了排序，但其对制度改革的绩效和对医保成就、水平有直接影响的基本国情因素似乎少有顾及。我国丁纯等学者曾发表文章尝试就此给出一个全面的总体实证评估。

作者运用效率、公平性、适应性（改革成效）、政府在医保制度中的作用以及影响国民健康表现的基本经济、社会框架条件等 5 大评判标准，近 30 余个指标，借助等距法对当代主要的四大医疗保障模式的典型国家英、德、美和新加坡的医疗保障制度的效率、公平性、适应性、政府作用和基本框架条件等分项特征和总体绩效进行量化排序，得到结果是：德国、英国、新加坡、美国（表 17-1）。

表 17-1　德、英、美、新加坡医疗保障制度绩效比较结果

	德国	英国	新加坡	美国
效率指标	57.020	29.399	35.709	41.278
公平指标	90.648	88.142	85.105	83.173
适应性指标	68.121	70.144	64.249	59.959
政府责任指标	54.852	66.027	27.450	42.540
基本框架指数	79.343	78.039	82.945	76.043
总体得分	72.570	71.380	67.237	65.076

资料来源：丁纯. 当代四大医疗保障制度模式典型国家绩效实证比较. 世界经济文汇，2005，Z1：229-236

第三节　我国医疗保障制度

一、我国现行医疗保障体系的制度架构

新中国成立后，我国建立了以公费医疗、劳保医疗和农村合作医疗为支柱的覆盖城乡居民的医疗保障体系。改革开放以来，原有的医疗保障体系的不适应性逐渐显现。经过几十年的改革与发展，我国已经初步形成了包括城乡医疗救助、城镇职工基本医疗保险、城镇居民基本医疗保险、新型农村合作医疗、补充医疗保险、商业健康保险和社会慈善救助在内的保障方式多层次、保障资金多渠道的医疗保障体系（表 17-2）。

表 17-2　目前我国医疗保障体系架构

补充层（个人、组织、社会）	补充医疗保险	商业健康保险	社会慈善援助
主干层（个人、组织、政府）	城镇职工基本医疗保险	城镇居民基本医疗保险	新型农村合作医疗
托底层（政府）	城市医疗救助		农村医疗救助

知识链接

我国《社会保险法》中关于基本医疗保险的相关规定

2010 年 10 月 28 日第十一届全国人民代表大会常务委员会第十七次会议通过《中华人民共和国社会保险法》，这是我国第一部社会保险法律。该法于 2011 年 7 月 1 日起正式实施。法律第三章就基本医疗保险做出了规定，相关条文如下：

第二十三条 职工应当参加职工基本医疗保险，由用人单位和职工按照国家规定共同缴纳基本医疗保险费。

无雇工的个体工商户、未在用人单位参加职工基本医疗保险的非全日制从业人员以及其他灵活就业人员可以参加职工基本医疗保险，由个人按照国家规定缴纳基本医疗保险费。

第二十四条 国家建立和完善新型农村合作医疗制度。

新型农村合作医疗的管理办法，由国务院规定。

第二十五条 国家建立和完善城镇居民基本医疗保险制度。

城镇居民基本医疗保险实行个人缴费和政府补贴相结合。

享受最低生活保障的人、丧失劳动能力的残疾人、低收入家庭六十周岁以上的老年人和未成年人等所需个人缴费部分，由政府给予补贴。

第二十六条 职工基本医疗保险、新型农村合作医疗和城镇居民基本医疗保险的待遇标准按照国家规定执行。

二、城镇职工基本医疗保险制度

（一）城镇职工基本医疗保险制度的发展

建国后，我国的职工医疗保障制度主要是公费医疗和劳保医疗制度，它对于保证职工身体健康，曾发挥了积极作用。但是随着经济体制向社会主义市场经济转轨，这种制度存在的缺陷日益表现出来，甚至十分突出。由国家和企业包揽职工的医疗费用，使得医疗费用增长过快，造成卫生资源浪费，并难以遏制，形成国家和企业的极大负担。当部分企业经营发生困难时，一些职工又得不到基本医疗的保障。并且这种医疗保障制度覆盖面比较窄，仅限于机关、事业单位和全民所有制企业及部分集体所有制企业，社会化程度低，也不利于促进劳动力资源的合理配置。职工医疗保障制度必须改革，已成为大家的共识。因此，我国原有的职工医疗保障制度只有从改革中寻找出路。

从 20 世纪 90 年代开始，为适应建设社会主义市场经济的需要，我国对原有的医疗保障制度进行了初步改革。通过在江苏省镇江市和江西省九江市进行的建立社会统筹与个人账户相结合的职工医疗保险制度改革试点，取得初步效果，认为路子大体上是可行的。1998 年年底国务院颁布了《国务院关于建立城镇职工基本医疗保险制度的决定》，标志着我国城镇职工基本医疗保险制度在全国展开，并推向了一个新的阶段。2009 年 4 月，中共中央和国务院出台了《关于深化医疗卫生体制改革的意见》，将完善基本医疗保障制度作为医改的重点之一，要求城镇职工基本医疗保险继续扩大覆盖面，在 2008 年 19 996 万参保人的基础上，尽快实现覆盖全体城镇就业人员的目标。

（二）城镇职工基本医疗保险制度的主要政策

1. 覆盖范围　城镇职工基本医疗保险的实施范围是城镇所有的用人单位（包括各类机关企事业单位和民办非企业单位）及其职工和退休人员，在政策规定上，城镇灵活就业人员和农民工也在制度覆盖范畴。主要保障职工的门诊和住院费用。

2. 资金筹集 基本医疗保险费由用人单位和个人共同缴纳。用人单位缴费水平按照当地工资总额的6%左右确定，个人缴费水平为本人工资的2%。退休人员个人不缴费。具体缴费率由各统筹地区决定，可随经济发展调整。失业人员在领取失业保险金期间，参加职工基本医疗保险，享受基本医疗保险待遇。失业人员应当缴纳的基本医疗保险费从失业保险基金中支付，个人不缴纳基本医疗保险费。

城镇职工基本医疗保险实行社会统筹和个人账户相结合的原则。个人缴纳本人工资的2%，全部计入个人账户基金，单位缴纳的6%分别计入个人账户和社会统筹基金，其中的30%计入个人账户，70%计入社会统筹基金。

3. 统筹层次 原则上以地级城市为统筹单位，也允许以县为统筹单位。目前，已经有90%以上的地市实现了市级统筹，还有北京、上海、天津、重庆、海南、西藏等省市实现了省级统筹。

4. 待遇支付 城镇职工基本医疗保险的统筹资金和个人账户有各自的支付范围，分别核算，不得相互挤占。个人账户主要支付小额的门诊医疗费用、住院费用中的个人自付部分以及在定点药店购药费用。个人账户归个人使用，可以结转和继承。

统筹基金主要支付住院和部分门诊大病费用，由社会保险经办机构统筹调剂使用。统筹基金支付的起付标准一般为当地职工年平均工资的10%左右，超过起付标准以上的费用由统筹基金按一定比例支付。在一个年度内支付的最高限额，一般控制在当地职工年平均工资的4倍左右，有的地区已达到6倍左右。起付标准以下的医疗费用，从个人账户中支付或由个人支付。超过封顶线以上的费用，通过实行职工大额医疗费用补助、公务员医疗补助、企业补充医疗保险、社会医疗救助和商业医疗保险等途径解决。

5. 基金管理 城镇职工基本医疗保险基金纳入社会保障基金财政专户统一管理，专款专用，不得挤占挪用。人力资源和社会保障部门所属的社会保险经办机构负责基本医疗保险金的筹集、管理和支付。社会保险经办机构的事业经费由各级财政预算安排，不得从基金中提取。

6. 医疗服务管理 城镇职工基本医疗保险的医疗服务管理，主要是对医疗服务范围、医药服务机构和医疗费用结算的管理。

（1）医疗服务范围管理：城镇职工基本医疗保险可以支付的医疗服务项范围，由人力资源和社会保障部门会同其他部门相关标准和办法。主要包括基本医疗保险药品目录、诊疗项目、医疗服务设施标准，简称“三个目录”。参保人员在“三个目录”规定的医疗服务项目范围内发生的医疗费用，由基本医疗保险基金按规定支付。

（2）定点医药机构协议管理：城镇职工基本医疗保险实行定点医疗机构和定点药店管理。人力资源和社会保障部门确定定点资格，由社会保险经办机构同定点医药机构签订协议，明确各自的责任、权利和义务。职工在定点医疗机构就医发生的费用，可以按基本医疗保险的规定支付。职工可以选择若干包括社区、基层医疗机构在内的定点医疗机构就医、购药，也可以持处方在若干定点药店购药。

（3）医疗费用结算管理：医疗保险经办机构按协议规定的结算方式与参保人员和医疗机构结算医疗费用。统筹基金支付的费用一般由社会保险机构与医疗服务机构直接结算，具体结算办法由各统筹地区确定。目前，各地正在对包括按服务项目付费、按服务单元付费、按人头付费、按病种付费、总额预付制等多种结算方式进行探索。

知识链接

医疗保险管理观念的转变

医疗保险被称为“三分政策、七分管理”。有效的管理是医疗保险制度可持续发展的重要保证。医疗保险管理者是不仅医疗保险基金的管理者，也是参保人员利益的代表者，更是医疗服务的“第三方监管者”。医疗保险管理者承担着保障参保人员的基本医疗需求、保障医疗保险基金的收支平衡、调控医疗服务资源的重要职责。

传统上医疗保险管理的医疗服务管理手段可概括为“3、2、1”，即三个目录：药品目录、诊疗项目、医疗服务设施标准及管理办法；两个定点：定点医疗机构、药店；一个结算办法：中央有指导性意见，鼓励地方探索。这些管理手段以需方控制为主；对供方多为事后控制（按项目付费），缺乏制约手段：只限于拒付发现的不合理费用，违规成本低。

当前我国医疗保险管理面临着以下突出问题：医疗服务市场由供方主导，医疗费用上涨过快；管理手段欠缺，事后监管，医疗保险还仅仅充当第三方付费者的角色，没有充分发挥第三方监管的责任；医疗保险作为最大购买方，但没有参与医疗服务及药品价格的形成过程。

国际上，医疗保险管理经历了“基金平衡—待遇保障—全面管理”的发展阶段。结合我国医疗保险的发展阶段，发挥第三方监管责任是医保当前重点，我国医疗保险管理理念应实现以下转变：

一是管理对象上，关注点从参保人员向医疗服务提供者转变。这是因为需方控制难以遏制医疗费用的过快增长，而供方控制是国际管理的趋势。

二是管理内容上，从医疗保险待遇支付向医疗服务成本控制转变。医疗保险目前已成为医院最大的医疗费用支付者。供需双方的协商谈判确定服务收费是市场经济的一般规律。医疗保险应参与药品、诊疗项目、高值医用材料等医疗服务成本要素的价格决定过程。

三是管理环节上，从事后监管向医疗服务提供的全程监管转变。医疗保险机构应充分利用相关部门制定的出入院标准、诊疗规范、用药指南等进行质量监督，并利用计算机管理系统，实现实时监控，全程跟踪。

四是管理手段上，从范围控制向费用控制转变。应改“三二一”的管理方式为“一二三”，把费用结算作为医疗保险管理的核心。

7. 补充医疗保障的政策措施

（1）公务员医疗补助：为了保证国家公务员原有的医疗待遇，在国家公务员参加基本医疗保险的同时，根据公费医疗实际支出和基本医疗保险筹资水平筹集医疗补助经费，列入财政预算，按一定比例补助公务员封顶线以上医疗费用、个人自付医疗费用和医疗照顾对象享受照顾发生的费用。

（2）大额医疗费用补助：为解决最高支付限额以上的医疗费用，各地普遍采取了职工大额医疗费用补助的方法，补助资金由单位和（或）个人一般按每年 60～100 元的定额缴纳。资金由社会保险经办机构管理。补助资金按一定比例支付职工超出最高支付限额以上的部分医疗费用。

（3）企业补充医疗保险：国家允许效益好的企业为职工建立企业补充医疗保险，企业补充医疗保险费在工资总额 4%以内的部分列入成本，税前列支。

此外，补充医疗保险制度还包括由工会组织经营的职工互助保险，即主要利用原有的工会组织系统开展互助保险业务。对补充医疗保险制度的探索，有利于提高参保人的保障水平，从而抵御更大的医疗费用风险，从而形成我国多层次的城镇职工医疗保障体系。

三、城镇居民基本医疗保险制度

（一）城镇居民基本医疗保险制度的发展

城镇居民基本医疗保险制度是针对城镇非就业居民的一项基本医疗保险制度。2007 年 7 月，国务院印发《关于开展城镇居民基本医疗保险试点的指导意见》，开始探索建立城镇居民基本医疗保险制度，并在 79 个城市进行试点。2008 年人力资源和社会保障部、财政部发布《关于做好 2008 年城镇居民基本医疗保险试点工作的通知》，对扩大试点工作提出了新的要求。2010 年，人力资源和社会保障部发布《关于做好 2010 年城镇居民基本医疗保险工作的通知》，提出 2010 年要巩固和扩大城镇居民医保的覆盖面，参保率要提高到 80%，并将在校大学生纳入城镇居民医保。

（二）城镇居民基本医疗保险制度的主要政策

1. 覆盖范围 城镇居民基本医疗保险制度主要覆盖职工医保覆盖范围外的城镇人员。包括：拥有城镇户籍的学龄前儿童、在校学生、无业人员以及已到退休年龄但无退休待遇的老年人；城镇范围内居住的农村人口；城镇暂住半年以上非本市户口居民等。

城镇居民基本医疗保险坚持自愿参加原则。不搞强制，而是在制度设计上注重政策的吸引力，引导群众参保，并鼓励连续缴费。

2. 资金筹集 城镇居民基本医疗保险采用“个人缴费＋政府补助”的筹资方式，要求以家庭为单位进行缴费。筹资标准由统筹地区根据本地居民的发病率、住院费用等因素合理确定，没有全国统一的筹资标准。对参加“低保”的对象、丧失劳动能力的对象以及家庭困难的高龄老人还有特殊的优惠政策。从许多地区的实践和测算的平均数来看，要保证基金支付比例在50%及以上，筹资水平大体在城镇居民家庭人均可支配收入的2%左右。由于未成年人和成年人医疗消费需求的差异很大，因而未成年人与成年人的筹资水平存在差异。

政府补助方面，对2007年试点城市的参保居民，政府按不低于人均40元/年给予补助，并对城镇低保家庭的未成年子女再给予不少于人均10元/年的补助，对城镇低保对象（成年人）、低收入家庭60岁以上老年人和丧失劳动能力的重度残疾等特殊困难群体的参保缴费再给予不少于人均60元/年的补助。补助资金由中央政府和地方政府分担：中央财政对中西部地区所有参保居民补助20元，对未成年的困难城镇居民再补助5元，对成年困难城镇居民再补助30元；对东部地区，中央财政参照新型农村合作医疗的补助办法再给予适当补助。这样规定，既明确了中央财政补助水平，又给地方补助留下空间。

2008年起，政府对参保居民的人均补助标准由40元提高到80元。其中，中央财政对中西部地区的人均补助标准由20元提高到40元，对东部地区的补助标准也参照新农合的补助办法相应提高。根据《卫生事业发展“十二五”规划》，到2015年，城镇居民医保和新农合政府补助标准都提高到每人每年360元以上，政策范围内住院报销比例要提高到75%左右。

3. 统筹层次 目前我国城镇居民医疗保险制度的统筹层次一般为县、市级统筹。

4. 待遇支付 城镇居民基本医疗保险一般不设个人账户，实行统筹管理。统筹基金主要用于支付住院医疗和部分门诊大病费用。基金支付比例原则上低于城镇职工医保而高于新农合，一般可以在50%～60%。有条件的地方，也可以探索门诊普通疾病医疗费用统筹的保障办法，即划出部分资金，专项用于支付一般门诊费用。目前几乎所有城镇居民医保统筹地区都开展了门诊统筹。

5. 管理制度 管理机构上，与城镇职工基本医保一致，由人力资源与社会保障部门所属的医疗保险经办机构统一管理，居民参保实行属地管理。在基金管理上，城镇居民基本医疗保险基金同样要纳入社会保障基金财政专户统一管理，但要单独列账。在医疗服务管理上，与城镇职工基本医疗保险基本相同，但在服务项目管理上要补充少儿特殊用药，在就医管理上要增加儿童医院为定点医疗机构。

四、新型农村合作医疗制度

（一）新型农村合作医疗制度的发展

新中国成立后，我国探索建立的农村合作医疗制度曾经为保障广大农民的健康发挥了决定性作用。1976年，全国已有90%的农民参加了农村合作医疗，基本上解决了我国农民“看病难”的问题。1977年，世界卫生组织提出“2000年人人享有卫生保健”的全球性目标，确定初级卫生保健是实现“2000年人人享有卫生保健”的基本途径和策略，这在很大程度上借鉴了我国农村合作医疗的经验。

进入20世纪80年代后，随着农村集体经济的削弱和市场经济体制的逐步建立，合作医疗失去了赖以生存的经济基础，合作医疗迅速走向衰落。1985年的合作医疗覆盖率只有5.4%，至1989年，覆盖率下降到4.8%，90年代初期全国“仅存的合作医疗主要分布在上海和苏南地区”。虽然我国政府一直进行着恢复与重建合作医疗的艰难探索。但是，从实行的情况来看，合作医疗试点大部分失败了。到 1997 年实行合作医疗的村只占全国行政村总数的 17%，农村人口覆盖面仅为 9.6%，1998 年下降到 6.6%，此后覆盖率一直在 10%左右徘徊。

2002 年 10 月，全国农村卫生工作会议召开，中共中央、国务院做出了《关于进一步加强农村卫生工作的决定》，号召在全国推行以大病统筹为主的新型农村合作医疗制度，重点解决农民因患大病而出现的因病致贫、返贫问题。新型农村合作医疗制度是由政府组织、引导、支持，农民自愿参加，个人、集体和政府多方筹资，以大病统筹为主的农民医疗互助共济制度。与传统合作医疗制度相比，新型农村合作医疗制度的特点可以概括为以下几个方面：首先，在筹资机制上明确政府的责任。《决定》规定，“从 2003 年起，中央财政对中西部地区除市区以外的新型合作医疗的农民每年人均 10 元安排合作医疗补助资金，地方财政对新型合作医疗的农民补助每年不低于人均 10 元”。其次，在保障机制上明确保障重点是“大病”。第三，在管理体制上明确以县（市）为单位进行统筹；有别于传统合作医疗的“村办村管”、“村办乡管”、“乡村联办”等较低层次的统筹管理体制。另外，为了保证制度的稳定性，《意见》明确了“农民为参加合作医疗、抵御疾病风险而履行缴费义务不能视为增加农民负担”。与此同时，中央相关文件还就“加大监督力度”、“明确合作医疗和医疗救助及商业保险之间的关系”等问题提出了指导性意见。

自 2003 年开展新型农村合作医疗制度试点以来，经过各地区、各有关部门的共同努力，新型农村合作医疗制度建设取得显著成绩。覆盖面不断扩大。2011 年，全国参加新农合人数为 8.32 亿人，参合率超过 97%，并且保障能力也在不断增强。

2015 年起，各地全面推广利用新农合基金购买大病保险工作。这是为了提高参合人员的医疗保障水平，在新农合基本医疗保障的基础上，对参合人员患大病发生的高额医疗费用给予进一步保障的一项制度性安排，是基本医疗保障制度的拓展和延伸。

为消弭城乡二元医保，目前已有不少地方将新型农村合作医疗与城镇居民基本医疗保险整合成为城乡居民基本医疗保险。目前天津、重庆、青海、宁夏、新疆生产建设兵团、广东省均已实现了医疗保险制度的城乡统筹。

（二）新型农村合作医疗制度的主要政策

1. 覆盖范围 新型农村合作医疗制度的覆盖人群为当地拥有农业户口的农村居民，主要保障农民的大额医疗费用或住院医疗费用，有条件的地方可以实行大额医疗费用补助与小额医疗费用补助相结合的办法。

2. 资金筹集 新型农村合作医疗制度遵循农民以户为单位自愿参加的原则，目前已基本形成政府补助为主，农民缴费为辅的筹资结构。筹资标准由统筹地区根据本地区经济发展水平等因素合理确定，没有全国统一的筹资标准。2015 年全国平均个人缴费标准达到每人每年 120 元左右。

政府补助方面，2003 年起中央财政对中西部地区除市区以外的参加新型合作医疗的农民每年按人均 10 元安排合作医疗补助资金，地方财政对参加新型合作医疗的农民补助每年不低于人均 10 元。2014 年，各级财政对新农合人均补助达到 320 元，2015 年政府补助标准提高到每人每年 380 元，个人缴费水平也相应提高。

3. 统筹层次 当前新农合大多数是以县为单位进行统筹，部分地方是以市为单位，有些地方提出要以省为单位。

4. 待遇支付 经过十多年的发展，我国新型农村合作医疗制度在原有“保大病”，即住院补偿的基础上不断探索，已形成了兼顾门诊的多种补偿模式，主要有：住院补偿＋门诊家庭账户模式、住院补偿＋门诊统筹模式、住院补偿＋门诊大额医疗费用补偿模式等。从补偿水平来看，2014 年参合农民的政策范围内的报销比例门诊达到了 50%，住院达到 75%。

5. 管理制度 当前我国新型农村合作医疗制度由卫生行政部门所属的“农合办”管理资金的筹集和支付。各统筹县（市）自主确定支付范围、支付标准和额度。为方便异地就医，全国绝大部分地区已经建立了省级新农合异地即时结报的信息平台，国家新农合信息平台已经与 9 个省的医疗机构建立了互联互通。

案例 17-2

"一个制度覆盖所有人群"的全民医保率先在东莞诞生

2008 年 7 月 1 日，东莞在全市建立了统一的社会基本医疗保险制度，从制度上打破了保障人群的城乡分割，将全市职工、按月领取养老金或失业金人员、灵活就业人员及城乡居民全部纳入社会基本医疗保险制度的覆盖范围。原来的城乡居民医保与职工医保实现了"五统一"——主管部门统一、基金管理统一、缴费统一、待遇统一、管理服务统一。"一个制度覆盖所有人群"的全民医保率先在东莞诞生！东莞市社会基本医疗保险制度的建立突破了医疗保障城乡二元格局带来的城乡之间缴费及待遇、管理与服务等方面的差别，对各地医疗保险制度改革、实现全民医保及城乡基本医疗保险顺利衔接具有重大借鉴意义。

东莞"五统一"的全民医保制度是在长达 20 年的改革探索中逐步建立起来的。1992 年 3 月，推行市属单位职工住院医保试点。2000 年，打破职工户籍界限，将非本市户籍的外来务工人员纳入基本医保体系，享有与本市户籍企业职工同等的医疗保障待遇。2004 年，打破城乡居民户籍界限，建立统一的城乡居民基本医保制度，不分城乡居民户籍身份，实行统一的缴费标准、统一的待遇水平和统一的财政补助政策，全市 109 万名城乡居民共享一个制度。

在职工医保和城乡居民医保基本实现应保尽保的基础上，开始向缩小城乡居民医保与职工医保差距迈进。2004～2008 年，实施差别费基、费率和财政扶持参保等政策进行医保筹资，逐步加大财政对城乡居民的补贴力度，缩小并消除城乡居民与职工之间的筹资差距。2004 年，城乡医保设置了 A、B 两个参保档次，让各居（村）民委员会根据自身实际，统一选择一个档次参保。其中 A 档最初按 90 元/（人·年），2005 年后按 120 元/（人·年）筹集；B 档最初按 220 元/（人·年），2005 年后按 250 元/（人·年）筹集。经过 3 年的实践，城乡居民参保意识日益增强，保障需求不断提高。因此，从 2007 年 7 月起，取消 A、B 档之分，统一转为 B 档。城乡居民医保基金由个人缴费和财政补助两部分组成。分 A、B 档参保时，市与镇街两级财政为参保人共补助 30 元/（人·年），2005 年 7 月起提高到 60 元/（人·年）。统一按 B 档参保后，财政补助提高到 130 元/（人·年）。城乡居民与职工之间的筹资差距明显缩小，2004 年职工医保年人均筹资额为 187 元，城乡居民医保为 120 元；到 2008 年，职工医保年人均筹资额为 367 元，城乡居民医保提高到 320 元，差距逐步缩小。筹资差距的缩小直接带来待遇差距的缩小，2004 年城乡居民医保政策范围内住院费用报销比例为 70%，职工医保为 95%，差距为 25 个百分点；到 2008 年，城乡居民医保住院费用报销比例提高到 95%，职工医保为 95%，城乡居民医保"提待"速度明显加快，基本消除差距。

筹资和待遇差距的缩小为两项制度的统一创造了条件。2008 年 7 月，实现职工医保和城乡居民医保制度全面接轨，建立全市统一的基本医疗保险制度。至此，东莞率先实现包括城乡居民、本市户籍职工与外地户籍职工的一体化全民医保。到 2012 年底，基本医疗保险参保人数近 620 万，参保覆盖率达 95%。

表 17-3　2009 社保年度东莞市社会基本医疗保险缴费及财政补贴标准

参保人类型	缴费类型	单位负担（元/人/年）	个人负担（元/人/年）	市镇（街）财政补贴（元/人/年）	合计（元/人/年）
由用人单位办理参保	住院	按缴费工资 2%缴纳	–	–	230
	门诊	36	60	24	120
由个人以灵活就业人员身份办理参保	住院	–	按缴费工资 2%缴纳	–	230
	门诊	–	96	24	120
由村（居）民委员会办理参保	住院	–	120	110	230
	门诊	–	60	60	120

注：年度全市职工月平均工资及缴费工资按 1130 元执行。

资料来源：张亚林. 构建职工与城乡居民统一的全民医保——基于东莞市的实践. 中国医疗保险，2013，06：52-54.

思考：

（1）东莞市为什么要追求实现“一个制度覆盖所有人群”的全民医保？你认为我国医疗保障制度未来的发展趋势是什么？

（2）从东莞市实现“一个制度覆盖所有人群”的过程来看，你有哪些启示和建议？

五、医疗救助制度

医疗救助制度是政府通过提供财政和技术支持，社会通过慈善捐助，对贫困人群中因病无法支付医疗费用或因支付高额医疗费用陷入困境的人群实施帮助和支持的制度。在我国，医疗救助制度可以分为：城市医疗救助制度和农村医疗救助制度。

（一）城市医疗救助制度

2005 年民政部等 4 部委联合发布《关于建立城市医疗救助制度试点工作的意见》，标志着我国开始了对城市医疗救助制度的探索。《意见》提出用 2 年时间在各省、自治区、直辖市的部分县（市、区）进行试点，之后再用 2～3 年的时间在全国建立起地市医疗救助制度。

城市医疗救助制度的救助对象主要为城市居民最低生活保障对象中未参加城镇职工基本医疗保险、已参加城镇职工基本医疗保险但个人负担仍然较重的人员和其他特殊困难群众，救助的重点是妇女、儿童和老年人。救助资金主要来源于政府的补贴，也可以通过慈善机构捐助、工会医疗互助金、国际援助、发行福利彩票等形式进行筹集。保障待遇主要是现金补助与提供服务相结合的方式。

（二）农村医疗救助制度

2002 年，中共中央、国务院发布《关于进一步加强农村卫生工作的决定》提出要建立和完善农村合作医疗制度和医疗救助制度，要求对农村的“五保户”和贫困家庭实施以大病补偿为主的医疗救助，并对贫困家庭参加新型农村合作医疗给予资助。2003 年，国家民政部、卫生部联合下发了《关于实施农村医疗救助制度的意见》，在救助对象、救助方法、救助服务、资金筹集、管理上进一步做出了规定，要求到 2005 年，在全国基本建立起规范、完善的农村医疗救助制度。

我国农村医疗救助制度的资金来源主要是政府投入和社会捐助，救助对象主要为农村“五保户”、经济困难家庭和符合救助条件的特殊经济困难人群，救助方式包括：资助救助对象参加新型农村合作医疗、对救助对象患大病时给予一定的医疗费用补助等。

六、商业健康保险

商业健康保险是商业保险中人身保险的一个项目。我国的商业健康保险是从 1982 年开始出现的，至今已有 20 多年历史。1982 年中国人民保险公司开始经营人身险，险种主要是简易人身险、养老年金险和团体人身意外伤害保险。同时，经过上海市人民政府批准，中国人民保险公司上海分公司经办了“上海市合作社职工医疗保险”，并经 1982 年的试点后。1983 年开始实施，这是国内开办的第一个商业医疗保险业务。

进入到 90 年代以后，传统的公费、劳保医疗制度被打破，新的社会医疗保险制度又在探索之中，这为商业健康保险的发展腾出了较大空间。首先是重大疾病保险产品逐步得到较快发展。1998 年，城镇职工基本医疗保险制度得到确立，国家政策上开始鼓励企业和个人在参加基本医疗保险的基础上购买商业医疗保险。定额给付型医疗保险、住院费用型医疗保险、与基本医疗保险制度衔接的高额医疗保险以及包括住院和门诊医疗的保障综合型医疗保险等产品也纷纷推出。

2004年以后，健康保险专业化经营理念被业界广泛认同，商业健康保险开始进入专业化经营阶段。2005年人保健康、平安健康、瑞福德健康（由阳光健康改名而来）、昆仑健康等4家专业健康保险公司顺利开业，健康保险专业化经营迈出实质性步伐。除了专业健康险公司，43家寿险公司和35家财险公司也可以经营健康保险。2006年，《健康保险管理办法》出台，这是我国健康保险第一部专业化监管规章。该办法的出台有助于规范健康保险市场，维护投保人的合理权益，促进健康保险可持续发展。目前，国内已形成以普通医疗保险、意外伤害医疗保险、住院医疗保险、手术医疗保险、特种疾病保险5大类险种为主、正在蓬勃发展的商业健康保险产品市场。

（万建成）

第十八章　突发公共卫生事件应急管理

随着全球人口增长和资源短缺的矛盾的日益突显，突发危机事件的出现可能会更加频繁，危害可能更大。新世纪的开篇，世界即与危机共存，2001 年 9 月 11 日，美国本土遭受了建国以来最大规模的袭击，2003 年春季，SARS 危机悄然而至，席卷全球。在社会发展的进程中，我国公共卫生事业既面临现代生活行为方式的改变，如环境恶化、职业危害、资源匮乏、古老传染病暴发流行等传统风险的挑战，又无法回避全球化和科学技术加速发展背景下出现的新问题（如转基因技术、器官移植技术、气候异常、信息安全、自然灾害、食品安全、生物安全、生物恐怖、应对全球突发传染病等），这些潜在的风险如不及时地进行预防和处理，必将导致各类突发公共卫生事件的发生，也直接影响到国家建设的进程和经济发展的质量。当前我国正进入公共卫生危机高发期，重、特大事故时有发生；2003 年我国因生产事故、各种自然灾害、交通事故、卫生和传染病突发事件的损失相当于损失我国 GDP 的 6%。2004 年全年自然灾害、事故灾难和社会安全事件造成的直接经济损失超过 4550 亿元。全球新发的 30 余种传染病已有半数在我国发现；公共卫生事件开始成为严重威胁影响国家安全和社会稳定的因素，正是基于这样的现实和认识，我国政府自 2003 年非典危机之后，开始意识到突发公共卫生事件应急管理的紧迫性。国家人事部于 2003 年 11 月将突发事件的应对能力作为公务员必须掌握的核心能力之一，突发公共卫生事件的有效管理也纳入政府管理国家事务的重要部分。

第一节　概　　述

一、卫生应急相关概念

（一）突发事件

突发事件（emergency）是指突然发生、造成或者可能造成严重社会危害，需要采取应急处置措施予以应对的自然灾害、事故灾难、公共卫生事件和社会安全事件。①自然灾害，是指由自然因素直接导致的灾害，如地震、飓风等；②事故灾难，是指由人们无视规则的行为所致，如工厂、矿山的各类安全事故等；③公共卫生事件，是指由自然因素和人为因素共同所致，主要包括传染病疫情、群体性不明原因疾病、食品安全和职业危害、动物疫情以及其他严重影响公众健康和生命安全的事件；④社会安全事件，是指由一定的社会问题诱发，主要包括恐怖袭击事件、民族宗教事件、经济安全事故、涉外突发事件和群体性事件等。

（二）危机

危机（crisis）是具有潜在和现实危害性、高度不确定性和时间紧迫性，需要在时间、信息、资源紧迫条件下做出快速决策和行动的关键和决定性时刻、状态或形势。危机是由自然和社会等多种因素所导致的，能对组织、系统、社会秩序和运行轨迹造成影响和威胁，并引发高度不确定性的紧急状态和形势，要求系统或组织在有限的时间、信息、资源等条件下进行快速决策和应对，它具有突发性、紧迫性、危害性、双重性和不确定性以及周期性等特点。

（三）风险及风险管理

风险（risk）是指导致负面效应的某一危险因素或其给人们健康和安全造成潜在损失和危害的可能性。风险管理（risk management）是指组织通过风险识别、风险评估、风险决策等方式，对风险实施有效的控制以降低风险发生概率及其可能造成的损失和危害的过程。

（四）应急

应急（emergency response）是指需要立即采取某些超出正常工作程序的行动，以避免事故发生或减轻事故后果的状态，泛指立即采取超出正常工作程序的行动。应急的结果可能有几种表现形式：通过人们的及时行动化解了危机，导致紧急事态缓解，并恢复到常态；未能出现缓解，仍处于紧急状态，表现为紧急事件；未能有效逆转和控制紧急情势，事态呈现危机状态，是危机的进一步深化，呈现为灾难性事件。

（五）卫生应急

卫生应急（health emergency response）是指为了预防和减少突发公共卫生事件的发生所引起的社会危害，通过预防、准备、监测、预警、处置、救援、恢复、评估等一系列措施，控制、减轻、甚至是消除突发公共卫生事件危害，防止其演变成更大范围危机事件而采取的一系列策略、措施和行动。

二、突发公共卫生事件

案例 18-1

悲惨的印度博帕尔事件

1984 年 12 月 3 日凌晨，印度中央邦首府博帕尔市的市民和郊区农民，在睡梦中突然感到呼吸困难、全身难受，两眼疼痛，直淌眼泪，全家、全村的人都骚动起来，秩序大乱，不少人以为城市遭到原子弹袭击，或发生了大地震，哀叹世界末日已经降临。后来人们知道是附近一家农药厂漏出了毒气，就慌忙外逃。人们坐着小汽车，拉着木板车，骑着自行车，以各自最快的进度逃走。然而，毒气是无情的，不少人在逃跑途中双目失明，一头栽倒在路旁，再也爬不起来了。

在大街上、道路旁、牛和狗以及其他牲畜在痛苦中挣扎。在事故发生后几天内，2500 人丧失了性命，3000 人在死亡的边缘上受尽痛苦，20 万人健康受到影响，有 5 万人的眼睛双目失明或视力大减。

这件震动全世界的悲惨事件是由于博帕尔一家农药厂，在生产“西维因”农药过程中，有 45 吨液态异氰酸甲酯泄漏所造成的。“杀人”元凶是挥发性、腐蚀性气体——异氰酸甲酯；它对脑膜有强烈的刺激性，大量吸入后，几分钟内即可死亡。

思考：

（1）何谓突发公共卫生事件？

（2）突发公共卫生事件有什么危害性？

（3）突发公共卫生事件有什么特征？

（一）突发公共卫生事件的概念

突发公共卫生事件（public health emergency）是指突然发生，造成或者可能造成社会公众健康严重损害，需要采取应急处置措施的传染病疫情、群体性不明原因疾病、群体性急性中毒，以及其他由生物、化学、核和辐射等自然或人为因素引发的严重影响公众健康的事件。

（二）突发公共卫生事件的原因

公共卫生突发事件是人口密集地区高发危机之一，这种危机诱因可以分为以下几类：生物病原体所致疾病、有毒有害因素污染造成的群体中毒、食物中毒事件、自然灾害、职业中毒、意外事故引起的死亡、不明原因引起的群体发病或死亡、三恐事件等。

（三）突发公共卫生事件分级

根据突发公共卫生事件性质、危害程度、涉及范围，突发公共卫生事件划分为特别重大（Ⅰ级）、重大（Ⅱ级）、较大（Ⅲ级）和一般（Ⅳ级）四级。其中，特别重大突发公共卫生事件主要包括：

（1）肺鼠疫、肺炭疽在大、中城市发生并有扩散趋势，或肺鼠疫、肺炭疽疫情波及 2 个以上的省份，并有进一步扩散趋势。

（2）发生传染性非典型肺炎、人感染高致病性禽流感病例，并有扩散趋势。

（3）涉及多个省份的群体性不明原因疾病，并有扩散趋势。

（4）发生新传染病或我国尚未发现的传染病发生或传入，并有扩散趋势，或发现我国已消灭的传染病重新流行。

（5）发生烈性病菌株、毒株、致病因子等丢失事件。

（6）周边以及与我国通航的国家和地区发生特大传染病疫情，并出现输入性病例，严重危及我国公共卫生安全的事件。

（7）国务院卫生行政部门认定的其他特别重大突发公共卫生事件。

（四）突发公共卫生事件的特征

1. 突发性和不确定性　往往是突如其来、不易预测，因此需要人们进行各种能力和物质的储备和准备。

2. 公共卫生属性　在公共卫生领域发生，具有公共卫生属性，发生时常常同时波及多人甚至整个工作或生活的群体和社区。

3. 紧急性　强调的是一种紧急状态，一种迫在眉睫的危机或危险局势，影响全体公民，并对整个社会的正常生活构成威胁。

4. 危害性　突发公共卫生事件关系到国民的生命和健康安全以及人类的生存和发展，与人们的利益息息相关。处理不当便会造成人们的身心和健康损害，甚至也会影响社会稳定、破坏经济建设、危及正常的生活和工作秩序。

5. 复杂性　造成突发公共卫生事件的原因复杂，如自然因素、人为因素等多种原因均可能造成突发事件，还指其后果的复杂性，常常会引发多米诺骨牌效应。

6. 处理的综合性和系统性　由于突发公共卫生事件发生突然，对公众健康威胁严重，造成的社会负面影响大，其控制、现场抢救和救治、原因调查和善后处理涉及多系统、多部门合作，必须在政府的统一领导下才能综合协调解决。

7. 决策的时效性　突发公共卫生事件事发突然、情况紧急、危害严重、有效应对和现场救治的机会稍纵即逝，要在尽可能短的时间内做出果断决策。

8. 全球性　恐怖袭击活动、传染病和有毒有害物质没有地域、疆界之分，如今现代化的运输也增加了传染病在世界范围内传播的可能，它能跨越疆域和国界，不分种族、民族和社会群体，跨越不同的文化和社会制度而传播。

三、卫生应急管理的概念和原则

（一）应急管理

应急管理（emergency management）是综合运用跨学科的知识、技能和手段的，研究在突发事件的预防、准备、响应、控制和恢复过程中，如何通过风险管理、优化决策、整合资源、协调行动等一系列活动和措施的开展，实现预防、减少、控制风险，保护人们健康、生命财产安全等目标而采取的一系列预防和应对策略和措施的过程。

（二）卫生应急管理

1. 卫生应急管理的概念 卫生应急管理（health emergency management）是包括对事前、事中和事后整个卫生应急工作的计划、组织、领导、实施与评价等活动的总称。它包括宏观层面国家和各级政府对卫生应急工作行政管理以及组织机构层面对卫生应急工作的微观管理活动。

2. 卫生应急管理的基本原则 在应急管理一般原则框架基础上，卫生应急管理有其自身的要求和特有原则，我国的突发公共卫生事件应急预案提出了四项基本原则，具体内容如下：

第一，预防为主，常备不懈。提高全社会对突发公共卫生事件的防范意识，落实各项防范措施，做好人员、技术、物资和设备的应急储备工作。对各类可能引发突发公共卫生事件的情况要及时进行分析、预警，做到早发现、早报告、早处理。

第二，统一领导，分级负责。根据突发公共卫生事件的范围、性质和危害程度，对突发公共卫生事件实行分级管理。各级人民政府负责突发公共卫生事件应急处理的统一领导和指挥，各有关部门按照预案规定，在各自的职责范围内做好突发公共卫生事件应急处理的有关工作。

第三，依法规范，措施果断。地方各级人民政府和卫生行政部门要按照相关法律、法规和规章的规定，完善突发公共卫生事件应急体系，建立健全系统、规范的突发公共卫生事件应急处理工作制度，对突发公共卫生事件和可能发生的公共卫生事件做出快速反应，及时、有效开展监测、报告和处理工作。

第四，依靠科学，加强合作。要充分尊重和依靠科学，要重视开展防范和处理突发公共卫生事件的科研和培训，为突发公共卫生事件应急处理提供科技保障。各有关部门和单位要通力合作、资源共享，有效应对突发公共卫生事件。要广泛组织、动员公众参与突发公共卫生事件的应急处理。

四、应急管理相关理论

（一）风险及风险管理相关理论

风险管理主要包括风险识别、风险评估、风险沟通、风险控制等内容。其中风险识别是指运用多种方式对现实的和潜在的风险及其性质进行鉴别的过程。风险评估是指运用多种方法对各种潜在和现实的风险及其可能影响和危害进行量化评估的过程。风险沟通是指通过对健康风险的多方面交流和沟通活动，争取各方面的合作和支持、营造支持性的舆论环境以推动风险管理的顺利开展。风险控制是指风险管理者通过采取各种措施和方法，消灭或减少风险事件发生的可能性，以期减少风险事件发生时所造成的损失。风险管理过程是由一系列风险管理活动所组成，其中包括收集风险相关信息、识别潜在风险、开展风险评估、制定风险应对策略、提出风险管理解决方案、实施风险控制、开展风险管理效果评价与反馈等一系列活动，以实现对风险的预防、消减和控制的目标。

（二）应急管理过程理论

突发公共卫生事件有其自身的发生发展规律，国内外学者基于对于事件生命周期的分析，提出按不同阶段来划分的应急管理过程理论及相关理论模型。其中包括 Rich 和 Gnth 等提出的危机管理三阶段模型即危机前期、危机期、危机后期；芬克（Fink）提出的危机管理四阶段模型：即征兆期、发作期、延续期和痊愈期；罗伯特·希斯（Robert Heath）提出的 4R 模型：缩减（Reduction）、预备（readiness）、反应（response）、恢复（recovery）以及米特罗夫（Ian Mitroff）提出的五阶段模型，即危机信号检测、危机因素探查和预防、损害控制、恢复阶段以及组织学习阶段。此外，美国联邦安全委员会提出了消减（mitigation）、准备（preparedness）、反应（response）、恢复（recovery）MPRR 模型。危机管理学家罗森塔尔（U.Rosenthal）提出了危机管理的 PPRR 模型，其核心内涵包括：应急管理的预防（prevention）、准备（preparation）、反应（response）、恢复（recovery）。

（三）应急沟通管理理论

卫生应急沟通（health emergency communication）是指卫生应急系统与外部系统与环境之间，卫生应急系统内部各部门之间、各层次之间、机构和人员之间通过适宜的方式和渠道传递危机相关信息，使其了解面临的风险和事实真相、帮助其做出正确决策并采取正确行动的过程，是在政府部门、社会组织、媒体、公众之内和彼此之间进行信息交流过程。政府作为危机传播的主体之一，其主要任务是新闻发布和信息控制。在日趋信息化、网络化的现代社会中，应急沟通扮演着至关重要的角色。

应急沟通的内容和重点会随着事件发展的程度、强度、延续时间及应急管理者对事件的应对逻辑、预期等的变化而变化。应急沟通按目的可分为准备、初始、持续、平息和总结评估五个阶段。准备阶段旨在建立多部门沟通协调机制，以确保意见一致，合理预测，寻求初步的解决方案。初始阶段关注人们迫切需要知道关于时间、地点以及正在采取的措施等方面及时而准确的信息，需要客观发布事实，表示理解与同情；简单明了的通报和解释风险；维护机构和发言人的信誉；向相关部门及公众承诺将根据事态发展及时发布信息；并且提供行动建议。持续阶段需要帮助人们更准确地理解所面临的风险；向人们提供相关信息；获得公众对应对措施的理解与支持；收集相关部门及公众的反馈信息并补充、完善；阐明建议公众采取某种行为措施的理由；促进公众对风险的正确认知，权衡利弊，作出适当的决策。平息阶段需要客观地评估沟通过程中存在的问题，强化和完善有效的应对策略与措施；提高公众将来应对类似突发事件的能力、公众支持与配合公共卫生政策和措施的意识、多部门间的风险沟通与合作能力。总结评估阶段需要评估应急沟通的实施效果；总结经验和教训，明确有助于改善应急沟通预案的具体策略和措施，并完善沟通预案。

危机沟通（crisis communication）是指以沟通为手段、以解决危机为目的所进行的一连串化解危机与避免危机的行为和过程。危机沟通可以起到有效缓冲危机冲击，降解甚至化解危机危害和影响的作用。应急沟通的基本形式可以分为内部沟通和外部沟通。外部沟通主要指与政府、部门、媒体、公众的沟通；内部沟通是指系统内各部门之间、各组织机构之间以及应急工作人员间的沟通。

（四）应急能力评估相关理论

应急能力评价是对个人、组织或系统在应对突发公共卫生事件时所拥有的人力、组织、机构、手段和资源等应急关键要素的完备性、协调性，以及突发公共卫生事件综合应对能力现状、水平、结构、问题的系统检测和分析过程。能力评价目的在于发现风险及组织的脆弱性，为制订更好的能力建设策略和计划提供支撑。能力评价包括个人能力评价、组织机构能力评价和系统能力评价等维度。

1. 应急能力评价模型构建方法　应急能力评价模型的构建可有多种方式，常见能力评价模型的构建方法如下：按照事件发生时间顺序构建的事前、事中、事后评价模型；基于多纳比蒂安（Donabedian）的结构、过程、产出模型进行构建；按照层次分析法 AHP（analytical hierarchical process，AHP）设立的目标、准则、指标层次模型进行构建。联合国计划开发署（UNDP）构建了基于个人、组织、系统三层次的能力评价模型。此外，也可以依据关键绩效指标 KPI（key performance indicators）法构建应急能力的评价模型。

2. 应急能力评价工具和方法 目前，国内外已开发了多种应急能力评价工具，其中有针对国家、州、地方、社区的卫生应急能力评价工具以及针对个人、组织和系统的能力评价工具。此外，还有针对不同组织、事件以及活动的评价工具，如针对公共卫生机构、医院的机构能力评价工具以及针对核事故、生物恐怖事件的应对能力评价工具等。同时，人们也探索出了卫生应急能力评价的多种方法，如书面评价、应急演练评价、应急能力考试、应急工作汇报、应急处理记录考核、现场检验等方法。不同评价工具和方法的运用可以帮助人们从不同的侧面评价和了解应急能力的建设现状和存在的问题，从而为应急反应能力的不断提高提供决策支持。

第二节　卫生应急管理体系

应急管理体系是指应急管理的组织结构系统，它是指政府建立的一整套应对突发事件的缓解、准备、反应及恢复机制和运行体系的总和。一个有效的应急管理系统是政府能够成功应对各类突发事件的关键。建立了有效的应急管理体系，政府对突发事件的管理纳入一个有准备、有步骤、有条理的过程，从而能够有效地保证政府职能的继续，使人民生命财产的损失减少到最低程度。

一、中国卫生应急体系

应急体系是指应对突发事件所需的组织、人力、财力、物力、智力等各种要素及其相互关系的总和，通常所说的“一案三制”（应急预案和应急体制、机制、法制）就构成了我国应急体系的基本框架。“一案三制”是指为应对突发公共卫生事件所制定的应急预案、应急体制、机制和法制的统称，这四要素的有机组合构成了我国应急反应体系的核心和基本框架。其中，预案是前提、体制是基础，机制是关键，法制是保障。应急管理系统的有效运转在很大程度上依赖上述构成要素的有机整合。

（一）法制建设

突发事件法制建设的重点是要为我国的应急体系建设工作建立规范和规则、提供制度保障，并对应急反应主体之间的权责关系和应急响应程序的合法性进行明确的法律界定。突发公共卫生事件应对的法律法规作为社会规范，具有国家强制性的一般特征，对推进突发公共卫生事件的依法管理，提高快速反应能力具有重要作用。

2007 年 8 月 30 日中国通过了《突发事件应对法》，这是中国应急法律法规建设的重要里程碑。此外，中国还先后制定或修订了《防洪法》、《防震减灾法》等 40 余部法律，《突发公共卫生事件应急条例》、《重大动物疫情应急条例》等 40 余项行政法规，这些法律法规的出台为预防和处置突发事件提供了法律依据和法治保障。

中国的突发公共卫生事件应急法制主要有四个层面：一是基本法——《突发事件应对法》；二是专业法，如《传染病防治法》、《国境卫生检疫法》等；三是行政法规，如《突发公共卫生事件应急条例》、《国境卫生检疫法实施细则》、《病原微生物实验室生物安全管理条例》等；四是行政规章，如《突发公共卫生事件与传染病疫情监测信息报告管理办法》、《突发公共卫生事件交通应急规定》、《食物中毒事故处理办法》、《核事故应急管理规定》、《放射事故管理规定》等。上述法律法规的相继出台，对强化政府各部门的职责和权力，规范各方的行为、协调相关部门的行动具有重要的意义。

（二）体制建设

“体制”是指国家机关、企事业单位在机构设置、领导隶属关系和管理权限划分等方面的体系、制度、方法、形式等的总称。具体地说，应急管理体制是规定政府、部门、企业面对危机时在各自方面的管理范围、权限职责、利益及其相互关系的准则，它的核心是管理机构的设置，它的强弱直接影响到管理的效率和效能，关系到整个应急反应系统功能能否有效发挥。

中国的应急体制。《中华人民共和国突发事件应对法》明确规定中国采取“国家统一领导、综合协调、分类管理、分级负责、属地管理为主的应急管理体制，其最高行政管理机构是国务院应急管理办公室。在国务院总理领导下，通过国务院常务会议和国家相关突发公共事件应急指挥机构，负责突发公共事件的应急管理工作，指挥和协调省市区的应急办以及各部委局的应急组织机构。

2006 年，国务院办公厅组建了国务院应急管理办公室，成立了国家安全生产应急救援指挥中心。应急管理办公室，履行应急管理、信息汇总和综合协调职责，发挥运转枢纽作用。相关部门的应急机构负责相关类别的突发公共事件应急管理工作，具体包括相关类别的突发公共事件专项和部门应急预案的起草与实施，贯彻落实国务院有关决定事项。在这一框架之下，省市区的应急办又可以指挥属下的各市区县的应急办，并协调不同城市或区域厅局处的应急部门。这些厅局处的专业应急管理部门同时服从部委局应急机关的领导和指挥。

（三）机制保障

机制是指有机体的构造、功能和相互关系，泛指一个工作系统的组织或部分之间相互作用的过程和方式。突发公共卫生事件应对机制是确保对应急组织系统运行过程中的各个环节进行有效协调，对各种要素进行有机组合和配置，并对组织系统运行过程施加影响的动力之一。它瞄准具体运行流程中的关键环节，通过结构、流程设计、角色功能设置、资源要素配置、规划管理等多种手段的综合运用，解决卫生应急运行过程中的关键节点问题，确保危机应对的灵活性与机动性。

按照职能划分，将突发公共卫生事件应对机制划分为管理与运行两大部分。应急管理机制主要包括指挥决策机制、组织协调机制、监测预警及信息报告与发布机制、监督与评价机制等，而运行机制则包括应急响应联动工作机制、物质投入与保障机制、风险管理与沟通机制、社会动员机制、舆情监测管理控制机制、心理疏导与干预机制等内容。

（四）预案

预案指面对潜在的或可能发生的突发事件而事先制订的应急管理、指挥、救援计划等处置方案。它是在辨识和评估潜在的重大危险、事故类型、发生的可能性、发展过程、事故后果以及影响严重程度的基础上，对应急机构与职责、人员、技术、装备、设施（备）、物资、救援行动及其指挥与协调等各个方面预先做出的具体安排。它明确了在突发事故（件）发生前、发展过程中以及发生后，责任主体、行动策略和资源准备等。2006 年 1 月 8 日，国务院发布了《国家突发公共事件总体应急预案》以及 25 个专项预案、80 个部门预案；截至 2006 年年底，全国各地区、各部门、各基层单位，共制定各类应急预案 135.6 万件，全国应急预案体系基本形成。

二、美国应急管理体系

美国政府应急管理体制主要由三个层次组成：联邦政府层、国土安全部及派出机构（10 个区域代表处）；州政府都设有应急管理办公室；地方政府也设有应急管理机构。美国应急管理的指导思想主要在联邦应急计划中，该计划由六个部分组成：基础计划、紧急事件支持功能附件、恢复功能附件、支持附件、意外事件附件和附录。联邦应急计划描述了可获援助的种类、应急管理体制的组织结构、支持职能、参与计划的 27 个联邦政府机构（包括美国红十字协会）之间的协作机制。

美国 1979 年成立联邦应急管理局（Federal Emergency Agency，FEMA），1987 年制定《公共

卫生服务突发事件反应指南》，把公共卫生服务作为突发事件反应的一项主要辅助功能。为了应对突发事件，自 1992 年起，FEMA 就针对各种突发事件制定了联邦反应计划，该计划规定卫生与人类事务部是主要负责卫生应急事务的联邦机构，通过其对相应联邦和地方机构进行授权。美国卫生应急体制的特点可以概括为：

（一）指挥决策系统

美国的危机反应系统由联邦快速反应计划以及相关法律制度所管理。它明确规定联邦、州、地方各级机构的责任，由联邦应急反应局负责全面协调，各个具体领域的应急反应则由其他的机构负责管理。美国联邦公共卫生突发事件的决策体系包括总统和国家安全委员会、国土安全部、联邦应急管理局、卫生与人类事务部和疾病预防控制中心，在突发事件的应对执行中，有农业部、国防部、能源部等 19 个联邦紧急支援功能的部门共同参与，美国应急反应划分 12 个领域，卫生和人类服务部负责统管美国的卫生应急事务。“9・11”事件和炭疽袭击事件发生后，美国强化了对国家—州—地方三级卫生应急系统的建设工作，形成了自上而下地纵向包括 CDC（联邦）疾病控制与预防系统-HASA（州）医院应急准备系统-MMRS（地方）城市医疗应急系统三个子系统的垂直系统。

（二）纵横交错的应急反应网络系统

美国还构建了公共卫生突发事件应对的横向结构系统，它主要由五个子系统构成：①国家应急行动中心电子网络疾病监测报告预警系统、大都市症状监测系统、临床公共卫生沟通系统。②全国公共卫生实验室快速诊断应急网络系统。③现场流行病学调查控制机动队伍和网络系统。④覆盖美国全境的全国大都市医学应急网络系统。⑤全国医药器械应急物品救援快速反应系统。制订一系列法律、法规以及出台具有法律地位的应急规划等规范性文件，规定各类突发事件反应系统之间的相互协作关系，确保横纵系统的有机结合。

（三）预警监测系统

美国拥有发达的卫生信息系统，其预警和监测能力尤其突出。在美国的联邦、州和地方政府共有上百个用于卫生监测的信息系统，通过这些监测系统，CDC 和卫生部可以及时掌握全国主要传染病的动态数据，及时做出相应决策。更为重要的是，美国 CDC 通过与全国其他有关机构和组织监测系统的合作，建立起监测系统信息资源的共享机制，保障了其应急过程的快速决策和反应能力。

（四）突发事件实验室网络和快速诊断系统

美国的公共卫生系统实验网络已成体系，分为联邦、州、基层三级，包括 2000 多个公共卫生实验室，1.7 万个医院实验室。此外，CDC 还建立起了实验室网络系统、统计系统和信息系统，并通过全国大学、医疗机构、研究机构的实验室之间的交流、协作，提高对病毒研究和控制能力，确保在大规模疫病爆发和生物恐怖袭击时完成实验室快速检测、分离等工作。

（五）信息发布和信息共享合作机制

美国在卫生应急处置过程中非常重视相关信息的及时发布，重视和强调各方面信息的及时沟通和交流，并及时向公众发布公共防范信息。此外，美国媒体的报道很大程度上得到了美国卫生部门的配合，而卫生部门的声音也占据了报道的主导位置。美国还加强了危机处理中的国际协作。CDC 成立了国际联合小组，该小组每天 24 小时、每周 7 天不间断工作，与世界卫生组织等国际机构保持密切的信息交流与协作。

（六）法律保障机制

从 1974 年的《灾难救援法案》到 1988 年的《斯坦福法案》，再到 1994 年的《美国检疫法》，一系列应急法案的出台，为美国的突发事件应对提供了重要的法律依据。尤其是在经历了“9.11”恐怖袭击及炭疽事件之后，美国加强了公共卫生安全的立法行动，2002 年，出台了《美国防备生物恐怖及突发性公共卫生事件法案》，除联邦法律外，还有州、县等地方性法律、法规，均为突发事件应对提供了有力的保障。

（七）应急准备、能力建设和评估活动

美国政府通过制订应急准备计划、应急反应框架、应急预案体系和相应法律法规体系，从体制、制度、系统、组织、资源安排等多方面对应急准备给予支持；加强应急系统能力建设，制订了国家和地方层面的应急能力建设标准以及考评体系，投入大量的资金用于卫生应急系统内、系统外各种组织、机构及民众的应急培训、演练。

三、日本的灾害医疗救援体系

案例 18-2

“3・11”日本大地震与海啸灾害的医疗救援

2011 年 3 月 11 日，日本发生里氏 9.0 级地震，是日本有观测史以来震级规模最大的地震，位列全球震级第 4。根据 2013 年 9 月 20 日日本警察厅发布的消息，“3・11”大地震和海啸共导致 15883 人死亡，2654 人失踪，6146 人受伤，日本复兴厅报告全国有 289611 人处于避难状态。

3 月 11 日灾害发生后，日本厚生劳动省立即启动应急预案，紧急组成医疗救护队前往宫城县、福岛县和茨城县三个重灾区，开展医疗救援行动。日本政府在全国范围内建立了完备的灾害医疗救治体系，并在此次灾害事故中承担了主要的医疗救治任务。该体系由一个国家级灾害医疗中心、两个区域性中心、12 个地区中心和 550 家指定医疗机构或急救中心组成，其中包括国立医院、红十字会医院、地方政府医院以及私立医疗机构。这些合作医疗机构都具备高水平的急救能力和接受灾后重症伤病员的能力，可以快速派遣急救医疗队实施灾后医学救援。此外，这些急救医疗队伍还具备开展核、化、生辐射事件的医疗救治能力。受灾者需要医疗救助时，既可以去日常的保健所、中型和大型医院，也可以就近去临时设立的“医疗救护所”。

日本地震发生后，最早赶到赈灾现场的是从事紧急医疗救助的非政府组织（non-governmental organization，NGO）。由于大地震、海啸的袭击，岩手县、宫城县等灾区医疗机构受到不同程度的破坏，建筑倒塌、医疗救助功能全面瘫痪，因此，急需紧急奔赴现场的志愿者和 NGO 为灾民提供医疗救助，减轻伤痛，降低生命危险。这些来自全国各地 NGO 成员中有医生、护士等医务人员，他们工作在现场的各个赈灾救护所里。

日本全国医生协会、全国药师协会在此次地震医疗救援中充分发挥了其组织者的作用，调配组织旗下的注册医师和注册药师在各自的医疗机构，或是到医疗救护所参与救援。这种深入到灾区的有体系的救援行动，大大减少了伤亡率。

思考：

（1）日本的灾害医疗救援体系有何特征？

（2）NGO 组织在灾害医疗救援中有何作用？

（一）日本的灾难医学救援体系

日本的医学救援体系是以消防和卫生部门为重要依托，三级政府联动，同时警察、交通、自卫队等部门为合作辅助，而共同组成的立体式网络化救援系统。消防厅主要负责组织灾害救援及现场紧急救护工作，全国各级消防部门均配有紧急救援队，接到指令后可以迅速抵达现场实施救

援。这一制度也推动了日本的城乡急救网络的形成。为了完善灾害医疗急救处置过程，日本政府建立了由国家级灾害医疗中心、区域性中心、地区中心、指定急救中心和医疗机构等组成的灾害医疗救治体系。各指定机构均具备高水平急救、接收伤员、快速派遣急救医疗队实施救援的能力，是医疗救援工作的重要支撑。

（二）救援能力的提升与建设

在救援能力的提升上，日本非常重视日常演练与培训的作用。无论是救援队、消防队还是指定医疗机构，都会进行灾害救援模拟演练和培训。一方面要加强救援队伍在执行任务期间的搜索与营救能力、户外生存能力、体能及心理素质，另一方面是检验其基本操作技能，如灾害现场创伤急救技术、伤员检伤分类技术、救援医疗设备应用能力等。除此之外，各急救部门之间的联合互动、信息共享也是演练和培训中的重要项目。

（三）NGO 组织在灾害医疗救援中的作用

NGO 组织在灾害救援、民众安置、灾后重建等灾难应对的各个时期均发挥了不可替代的关键作用。日本的 NGO 组织具有反应迅速、专业程度高、行动力强、协同性好等优点。在灾害应急和处置过程中，NGO 组织更加关注基层的工作方式，填补了政府宏观调控产生的职能空缺，有效弥补了政府职能的不足，通过与政府间的良性合作，充分发挥其在救援支持、社会动员、信息共享、物资募集等方面的优势和作用，是整个灾难救援过程的重要辅助和有力支撑。作为政府、社会、企业三者的完好衔接者，NGO 具有强大的社会动员能力和快速反应能力，与政府责任分工明确，行动相辅相成。企业通过捐助 NGO 组织既履行了社会义务，又可以做到有的放矢，避免救灾款物供过于求和供不应求并存的现象。

第三节　突发公共卫生事件应急管理的运行机制

卫生应急机制是指以卫生应急相关法律法规为依据，卫生应急管理体制内容各要素之间、卫生应急体系与其他相关体系之间相互联系、相互作用的机理。卫生应急管理机制的建设是将卫生应急管理程序化、规范化的过程，将经过实践证明有效的卫生应急经验，以制度的方式固定下来，用于提高应急管理措施的针对性和适用性，做到科学、有序、规范。突发公共卫生事件应急机制应包括 6 个内在构成体系。

一、监测预警与风险评估机制

预防和控制突发公共卫生事件的关键是及时、迅速地发现突发公共卫生事件的先兆。突发公共卫生事件的监测、评估与预警，是指收集、整理、分析突发公共卫生事件相关信息资料，评估事件发展趋势、危害程度和不确定性，在事件发生之前或早期发出警报，以便相关责任部门及事件目标人群及时作出反应，预防或减少事件的危害。因此，预警离不开监测，监测机制是预警机制建设的基础，需要建设和完善监测、报告系统，为风险评估与预警提供依据。

监测预警机制的建构包括监测、预警系统的具体运行流程，监测、预警之间的关系及其相互作用，监测与预警密不可分。《传染病防治法》和《突发公共卫生事件应急条例》规定，国家建立传染病和突发事件监测、预警系统。县级以上各级人民政府卫生行政主管部门应当指定机构负责开展突发事件的日常监测，并确保监测、预警的正常运行。

突发公共卫生事件的发生、发展受到许多人为及非人为因素的影响，建立有效的监测预警机制远比其他领域（气候灾害、沙尘暴、地震等）的预警复杂得多。2011 年开始，中国省级和中西部地区 233 个地市级卫生应急指挥决策平台建设，完成 25 个省应急指挥与决策指挥系统政务外网网络连通，初步建立全国风险评估体系，对可能发生的突发事件进行评估，减少事件发生，减轻事件危害。近年来，风险评估机制在方法和处置突发公共卫生事件，开展自然灾害紧急医学救援，做好大型活动卫生保障等卫生应急工作实践中也已发挥了重要作用。

二、决策指挥与应急响应机制

决策指挥机制在突发公共卫生事件应急中起核心的作用，决策指挥与应急响应机制作为应急管理工作的重要组成部分，是确保科学有效处置突发公共卫生事件的关键因素。2003 年 SARS 疫情的处置过程中，暴露出政府及有关部门的决策指挥与应急响应机制的不完善，从而导致决策滞缓和组织间协调、沟通障碍。卫生应急管理的快速反应机制有赖于一个权威、高效、统一的指挥、协调系统，只有这样才能迅速动员各种资源，协调各部门联动，从而尽快控制危机局势、恢复社会秩序。

决策指挥系统是突发公共卫生事件应急响应系统的神经中枢。中国的决策指挥机构主要由政府领导机构、应急指挥机构、日常管理机构、专业技术机构及专家咨询委员会等几个部分组成。在国家卫计委的领导下，国家卫计委应急办公室（突发公共卫生事件应急指挥中心）具体负责全国突发公共卫生事件应急处理的日常管理工作。决策指挥系统的运作程序包括监测、预警、信息收集、拟定方案、指挥调度、调整评估等步骤。但是在实际决策过程中，由于时间紧迫、信息有限等条件的约束，许多决策工作需要同时开展，应急方案选择要在最短时间完成，决策目标要在应急工作开展过程中通过绩效评估和反馈控制不断修正。

应急响应机制是指突发公共卫生事件发生后，立即采取的各种应急处置行动，快速启动应急响应机制可以使突发公共卫生事件的损失减到最小。发生突发公共卫生事件时，按照《突发公共卫生事件应急条例》、《国家突发公共事件应急预案》，以及当地的突发公共卫生事件应急预案，按照分级响应的原则，做出相应级别应急反应。同时，要遵循突发公共卫生事件发生发展的客观规律，结合实际情况和预防控制工作的需要，及时调整预警和响应级别，以有效控制事件、减少危害和影响。要根据不同类别突发公共卫生事件的性质和特点，注重分析事件的发展趋势，对事态和影响不断扩大的事件，应及时升级预警和响应级别；对范围局限，不会进一步扩散的事件，应相应降低响应级别，及时撤销预警。

三、保障支持机制

卫生应急保障支持机制包括组织保障机制、法律保障机制、技术保障机制、物资和经费保障机制、信息与交通保障机制和社会公众支持。

卫生应急组织由应急指挥机构、日常管理机构、专家咨询委员会和应急处理专业技术机构组成，各类机构职责明确，相互关系清晰，为有效开展卫生应急提供了组织保障。法律保障是实施依法治国的前提条件，也是开展应急管理和处置措施的基本依据。信息技术与技术平台的建立、专业机构建设与人才培养、应急演练与科学研究等措施是卫生应急的技术保障。相关法律法规要求各级政府采取财政措施，保障突发事件应对工作所需经费，包括突发公共卫生事件预防、控制、监督工作的日常经费和应急经费。国家建立应急物资储备保障制度，形成重要应急物资的监管、生产、储备、调拨和紧急配送机制。国家建立健全应急通信保障体系，完善公用通信网，建立有线与无线相结合、基础电信网络与机动通信系统相配套的应急通信系统，确保突发事件应对工作的通信畅通。铁路、交通、民航经营单位，优先运送处理传染病疫情的人员以及防治传染病的药品和医疗器械。国家通过鼓励、扶持具备相应条件的教育机构开展卫生应急专门人才的培养，新闻媒体开展卫生应急相关法律、法规，以及公共卫生知识的公益宣传，并对违反相关法律法规的行为进行舆论监督。

四、风险沟通与社会动员机制

风险沟通是突发公共卫生事件应急工作中的一个重要组成部分，是组织决策的前提和基础，是政府部门、专业机构、公众与媒体之间建立的理性沟通桥梁，具有帮助公众克服心理上的恐惧和不安的作用。建立风险沟通机制一方面可以减少和规避风险，平息不良影响、控制和消除突发事件的危害，另一方面可以创造必要的信息环境与舆论，维护和塑造良好的政府形象。风险沟通的机制建设包括信息收集、信息举报、信息发布、媒体合作和公众沟通几个环节。卫生应急风险沟通贯穿于突发公共卫生事件应急处理的全过程，直接关系到突发公共卫生事件应急处置工作的效率。风险沟通涉及舆论调控、媒体沟通、角色定位等多个领域，需要从公关技巧、舆论产生发展和控制的规律、媒体制度等多个角度详细分析。

社会动员是一项人民群众广泛参与、依靠自己的力量，实现特定的社会发展目标的群众性活动，是一个寻求社会改革与发展的过程。卫生应急社会动员机制的建设，可从根本上增强全社会的卫生应急意识，提高突发公共卫生事件的预防与控制的能力。突发公共卫生事件影响广大群众的健康及社会、经济的发展，只有最广泛地动员社会一切可利用的资源，才能有助于实现特定的健康目标。同时，传播手段的进步为社会动员提供了良好的条件，使快速组织、推行社会动员成为可能。

五、激励奖惩与事件评估机制

事件评估是通过现场调查、考察或资料分析等方式，对应急专业机构或人员在突发公共卫生事件应急处置整个环节进行总结、评估，寻找问题，并帮助改进工作的过程。事件评估的主要内容包括应急准备和保障评估、应急处置措施评估以及危害及处置效果评估几个方面。通过评估，既可以形成对工作具有普遍指导意义的原则和经验，为修订、完善各类突发公共卫生事件应急预案、技术方案提供科学依据；又可以找出实际工作中存在的问题，结合理论，探求解决问题的具体思路与措施，为不断提高突发公共卫生事件应急处置能力服务。

为鼓励专业技术人员和社会公民积极参与卫生应急工作，可以建立包括保险、补助、抚恤等覆盖多种福利待遇的激励机制；对在各类突发公共卫生事件中表现突出、成绩显著、起到表率作用的机构与个人进行表彰或奖励；对卫生应急过程中失职、渎职、玩忽职守的机构和个人，进行不同程度的惩处，建立多种形式的激励、奖励和惩处机制，促进卫生应急工作的顺利开展。

六、国际合作机制

国际合作机制是指中国政府及相关组织与 WHO、相关国家和其他国际组织，通过达成的相关条约、协议、合作备忘录等具有法律约束力的文件，规定各个国家或组织在突发公共卫生事件应急工作中共同遵守的行为约定、承担的责任、义务和具有的权利等。围绕《国际卫生条例（2005）》的实施，国家卫计委与 WHO 和有关国家、地区在突发公共卫生事件信息通报、重大疫情的国际评估、卫生应急核心能力建设、卫生应急人员培训等方面开展了广泛、深入的合作，建立了双边和多边合作机制，卫生交流与合作机制进一步完善，对提高我国卫生应急工作的管理水平，宣传我国卫生应急工作的进展起到了积极的作用。

【阅读材料】

中国甲型H1N1流感应对案例分析

2009年5月1日，中国香港发现首例甲流病例，该病例从墨西哥乘机经由上海到达香港，由此打响了我国内地甲流感染防控的战役。面对全球金融危机和甲流感染防控的严峻形势及复杂局面，中国政府明确提出了“高度重视、积极应对、联防联控、依法科学处置”的总体防控原则和策略。

内地的甲流防控可以大体分为六个阶段。第一阶段，2009年4月25日之前，属于大流行前的预防准备阶段；第二阶段，2009年4月25日至5月10日，属于预警响应阶段；第三阶段，2009年5月10日至8月30日，属于疫情初级阶段，主要采取外堵输入、内防扩散的防控策略；第四阶段，2009年9月至2010年1月中旬，属于疫情中期阶段，以本土病例为主并迅速上升，采取内防扩散、加强重症救助策略；第五阶段，2010年1月中旬至8月9日，属于疫情后期阶段，病例快速下降，主要采取加强重症救治，强化病源学监测等策略，同时开展防控阶段的阶段性评估；第六阶段，2010年8月10日之后，WHO宣布进入流感大流行后期，结合疫情实际情况，中国积极调整了流感监测策略，优化了流感监测网络，也提高了监测质量。

经验教训

在甲流疫情发生的第一时间，国家层面成立了国务院直接领导下的跨部门联防联控的应急管理机制，为防控甲流提供了有效的组织保障和运行机制。在政策执行方面，部分地方政府能根据本地人口居住、疫情发展的实际情况，因地制宜的调整政策。在甲流防控过程中，我国逐渐形成了党和政府主导，社会多元主体广泛参与的格局，企业、社区、志愿者等发挥了重要作用。

甲流事件中也带来一些反思，比如联防联控工作机制的法律定位问题，联防联控的工作机制在相关法律及预案中没有明确规定；还面临不同部门之前的关系协调问题，甲流防控涉及卫生、教育、安全、交通等诸多部门，各部门之间和部门内部在配合时容易出现职责交叉或空白。

（吴妮娜）

第十九章　外国卫生事业管理

第一节　概　　述

一个国家医疗卫生体制的形成和发展，受到诸多因素的影响，包括社会政治制度、经济水平、文化传统、历史条件、卫生服务组织及现状等，这些因素相互影响，互相交织，不断变化，呈现出各国不同的卫生事业发展路径，也形成了形态各异的卫生保健制度。

国际上对卫生保健制度有多种分类方法。第一种以国家经济水平为分类标准，分为发达国家型、发展中国家型、不发达国家型；第二种是以美国卫生学专家、世界卫生组织顾问罗默（Romer）结合国家的政治制度和经济发展水平而提出的分类标准，分为自由企业型、福利国家型、不发达国家型、过渡型、社会主义国家型；第三种是克氏（Kleczkowaki）分类法，根据卫生服务的组织程度及经济水平将国家经济水平和医疗服务组织发展程度从高至低划分为九类；第四种是经典分类法，依据卫生服务付费方包括政府、保险机构（包括社会医疗保险机构和商业医疗保险机构）、个人及其他机构组织承担医疗服务付费及其在整个卫生费用中所占比重大小，分为自费医疗、集资医疗和免费医疗。但随着卫生保健制度的发展，前四类分类方法要么没有抓住卫生事业的本质，未考虑卫生事业包含的主要内容，要么不适应现代卫生事业发展的复杂性和多重支付的需要，因此，世界银行和世界卫生组织等机构，受经典分类方法的启发，从居民与筹资的联系方式和卫生费用的补偿机制两个维度，提出了第五种分类方法，并成为目前有代表性的分类方法（图 19-1）。

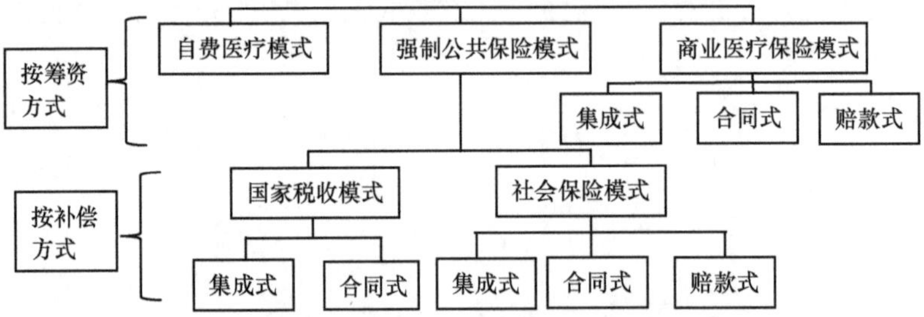

图 19-1　世界银行和世界卫生组织保健制度分类法

（一）自费医疗模式

自费医疗模式，即是病人自己掏钱看病。在自费医疗制度下，病人与医生之间纯属商品交换关系，医疗服务一般由独立开业的个体医生提供。自费医疗服务模式在医疗服务组织发展初期，以及目前非洲一些经济水平较低的国家出现。世界上没有一个国家的卫生保险完全依赖自费，自费医疗模式逐渐被医疗保险（第三方）模式所取代。由于医疗资源的稀缺性，每个国家都规定个人承担一部分医疗费用。

（二）国家税收模式

国家税收模式是政府通过国家税收的方式来筹集卫生费用。这一制度的主要特点是从解决医疗卫生服务的提供入手，建立国家医疗卫生保障制度，由医疗卫生机构免费或低价向城乡居民提供服务，实现卫生服务的全民覆盖。

在获得服务方面，一种是政府直接举办公立卫生机构，医生是政府的雇员，医院归国家所有，卫生服务的提供者（医生）和卫生服务接受者（患者）属于同一个集体，这种方式称为集成式。医生无论治疗多少病人，都由政府统一支付固定工资。对于医院而言，无论其提供多少服务，都能从政府的总额预算中获得固定的收入，而病人也可以获得免费或近乎免费的卫生保健服务，在这种模式下，病人不能自由选择医生或者卫生服务类型，必须根据家庭医生的安排，才能得到专科医生或综合医院的进一步治疗。该模式的最大优点是保证了医疗服务的公平性，由于政府全面管理，降低了医生的工作积极性，医院医生的工作效率不高，导致病人接受服务特别是专科服务的时间过长。

另一种形式是政府通过税收筹资的卫生费用，以签订合同的形式为病人向公立或者私立机构购买卫生服务。病人在接受医疗服务时，只需承担小部分费用。在管理体制上，有些国家采取中央集中管理（如英国），有些国家采取中央与地方分权管理（如北欧国家）。实行这种医疗卫生体制的代表性国家主要有英国、瑞典、丹麦、挪威、芬兰、意大利、西班牙（1986 年以后）、澳大利亚、新西兰等国家。由于这种体制是根据《贝弗里奇报告》建立的，人们又称之为“贝弗里奇模式”或“英国模式”。

（三）社会保险模式

社会医疗保险模式的资金筹集方式是将社会与个人利益结合起来而建立的卫生保健制度。这一制度的主要特点是从解决居民的医疗卫生服务需求入手，建立国家医疗卫生保障制度。通过社会共同筹资、建立风险分担制度，提高国民医疗卫生服务的公平性和可及性。实行这一制度的国家，通过立法，强制要求雇主和雇员按照工资的一定比例向法定保险机构缴纳社会医疗保险费，由法定保险机构向公立或私立医疗机构购买服务，为参保人员提供相对公平的医疗卫生保障。政府对无力缴纳保险费的弱势群体提供补贴，帮助他们参加社会健康保险，使健康保险覆盖到城乡全部人口。健康保险基金实行社会统筹、互助共济、以收定支、收支平衡。承办健康保险的法定机构在一些国家属于社会自治性非营利机构（如德国），一些国家属于政府机构或政府所属法定机构（如法国）。实行这种医疗卫生体制的代表性国家有德国、法国、意大利、西班牙、奥地利、卢森堡、荷兰、日本等。由于这一制度最早由俾斯麦政府于 1883 年建立，人们称之为“俾斯麦模式”或“德国模式”。

根据卫生费用的支付方式或者卫生服务的补偿方式不同，社会医疗保险模式又分为集成式、合同式和病人赔偿式三种。集成式和合同式与国家税收模式中的集成式和合同式相似，集成式代表国家有意大利和西班牙。合同式代表国家有德国、法国。赔偿式医疗保险是指患者向卫生服务提供者支付全部医疗服务费用，医疗保险基金按照有关规定报销后退还给患者，只有以比利时为代表的少数国家选择这种卫生保健服务模式。

（四）商业医疗保险模式

商业医疗保险模式是通过商业性自愿医疗保险方式来筹集卫生服务费用。这种模式也主要从雇主和雇员那里获得大部分医疗保险基金。与社会医疗保险模式不同的是，雇主与雇员缴纳医疗保险基金不是强制性的，这一制度的主要特点是由商业保险公司把化解疾病经济风险和医疗卫生服务作为商品提供给社会，私人自愿购买，疾病保险程度和缴费多少挂钩。商业保险公司负责筹集资金，向符合赔付条件的患者提供就医经济补偿或直接向医疗机构购买服务。世界上几乎所有国家都建立了商业医疗保险制度，但绝大多数国家的商业健康保险只作为社会健康保险制度或国民服务体制的补充，只有美国将商业健康保险作为医疗卫生体制的主体，人们称之为“美国模式”。为了解决老年人、残疾人、穷人、儿童等弱势群体缴纳保险费的困难，减少因医疗服务获得不均而造成的社会矛盾，在 20 世纪 60 年代之后，通过联邦政府预算筹资，建立了面向 65 岁以上老人和残疾人的医疗照顾制度、面向穷人的医疗救助制度和针对低收入家庭、儿童的健康保险制度，以弥补商业健康保险制度的不足。此外，按卫生服务的补偿方式不同，商业医疗保险模式也可以分为集成式、合同式和病人赔偿式。

第二节 国外卫生事业发展趋势

尽管各国社会经济制度不同，经济发展水平差异较大，但在对医疗卫生体制改革，特别是政府对医疗卫生事业规制、控制医疗费用上涨，提高医疗服务质量和效率方面都呈现出一些共同的规律和趋势。

（一）国民健康成为社会发展目标

健康是人类发展永恒的主题。各国政府都为本国公民获得可及的医疗卫生服务作为社会发展目标。在世界卫生组织 190 多个成员国中，所有发达国家、60%的中高收入国家、40%的中低收入国家、10%的低收入国家，共约 90 多个国家建立了全民覆盖的健康保障制度。其他国家也把医疗卫生制度建设作为改善居民健康的重要战略任务，明确政府应承担的责任。

（二）政府的监管作用明确

政府的主导作用体现在基本制度建设、卫生筹资、服务组织和服务监管等方面。市场机制的作用主要体现在提高卫生筹资使用效率、调动医务人员积极性以及满足不同层次的医疗服务方面。从整体趋势来看，各国政府对医疗服务体系的监管作用增强，参与范围日益扩大，干预程度日益增强，调控手段日益多样化。

（三）发挥市场作用

政府全面管理医疗服务，必然使医疗服务市场失去存在空间。从我国的计划经济时期，政府全面管制医疗卫生事业，到英国医疗服务内部市场改革之前，医疗服务领域出现的提供能力不足，医疗服务质量不高，综合专科服务等候时间长等问题，都是政府管制导致的市场失灵。各国在医疗卫生体制改革过程中，都不约而同地采取了市场化道路，通过竞争提高医疗服务效率，更好地满足患者多样化的医疗保健需求。

（四）注重公平和效率

国民的健康公平是一个国家社会公正公平的基础。由于健康关系到生命安全和人的全面发展，没有健康的公平就谈不上其他方面的公平。因此，各国在医疗卫生体制的建设和发展中，都把维护公平性放在首要位置上。同时，各国也注重提高医疗卫生服务效率，防止医疗资源浪费。在实现公平和效率统一的过程中，坚持政府与市场机制相结合。

（五）不断完善医疗卫生服务体系

为控制医疗费用不断上涨，医疗保险通过支付方式改革，使医疗服务提供组织发生很大变化，主要体现在如下几个方面：①坚持预防为主，加强公共卫生服务体制建设，资金拨付向预防保健领域倾斜；②重视发展以社区卫生为基础的基本卫生服务，维护卫生服务的普惠性和公平性，维护社会民众的公共卫生权益；③发展基层卫生服务和医院服务两大体系，两者之间建立双向转诊制度，引导病人就医流向，控制医药费用；④维护公立医疗机构公益性，控制趋利行为；⑤积极引导社会资金，发展私立非营利性医疗机构，满足社会多层次的医疗服务需求。

（六）严格控制药品价格和费用

获得基本药物是人们享有健康权的组成部分。为了保证药品的可获得性、合理使用和质量。

1975 年，世界卫生组织向成员国倡导建立以基本药物为核心的国家药品政策，保障居民使用到安全有效、价格低廉的药品。到 1990 年，全球已经有 156 个国家制定了基本药品目录，并制定一系列的政策措施保证基本药物的生产、供应及合理使用，以控制药品费用。

为控制医药企业过分追求利润，政府直接或间接地对药品价格进行管制，规范药品企业利润。澳大利亚、加拿大和多数欧洲国家，对药品采取了参考定价（Reference-Based Pricing，RBP），参考价格往往是这类药品的平均价格，也是供社会医疗保险支付的参考价格。类似还有指数定价方法，鼓励医院医生向患者提供疗效相似、价格低廉的仿制药品。为保护消费者利益，政府也会设立专门机构，通过招标采购，集中用量优势，同企业讨价还价。针对上市的专利药，采用价格谈判来定价。比如韩国将国外 7 个国家的平均药价作为在本国允许的最高价，巴西则实行强制许可制度，强行定价。有些国家与药厂签订风险分担合同，根据疗效付费。

第三节　美　　国

美国医疗系统可以说是世界上最复杂的系统之一。美国的医疗保险制度是一个以商业保险为主体，公共保险计划为补充的医疗保险体系。只有年满 65 岁以上的老年人和符合一定要求的残障人士及低收入户可以享受政府支持的医疗保险。而其他的公民都必须自己或通过公司支持购买商业保险来支付昂贵的医疗费用。从整个医疗体系架构来看，资金、保险、付费、医疗服务分别被不同的机构掌控，协调性成为发展的主要瓶颈。

一、美国卫生服务体系

美国现有医务人员约 1 000 万，包括医生、骨科医生、护士、牙医、药剂师，医疗行政管理人员、康复医疗师。全美有大约 5810 家医院，170 000 家长期护理医疗中心，5700 所精神疾病治疗中心和 12000 所家庭护理中心和临终关怀所。在特殊医疗项目中，有 800 个特殊项目计划包括为移民专门提供的医疗服务，社区医疗服务，职业病诊疗计划，HIV 早期诊疗服务，以及连续性基本医疗及亚急性疾病服务。其他的项目还包括 Alzheimer's 基金计划和由联邦政府支持的特殊医疗中心。在医疗教育方面，有大约 150 所医科院校，81 所药科院校，以及 1 500 所护士学校。

医疗服务机构在美国泛指所有提供医疗服务和接受保险公司付费的合法注册个人和机构。包括个人诊所的医生、牙医、验光师、理疗师，各大医院，私人注册的实验室诊断或影像诊断中心，医疗物资公司（例如轮椅，氧气等）。通常美国的所有医生只要注册都可以独立开业。按照医生和医院的所属关系，可以有以下几种模式：

医生或几个医生单独开业成立诊所，但通常和其他医院以及实验室诊断中心签订合约为他的病人提供实验室诊断和其他进一步诊疗服务。让我们来看一个典型的例子，一位胃炎患者来到某位医生诊所就医，该医师进行体查后认为病人需要抽血化验和胃镜检查。但是该诊所没有相应的服务，因此医生将病人送到某医院或诊断中心去进行检查。检查结果会直接传给医生诊所，医生然后再预约病人来诊所进行下一步治疗。在这里，该病人始终是该医生的病人，但是他会接到两份不同的账单，一份是医生的诊断费用账单，一份是在医院做的检查的账单。在这种医生单独开业的模式中，医生和医院的关系是相互独立的，医院只提供场地和设备，医生和医院分别收费，而且主要针对不需住院的门诊病人。

对在医院的医生，按照医院和医生的所属关系，又分为合同制和雇员制。合同制的医生自己可以开诊所，但要管理医院的住院病人。雇员制的医生受雇于医院，不自己开业和收费。由此可见，在医院上班的合同制医生有较大自由，既可以单独开业接受门诊病人，也可以在医院上班接受住院病人。

按所有权分为私立医院或公立医院，私立医院的资金来源于各股东，必须要纳税。美国较大的私人医院集团，其属下有 60 多家中小型医院。公立医院通常由州政府集资，由政府及地方官员组成的董事会行使行政决定，所有收入必须用于医院建设而不能用于任何分红和投资，没有交税的义务。

按其规模及接诊病人的范围又可分为社区医院及综合高级医院。社区医院通常是规模较小的综合医院，相对复杂的病例多送到综合高级医院去治疗。但随着其不断发展，很多社区医院已具备与综合高级医院相竞争的医疗服务，例如心脏病冠脉搭桥术等。综合高级医院通常是大学医院，具备研究、教学、医疗服务三重功能。它接待来自全国甚至全世界的病人，拥有很先进的仪器及权威专家。

二、美国医疗保险系统

美国是一个以商业保险为主体的国家。在美国保险人可自由选择保险计划，各类保险计划的收益不尽相同，取决于投保人的缴费水平。

（一）资金来源（financing）

资金来源分成三个部分：私人企业雇主，联邦政府支持，以及个人自费保险者。美国是市场经济发展程度较高的国家，私人企业主是医疗保险的主要资金来源。通常私人企业主选择一家商业医疗保险公司并与他签订合约。然后由该商业医疗保险公司提供医疗保险给该公司的所有雇员及其直系亲属，例如配偶和子女。保险费由私人企业雇主负担大约 60%～90%，而雇员负担剩余的 10%～40%。

如果没有工作就意味着没有保险，主要是因为：第一，在保费上，商业医疗保险公司会给私人企业公司打很大的折扣，而对个人却没有；第二，作为雇员，自己仅付 10%～40%的保费。如果没有工作，多数人是负担不起昂贵的保费的。近年来许多企业雇主都与新型 Managed Care Organization 签订合约，因为他们能降低保费并提供更多的疾病预防控制管理项目。

Medicare 和 Medicaid 是唯一的通过联邦政府来提供资金的项目。它与其他国家的全国医疗保险相同，通过全民税收来筹措基金。但是 Medicare 只是为 65 岁以上的老人提供的保险，而 Medicaid 只服务于超低收入户及残障人士。近年来联邦政府不断声称医疗经费紧张，每年美国医疗服务中心（Center of Medicare and Medicaid Services，CMS）都会做出相应的支付改革来控制医疗费用上涨。

（二）医疗保险（insurance）

美国的医疗保险非常规范，它根据每个投保人的具体情况制定保费，同时提供多方位且相当完善的保险计划给投保人选择。它详细的规定了投保人能在何处何种方式得到医疗服务。近年出现的 Managed Care Organization 还采用付费管理（claim processor）和向医疗服务单位分配资金的功能。通常保险和付费同时捆绑在一起，很多保险公司同时兼顾保险和付费管理双重功能。

向医疗系统付费的功能在美国被称为“reimbursement”，它是根据医疗服务机构提供一定医疗服务来偿还一定费用的方式。保险公司分别和医院、投保人签订不同的合同，与医院的合同通常规定每一项医疗服务的价格，而与受保人签订的合同则规定受保人应付份额。典型的付费方式是当受保人接受医疗服务后，医院将产生的直接费用呈报给投保人的保险公司，保险公司会进行再次核算，然后按准确的账单，根据合同付给医院相应部分，剩下由投保人承担的部分则由医院向投保人征收。保险公司可以和医院直接谈判确定价格，病人可以不先付医疗费用，但必须是保险公司承保的客户。

（三）付费与提供结合

传统的医疗保险模式下，医疗系统的四个功能相互关系很松散。资金、保险、医疗服务和付费都由不同的团体来承担。20 世纪 90 年代，随着经济萧条而出现将资金、保险、医疗服务和付费四个功能结合在一起、旨在节省医疗开支的新型管理医疗模式（managed care）。

管理医疗服务组织（Managed Care Organization，MCO）通常包括 HMO 和 PPO 计划。这些计划中有一系列针对价格和使用率的机制。促使医生医院须做出有效正确决定而避免不必要的医疗服务和转送，同时也促使参保人不过分使用保险报销。特别是 HMO 计划，它规定受保人可以就诊的医生和医院范围，规定病人首先得就诊于初级保健医生（primary physician），再由该医生决定是否应该转送高级专科治疗。

就价格而言，机制之一是设立总额预付制（capitation）。Capitation 规定 MCO 每月就每个受保人只付给一级保健医生一定的金额。如果实际医疗费用超过该金额，则由该一级保健医生自己负责。为了尽量使医疗费用控制在 Capitation 之下，保健医生就必须合理有效使用医疗服务。通常 HMO 计划执行这样的 Capitation 机制。

另一种机制是谈判折扣（discount）。Discount 机制让保险公司和医院医生就价格进行谈判。通常将一些常见病例设为按病例付费（case rate）或是按津贴付费。超过该 Case rate 则由医生自己负责。超过规定的每日津贴费用也由医院医生自己负责。PPO 通常使用这样的机制。通过这样的一系列机制安排，管理医疗组织既控制了价格，也控制了使用率。同时有些大的 MCO，像加州的 Kaiser，还拥有自己的医院医生，更是将四个功能有效的结合在一起来控制医疗的使用和费用。如今大多数保险公司（约 95%）都担当了控制医疗的使用和费用的角色。

随着美国支付方式由过去按项目付费后付制，转为基于病例诊断相关组（DRGs）的预付系统，医疗服务组织的服务模式也发生了变化。在 CMS 激励性付费措施实施下，医疗服务开始注重质量和服务价值。

独立医生联盟（Independent practice association，IPA）。在美国，医生崇尚自由执业，但随着联邦政府的医疗保险扩大和医疗监管体制的深入，越来越多的自由执业的全科和专科医生向领取工资的医院雇员角色转变。即要保证行医自由和不受干涉，又免去报告、财务等日常管理上的麻烦，出现了不同专业医务人员的联合。IPA 原型来源于总额预付下的 HMO，包括了几百个初级保健医生、专家，护士和理疗医生组成的疾病管理团队，在控制服务成本上将初级保健和专业治疗整合起来。首先，支付和提供方形成伙伴合作关系，针对高费用、高服务利用进行分析，其次，关注服务过程，通过避免再住院、缩短住院和专业护理时间、应用临床路径等方面实现了成本节约，而不仅仅是支付方式的改变。

可信赖的医疗服务组织（accountable care organization，ACO）。它是美国卫生和健康人力资源部在按项目付费的基础上发展起来的项目。CMS 负责实施，CMS 与 10 个多专业医疗服务人员或团队（physician group practice，PGP）签订了服务合同，PGP 服务范围超过 5000 人。服务特点是对特定病人提供了有质量并能节约服务成本的可信赖的服务，得到支付方认可后，将节约的费用与提供者共享（cost-sharing）。

病人医疗之家（Patient-Centered Medical Home，PCMH）。它是针对美国的慢性病管理遇到的服务分散、服务系统效率低而提出的解决办法。PCMH 模式有 4 个明显特征：①鼓励病人参与和扩大服务可及；②将循证医学引入服务过程中；③采取了新的支付方式来补偿不被原来保险覆盖的服务；④以团队形式为病人提供整体服务，增强服务的合作和管理。PCMH 被看作是复兴初级保健、降低医疗成本、鼓励更多的医生选择初级保健作为职业，实现将医疗服务从临床治疗转移到预防和维持国民健康上来，增加了疾病管理信息系统和电子健康档案，以及补充人员等基础设施的投入，并对疾病管理、疾病预防咨询、病人和家庭的健康教育、电话和 e-mail 交流等服务进行补偿，形成了有一定支付结构的付费方式，一是以现有服务过程术语（CPT）或者一般服务过程编码系统（HCPCS）为基础的医生与患者面对面服务费用体系，二是标准化的以社区为基础的合作服务费用。按社区服务病人数量按每人每月制定支付标准，并对病人复杂程度和服务成本进行调整，三是以证据或者服务质量（结构、过程、结果）来进行奖励。

（四）美国医疗系统的特点

一个国家的政治、经济、科学技术以及社会人文环境深刻影响着卫生服务体系的构成和发展。美国的自由和联邦及州政府相对独立关系决定了美国医疗系统有以下特点：

（1）缺乏统一的中央集权机构来统一管理医疗卫生系统。

（2）医疗服务碎片化现象严重。

（3）医疗保险几乎成为能够得到医疗服务的唯一途径，医疗保险方承担了介于投保人和医疗机构之间协调者的角色。

（4）医疗服务市场并不是有效的自由竞争市场。

（5）多重、多层次、多样化的医疗服务机构使医疗系统非常复杂。

（6）虽然医疗系统的复杂性，但是因各利益集团之间的利益各异而产生的相互制约使整个系统没有被单方面独裁控制而形成相对平衡局面。

（7）多重法规对医疗服务的质量有严格详细的规定，同时对医疗工作者的行为规范产生深刻的影响。

（8）科学技术的高速发展使医疗卫生不断进步而站在世界前沿。

（9）为使医疗服务更全面连贯，产生一系列崭新的医疗服务。

（10）保证高质量的医疗水平不再成为一项艰难的目标。

美国的医疗保险系统同通过全民税收来保障所有公民得到最基本的医疗保障的大多数发达国家不一样，高度市场化及崇尚自由的精神影响着整个社会包括医疗系统。近年来美国政府试图通过法制，依靠信息技术，通过提高服务质量节约服务成本，降低保险门槛，逐步实现全民医疗保障。其中医疗保险支付改革突破了政党及意识形态特别是利益集团的反对和阻挠，在法案推动下，实现了私人保险向社会保险过渡。一方面以法令形式限制了保险方对投保人的不公平待遇，增加了医疗服务可及性，另一方面通过支付方式改革，激励医院医生关注卫生服务效果和绩效，减少不合理的利用，提高医疗服务价值，缓解医疗费用上涨压力。

第四节 英 国

英国是中央集权制国家，由中央政府统一行使管理国家和社会的主要权力，地方政府的权力和职责由议会和中央政府所确定，中央政府行使对地方政府的指导、监督和控制权。英国的国家卫生服务体系在 1946 年立法通过，1948 年开始运作，其运行的原则包括：应对每个人提供广泛的医疗服务，卫生服务经费应全部或大部分从国家税收中支出。卫生服务体系由初级服务、社区服务和专科服务三个部分组成。初级卫生服务由全科医生提供，社区服务由当地政府组织提供，专科服务由国立医院提供。

一、英国医疗卫生体系

1948 年英国政府颁布了《国家卫生服务法》，宣布建立国民卫生服务制度。这一制度的服务范围很广，从紧急事故救护到婴儿接生到残疾护理，几乎无所不包。它追求的目标是，不论个人收入多少，只根据不同需要，为人们提供全面的免费医疗服务。英国公民及在英国合法居住的外国人，不管是工作、留学抑或其他原因，均可享受免费医疗服务。这个无所不及的卫生保健制度也前后于 1974、1982、1993、1996 年进行了改革，2002 年政府在全国范围内实施“权力平衡转移战略”，对国民卫生服务机构又进行了重组。卫生部废除了原 8 个大区卫生办公室，设立 4 个分区卫生和社会保障委员会，分别负责英格兰北部、南部、中部和东部伦敦四个大区。废除原地区卫生局，设立管辖范围更大的战略卫生局。国民卫生服务体系的重大变革在于将原来由地方卫生局负责的国家卫生服务和促进地方卫生发展的相关服务都交由以初级保健联合体为基础的地方联合体来完成。改革的重要目的是建立现代化的卫生服务体系，并在国民卫生服务体系的各个层面树立一种“病人第一”的全新理念。

NHS 的医疗卫生资金主要通过税收筹集，筹资与服务提供均由政府负责，全民覆盖和人人公平享有卫生保健服务。在管理体制上，实行中央集中统一管理，医院国有化、从业人员公务员化，全科医生与合同制医生为基本骨干。NHS 的宗旨是根据病人的需求提供服务，并确保人人享有免费的医疗服务。

英国国民卫生服务体系实行分级制。一级医疗服务机构是按区域设立的社区全科诊所，为社区居民提供初级诊疗服务、私人保健服务、妇幼保健服务及计划免疫等预防保健服务，社区解决不了的问题，由上一级医院解决。二级为综合性全科医院，负责急诊、重病和手术治疗等，规模大、水平高、服务好；三级为教学医院，以急救和重大疑难疾病为主要业务。除了急诊，英国医院设有很多不同的专科，接受社区诊所全科医生的转院推荐。病人看病，如果是急诊，可直接到医院的急诊部就诊，如果不是急诊，病人须先到自己的社区诊所，由那里的全科医生看病。一般小病社区医生就能处理，如果病人需要服药，医生会给病人开处方，病人拿处方到药店去买药。医院除急诊外，不接待没有社区诊所医生推荐的病人。这种分级就医的主要好处是，社区诊所可发挥“守门人”的作用，有效减轻医院的压力。

病人到社区诊所或医院就诊，一般都需要预约。到社区诊所看病，预约比较方便，打个电话就可以，而且通常预约后需要等待的时间不长。至于医院的预约，患者自己没有主动权，只能等医院通知，而等待的过程通常比较长，短则一个来月，长则数月。不过，一旦预约好医生，无论在社区诊所还是医院，只要按预约时间提前一点到，等待的时间一般不超过 30 分钟。正是这种预约制度使英国的诊所或医院里很少见到患者摩肩接踵的情形。一般情况下，等待就诊只有三五个人。不过预约专科医院等待时间长却是一个突出问题，有人发出“在英国看病等不起”的感叹。

对于购买药品，英国的诊所和医院都不卖药。无论看社区医生、急诊、还是专科医生，都是免费的，这些费用全由政府负担。但是，病人用药并不是全免。医生开了处方，患者要到独立于医院的药店买药。诊所或医院的处方上列明患者可享受免费取药的 13 项条件：如 16 岁以下、16 岁至 18 岁的全日制学生、60 岁以上、家庭生活困难需要补助者和孕妇等，符合任何一项条件者到药店取药可以免费。不符合条件者需要支付药费。如果病人需要住院医治，病人的诊治费、药费、住院费则全免，就连膳食也由医院免费提供。这种医药分开的做法，好处在于可以避免医生给病人多开药或开高价药，因为医生无法知道病人到哪个药店买药，医生和药店串通的可能性较小。药店卖药须凭处方（感冒药、咳嗽药、眼药等常用药除外），不见处方，药店无权售药。

二、英国的国家医疗保险

1948 年英国政府工党通过并颁发了《国家卫生服务法》，建立了全民免费医疗服务体系（NHS），这是一种典型的国家医疗保险模式，英国的国家医疗保险规定凡英国居民均可享受国家医院的免费医疗，由政府直接举办医疗保险事业，通过税收形式筹措医疗保险基金，采取预算拨款形式给国立医疗机构。医生及有关人员均接受国家统一规定的工资待遇。国家医疗保险的经费主要来源于中央财政收入，约占全部国民保健费用的 80%以上，其余的由人们缴纳的国民保险费、看病处方费、受益人为享受及时的较高档次的医疗服务而支付的费用来弥补，支付采取现收现付式。

三、英国的医疗卫生体制改革

NHS 制度产生的理论基础是政府干预论，即医疗市场失灵，政府必须进行干预。政府干预在带来正面作用的同时也产生了一些副作用，如缺乏竞争而造成的效率低下，以及价格失灵而造成的资源配置调节滞后，机构利益高于病人利益等。特别是公立医疗机构缺乏活力，设备、人手配置不足，医疗、护理人员积极性差，效率低下。而且近乎免费的医疗服务，可能导致了公众对医疗服务的过度需求，排队就医成为公立医院司空见惯的现象，转诊看病等待时间长等问题。为革除这些弊端，政府对 NHS 进行了若干次改革。

1. 1989 年改革 为提高医疗服务系统效率，改革引进内部市场，出发点是要结合市场和政府干预两者的优点，把 NHS 建成一个既具有政府干预的公平性和成本可控性，又具有市场的高效性和灵敏性的完美制度。改革的措施包括：①医疗机构：首先是要求大型医院，然后是所有其他的医疗机构和卫生协会脱钩，变成自我管理、自我经营的 NHS 医疗组织。和改革前相比，这些医疗组织享有较大的自主权，虽然中央政府对医院雇佣的医生人数进行控制，但是医院有权决定他们雇员的薪水。这样医院可以通过高薪聘请知名专家以提高医疗质量，吸引更多的病人；②卫生部门进行职能转换，从管理者变成购买者，在对比价格和服务质量的基础上，通过合同方式，从公立或私立医疗组织购买服务。签约服务的范围越来越广泛，到 1993 年已包括诊断检查、专家咨询和一些门诊急诊服务；③NHS 对全科医生实行按人头付费。为稳定全科医生队伍，将注册居民人头费在全科医生总经济收入中的比重从原来的 40%提高到 60%。为引导卫生资源的合理分布，NHS 对在贫困地区开业的全科医生给予特殊津贴。为防止全科医生排斥高风险病人，NHS 提高了 75 岁以上老者和 5 岁以下儿童的人头费用。引进全科医生预算计划，这样一些注册人数较多的全科医生可以直接从卫生协会获得预算，为他们的患者从医院购买某些特定服务，这些服务包括专家门诊、诊断检查、一些住院治疗和日间手术等。预算制定以该地区费用为基础，同时考虑各种环境因素。超过指标的全科医生将被全科医生协会的医药专家指定调整费用。预算节余部分可用来改善医疗条件，如装修诊所等，但不能直接归全科医生个人所有。

2. 1997 年改革 1997 年布莱尔政府发表了一份医改白皮书，阐述了英格兰和苏格兰 NHS 改革的 10 年规划。规划基于以下六条基本原则：坚持覆盖全民，坚持就医机会人人均等的原则；进一步下放权力，地方有权决定当地医疗服务的供给水平；打破部门障碍，强调合作精神；提高效率，消除官僚主义作风，确保 NHS 的每一分钱都花在病人身上；控制成本的同时要保证医疗服务质量；重新树立公众对 NHS 的信心，使 NHS 制度成为全民可以信赖的医疗服务制度。

3. 2000 年改革 2000 年 7 月，布莱尔公布了一份题为《NHS：投资改革计划》的白皮书。虽然人们对整个 NHS 制度褒贬不一，但对于全科医生制度，则普遍持肯定认同态度，认为该制度起到了“守门员”的作用，大大提高了卫生体制的运行效率，对控制医疗费用过快增长意义重大，NHS 制度的问题症结在于公立医院。这次改革的目标之一是要提高公立医院的工作效率，主要是缩短病人排队等候的时间。该计划提出在 2004 年前要将手术的排期时间由现在的平均 18 个月缩短为平均 6 个月，急症室等候时间降低到 4 小时以下，专科医生的预约期降低到 3 个月以下；目标之二是要提高公立医院的医疗质量。为实现这两个目标采取如下措施：①实行订机票式预约服务，增加病人的选择权并节约病人的时间。如果病人选择的手术时间遭到取消，则公立医院必须在 28 日内为病人另行安排手术时间，如果不能安排，则由公立医院将病人送私立医院诊治，并支付手术费；②增加医院的床位数。在 2004 年前增加 7000 张病床。而且每张病床均附设电视和电话，此外病人还可以享用 24 小时的膳食服务，由医院提供菜单让病人选择；③改革医护人员编制。增聘医生，尤其是知名专家。提高专科医生质量，规定专科医生在 NHS 工作满 7 年后才可挂牌营业。扩大护士的权力，由护士分担医生配药（只限于小病）和安排病人入院的工作；④加强对医院工作的监督。一方面由卫生当局暗中派人定期视察各医院的运作。另一方面引入新投诉制度，鼓励病人在出院时写下他们的意见。表现良好的医院可获增加拨款和享有更大的经营自主权，服务质量差的会受到处分。

4. 近年来的改革　根据 2006 年 2 月英国政府出台的《我们的医疗，我们的关心，我们的意见——公共服务新指南》白皮书，英国政府明确提出了以下 5 个方面的改革：①建立人性化的医疗服务机构，以更好的方法和更多专款对患者实行跟踪服务；②通过对公共医院、医疗设施的投资以及平稳的将保健项目从医院剥离，把医疗保健服务送到家；③更好地与地方议会合作，改进医患之间信息沟通渠道；④为需要上门服务提供更多选择，基本护理机构必须对病人进行走访调查；⑤多途径防控病情。

2008 年是英国实行 NHS 的第 60 个年头，英国卫生部部长达兹爵士于 6 月 30 日提出了一个新方案“全民获得高质量的服务：NHS 下一个目标”。新方案进一步改革过去的目标管理模式，实行质量管理，并规划 NHS 未来十年的发展路线。今后病人对不同医疗机构的评价成为国家给其拨款的重要依据。

改革将以病人为中心，给予民众更多广泛信息和其他对 GP 的自由选择力度。民众可以通过 NHS 信息选择网络得到初步保健集团、社区医疗服务的信息，以便做出更好的选择。而 NHS 也将继续改善安全和减少卫生保健相关感染。国家临床质量管理研究所（NICE）将会有新的执法权力，并进行全国质量检查运动，使医疗更加安全。病人对治疗直观感觉和质量满意度的评价直接作为给医院财政支持的依据。针对高级医生，加强现行的优秀医疗服务奖励制度，增加新的奖励措施，鼓励和支持医院领导层对服务的改革和创新。

第五节　德　　国

德国是世界上最早实施社会保障制度的国家，拥有相对发达和完善的医疗保险体系。目前德国用于社会福利和保障的费用每年在 11 000 亿元德国马克，约占国内生产总值的 30%～32%。其中用于养老保险的占三分之一，而医疗保险占五分之一以上。德国的卫生保健支出占 GDP 的 10.4%（仅次于美国的 14.2%，位列世界第二）。

一、德国的卫生服务体系

德国的卫生管理体系分为联邦、州和基层（社区）三级。联邦政府和州政府均有卫生立法权。联邦卫生部对州卫生行政部门有管理和指导的职能。一般而言，联邦卫生部负责制定宏观政策或政策框架，各州负责具体实施，联邦卫生部不直接决定某个州具体的卫生事务。德国卫生事业以社会健康保险制为基础，建立了由开业医生和医院服务为主体的医疗保健服务体系。

德国有近一半的职业医师自行开业，其余在医院、医疗研究机构等单位工作。德国目前有 2300 多个医院，600 000 多张病床，以及 1000 多个预防和康复机构。其中由政府或者公益性组织如教会承办的医院，其床位数占总数的 80%～90%，其余则由私人企业经营。德国医疗保险支付将门诊急诊（包括初级卫生保健服务）与住院服务严格区分，并形成截然分开的两个独立的支付体系。在制订医疗保险支付政策时，则始终坚持医疗保险给付不以量取胜，须从经济和医疗必需的角度出发。鼓励开业医师首先考虑服务的必需性，而不是医师从经济收入考虑而诱导病人增加服务量。至于德国的医院服务费用的支付，采用“双重补偿”的方法。日常的经营开支由医疗保险基金组织通过预付制方式来补偿，而固定资产包括新、改、扩建医院和设备的添置，则由地方和州政府投资。

二、德国医疗保险体制

德国是世界上最早实施社会保险的国家。此外，德国还实施了法定事故保险（1884 年）、残疾保险、养老保险（1889 年）和老年人的护理保险（1995 年），联邦政府还实施了社会救济保险和失业保险（1927 年）。

德国现行医疗保险体制以法定医疗保险为主、私人医疗保险为辅，即一定收入以下的人有强制性义务，在两百多个法定医疗保险公司中选择一家参加保险；而收入超过该标准的人可以自由选择加入法定医疗保险或私人医疗保险。德国几乎所有国民都被接纳到医疗保险体系中，其中约 90%参加了法定保险，约 8%参加私人保险。

德国法定医疗保险体系主要有以下优点。首先，患者就医方便。投保人无论在乡村还是城市，均可就近就医，享受到基本同质的医疗服务；其次，投保人拥有较大的自由选择空间，可在两百多家法定医疗保险公司之间选择最满意的保险服务；第三，医疗保险服务范围全面。德国法定医疗保险几乎支付全部的治疗费用，对大病和慢性病除医药治疗费用外还包括其他康复性治疗费用。

建立法定医疗保险的中心原则是团结互助、社会共济。另一个特征是自我管理原则。在法定医疗保险制度中没有任何政府机构。政府负责立法，为卫生保健机构制定准则，然后将卫生保险服务交给非政府机构去经营管理。广义地说，政府起了一个独立的、法定或半法定卫生机构管理者的作用。

（一）疾病基金会

在德国，疾病基金会是医疗卫生服务的购买者，提供者包括医院、全科医生和专科医生等，其中医院主要提供住院服务，提供者和购买者的分离比较清晰，两者是合同关系。全国 754 个疾病基金会承担了几乎 90%的人口的健康保险。疾病基金会是一些自我管理、自我支持、自我筹资的机构。由选举出的董事会决定疾病基金会的收费率。董事会由被保险者及其雇主的代表组成。疾病基金会没有自己的医院，也不雇佣医生和护士。

（二）医疗保险金的缴纳

根据德国法律规定，全体雇员及退休人员，凡收入低于某个标准者必须参加法定保险。这个标准由相关的法律条文规定，并且每年调整。对于超过上述最高标准和自我经营的人（非雇员），可以加入法定健康保险制度，也可以不参加。

雇员要向疾病基金会缴纳保险金，其中一半费用由雇主承担。每个雇员所要缴纳的保险金额按工资乘以一个折扣率。这个折扣率对每一个人都一样，并不考虑其年龄、性别、健康状况的好坏及家庭成员的多少。

德国有一专门制度来为退休人员提供健康保险费用。退休人员的卫生费用通过疾病基金会中资金调节来实现资金重新分配和资金平衡。退休人员按国家规定的折扣率缴纳保险金，其中 50%由雇主为其交纳。每个雇员也要为退休人员缴纳一笔特别保险金，以补足退休人员的额外开支。

按照德国医疗保险的团结原则：①收入较高者为收入较低者支付部分卫生费用；②有工作者（雇员）为退休者支付部分卫生费用；③较年轻者及健康人为较年长者及有病者支付部分卫生费用；④单身及无子女者为成家者及孩子们支付部分卫生费用；⑤男性为女性的某些疾病支付部分卫生费用。

（三）医疗保险金的支付

德国医疗保险支付体系，是根据其医疗卫生服务提供者的特点，而被截然地分为两个独立的支付体系，同时在制订医疗保险支付政策时，始终坚持医疗保险给付不以量取胜，而是经济和医疗必需的原则。

德国目前对开业医师的费用支付，主要使用点数法，即在总额预算下的按项目付费制度。这一操作主要在两个层面上展开，即先由联邦的医疗保险基金组织协会和联邦医师协会协商谈判后，按类别确定每个门诊服务项目的点数分配量。同时，各州每年由州的医疗保险基金组织协会与州的医师协会通过谈判的方式，在当年医疗费用发生数的基础上，考虑其他有关影响因素（人口、工资和疾病谱变化）后，就下一年的预算进行协商确定。开业医师在向病人提供服务后，定期向医师协会提供记有门诊服务项目点数的账单，所有账单由医师协会进行汇总。而基金组织则将预算资金划拨给医师协会，由医师协会根据当年所有医师提供服务所值的总点数和预算金额，计算当年每一点数的现金值，并相应地支付给提供服务的各个医师。点数支付制度的优点：鼓励开业医师的医疗服务提供首先考虑的是必需性，而不是促使医师从经济收入多少考虑而诱导病人增加服务量，使医疗保险资金的利用更加经济有效。

德国住院服务费用支付正处于较大的改革之中。原先医疗保险基金组织对在医院发生的费用是全额支付的，以后逐渐过渡到按照平均床日费进行支付，但在实行一段时期后，出现了医院为获得更多的费用而不必要地扩大病人住院天数的情况。因此，为了能使医院服务的成本效益更高，准确计算服务量以控制费用增长。目前德国住院服务中部分已实行按病种付费的方式，其余服务则仍按平均床日费付费和专项付费（特殊治疗），具体运作由医院与基金会组织之间进行协商并签约确定。

三、德国的医疗保险体制改革

随着社会和经济结构的变化，德国医疗保险体系也面临严峻挑战。首先是收缴保险费的增长速度赶不上医疗保险费用支出的增长速度，即入不敷出的矛盾日趋尖锐；其次，德国医疗保险体系完全在国家监控之下运转，内部竞争不足，存在大量资源浪费、效率低下的情况。

为解决医疗开支迅速增长的问题，德国政府被迫一再提高医疗保险费缴费比例。在过去 30 年中，法定医疗保险的缴费占工资比例已经从平均 8%增加到 14%以上。而这等于变相增加工资附加成本，反过来又对就业市场造成负面影响，从而形成恶性循环。

2004 年德国实施《法定医疗保险现代化法》，并对医疗保险体系的主要支柱——法定医疗保险制度进行大刀阔斧的革新。改革的原则是在继续坚持团结互助、社会共济的基础之上，增强国民对医疗健康的“自我责任”：一方面鼓励投保人积极参与疾病预防和及早诊治计划，另一方面要求投保人承担部分医疗费用。

降低医疗保险基金风险的改革，首先是开源节流，增加医疗保险收入，减少支出。其主要做法：①是将原来的基本免费医疗改为收取部分费用。如原来的免费就诊改为每季度收费 10 欧元，住院治疗时病人要交纳 10%的住院费用，但最高不超过 300 欧元；②取消一些不应由医疗保险支付的项目，如丧葬费、假牙费、部分眼镜费等；③成立联邦药品质量与经济性检验中心，从疗效和价格的角度对药品进行检验，向医生提供有效药物清单。其次是改革医疗保险体制结构，引入市场竞争机制，增强透明度，提高医疗服务的效率和质量。

在医保经办机构改革方面，打破了原有的行业参保限制，引入了经办机构竞争机制和风险结构补偿计划，并将医疗保险费率厘定权转移给政府，实现了良性的竞争秩序，同时拓展了经办机构自治管理的范围，增强其对医疗给付机构的控制能力。

目前德国医疗保险改革已经初见成效，医疗保险支出不断增长的势头终于得到遏制，找医生看病的人数明显减少，请病假的情况降到历史最低水平。此外，投保人从结构改革中开始获益。各法定医疗保险公司之间的竞争意识增强，纷纷推出向投保人让利的“折扣方案”。不同于国家税收下的免费医疗，个人承担少量就诊费，即能避免医疗保险市场中的道德危机，又能控制医疗费用的上涨。个人少量的付费，不会造成个人负担，又利于促进国民选择健康的生活方式。

第六节 澳 大 利 亚

澳大利亚位于太平洋西南部和印度洋之间的澳洲大陆上，面积 768 万平方公里，人口约 2000 万，资源丰富，经济发达，全国实行免费医疗，人均期望寿命超过 80 岁，澳大利亚居民的健康状况在全球 175 个国家中位居第 10 位。

一、澳大利亚的医疗服务提供体制

澳大利亚医疗服务的原则是人人均可享用（access），人人皆能支付得起（affordability），医疗服务面前人人平等。现行的医疗制度是在 19 世纪 70 年代后形成并发展。澳大利亚医疗保健实行联邦、州和地方三级政府管理。联邦政府承担患者一般的治疗和药物费用，为公立医院、居民区、家庭卫生保健等提供经济上的援助；州级政府主要为居民提供基本医疗服务，包括大部分急性病和精神病患者的住院治疗，也向居民提供多种社区和公共卫生服务，包括学生保健、口腔保健、母婴保健、职业保健、疾病控制和健康检查等；地方政府主要负责环境控制，如垃圾处理、洁水供应和健康检查，同时提供一系列家庭卫生保健服务和预防性的个人免疫服务。

（一）公立医院

澳大利亚医疗服务体系主要由公立和私立医院组成，它们即有分工又有合作。绝大部分的公立医院（占 62%）由政府设立，并全额资助，小部分由宗教及慈善机构建立，近年来政府也提供资助。

公立医院承担着所有急诊病人的收治工作。城市中心较大规模的公立医院还提供高技术的医疗服务，如 ICU 病房、复杂的外科手术、器官移植、肾透析、专家咨询等。

（二）私立医院

私立医院又分为营利性和非营利性两大类。过去它们通常提供简单、非急诊性医疗服务，如简单的择期手术。随着私立医院的不断发展壮大，在一些专科方面其医疗水平超过了公立医院。私立医院进入澳全民医疗服务体系，对公立医院既构成竞争又相互补充。私立医院按市场模式运作，其收费标准客观反映了病人对服务收费的认可，同时也确立了服务价格标准。公立医院为了提高竞争能力，留住高水平的专家，也须参照此标准付出报酬，提高了医务人员工作积极性。

（三）全科医生制

澳洲健全的全科医生制为满足居民基本医疗服务做出了巨大的贡献。在各个社区中以小诊所的形式存在，极大方便了病人，在一定程度上也节约了政府的医疗开支。全科医生的另一个功能是“守门人”，在必要时出具转诊书，送病人到上一级医院进行治疗，减免了不必要的中间环节，也避免不必要的重复检查，保证医疗资源合理的利用。政府及全科医师协会对全科医师在经济及学术上给予大力支持，如举行短期培训和讲座。澳大利亚参照了英国的医改经验，在其卫生体制中引入了竞争、私有化、补充私人保险。

二、澳大利亚的国家医疗保险

（一）社会医疗保障制度

澳大利亚实行社会医疗保障制度，现有国民医疗保险和私立医疗保险两种。其中，国民医疗保险覆盖全体国民，所有澳大利亚居民均可享受免费医疗服务。公民需要向联邦政府缴纳医疗保健税（Levy），一般人群按年收入的 1.5 %，高收入人群如家庭年收入超过 10 万元或单身公民年收入超过 7 万需购买私人保险，未购买私人医疗保险的要加收 1%，对低收入阶层免收。国民医疗保险包括药物津贴计划（PBS），即联邦政府将常规药品确定为国民医疗保险的处方用药即基本药物。这些药品的价格低于市场价，差额部分由医院药房或零售商向医疗保险管理部门报账领取。

私立医疗保险是国民医疗保险的补充，保险项目比国民医疗保险多，可支付物理治疗、矫牙等项目费用，就诊时可享受多项优惠，如住院可选择医生和提前安排手术等。私人保险自愿购买，在 30 岁前参保可终身享受较低保费。私人保险有基本私人医疗保险和补充私人医疗保险。基本私人医疗保险支付公立医疗投保者全部标准住院费和部分私立医院和日间医院的住院费。它还覆盖了投保者在公立和私人医院的医生服务费用与医疗照顾津贴之间的差额费用（即患者自付的费用）。补充私人医疗保险通常提供额外的津贴以覆盖私立医院的较高收费（住院费、伙食费和其他收费项目、公立医院单人病房费），具体的保险覆盖设计各有不同，但加入基本保险是申请补充保险的前提条件。为缓解政府卫生支出负担，减轻国民医疗保险压力，政府鼓励并出台多项措施使居民增加对私立医疗保险的购买，如为其支付大约 1/3 的私立保险费用等。目前澳洲有三、四十个私立医疗保险公司，全国约 45%人口购买了私立医疗保险。此外，政府为低收入人群设立了平安卡保险，使低收入人群在使用药品等方面可以享受更多优惠政策。

（二）卫生筹资与支付

澳大利亚卫生医疗经费筹集主要来自联邦政府，其次来自州和地方政府以及非政府部门，只有少部分来自向公民征收的医疗保健税。从卫生经费构成来看，46%来源于联邦政府，23%来自于州和地方政府，来自其他非政府部门占 31%。卫生经费开支为公立医院占 27%，私立医院占 8%，高水平居民卫生服务占 7%，医疗服务占 18%，牙科服务占 6%，药品占 14%，社区和公共卫生占 5%，其他专科服务占 4%，其他占 11%。其中私人医疗保险费支出约占整个卫生经费的 20%。

澳大利亚也是采用第三方付费模式，即医疗保险和私立医疗保险公司作为第三方为病人付费。此模式可分摊病人的个体风险，监督医疗服务提供者的医疗行为，控制总体医疗开支。由于每家医院收治的病人其数量和病种不同，医疗保险及私立医疗保险公司对医院拨款时采用“病例数及病种复合拨款”的方式。即以疾病诊断的不同状态及分期为基础，设定不同单病种的收费标准，再乘以收治的病人数，最终确定该财政年度对某一医院的拨款。

三、澳大利亚的医疗卫生体制改革

近年来，澳大利亚卫生经费投入逐年上升，但面对人口老龄化、人力资源匮乏、新技术成本增加、慢性病负担加重、责任推诿与成本转移等压力下，澳洲的卫生体制也暴露出结构性弊端，即缺乏以病人为导向的保健服务，分配效率低下，信息技术使用不充分，急诊服务不平等，价格不合理等问题。

由于澳大利亚医疗卫生体制问题日益显现，且影响广泛，使澳大利亚政府认识到“提高配置效率可提高整个生产力”的重要性，但缺乏统一领导和投资，资金分配复杂，职责分离是导致社区健康结果不理想的主要原因。要改变现有卫生资源使用方式，要将投资重心转向社区的初级保健（如全科诊所）和预防保健。

因此，澳大利亚政府开始重新界定政府的职责。为避免重复工作，联邦政府的职责主要是制定卫生政策、投资购买卫生服务、调整卫生服务结构。州、区政府的职责是管理、分担资助公立医院，培训公立医院医生、护士，资助和管理社区卫生服务，防护与监测公共卫生，管理急救服务，注册与颁发医疗执照。

政府还建立注重健康结果的绩效准则，以改进医疗卫生服务绩效，提高工作透明度和责任感。

增加投入，改善社区、医院基础设施与服务供给。联邦政府对澳洲未来卫生服务供给的设想是资源整合、多学科团队照顾、重点关注疾病预防和慢性病管理。

同时将重点建立激励机制，鼓励全科医生提供高质量预防保健服务，延长开业时间，提供多元化服务，改善基础设施以吸引年轻医学毕业生。另外，针对慢性病管理采用多团队合作形式进行，通过州、区卫生求助电话提供 8 小时外服务，提供由物理治疗师、营养师、足病医师和老年病医生等保健人员组成的常规保健服务，提供心理治疗和相关精神卫生支持如毒品、酒精成瘾咨询，由执业护士提供免疫接种，辅助预防性项目和保健监测的完成，采集病理学样本和其他护理工作；提供专科咨询诊室，推动慢性病管理项目执行，开展社区卫生宣教（如糖尿病、肥胖症、哮喘、戒烟等）。

第七节　日　　本

日本位于太平洋西侧的一个岛国，领土由北海道、本州、四国、九州 4 个大岛和 7200 个小岛组成，总人口 1.26 亿。日本医疗服务水平较高，在 2013 年世界卫生组织全球医疗水平评比中排名第一。日本人口的平均寿命为 83 岁以上，也是世界上人均寿命最长的国家之一。

一、日本的卫生服务体系

日本的医疗卫生体系可以简单划分为医疗系统和保健系统。日本的医院分为国有和民营两类，80%为公立医院，20%为私立医院。日本的诊疗分为 1 至 3 次诊疗，1 次诊疗由诊所承担，2 次诊疗由中小型医院承担，3 次诊疗在特定的机构或医院，急诊与普通诊疗划分基本相似。日本的卫生行政体制，在国家层面上，厚生劳动省负责制定国家卫生、社会保障和劳动就业等方面的政策，并且领导全国 47 个都、府、县推行卫生保健计划。在地方层面，47 个都、府、县都独立设置自己的卫生主管部门，大多将卫生保健和福祉的功能设置在一起，称为“保健福祉部”或“健康福祉部”。在基层的市、町、村下设民生系、保险系、卫生系等。从 20 世纪 60 年代，日本就已经建立了覆盖全体国民的医疗保险制度。

在偏僻地区的居民，虽享有国家规定的医疗保险和各种福利，但却不能及时方便得到医疗服务。1972 年各都道府县共同出资办起了一所“自治医科大学”，为每一个都道府县培养能在农村和偏僻地工作的医生。学生读书期间的学费由各都道府县财政承担，学生毕业后必须按所在的都道府县的要求到农村服务 9 年，其中 5 年在偏僻地区。服役期间享受地方公务员待遇。凡是服役 9 年期满的，大部分已经改行当专科医生。愿意一辈子留在农村做全科医生的毕业生不到 10%。

二、日本的医疗保险

日本的医疗保险制度的建立要晚于欧美发达国家。早期模仿了德国俾斯麦模式，二战后又吸取了美国的一些做法，并结合本国的实际制定了一系列有关法律和政策，逐步形成了自己独特的医疗保险制度——社会型医疗保险制度。日本现行的社会保障体系包括公共救助、社会福利、社会保险、公众卫生及医疗、老年保健五个方面。

（一）日本的医疗保险类型

主要有职工健康保险和居民健康保险以及老人健康保险。每个日本公民必须参加而且只能参加一种健康保险。保险方案的选择首先基于雇佣状况，其次根据居住情况，个体不能自由选择。家属（除 75 岁以上的老人）都要求被户主参加的保险覆盖，雇主必须为所有雇员提供健康保险（除工作时间少于全勤工作时间 3/4 的员工和 75 岁以上的员工）。所有未被职工健康保险覆盖的，包括退休人员，必须参加当地政府的居民健康保险（小于 75 岁）或者参加老人健康保险。

（二）筹资与缴费

保险基金的筹资来源主要有个人缴费、雇主缴费和税收补贴三部分。职工健康保险的筹资由职工和雇主共同缴纳，一般各交纳一半，平均约占工资的 8%。居民健康保险主要基于收入水平以家庭为单位征缴，但是在不同地区征缴方式不同。老人健康保险基金主要来源于保险人缴费（居民健康保险或职工健康保险基金的划拨）以及税收。每个保险计划为老人健康保险筹资比例的确定，是基于每个保险计划覆盖的老年数量，以及以往医疗保健费用支出情况。

国家规定保险费的征收范围在被保险者月平均标准工资的 3%～9.5%之间。补偿方式、补偿比例以现物补偿为主，其次采取偿还式补偿。从 2003 年 4 月，政府通过修改相关法律，对各制度的补偿率进行调整。补偿率统一定为 70%，3 岁以下儿童补偿率为 20%，70 岁以上老年人为 90%。

（三）日本医疗保险体系的特点

日本的社会医疗保险对符合一定资格条件的人实行强制加入。为了使低收入者以及高风险者也能够加入保险，在保险费负担方面按个人收入比例缴费。划定保险集团，个人不能任意选择保险集团。保险按模式化支付，是基于医疗公平的目的而采取固定的模式补偿。考虑到医疗保险的特殊性质，日本的医疗保险的运营，由国家和地方政府或者具有类似公共管理资格的机构负责。医疗保险采取现收现支制。由于老年人医疗费较高，老年人医疗费主要由在职人员的保险费转移支付。

三、日本的医疗卫生体制改革

（一）背景

虽然日本实现了“全民皆保险”，医疗服务条件大为改善，患者负担相对较低。但国民医疗费开支增加较快，财政压力较大，保险费率不断提高，被保险者负担增加。在医疗提供方面，还存在着医疗制度分立，各保险机构的财力不均，保险费分担不同，特别是老年人医疗费负担不均，医疗机构数量分布不均等问题。

（二）改革措施

1. 改革的基本方针　保持制度的稳定性和持续协调发展。坚持“全民皆保险”的基本原则，确保全体国民的生命与健康得到切实的医疗保障。为保持制度的稳定性，在考虑经济指标的变化、重视预防保健以及提高医疗服务品质与效率的基础上，推进医疗费用标准化进程，并将个人医疗费负担控制在一定范围之内。在严格控制医疗费上涨，建立面向高龄者的新的医疗保险给付制度。在 2006～2025 年期间内，全面推进医疗保险体制改革。

2. 推进医疗费用标准化　调整公共医疗保险的给付范围，调整高龄人口的个人负担比例，提高住院疗养高龄者的伙食和住院费用。实现诊疗报酬的标准化。从医疗技术、医疗机构成本、患者的评价、医疗服务提供机制等方面综合考虑，进行诊疗报酬和药品给付范围的调整。规定国民医药费中药费的比例，控制药费的上涨。实行保险诊疗与非保险诊疗相结合的“混合诊疗”模式，既体现医疗服务的灵活性，又可以在一定程度上降低保险诊疗报酬。实现预防诊疗一体化，重视疾病预防，提高医疗品质和效率。积极推进居家医疗和转院等，缩短平均住院天数，减少住院费用，控制医疗费增加。加强各医疗机构的分工与整合，实现诊疗人群的合理分流。对急性期、康复期、疗养期和护理期的病人，形成各医疗机构分工协作的整合机制。推进居家医疗，缩短住院天数，建立针对出院患者在家医疗支援机制，以及高龄者在家和其他场所进行疗养和护理的协调机制。

3. 保险机构的改革 突出强调了全国各都道府县保险机构的资源整合与分工协作的重要性。医疗保险机构在全国范围内进行改组与合并。建立跨企业、跨行业的地区性组合健康保险机构。

（三）改革成效

以法律为依据，逐步实现了医保制度的全民覆盖。建立健康保险基金的合理分担机制，强调个人筹资责任。这既有助于参保人员树立费用控制意识，也有助于减轻雇主的负担，保证健康保险制度的可持续。不同保健制度覆盖人群的服务包逐渐趋同，补偿水平逐渐统一。建立了不同保险方案之间的风险分担和资金转移机制，实现不同保险方案保障待遇的一致性。加强对供方的约束力，实行统一价目表，确保医药费用的上涨速度控制在合理范围内。其中 DPC （diagnosis procedure combination）的实行，在约束供方的行为方面取得了一定效果。

护理服务利用一般化和普遍化，得到护理认定和接受护理的人数逐年增长。在护理保险下，由于营利企业及民间非营利团体提供的护理服务得到保险方的承认，营利法人、医疗法人、非营利法人等事业主体进入护理服务领域，推进了医疗、保健、福利服务的整合。护理保险制度改革改变了以往护理由福利制度和医疗制度分别应对的格局，建立了提供医疗、保健、福利服务的护理的综合服务体系。从“医院-老年保健设施-特别养护老年公寓”三点式大型组合到“中小型医院或诊疗所-居家-日托护理设施”小型组合，形成医疗机构为主体，医疗、保健、福利复合体遍布日本各地，有力地推进了医疗、保健、福利服务的一体化和综合化。

第八节 新 加 坡

新加坡位于马来半岛南端、马六甲海峡出入口，北隔柔佛海峡与马来西亚相邻，南隔新加坡海峡与印度尼西亚相望。它由新加坡岛及附近 63 个小岛组成，国土面积 719.1 平方公里，公民和永久居民为 553 万多。新加坡的卫生体制是目前世界上最好的国家之一。政府卫生投入占国民生产总值的 3.1%，占财政支出的 7.2%。国民健康水平居世界前列，平均期望寿命为 78 岁。

一、新加坡的卫生服务体制

新加坡医疗保健服务由三方负责，简称“3P 模式”。一是由政府出资创办的政府医疗机构（public），二是私人或民间资金创办的竞争性、盈利性私立机构（private），三是社会人士、福利、资助团体的医疗机构。全国有 27 家医院，64 家护理院（含养老院），109 家临床检验中心和 3190 家医学和牙科诊所。新加坡医疗卫生实行双轨制，包括政府提供的公共卫生体系和私人医生提供的私营体系。而政府所创办的公立医疗机构，按集团化模式进行运作管理，通过对医疗机构重组，在全国范围内按东、西两大区域设置了两大集团，统一管理和经营新加坡的公立医院和联合诊所。一个是“国立保健服务集团”（Singapore Health Services，SHS），负责新加坡西部地区的卫生保健服务；另一个是“新加坡保健服务集团”（National Health care Group，NHG），负责新加坡东部地区的卫生保健服务。两大集团采用现代企业化管理模式，设立董事会等管理机构。政府在具体运营和管理上赋予了集团很大的自主权，同时要求集团自负盈亏，但也不能以营利为目的，超过一定标准的盈利要上交给政府，保证集团运用有限的政府投入承担国民保健的任务。

新加坡门诊医疗服务中 20%由综合诊所提供，80%由私人诊所提供，住院医疗 80%由两大集团管理的医院和专科中心提供，20%由私立医院提供。

二、新加坡的国家医疗保险

新加坡是实施全民医疗保险的国家，是储蓄医疗保险模式的典型代表之一，也是一种赋税资助与个人储蓄相结合的卫生保健体制。其特点是强调卫生保健的个人责任和国家福利性的统一。

新加坡政府致力于维持国民负担得起的医疗保健服务，确保每个国民不论经济状况如何，都能获得良好的基本医药服务。它实行政府主导下的保健储蓄（medisave）、健保双全资金（medshield）和保健基金（medisfund）的“3M”计划，政府提供一定的医疗津贴，以确保本国国民均能享有良好的医疗保健服务。

保健储蓄计划设立于1984年，是一项强制性的全国储蓄计划，也是新加坡医保体系的基础。所有雇员包括自雇人员，都必须将每月收入的6%～8%存入设立公积金局的个人保健储蓄账户，用于支付本人及家庭成员的住院费用和部分昂贵的门诊检查治疗项目的费用，直至退休。每月缴费由雇主和个人各承担一半。1990年推出的健保双全资金计划，专门帮助国民支付大病或长期慢性病的医药开销，由个人自愿投保，在政府指定的商业保险公司承办，保费从个人保健储蓄中扣除，缴费标准随年龄逐渐递增。由于这一计划保费合理、保额可观，目前的覆盖率已经超过90%。而那些无力支付医疗费用的贫困人群，则可以申请1993年创立的保健基金计划，从而确保每一个公民都能得到基本医疗服务。这三个计划以储蓄为基础，将个人积累与社会统筹相结合，在加强个人责任的同时，辅以其他保险形式，发挥社会共济，风险分担的作用。

三、新加坡的医疗卫生体制改革

（一）改革背景

新加坡在1965年之前一直是英国殖民地，殖民政府亦将英国以税收为基础的国民保健制度复制到新加坡。公民享受免费的医疗服务，服务的供给者几乎均为公立机构，并在建立共和国之后的十多年间一直得以保持。

进入90年代，随着各种现代医疗技术和装备的更新、人口老龄化速度加快，日益富裕的国民对高质量医疗服务的需求大幅度增加，卫生总费用增长加速，一直有反福利主义意识形态的新加坡执政党——人民行动党逐步有改革医疗系统的思想。

（二）改革措施

1. 医院重组　从1985年开始，政府开始重组其所属的全部8所急诊医院和6所专科医院，将它们变成政府100%拥有产权，而同时以私人公司形式进行运作的重组医院。重组后，医院的管理权，由政府转交于有限公司，由各方面代表组成公司董事会，由董事会制定医院的发展规划、方针和政策，审批收费标准和大型设备、基建项目的经费使用等，任命医院行政总监（院长）全面管理医院，行政总监向董事会负责，定期汇报工作，医院拥有对员工定期晋级、加薪、辞退、财务收支、医院业务、行政管理等自主权。改革后，引入了商业会计系统，能提供更精确的运营费用，并逐渐渗透更多的财务原则和责任。重组医院仍旧每年接受政府提供的医疗服务补助，他们更类似于非营利组织。政府通过卫生部对医院进行政策指导。对于那些补偿与报酬等微观管理问题政府则将权力下放给医院，一些敏感问题如调整医疗服务价格等仍要由政府批准。医疗服务价格管理，使医院在享有经营自主权的同时保证它们不丧失社会公益性。

2. 集团化发展　1999年，公立卫生保健系统重组成两大垂直整合网络，国家卫生保健集团（National Health care Group，NHG）和新加坡卫生服务集团（Singapore Health Services，SHS）。

NHG 包括 4 所医院，两个专科中心、9 个联合诊所和 3 所专科医院。SHS 则包括 3 家急诊医院、1 家社区医院和 4 个专科中心（眼、牙、心脏和癌症）以及 8 个联合诊所。医院集团实行双向转诊，充分发挥社区医院作用，通过各级卫生保健提供者更好的合作和协作，既提高了医疗质量，又降低了医疗费用。同时医院集团的互补作用可减少医疗服务的重复建设，保证了医疗服务容量的最优发展。

（三）取得的成就

经历改革发展，新加坡在医疗卫生保障方面创建了一套卓有成效的体制，仅用较低的医疗卫生费用（经济合作组织国家平均为 10%）取得了可观的成就，被认为是典型的“低投入，高产出”医疗保健体系。

新加坡私立、公立和民间团体（简称“3P”）医疗机构提供的 3 级医疗服务体系，这些服务由“3P”的医疗机构提供，三级医疗机构严格把关，实行双向转诊，三者相互补充，保证医疗资源的合理的分配和利用。

20 世纪 80 年代，“指导性竞争”被引入新加坡公立医院体系中，各公立医院重组为企业实体，设立理事会，然后建立以公立医院为核心，以周边综合诊所、社区医院、养老院为支撑的医疗集团，集团内部整合服务、转诊，共享设备、床位、电子病历，发挥综合效应和规模经济。各集团之间则有序竞争，共同提高医疗卫生服务。目前新加坡有 6 个医疗集团，形成了区域性公立医院重组，提高了医疗服务效率及水平。

新加坡形成了自己独特的个人纵向积累与横向统筹共济相结合的医疗保险模式。新加坡的 4 级病房体系和“3M”医疗保险体系建立，满足了不同人群的医疗需求，并把基层医疗机构和大型医院有机联系在一起，有效整合了医疗资源，形成了一个联系紧密的医疗网络，从而提高了医疗体系整体服务质量和能力。

第九节 泰 国

泰国位于东南亚大陆的中心，国土面积为 51.3 万多平方公里。泰国是一个由 30 多个民族组成的多民族传统农业国，泰国人均国民生产总值约 2525 美元。泰国的国家卫生总费用在这些年有了很大的增长，卫生支出占 GDP 的比重从 1980 年的 3.8%上升到 2000 年 6.1%。

泰国自 20 世纪 70 年代以来，在国家财政的支持下，大力开展农村和城市社区卫生服务，尤其是以健康卡工程为“龙头”的社区卫生筹资，引起了国际卫生界的关注，被世界卫生组织称为“市场经济条件下实现人人享有卫生保健改革的新思路”。

一、泰国卫生组织及其职能

（一）卫生行政管理体系

泰国卫生行政管理体系可分为中央和地方两个层次。在中央一级，卫生部负责制定法律、分配财政补贴、规划全国的卫生发展战略以及对地方卫生服务的宏观调控、监督和技术指导。卫生部还负责对政府药品组织和卫生系统研究机构进行监督。泰国公共部门的卫生服务组织和管理由卫生部全权负责。此外，还有一些相对独立的政府部门也从事与卫生服务相关的活动，由这些部门对其下属的卫生机构进行监督、评价和指导。

在地方一级主要是以省为单位进行管理。每个省政府下设省卫生厅，负责管理地区医院和省综合性医院、社区医院并对区（县）卫生局予以监督和技术支持。省卫生局的负责人在业务上受卫生部以及地区卫生署的监督和技术指导，在行政上受省政府的管辖，省卫生发展计划以及医院的发展都必须通过省政府向卫生部递交提案，省卫生厅不能擅自跳过省政府直接向卫生部递交。省综合性医院所有的经费来自卫生部的拨款。区（县）卫生局主要协调社区卫生服务中心向当地提供卫生服务。

（二）卫生服务体系

泰国的卫生服务分为三个层次，初级卫生保健、二级医疗服务、三级医疗服务。初级卫生保健主要通过社区卫生中心实施，每个卫生中心的服务人口在3000～5000之间，中心的工作人员一般为3～5个，通常没有医生，只有助产士、专业或技术护士以及志愿工作者，负责提供基本治疗、预防保健工作。社区护士在初级卫生保健中起着举足轻重的作用，居民有了健康问题最先接触的是社区护士，他们根据病人的具体情况进行处理或转诊给社区医院。从事初级卫生保健工作的还有私人开业医生以及大都市的卫生中心，村一级主要是志愿者提供初级卫生保健服务和承担部分卫生动员工作。志愿者的选择要求本人必须对工作有兴趣并且有足够充分的时间为村民服务，同时还要受到村民的信赖，居住在所服务的村民的附近。一般一个志愿者为10～15家农户服务，一个村约有 8～15 个志愿者。志愿者完全是自愿的，政府几乎是不给予报酬的。志愿者在开展工作前先要接受为期15天的培训，并且每两年参加一次更新课程的培训。通过志愿者对村民宣传和指导，加强村民自我保健意识。

二级医疗服务主要由社区医院提供。社区医院位于区（县）一级，每个医院的服务人口在 5 万～10万之间，床位在10～120张不等。医院根据床位数雇用80～170名左右的各类卫生人员，医生数量相对较少，一般只有数名全科医生。社区医院提供综合性的卫生服务，社区医院解决不了的门诊病例转诊到省级综合医院。

三级医疗服务主要由省级及以上大型综合医院提供。省综合医院负责区域内的住院医疗服务，同时也承担本地区居民的初级卫生保健、公共卫生和预防保健服务。

二、泰国医疗保险体制

2001年以前，泰国主要有6种健康保险制度（见表19-1），人群覆盖率达80%。其医疗保险同我国现在的医疗保障架构，都体现了发展中国家社会保障体系的某些共同特征。第一，正式部门的雇员可以享受比较良好的医疗待遇，其筹资渠道要么直接来自政府预算，要么来自社会保险；第二，大量在非正式部门就业的民众无法享受公费医疗或者社会医疗保险。此外，20%的人群还没有被保险所覆盖，部分居民因病致贫，造成许多社会问题。2001年1月泰国新总理他信执政后提出“30泰铢治愈每一种疾病”的口号，向国民承诺建立一个全民的健康保险制度，即“30泰铢方案”，并迅速扩大卫生保险的覆盖面。这个计划实际上是一项强制性的健康保险计划，涉及范围除国家公务员和企业职工外的其他所有人员。

表19-1　1996年前后主要健康保险种类及其基本特征

保险种类	覆盖人群	覆盖人口数（百万）	筹资途径	支付方式	费用/年/人	服务利用率（年）	
						门诊（次）	住院（天）
公务员保险	公务员	6.6	税收	项目付费	1778	5.5	13.6
社会保险	企业公司职工	4.8	国家、雇主	按人头付费	1428	1.4	2.6
工伤保险	工人	4.8	雇员工资0.2%～2%	项目付费	182	0.04	2.6
健康卡制度	中等收入农民	6	卫生部及购卡者	按人头付费	534	1.7	5.8
低收入健康卡制度	穷人、老年人及儿童	27	卫生部	总额预算	280	0.7	3
私人保险	任何人	1.2	个人	项目付费	不详	2	5.6

（一）低收入健康卡制度

健康卡及低收入健康卡制度（low income card system，LICS）是由20世纪70、80年代的妇幼卫生保健发展而来，于1985年正式实施。主要保障中低收入阶层的基本医疗，救助资金全部来自国家。

低收入健康卡是一种福利性健康保险制度。享受对象是个人月收入低于2000铢或家庭月收入低于2800铢的贫困人口，近几年扩大到65岁以上老年人及12岁以下儿童。LICS资格申请及资格认定工作由村或社区专门委员会负责。经审定合格后免费享受健康卡待遇。

（二）健康卡制度

健康卡制度（health card system，HCS）是一种自愿健康保险制度，基本运作形式是以家庭为单位自愿购卡，少于5人的家庭每年支付500铢（40泰铢约合1美元），卫生部支付500铢，多于5人的家庭则需另外购卡。购卡者主要是在贫困线以上，但收入不太高的居民，尤其是农民。如果想获得范围更广的医疗保障，可加购私人医疗保险，即补充医疗保险。

健康卡制度是最能体现社区筹资的一种筹资方式，而且筹资潜力巨大。因此，泰国各界在健康卡的促销方面做了大量的工作。首先，政府规定，全村35%以上的家庭参加后才能给予补助；同时对推销健康卡者实行奖励，每卡奖35铢，从而调动了多方面的积极性。第二，社会参与：学校、银行、农业部门都积极参与这项工作。第三，管理配套：行政管理由中央卫生部健康保险办公室主管，社会管理由各省健康卡委员会负责，服务管理由卫生系统的医院和健康中心运作，基金管理在银行。

LICS及HCS覆盖人群必需在公立卫生机构就医，并严格遵循转诊制度。每户1年可就诊8次（同一病种就诊多次只算1次），每次限额2000铢，超额部分自理。公立医疗卫生机构不能拒绝持卡病人。

（三）“30泰铢方案”

1.行政管理 卫生部下设健康保险办公室。健康保险办公室作为“基金持有者”，根据每个省的卫生需要分配预算并负责监督。

在省一级，成立地方“卫生委员会”，作为购买者与公立和私立卫生服务提供者签订合同，为公民医疗购买服务。没有成立“卫生委员会”的地方，则由省卫生厅承担该项职能。

卫生委员会分别对受益人和卫生服务提供者进行登记。获得合同的初级医疗保健单位主要为受益人提供门诊服务，受益人一旦患病，首先应到这类单位就医。除了急诊或意外情况，受益人在没有初级卫生保健单位的转诊单的情况下是不允许进入上级医院就诊的。受益人在初级卫生保健单位注册登记后可以获得一张金卡，从而取得每次服务支付30泰铢的资格。

2.筹资及分配 项目的基金主要来源于普通税和受益人的共付部分，其中普通税是基金的主要来源，而受益人共付部分的资金所占比重很少，因为政府已承担了贫困人口、60岁以上老人、0～12岁的儿童、残疾人、退伍军人以及僧侣等的全部费用。

3.对卫生服务提供者的支付方式 30泰铢的服务包包括：①预防保健服务和健康促进服务，这些服务都是免费提供；②门诊和住院服务。这类服务需要按服务次数支付固定费用，即无论患者获得的是门诊服务还是住院服务，每次服务只需交纳30泰铢即可。

卫生委员会对卫生服务提供者一般采用两种支付制度，门诊和住院都实行“按人头支付”制度，或者门诊采用“按人头支付”，住院实行总额预算下的诊断相关组制度。疾病诊断相关组支付是根据病人的年龄、性别、住院天数、临床诊断、病症、手术、疾病严重程度，合并症与并发症及转归等因素把病人分入500～600个诊断相关组，然后决定应该给医院多少补偿。

“30泰铢方案”只是泰国政府的一个过渡性政策，它是公共医疗保障机构作为医疗服务的第三方购买者，通过医保支付方式改变，建立了各类疾病的服务标准和费用标准，保障了中低收入参保人群获得基本医疗卫生服务。30泰铢计划的实行也为泰国实施强制性社会保险铺平了道路。

第十节　印　度

印度是世界上人口数量仅次于中国的大国，同中国一样，印度也是发展中国家之一，但以医疗卫生的公平性较完善而位于发展中国家卫生绩效前列。印度卫生开支占 GDP 的 4.5%，公共医疗卫生投入只占 GDP 的 0.9%，占卫生总费用的 17.9%，属于世界上公共医疗卫生投入最少的国家之一。印度在有限的政府财政支出下达到了较好的公平效果，主要原因是将有限的投入公平地补给最需要医疗服务的需方。

一、印度的卫生服务体系

（一）印度的医疗保健体系

印度全国现有 1.2 万所医院，2.2 万个初级医疗中心，2000 多个社区医疗中心和 2.7 万个诊疗所。印度公立医院尽管存在资金短缺和条件较差等问题，但它们对社会的稳定起着重要作用，因此政府宁愿背着巨额的财政负担也维持这些医院的运转。

20 世纪 80 年代初期，印度政府就制定了在农村建立三级医疗保健网络的宏伟目标。2004 年印度政府还宣布，今后 10 年内将斥资 9000 亿卢比，用于医疗设施基础建设和购买医疗卫生器械，确保未来 10 年印度各大医院的医生和床位数量增加一倍，护理人员增加两倍。

随着 20 世纪 90 年代印度自由化经济改革的推进，私营医疗卫生机构开始出现并增多。印度私营医疗卫生服务体系主要包括私营医院和私人开业者两个部分，私营医院的服务对象主要是富人。私人开业者由两类人员组成：一类是运用西医对抗疗法服务的人员，另一类是利用印度传统医学的人员。

为缓解公共医疗卫生系统特别是二、三级医院资金紧张的压力，印度政府以较低的价格向私营企业提供土地、水、电等基础设施，允许建立相当于三级医院的医疗机构，条件是私营医院承诺向贫困线以下群体提供免费门诊和住院治疗。在农村，私人诊所也有较大的发展，目前印度全国农村约有 50 万私人医疗执业者，私营医疗机构对大多数自付人群来说相当熟悉，城乡 80%的居民都利用私营医疗卫生服务。

（二）公共卫生的职责

印度公共部门的医疗保健费用主要是由地方政府、州（联邦）政府和中央政府承担责任，其中地方和州（联邦）政府承担费用支出的 3/4，中央政府负担大概 1/4。三者共同在全国范围内向各级公共医疗网免费提供公共资金和管理费用。印度的社会经济状况复杂且差异大，因此国家卫生保健计划在设计时就保留了足够的灵活度和空间以供地方公共卫生保健部门根据自身的需要调整计划，中央政府更多地在资金配合和宏观卫生保健政策的设计方面起主导作用。

在主要的疾病控制方面，印度一直采取垂直管理的方式，中央政府启动了从中央到地方垂直管理的医疗项目。这种方式能够保证明确职责，有专门的服务供给系统，适合于在短期内能有显著预期成效的疾病控制项目。但是这种管理体制针对每一种特殊疾病的控制，都有一套独立的权力体系，运行成本非常高昂，项目之间各自为政，浪费资源，也降低了效率，而且在政策之间难有连续性。印度政府在后来的公共卫生保健管理体制方面尽量克服和避免垂直管理带来的弊端，州（地方）政府将把各个项目的人员和资源统一起来，成立地区健康委员会负责所有卫生医疗事务。

（三）农村的三级医疗网络

印度的农业人口占总人口的 72%左右，为保证这部分人群基本医疗需求的满足，对于印度政府来讲是一个极大的挑战。建立三级服务网络成为缓解农村医疗需求的重要举措。

印度农村的三级医疗网络包括保健站、初级保健中心和社区保健中心三部分，免费为公众提供医疗服务。

印度的保健站一般有两名工作人员，一名女性保健工作者和一名男性保健工作者。一个保健站要负责邻近三五个村庄约 3000 至 5000 个村民。印度的家庭福利部从 2002 年开始对各个保健站提供全力支持。

初级保健中心的建立和维持由州（联邦）政府负责，每 2 万至 3 万名农村居民配备一个初级保健中心。但是较为严重或需要住院的病人只能送往社区保健中心或地区医院。它的职责主要是提供治疗性、预防性、促进性和家庭福利性服务。同时每个初级保健中心负责对 6 个保健站的监管工作。

1996 年以后，印度政府推出了社区医疗中心的规划。同一个地区覆盖人口数较多，医疗条件较好的一个初级保健中心被设为社区保健中心。社区保健中心也是由州（联邦）政府建立和维持。根据规划，每 10 万名农村居民配备 1 个社区保健中心。中心一般有 30 张左右病床和 4 名专门医生，另外还配备有 21 名辅助医疗人员或其他职员，并配有较完善的实验室和 X 光检查设备等。它是 4 个初级保健中心的上级转诊医院。

二、印度的医疗保健机制

自 1947 年印度独立后，印度政府建立了几乎免费的公共医疗卫生体系，国民健康花费的绝大部分都是来自政府支出。1949 年印度通过的第一部宪法中明确规定“所有国民都享受免费医疗”。

（一）全民医疗保健制度

在印度，有两个政府性社会保险计划，一是为正规组织部门员工提供保险的“国家雇员医疗保险计划”，二是为中央政府雇员提供保险的“中央政府医疗保险计划”。参加这两个社会保险计划为中等收入以上的人口，总数约为 1 亿人，占人口比例为 10%，其余约 90%的居民和几乎所有的穷人没有享受政府举办的社会医疗保险。为了吸纳大多数贫困人口参保，印度 NGO 组织提供了 24 个非营利的私营医疗保险计划，参保成员从 410 人到 80 万人不等，保险费用也从每人每年 4 卢比到 500 卢比不等。

非营利私营医疗保险计划主要有三种形式：一是农产品加工企业组织的合同农户向保险公司集体投保；二是非政府组织为成员设计保险项目，集体向保险公司投保；三是非正规经济产业工会的健康福利项目。这些保险项目主要针对的是发病率较低但医疗费用较高的大病风险。

印度现行的全民医疗保健制度始于 1983 年，主要是为全民提供综合的初级卫生服务。这是一个多支柱的政策框架体系，涉及农村发展、营养、卫生设施、饮用水的供应和健康教育。和这项政策相配套的还有印度的分阶段实施的“五年计划”，在每个五年计划阶段都会分重点解决急迫的公共卫生医疗问题，逐步提高印度的公共医疗服务。

（二）全民农村健康计划（2005～2012）

针对印度现有的农村医疗网络存在的各种问题，印度政府出台了 2005～2012 年的“全民农村健康计划”，提出在未来 5 年内将公共医疗卫生预算提高到 GDP 的 2%到 3%。

该计划的实施范围面向全国的农村地区，全国 28 个邦里有 18 个被列为重点执行的对象，目的是努力消除州之间和地区之间保健计划发展的不均衡，达到公共保健基础设施相对健全的目标；

增强农村医院的治疗效率；以垂直方式进行管理的保健和家庭福利项目和基金，达到基金、基础设施的最优化利用，增强初级保健功能，提高人们获得优质医疗保健的可能性和途径。

（三）全民健康保险计划

为降低过高的自付费用支出，2007年印度政府推出全民健康保险计划，目的是帮助那些生活在贫困线以下的人，其承保项目包括部分住院费与日常护理费。

截至2011年7月，印度已经有26个邦（共640个县）385个县参加了全民健康保险计划。在全国所有贫困家庭中，大约有27%的家庭参加保险。不过，即便在实施该保险计划的县里，医疗保险也覆盖不到50%的贫困人口。

在印度政府看来，医疗卫生体制如果完全实施商业化，市场化运作会违背医疗卫生事业的基本规律，破坏社会公平，不利于社会安定。因此，印度医疗保障制度坚持“两条腿走路”，政府既扶持医院的稳定运转，又鼓励私立医院健康发展。这种公立、私立医院并存的现象使得印度的富人和穷人患者各有所医。

（徐文英）

参考文献

（美）彼得·德鲁克. 1998. 后资本主义社会. 上海：上海译文出版社.

（美）查尔斯·林·布洛姆. 1995. 政治与市场：世界的政治——经济制度. 上海：上海人民出版社.

（美）盖伊·彼得斯. 2001. 政府未来的治理模式. 北京：中国人民大学出版社.

（美）罗伯特·登哈特. 2002. 公共组织理论. 北京：中国人民大学出版社.

（美）斯蒂芬. J. 威廉斯，保罗. R. 托伦斯. 2004. 卫生服务导论. 北京：北京大学医学出版社.

"中医中药中国行"大型科普宣传. http：//health. sohu. com/s2007/tcm/，2007.

安辉，李幼林，曹晓华. 综合医院实施健康管理的实践探讨. 医院管理论坛，2015，32（11）：57-59.

蔡江南. 2011. 英国医改：健康服务预算交全科医生负责. 中国社区医师，（11）：25-25.

曹现强，王佃利. 2005. 公共管理学概论. 北京：中国人民大学出版社.

陈家应，金鑫. 2006. 卫生事业管理学. 北京：科学出版社.

陈庆云. 2006. 公共政策分析. 北京：北京大学出版社.

陈胜文. 2010. 医疗卫生体制改革问题研究. 湖南大学，21-24.

陈振明，孟华. 2006. 公共组织理论. 南京：南京大学出版社，

陈振明. 1998. 政策科学. 北京：中国人民大学出版社.

陈振明. 1999. 公共管理学. 北京：中国人民大学出版社.

陈振明. 2003. 公共管理学：一种不同于传统行政学的研究途径. 北京：中国人民大学出版社.

陈振明. 2003. 公共管理学原理. 北京：中国人民大学出版社.

陈竺，高　强. 走中国特色卫生改革发展道路　使人人享有基本医疗卫生服务. http：//www. moh. gov. cn/newshtml/20890. htm.

陈竺. 国务院关于城乡医疗卫生体制改革和加强食品药品安全监管情况的报告（2007年12月26日第十届全国人民代表大会常务委员会第三十一次会议）. http：//www. moh. gov. cn/newshtml/20888. htm.

程晓明. 2013. 卫生经济学. 3版，北京：人民卫生出版社.

褚缇婧，刘俊峰，翟晓辉. 2015. 基层医疗卫生："十二五"回顾及"十三五"展望. 中国医疗保险.（12）：22-24.

戴云云，何国平. 2011. 健康管理在中国的发展现状趋势及挑战. 中国预防医学杂志，12（5）：452-454.

方小衡，李正直. 2008. 卫生事业管理学（案例版），北京：科学出版社.

冯虹. 2005. 现代管理原理与运作. 经济管理出版社.

傅夏仙. 2012. 管理学. 浙江大学出版社.

甘华鸣. 2002. MBA管理方法. 第3版. 中国国际广播出版社.

高强. 2005. 发展医疗卫生事业，为构建社会主义和谐社会做贡献. 中国卫生法制，04.

葛文达·拉奥琦米塔·乔杜里. 2013. 生融资改革. 金融发展研究，（8）：48-55.

顾昕. 2006. 救助制度及其对我国的启示. 中国行政管理.（7）：73-77.

管理学教程编写委员会. 2009. 管理学教程. 天津：天津大学出版社.

郭清. 2005. 卫生管理学. 北京：科学出版社.

郭岩，陈育德. 2006. 卫生事业管理. 北京：北京大学医学出版社.

郭岩. 2003. 卫生事业管理. 北京：北京大学医学出版社.

郭岩. 2011. 卫生事业管理（第2版）. 北京：北京大学医学出版社.

郭岩. 2011. 卫生事业管理，第2版. 北京：北京大学医学出版社.

国家药品监督管理局安全监管司. 2000. 实施药品分类管理 加强药品流通监管. 中国药业，9（1）：5-6.

国务院.《关于扶持和促进中医药事业发展的若干意见》（国发〔2009〕22号）.

国务院办公厅《关于印发中医药健康服务发展规划（2015—2020 年）的通知》（国办发〔2015〕32 号）.
国务院办公厅关于印发深化医药卫生体制改革 2014 年工作总结和 2015 年重点工作任务的通知（国发[2015]34 号）.
国务院发展研究中心课题组．2005．对中国医疗卫生体制改革的评价与建议（概要与重点）．卫生政策，（10）.
国务院关于印发医药卫生体制改革近期重点实施方案（2009-2011 年）的通知（国发[2009]12 号）.
哈罗德·孔茨．2014．管理学——国际化与领导力的视角．北京：中国人民大学出版社.
海因茨．韦里克．2008．管理学．北京：经济科学出版社.
郝璐，陈黎明，李书章．2014．健康管理现状与发展思考．解放军医院管理杂志，21（2）：158-160.
郝模．2005．卫生政策分析．北京：人民卫生出版社.
郝阳，崔岩，孙新华，等．2014．“四免一关怀”政策实施十年来中国艾滋病疫情变化及特征分析．中华疾病控制杂志．18（5）：369-374.
何亚平．1990．科学社会学教程．杭州：浙江大学出版社.
何晔．2012．论中国公共卫生服务组织体系的变迁与发展．长春理工大学学报（社会科学版）．25（5）：19-21，45.
胡爱忠，李建刚．2012．英国医疗卫生体系特点及对中国的借鉴．卫生软科学，26（2）：84-85.
胡志．2003．卫生管理学教程．安徽科技出版社.
胡志．2013．卫生事业管理学教程．北京：人民卫生出版社.
惠秋沙．2011．浅谈药品质量管理．北方药学，8（4）：74-75.
贾生华，陈宏辉，田传浩．2003．基于利益相关者理论的企业绩效评价——一个分析框架和应用研究．科研管理，(24)4：94-100.
金彩红．2007．芬兰健康管理模式的经验．中国卫生资源，10（6）：312-313.
金新政．2013．卫生信息管理．北京：科学出版社.
景琳．2005．卫生管理学．北京：中国中医药出版社.
景琳．2009．卫生管理学．北京：中国中医药出版社，
卡斯特，罗森茨韦克．1988．组织与管理．北京：中国社会科学出版社.
李斌．2011．新型农村合作医疗组织建设的目标与原则 ——基于三级卫生医疗组织功能定位视角．湖南农业大学学报（社会科学版），12（6）：7- 9.
李鲁，郭岩．2006．卫生事业管理．北京： 人民大学出版社.
李鲁，吴群红．2012．社会医学．北京：人民卫生出版社.
李鲁．2012．卫生事业管理，第 2 版．北京：中国人民大学出版社.
李小华，董军．2005．医疗救助的内涵、特点与实质．卫生经济研究，07：9-10.
李晓光．2004．管理学原理．北京：中国财经经济出版社.
李玉荣．2010．改革开放以来我国医疗卫生体制改革的回顾与反思．中国行政管理，(12)：41-45.
李长明，汪早立，王敬媛．2009．建国 60 年我国农村卫生的回顾与展望．中国卫生政策研究．2（10）：1-5.
李长明．2010．新医改环境下我国社区卫生服务发展的回顾与思考．中国卫生政策研究．3（2）：1-6.
梁万年，饶克勤，王亚东．2015．卫生事业管理学．北京：人民卫生出版社.
梁万年．2003．卫生事业管理学．北京： 人民卫生出版社.
梁万年．2007．卫生事业管理学，第 2 版．北京： 人民卫生出版社.
梁万年．2012．卫生事业管理学，第 3 版．北京：人民卫生出版社.
梁智．2006．疗制度与改革．国外医学（卫生经济分册），23（3）：97-102.
列宁．1972．列宁全集．第 27 卷．北京：人民出版社.
刘朝杰，David Legge，裴丽昆，等．2006．发展社区卫生服务，振兴城市初级卫生保健．中国全科医学．9（3）：1047-1049.
刘斐霞，肖青，薛敏，等．2015．我国卫生监督体系建设与发展的定性研究，中国卫生监督杂志，22（5）：440- 444.
刘芬远，周盈．2007．卫生体系．医院院长论坛．（2）：60-63.
刘瀚洋，穆云庆，冯泽永．2016．美国管理型医疗对我国社区健康管理的启示．管理改革评论，36（9）：74-77.
刘巨钦．1996．企业组织设计原理与实务．北京：企业管理出版社.
刘树林，张义恩，郝晓芳，等．2007．药品生产过程质量风险管理探讨．中国药物警戒，4（6）：352-355.

刘文正，彭鸿鸣，梁浩芝，等. 2004. SARS 世界流行特征分析. 中国热带医学，4，（1）：135-136.

刘学理. 2013. GSP 与医院药品质量管理. 中国药物经济学，2013，(2)：612-614.

刘亚玲. 2005. 卫生服务质量评价指标的研究. 第四军医大学，

刘艳飞. 2014. 世界健康管理服务业的兴起及对上海转型发展的启示. 上海经济，(12)：56-59.

刘友金. 2008. 管理学. 中国经济出版社 .

刘运国. 2007. 初级卫生保健的内涵及其在我国的发展回顾. 中国卫生经济. 26（7)：11-15.

柳清瑞，宋丽敏. 2006. 定性的日本医疗保险制度改革分析. 日本研究，(4)：30-35.

卢建华，吴建国，吴静娜，等. 2009. 构建适合中国国情的健康管理体系. 中国全科医学，12（2)：212-215.

马克思恩格斯. 1956. 马克思恩格斯全集. 中文 1 版，第一卷. 北京：人民出版社.

马克思恩格斯 1974. 马克思恩格斯选集，第 23 卷. 北京：人民出版社.

马英，梁廷. 2009. 公共管理学原理. 北京：经济科学出版社.

孟庆跃. 2015. 建设以人为本的卫生服务体系. 中国卫生政策研究，8（10)：1- 4.

莫轶晖，许友慧，陈明达. 2015. 以中医治未病思想为核心的健康管理模式初探. 中国社区医师，31（4)：155-157.

倪红梅，程羽，郭盈盈，等. 2013. 治未病思想与中医健康管理模式研究探索. 南京中医药大学学报（社会科学版)，14（1)：17-18.

倪建华，李云鹏，张颖. 2013. 基于家庭医生制的健康管理模式探索. 中华全科医学，11（3)：477-478.

宁博. 2014. 基本药物流通政策的理论、实践与效应研究. 山东大学.

欧阳波，张为佳，张秀英，等. 2012. 医疗卫生体制的思考. 中医药管理杂志. 20（8)：707-709.

彭和平. 1995. 公共行政管理. 北京：中国人民大学出版社.

钱再见. 2006. 公共政策学新编. 上海：华东师范大学出版社.

全国结核病流行病学抽样调查技术指导组. 2002. 第四次全国结核病流行病学抽样调查报告. 中华结核和呼吸杂志，25（1)：3-7.

任真年. 2005. 现代医院医疗质量管理. 北京：人民军医出版社.

芮明杰. 2005. 管理学——现代的观点. 上海人民出版社.

沈璐. 2003. 澳大利亚的国家药物政策简介. 上海医药，24（6)：281-282.

帅李娜. 2012. 障制度公平性分析. 湖北行政管理论坛：277-282.

帅学明. 2004. 现代公共管理学. 广州：华南理工大学出版社.

宋徽江，汪天英，任广为. 2014. “4CH8”健康管理模式的实践与思考. 中国初级卫生保健，17（25)：2990-2992.

孙多勇. 2005. 公共管理学. 长沙：湖南人民出版社.

孙军玲，张静. 2009. 手足口流行病学研究进展. 中华流行病学杂，30（9）：973-976.

唐婵，王芳，张敏，等. 2014. 健康管理模式研究进展. 当代护士，3，13-15.

田娜，付朝伟，徐望红，等. 2013. 芬兰慢性病防控成功案例分析及启示，中国初级卫生保健，27（2）：35-37.

田兆阳. 1992. 行政组织初论. 北京：中国政法大学出版社，

屠呦呦. 2015. http：//baike. haosou. com/doc/5571167-5786381. html.

王飞. 2011. 香港药品监管政策的启示. 中国药物经济学，(1)：78-83.

王菲. 2010. 企业绩效评价理论综述及实践应用. 企业管理，（7）：7，75.

王海军. 2008. 公共卫生服务评价概念框架及指标体系的研究. 中国疾病预防控制中心.

王乐夫. 2008. 公共管理学. 北京：中国人民大学出版社，

王禄生，朱兆芳. 2009. 论农村三级医疗卫生服务网络的组织管理. 中国卫生政策研究. 2（4)：44-45.

王明旭. 2011. 卫生事业管理学. 北京：北京大学医学出版社.

王培玉. 2013. 健康管理学. 北京：北京大学医学出版社.

王倩云，鱼敏. 2008. 卫生体制改革趋势. 中国卫生事业管理，(3)：211-213.

翁开源，蔡维生. 2008. 卫生法学. 北京：科学出版社.

吴华章. 2008. 政府主导的四大关键问题. 健康报网，http：//www. jkb. com. cn/document. jsp?docid=33218&cat=02[2008-02-14].

吴昆华. 2004. 大利亚医疗服务体系. 卫生软科学，18（4)：181-183.

吴群红. 2014. 日本“3·11”回望与启示——连锁型危机的应对与管理. 北京：人民卫生出版社.

吴之杰，郭清．2014．大数据时代我国健康管理产业发展策略研究．卫生经济研究，(6)：14-16.
夏艳玲．2010．加坡医疗保险制度比较与借鉴．经营管者．（22)：86-87.
谢新年．2009．加强药品流通领域的监督管理．中国药事，23（6)：561-562.
许岩丽，刘志军. 2007．国外卫生“守门人”制度功能演变对我国的启示和思考．医学与哲学（人文社会医学版)，28（5)：17-19.
薛澜．2014．防控“甲流” 中国内地甲型 H1N1 流感应对评估．北京：社会科学文献出版社.
杨荣廷．2014．2013 年甘肃省临泽县一起布鲁氏菌病疫情分析．疾病预防控制通报，29（2）：48-49.
杨士保．2006．现代卫生管理学．北京：化学工业出版社.
杨维中．2014．中国卫生应急十年 2003-2013．人民卫生出版社.
姚岚，熊先军．2013．医疗保障学，第 2 版．北京：人民卫生出版社.
姚楠，王芳，刘晓曦，等．2013．国外妇幼卫生服务体系的现状与启示．中国初级卫生保健，27（6)：34-36.
姚卫光．2012．卫生事业管理学．广州：中山大学出版社.
叶常林，金太军．2005．公共管理学概论．北京：北京大学出版社.
叶常林．2005．公共管理学概论．北京：北京大学出版社.
詹华．2002．管理学．中国纺织大学出版社.
张成福，党秀云．2007．公共管理学．北京：中国人民大学出版社.
张成福．2001．公共管理学．北京：中国人民大学出版社.
张建东，陆江兵．2003．公共组织学．北京：高等教育出版社.
张侃，慕继丰，冯宗宪．2003．发达国家医疗保障制度的比较研究及启示．中国卫生资源，6（6)：279-281.
张奎力．2010．卫生体制及其启示．社会主义研究，(3)：112-116.
张亮，胡志．2013．卫生事业管理学．北京：人民卫生出版社.
张录法，黄丞．2005．系改革的四种模式．经济社会体制比较．（1)：75-80.
张鹭鹭，王羽．2013．医院管理学．北京： 人民卫生出版社.
张鹭鹭．2013．卫生资源配置论——基于二类卫生资源配置的实证研究[M]．北京：科学出版社.
张松，余欢，冀红．2002．对在流通环节控制药品质量管理的思考．首都医药，(4)：21.
张兆响．2004．管理学．清华大学出版社.
赵玉田，杨梨．基于 BSC、EVA、KPI 理论的企业绩效评价体系的构建．全国商情（经济理论研究），2007，（8）：22-24.
郑海航．1990．企业组织学导论．北京：中国劳动出版社，
中共中央、国务院关于深化医药体制改革的意见（中发[2009]6 号）.
中华人民共和国国家卫生和计划生育委员会．2014．2014 中国卫生和计划生育统计年鉴．北京：中国协和医科大学出版社.
中华人民共和国国家卫生和计划生育委员会．http：//www．nhfpc．gov．cn/.
中华人民共和国国务院令．2003．《中华人民共和国中医药条例》（第 374 号）
中华人民共和国卫生部．2011．中国妇幼卫生事业发展报告.
中华人民共和国卫生部．2012．中国出生缺陷防治报告.
中华人民共和国卫生和计划生育委员会，2013．2013 年中国卫生统计年鉴.
中华人民共和国卫生和计划生育委员会，2014．2014 年中国卫生统计年鉴．首都公共卫生 2015，9（3）：97-101.
周绿林．2014．卫生经济学．镇江：江苏大学出版社.
周三多．2013．管理学——原理与方法．复旦大学出版社.
周守君．2007．卫生事业性质与卫生改革有关问题探讨．江苏卫生事业管理，18（4）：76-80.
周云．2003．从国外医疗保障制度看市场与政府的作用．国外医学（卫生经济分册)，04：151-154.
朱傲荣，张觉民．2004．中国卫生管理学．吉林：吉林科技出版社.
朱国云．1997．组织理论：历史与流派．南京：南京大学出版社.
朱华杰，李沛露．2006．政府在卫生领域的职责和作用．科教文化，04（上半月刊）：165-166.
朱吉鸽．新西兰新的卫生系统绩效评估方法．国外医学卫生经济分册，2015，32（4）：151-157.
朱坤，张小娟，刘春生．2012．险制度演变历程及启示．医疗保障，5（3)：32-38.

转型中的中国卫生体系(中英版). 世界卫生组织卫生观察网 http://www. wpro. who. int/asia_pacific_observatory/hits/series/chn/en/.

62 届世界医学协会联合大会，乌拉圭蒙特维多：http：//www. wma. net /en /30publications /10policies /c11 /index. html.

Cumulative Number of Reported Probable Cases of Severe Acute Respiratory Syndome（SARS）[OL]. http ： //www. who. int csr/ sars /country /2003-06 -12/ en/ =

Derek Yach, Linn Gould, Karen J. 慢性病引发的全球负担_突破慢性病防控障碍. 美国医学会杂志中文版, 2005, 24(1): 30-35. http: // wenku. baidu. com/link?url= LUpnk_ j7Twom2NYrv -Lyl8uQ7iNMF_ PacJVmpNa1TiDl2 ZYSiB0j0PJvJuN0PyiETQVc3e7WeaqoD6yb 8QQCAbV_ vfxGhr7A5FBBq7BwTHO.

Iglehart，J. 2011. Assessing an ACO Prototype - Medicare's Physician Group Practice Demonstration. NewEngland Journal of Medicine，364（3）：198-200.

Julio Frenk. 2000 年世界卫生报告：拓展卫生系统绩效的视野. 中国卫生政策研究，2010，3（11）： 11-14.

Mahoney，Craig R. ，Kim，Leslie H. Shah，Kyle. 2015. Two Ways to Achieve Hospital-Physician Alignment. AAOS Now. 9（9）：30-35.

Nugent，M. E. 2012. Implementing clinical and financial collaboration between payers and providers. Healthc Financ Manage，66（10）：62-68.

Ozcan，Yasar A. 2009. Quantitative methods in Health Care Management. Jossey-Bass.

WHO. 2008. 2008 年世界卫生报告：初级卫生保健——过去重要，现在更重要. 世界卫生组织出版办公室.

英汉名词对照

A

accountable care organization　可信赖的医疗服务组织
acquired immune deficiency syndrome,AIDS　艾滋病
active life expectancy，ALE　健康期望寿命
adverse drug reaction，ADR　药品不良反应
adverse selection　逆向选择
aging of population　人口老龄化
appropriate evaluation　恰当性评价

B

basic medical health service　基本医疗卫生服务
basic medical insurance　基本医疗保险
basis of health supervision　卫生监督依据
benefit evaluation　效益评价
birth defect surveillance　出生缺陷监测
birth defect　出生缺陷
brain storming　头脑风暴法
business process reengineering, BPR　业务流程重组

C

capitation　总额预付制
career smart　balanced score card　平衡记分卡
case management　病历管理
case rate　按病例付费
causal factor analysis, CFA　因果分析法
cause　事业
center for disease and prevention　疾病预防控制中心
center for disease control & prevention　疾病预防控制机构
center of medicare and medicaid services　美国医疗服务中心
children under 5 years death surveillance　5岁以下儿童死亡监测
children's health care　儿童保健
china academy of TCM　中国中医研究院
china rural health association，CRHA　中国农村卫生协会
chinese academy of medical sciences　中国医学科学院
chinese association of std &AIDS prevention and control　中国性病艾滋病防治协会
chinese medical association　中华医学会
claim processor　付费管理
commerce medical insurance　商业医疗保险
commercial medical insurance　商业医疗保险
community heath service, CHS　社区卫生服务
community　社区
constructed observation　结构观察
content analysis　内容分析
contextual performance　周边绩效
control　控制
crisis communication　危机沟通
crisis of legitimacy　合法性危机
crisis　危机

D

decision making　决策
delphi　technique　特尔菲法
demographic situation　人口状况
diabetes　糖尿病
disability adjusted life year，DALY　伤残调整寿命年
disability-adjusted life expectancy，DALE　伤残调整期望寿命
discount　谈判
document analysis　文献分析法
drug administration　药品监督管理
drug administration　药品监督管理

E

economic value added，EVA 基于经济增值
education of chinese medicine　中医药教育
effectiveness evaluation　效果评价
effectiveness range of health law　卫生法效力范围
effectiveness　有效性

efficiency evaluation 效率评价
emergency management 应急管理
emergency response 应急
emergency 突发事件
enforcement of health law 卫生法实施
entry administration 准入管理
essential drugs or medicine 基本药物
evaluation 评价

F

fairness of financial 筹资公平性
family planning technical service 计划生育技术服务
field observation 实地观察
financing 筹资
flow chart 流程图
Focus Group Discussion，FGD 焦点集体访谈
free medical care 公费医疗

G

general hospital 综合性医院
general practitioner 全科医生
generic drugs 通用药
good manufacture practice of drugs，GMP 药品生产质量管理规范

H

health administration compensation 卫生行政赔偿
health administration organization 卫生行政组织
health administration proceedings 卫生行政诉讼
health administrative reconsideration 卫生行政复
health care management 卫生事业管理
Health care receiving degree 卫生保健接受性
health education and health promotion 健康教育和健康促进
health education 健康教育
health emergency communication 卫生应急沟通
health emergency management 卫生应急管理
health emergency response 卫生应急
health human resources 卫生人力资源
health institution 医疗机构
health law 卫生法
health legal remedies 卫生法律救济
health legal responsibility 卫生法律责任
health management 健康管理
health organization system 卫生组织体系
health organization 卫生组织
health plan evaluation 卫生计划评价
health planning 卫生计划
health policy 卫生政策
health resource 卫生资源
health risk appraisal，HRA 健康风险评估
health service organization 卫生服务组织
health service 卫生事业
health supervision institution 卫生监督机构
health supervision procedure 卫生监督程序
health supervision 卫生监督
health system 卫生系统
health work policy 卫生工作方针
hospital of traditional Chinese medicine ,TCM hospital 中医院
human immunodeficiency virus 人类免疫缺陷病毒
hypertension 高血压

I

impact evaluation 影响评价
impact 影响
independent practice association 独立医生联盟
index of fairness of financial contribution，IFFC 卫生筹资公平性指数
indicator 指标
individual depth interview 个人深入访谈
input 投入
inspection over health supervision 卫生监督稽查
interpretation of health law 卫生法的解释
investigation and taking of evidence 卫生监督调查取证

L

laboratory observation 实验观察法
leadership 领导
life expectancy free of disability，LEFD 无残疾期望寿命

M

managed care organization 管理型医疗组织
management by objectives，MBO 目标管理法
management of hospital infection 医院感染管理
management 管理
maternal & child health center 妇幼卫生服务机构
maternal and child health work policy 妇幼卫生工作

方针
maternal and children's health surveillance 妇幼卫生监测
maternal and Children's health management 妇幼卫生管理
maternal and Children's health 妇幼卫生
maternal health care 妇女保健
measures of health supervision 卫生监督手段
medical accident 医疗事故
medical administration 医政管理
medical assistance 医疗救助
medical health service 医疗卫生服务
medical security system 医疗保障制度
modern medicines 现代药
moral hazard 道德损害
multi-drug resistant tuberculosis 耐多药肺结核

N

narcotic drugs 麻醉药品
national drug policy，NDP 国家药物政策
national health service，NHS 国家卫生服务制度
new drugs 新药
noncommunicable disease 慢性非传染性疾病
non—constructed observation 非结构性观察
non—participant observation 非参与观察
non-patent drugs 非专利药
nonprescription drugs 非处方药
nursing quality 护理质量

O

obesity 肥胖症
object of health policy 卫生政策的客体
object of regulation of health law 卫生法的调整对象
organizing 组织
outcome evaluation 结果评价
outcome 结果
outputs 产出

P

participant observation 参与观察
patent drugs 专利药
patient-centered medical home 病人医疗之家
per diem rate 按津贴付费
performance index 绩效指数
performance prism，PP 绩效棱柱模型
performance 绩效
physician group practice 医疗服务团队
planning 计划
policy analysis 政策分析
potential years of life lost，PYLL 减寿人年数
pregnant woman and lying-in woman death surveillance 孕产妇死亡监测
pre-marital healthcare services 婚前保健服务
prescription drugs 处方药
preventive health supervision 预防性卫生监督
primary health care，PHC 初级卫生保健
process management 流程管理
process or progress evaluation 进度评价
process 过程
provision 服务提供
psychic dependence 精神依赖性
psychotropic substances 精神药品
public health emergency 突发公共卫生事件
public management 公共管理
public organization 公共组织
public policy characteristics 公共政策的特征
public policy function 公共政策的功能
public policy 公共政策

Q

qualitative research 定性研究
quality of basic amenities 基本设施质量
quality of medical service 医疗服务质量
quantitative research 定量研究

R

reference-based pricing 药物参考定价
regular health supervision 经常性卫生监督
reimbursement 付费
relevancy evaluation 适宜度评价
reliability 信度
reproductive health 生殖健康
resource generation 资源筹措
resource 资源
responsiveness 反应性
risk selection 风险选择
risk 风险

S

safety 安全性
SARS-associated coronavirus SARS 病毒
secondary analysis 二次分析
serve acute respiratory syndromes 非典型肺炎

social health insurance 社会健康保险
social health organization 社会卫生组织
social medical insurance 社会医疗保险
social policy 社会政策
social system 社会制度
specialized disease prevention & treatment institute 专科医院
stability 稳定性
stakeholder analysis 利益相关方分析
stakeholder theory 利益相关者理论
state food and drug administration 国家食品药品监督管理局
stewardship 规制
structured interview 结构式访谈
subject health supervision 卫生监督主体
subject of health policy 卫生政策主体
supplement medical insurance 补充医疗保险
sustainability 可持续性
system analysis method 系统分析方法

T

task performance 任务绩效
TCM hospital 中医院
the performance of health system 卫生系统绩效
the quality of nurse services 护理质量管理
total Quality management，TQM 全面质量管理
traditional chinese medicine , TCM 中医药
traditional medicines 传统药

U

uniformity 均一性
unstructured interview 无结构式访谈

V

validity 效度

W

world health organization,WHO 世界卫生组织

Y

years lived with disability，YLD 伤残损失健康生命年
years of life lost，YLL 死亡损失健康生命年